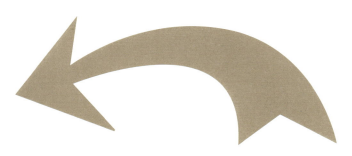

まずはポケット版から見て下さい！

「本書の使い方」

①ページ（目次の後）をご覧下さい。

もしくは

Movieを見て頂くのが一番簡単です！

URL：https://kyoto-hirokawa.co.jp/books/detail.php?id=15411412563

―困り果ててる普通の医療関係者に向けた―
エビデンス・ベース漢方薬活用ガイド
〔第2版〕

監修　京都大学医学部附属病院薬剤部
編著　京都大学大学院薬学研究科准教授　伊藤美千穂

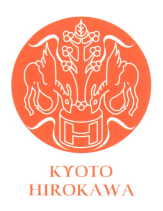

KYOTO
HIROKAWA

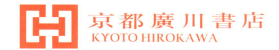
京都廣川書店
KYOTO HIROKAWA

執 筆 者（五十音順）

伊藤美千穂	京都大学大学院薬学研究科准教授
尾崎　淳子	京都大学医学部附属病院薬剤部薬剤主任
松原　和夫	京都大学医学部附属病院教授・薬剤部長
森田真樹子	京都大学医学部附属病院薬剤部
吉田　優子	京都大学医学部附属病院薬剤部薬剤主任

第 2 版 序 文

　「漢方薬がまったくわからない医療関係者が，臨床の現場で漢方薬を使えるようにするための手引書を創りたい」，そんな大胆な発想で本書の企画をスタートし，形となりて早3年．現在では，漢方薬を巡る環境は様変わりし，西洋薬とのコラボレーションが当たり前となりつつあります．それでもやっぱり漢方薬は難しい．そんな状況を踏まえ，机上版では要望に応えて新規に13漢方処方（**香蘇散，四物湯，女神散，酸棗仁湯，白虎加人参湯，苓姜朮甘湯，薏苡仁湯，甘麦大棗湯，茵蔯五苓散，清心蓮子飲，五淋散，紫雲膏，潤腸湯**）を追加し，既存処方においても新しいエビデンスを追加しました．また基本的な漢方薬の考え方や薬剤師の聞きたいポイントについて素敵なイラストを加え，漢方薬をよりわかりやすくする工夫を取り入れました．さらにポケット版にも是非にという要望が多かった索引を追加するなど，より調べやすく活用しやすいものへと進化しました．下痢，便秘，咳，吐気・嘔吐・悪心など，日々の業務で接する身近な疾患も項目として追加しています．ただし，医療は日進月歩．エビデンスは日々つくられ，更新されています．載っていないエビデンスはどうかご容赦ください．この本を通じて，漢方薬がより身近となり，活用しやすいものとなることを期待しています．患者さんの声に耳を傾け，患者に信頼される医療従事者となるためにリニューアルした本書を有効利用していただけると幸いです．

　最後に腰が重くなかなか進まない我々をイライラすることなく導いてくれた京都廣川書店廣川重男社長，清野洋司氏，茂木悠佑氏を始め京都廣川書店の諸氏に感謝申し上げます．

2018年11月吉日

京都大学医学部附属病院教授・薬剤部長

松原　和夫

序　文

「漢方薬を良く理解できない薬剤師でも，臨床現場で漢方薬を使えるようになるきっかけとなる本を創りたい」，そんな大胆な発想で本書の企画はスタートしました．臨床の現場にいると，医師や看護師は，「薬の専門家」であるはずの薬剤師に，当たり前のように漢方薬のことを聞いてきます．「今の治療薬ではどうにも良くならない．漢方薬でなんとかならない？」「抗がん剤の副作用で困っていて，漢方薬がいいと聞いたのだけど．」患者さんもいろいろ尋ねてきます．「抗がん剤治療を行っているけど，漢方薬を飲んでいてもいいですか？」「この間，テレビで漢方薬がいいって言っていたけど，私の病気にも使っていい？」

　漢方薬をきちんと理解して使用することが理想ですが，古い薬学体系（漢方薬は天然物化学でした）の中で学んできた薬剤師にとってはなかなか厳しい道です．このことは医師でも同じでしょう．漢方特有の考え方も学習しなければいけません．ならば，少しでも漢方薬の考え方に近づけるように，病棟で使う普通の言葉で，漢方薬の効果・効能とその背景にあるエビデンスを確認し，理解し，説明できたら，少しは漢方薬の正しい使い方ができるのではないかと考えました．非常に挑戦的な試みとなりましたが，漢方用語を使わずに，漢方薬の使い方を説明するといった無理難題（？）に応えようとしたのが本書です．

　本書のもう1つの大きな特徴は，ポケット版と机上版に分かれていることです．まず，普段持ち歩くポケット版の目次から，漢方薬を適用したい病名や症状をチェックします．各漢方薬の体力スケール（虚実，陰陽をひっくるめた概念として本書では表します）と使い分けのポイントにより，どの漢方薬が患者さんに合っているのかざっくりと確認することができます．さらに，詳しく調べたいときには，机上版の該当漢方薬のページを見てください．どんな症状や病気に使用されるのか，エビデンスや症例報告のサマリーを見ることで，実際の症例に該当する処方かどうか，より深く確認することができます．漢方成分や基礎研究，想定される作用機序についても可能な範囲で記載しています．

　もちろん，漢方薬をしっかりと勉強してこられた先生方には，この本は邪道と思えるかもしれません．しかし，これまで漢方薬は難しくてわからないと避けて（逃げて）きたけど，そろそろそんなわけにはいかなくなってきた病棟薬剤師の皆さんが，少しでも漢方薬を身近に感じて使えるようになる1つのきっかけになればと思います．すべての薬に対して責任を持ち，病棟で患者さん，医師に信頼される「お薬の先生」になるために本書を有効に活用していただければ幸いです．また，本書は病棟薬剤師を対象として企画しましたが，薬局薬剤師，医師や看護師にとっても使いやすい本であると思っています．

　最後に，企画段階から本書の必要性をしつこく熱く（時には執筆陣を混乱させながら）語り続けた京都廣川書店社長・廣川重男氏と，類書の無い書籍の編集に取り組んでくれた同社編集部の来栖　隆チーフエディター・鈴木利江子氏・漆原桂子氏・清野洋司氏に感謝申し上げたい．また本書の資料作成・提供を快く引き受けてくれた多くの方々にも深謝申し上げたい．

2015年11月吉日

京都大学医学部附属病院教授・薬剤部長

松原　和夫

● 漢方処方名目次 （五十音順）

本書の使い方 .... ①

いまさら，人に聞けない漢方薬活用の基本
（でも，誰に聞いても知らないんだよな〜） .... ⑤

茵蔯蒿湯	1	紫雲膏	106
茵蔯五苓散	6	四逆散	109
温経湯	9	四物湯	112
越婢加朮湯	13	芍薬甘草湯	114
黄連解毒湯	16	十全大補湯	121
葛根湯	21	潤腸湯	128
加味帰脾湯	25	小柴胡湯	133
加味逍遙散	29	小青竜湯	146
甘麦大棗湯	34	真武湯	152
桂枝加芍薬湯	36	清心蓮子飲	155
桂枝加朮附湯	39	大黄甘草湯	158
桂枝茯苓丸	42	大建中湯	161
香蘇散	48	大柴胡湯	172
五積散	52	釣藤散	177
牛車腎気丸	55	猪苓湯	184
呉茱萸湯	63	通導散	187
五淋散	66	桃核承気湯	191
五苓散	68	当帰芍薬散	195
柴胡加竜骨牡蛎湯	73	女神散	200
柴胡桂枝湯	78	人参湯	204
柴朴湯	83	人参養栄湯	207
柴苓湯	90	排膿散及湯	213
酸棗仁湯	101	麦門冬湯	216

v

八味地黄丸	224	麻子仁丸	284
半夏厚朴湯	231	薏苡仁湯	287
半夏瀉心湯	237	抑肝散	290
半夏白朮天麻湯	248	六君子湯	300
白虎加人参湯	251	立効散	314
防已黄耆湯	259	苓姜朮甘湯	317
防風通聖散	265	苓桂朮甘湯	320
補中益気湯	270		
麻黄湯	279	ブシ末	323

索　引 ･･････････････････････････････････ 327

― 本書の使い方 ―

① **ポケット版からスタート！（漢方処方の絞り込み！）**

- **Step 1**　「目次」から症状・疾患を探そう　⇒　対象ページへ
- **Step 2**　「体力スケール」から対象の患者の体力にあう範囲の処方に絞り込む
  （体力スケールの詳しい見方は③ページを参照して下さい）
- **Step 3**　「効能または効果」から処方を絞り込む
- **Step 4**　「使い分けのポイント」から処方をさらに絞り込む
- **Step 5**　「小児使用」「妊婦使用」「授乳婦」から処方をさらに絞り込む
- **Step 6**　「エビデンスレベル」*1) から処方をさらに絞りこみ　⇒　机上版へ！

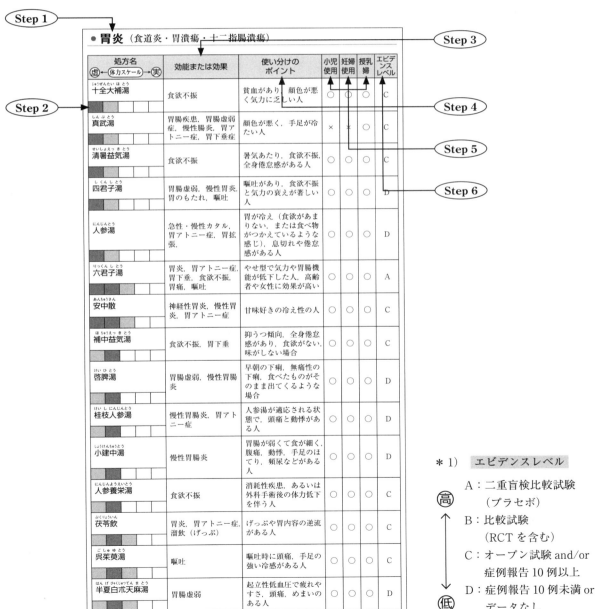

② 机上版へ！（漢方処方が疾患や患者にあっているか確認！）

- **Step 7** 対象の患者の状態・疾患を確認
- **Step 8** 注意すべき構成生薬の配合を確認　甘 大 麻 附 山　（④ページ参照）
- **Step 9** 「使用目標＝証」を確認
- **Step 10** 「臨床応用」を確認
- **Step 11** 「主なエビデンス（臨床系）（症例報告）」を確認
- **Step 12** 「副作用」を確認 ⇒ 「さぁ，漢方を使おう！」

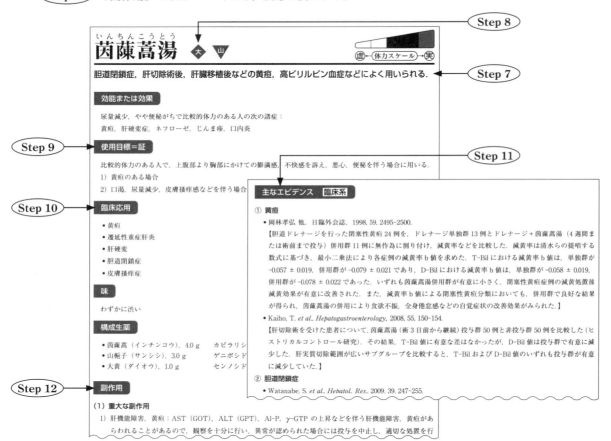

③ ドクター・患者から「なぜこの漢方処方を選んだのか？」と質問されたら…

⇒ 「主なエビデンス（臨床系・基礎研究系）」に出ている作用機序を示そう！

体力スケールの見方

漢方処方を絞り込むために，まず患者の状態を見きわめます

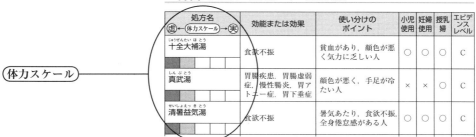

● 胃炎（食道炎・胃潰瘍・十二指腸潰瘍）

処方名 （虚←体力スケール→実）	効能または効果	使い分けのポイント	小児使用	妊婦使用	授乳婦	エビデンスレベル
十全大補湯	食欲不振	貧血があり，顔色が悪く気力に乏しい人	○	○	○	C
真武湯	胃腸疾患，胃腸虚弱症，慢性腸炎，胃アトニー症，胃下垂症	顔色が悪く，手足が冷たい人	×	×	○	C
清暑益気湯	食欲不振	暑気あたり，食欲不振，全身倦怠感がある人	○	○	○	C

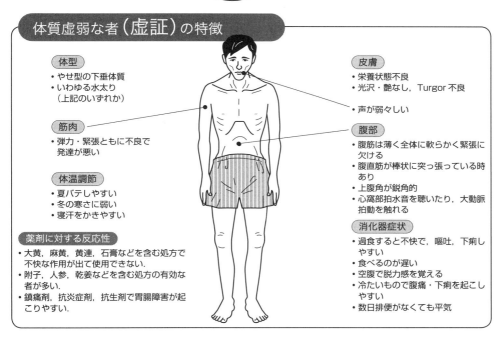

体質虚弱な者（虚証）の特徴

体型
- やせ型の下垂体質
- いわゆる水太り
（上記のいずれか）

筋肉
- 弾力・緊張ともに不良で発達が悪い

体温調節
- 夏バテしやすい
- 冬の寒さに弱い
- 寝汗をかきやすい

薬剤に対する反応性
- 大黄，麻黄，黄連，石膏などを含む処方で不快な作用が出て使用できない．
- 附子，人参，乾姜などを含む処方の有効な者が多い．
- 鎮痛剤，抗炎症剤，抗生剤で胃腸障害が起こりやすい．

皮膚
- 栄養状態不良
- 光沢・艶なし，Turgor 不良
- 声が弱々しい

腹部
- 腹筋は薄く全体に軟らかく緊張に欠ける
- 腹直筋が棒状に突っ張っている時あり
- 上腹角が鋭角的
- 心窩部拍水音を聴いたり，大動脈拍動を触れる

消化器症状
- 過食すると不快で，嘔吐，下痢しやすい
- 食べるのが遅い
- 空腹で脱力感を覚える
- 冷たいもので腹痛・下痢を起こしやすい
- 数日排便がなくても平気

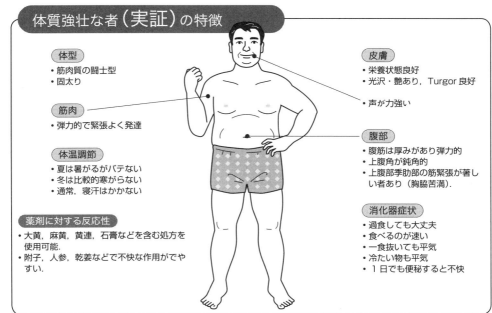

体質強壮な者（実証）の特徴

体型
- 筋肉質の闘士型
- 固太り

筋肉
- 弾力的で緊張よく発達

体温調節
- 夏は暑がるがバテない
- 冬は比較的寒がらない
- 通常，寝汗はかかない

薬剤に対する反応性
- 大黄，麻黄，黄連，石膏などを含む処方を使用可能．
- 附子，人参，乾姜などで不快な作用がでやすい．

皮膚
- 栄養状態良好
- 光沢・艶あり，Turgor 良好
- 声が力強い

腹部
- 腹筋は厚みがあり弾力的
- 上腹角が鈍角的
- 上腹部季肋部の筋緊張が著しい者あり（胸脇苦満）．

消化器症状
- 過食しても大丈夫
- 食べるのが速い
- 一食抜いても平気
- 冷たい物も平気
- 1日でも便秘すると不快

■参考：松田邦夫，稲木一元：体質の鑑別．漢方治療の ABC（日本医師会），1992 より引用

Step 8   マークの説明

> いずれの場合も，複数の漢方薬が処方されている場合は，構成生薬の重複に注意してください．これら5つの生薬は，とくに重複に注意する必要があります．

 甘草が配合されていることを示すマーク

　甘草は汎用される漢方薬の多くに配合されていますが，偽アルドステロン作用があり，低カリウム血症をはじめとする副作用が現れやすい生薬であることを意識する必要があります．また複数の漢方薬が処方されている患者では，処方構成生薬が重複した結果，甘草摂取量が過量となる可能性が高くなります．甘草入りの処方を選んだ場合には，投与後の患者の様子を注意深く観察し，副作用が疑われる場合は甘草を含まない処方への変更などの措置が必要になります．

　また，甘草は食品甘味料としても使用量が多いものです．漬物類，ドライ梅干し，醤油，味噌，菓子類などによく含まれていますので，患者の食生活からの摂取と，漢方薬からの摂取とを合わせて考慮する必要があります．

 大黄が配合されていることを示すマーク

　大黄にはアントラキノン系化合物が含まれるため，下剤の作用があります．また子宮収縮作用があるとの知見もあるので，妊婦に大黄入りの処方はお勧めできません．

 麻黄が配合されていることを示すマーク

　麻黄にはエフェドリンが含まれるため，交感神経興奮作用があります．鎮咳薬や気管支拡張剤には類似の化合物が多くありますので，重複に注意が必要です．また，前立腺肥大のある患者は尿閉が起こる可能性があり，麻黄入りの処方はお勧めできません．

 附子が配合されていることを示すマーク

　附子は劇薬に分類される生薬で，いわゆるトリカブト中毒を起こす可能性があるブシジエステルアルカロイド類が含まれています．投与後，舌がしびれる，吐き気がするなどの附子による副作用が疑われる症状がないか，患者の観察が必要です．

 山梔子が配合されていることを示すマーク

　山梔子は処方に含まれる分量に注意するべき生薬というよりは，山梔子を含む処方をどれほど長期にわたり投与されているかに注意するべき生薬です．本生薬を含む処方を長期投与された患者に腸管膜静脈硬化症が好発します．しかし感受性には個人差が大きいようで，具体的な限度値を示すことができないため，連用する際には定期的に大腸カメラによる検査を実施することが勧められています．

いまさら，人に聞けない漢方薬活用の基本
（でも，誰に聞いても知らないんだよな～）

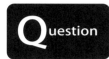 漢方薬は食後に服用してもいいですか？

Answer

- 漢方薬の多くは食前または食間に服用するよう指示されています．これは一般的には，空腹時服用の方が漢方薬成分の吸収がよい，ほかの医薬品との相互作用を回避できる，などのメリットがあるためと考えられています．
- 飲み忘れ防止のためや，空腹時服用では胃腸の調子が悪くなる場合など，患者のコンプライアンスを考えて食後服用を勧める場合があります．
- 食前・食間服用と食後服用とで大きな効果の違いはこれまで報告されていません．

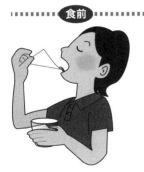
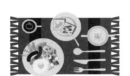
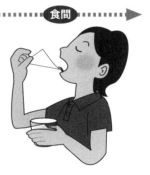

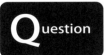 漢方エキス製剤が服用しにくい患者にはどうしたらいい？

Answer

- エキス製剤は湯に溶かして温かいうちに，また溶かしたものを冷まして，お茶のように服用して構いません．しかし，溶かす際に，湯の代わりに緑茶，コーヒー，牛乳，果汁，などを用いると，成分変化を起こしたり，薬効に影響を及ぼしたりする恐れがあるので，湯水以外のものはなるべく避けてください．また，エキス製剤を溶かした溶液はなるべくすぐに飲みきってください．止むを得ず保管する場合は冷蔵庫に入れ，1日以上保管しないようにしてください．

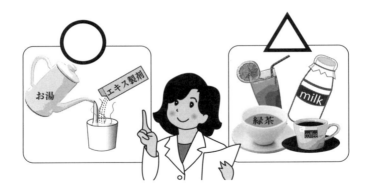

- とくに顆粒状の漢方エキス製剤は冷水には溶解しにくく，湯に入れて少し時間を置いてから混ぜると溶かしやすいです．水にエキス製剤を入れて電子レンジで加熱する方法もありますが，突沸しやすいので十分な注意が必要です．
- 嚥下障害がある患者や，むせやすい（咳き込みやすい）患者には，服薬ゼリーやとろみ剤に混ぜるとよいでしょう．漢方薬専用の服薬ゼリーも販売されています．
- 味が気になって服用しにくい患者には，アイスクリーム，ヨーグルト，チョコクリーム，ガムシロップ，ハチミツなどに混ぜるとよい，という報告もあります．

むせやすい時は・・・
服薬ゼリー，とろみ剤に混ぜる

味が気になる時は・・・
アイスクリーム，ヨーグルトなどと混ぜる

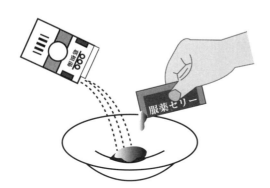
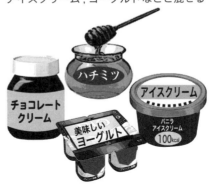

- 高熱や吐き気で経口投与が難しい場合や即効性を強く求められる場合などには，医師の判断で，漢方エキス製剤を湯水に溶かして浣腸の要領で直腸に投与することもあります．

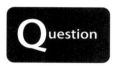

Question 小児，乳幼児に服用させる場合の薬量目安と方法の工夫は？

Answer

- 小児服薬量目安は
  - 15歳未満7歳以上：成人量の 2/3
  - 7歳未満4歳以上： 〃 1/2
  - 4歳未満2歳以上： 〃 1/3
  - 2歳未満： 〃 1/4 （「一般用漢方処方の手引き」より）
- 乳幼児には，漢方エキス製剤を湯水で半固形状に練って，ほおの内側や上顎に貼り付けて服用させることもあります．

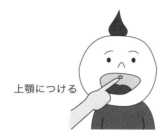

上顎につける

- 小児には，漢方エキス製剤をぬるま湯に溶解したものに砂糖を加えて服用させる，服用後に甘いものを舐めさせるなどの工夫が有効です．

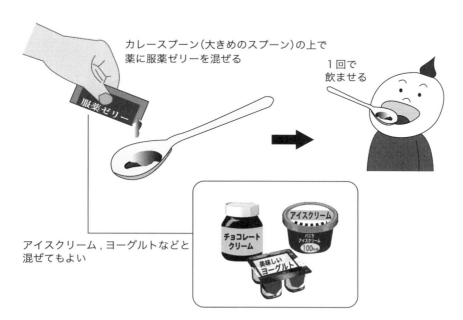

カレースプーン(大きめのスプーン)の上で薬に服薬ゼリーを混ぜる

1回で飲ませる

アイスクリーム，ヨーグルトなどと混ぜてもよい

- 母親にその処方を服用することの有効性や必要性をしっかり認識してもらい，子どもの服用を促してもらうために，母親にも同じ漢方薬を服用してもらうことが有効な場合があります．これを漢方では「母子同服（子母同服）」という場合があります．典型的には，いわゆる子どもの「疳の虫」を治療しようとする際に，母親にも子

どもと同じ処方を服用してもらうという例です．母親のイライラした気分が子どもの疳の虫の原因であることも多く，母子同服で両方を治療することにより，より治療効果が高まるということのようです．

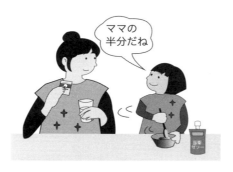

Question 漢方薬は長期間服用しないと効果が出ない？

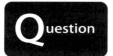nswer

- 慢性疾患に対して処方されたものは，一般的に，2週間程度を目安に服用して症状の改善が認められれば継続投与されることが多いようです．
- 急性疾患，たとえばかぜの初期などに処方された場合には効果発現は早く，半日ほどで症状が改善される場合もあります．
- こむら返りにしばしば処方される芍薬甘草湯など，頓服での使用が原則となる処方もあります．

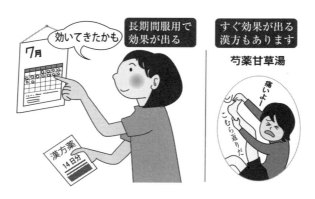

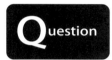 **漢方薬に副作用はありますか？**

Answer

- 副作用はあります．近代医薬品と同様，用量や適用が不適切な場合やアレルギー反応が出た場合などに副作用が報告されています．
- 主な副作用には，低カリウム血症，むくみ，肝機能障害，胃腸障害，発疹，動悸などが挙げられます．重篤な副作用として間質性肺炎なども報告されています．

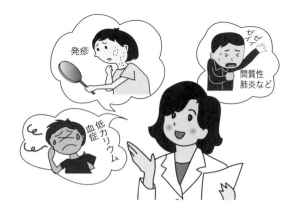

- とくに次に挙げる背景を持った患者には注意が必要です：高齢，呼吸器系の既往症（特に肺線維症），喫煙，酸素投与，肺への放射線治療，抗腫瘍薬の多剤併用，肝障害．
- 漢方薬は，患者の体質・体力と症状を総合的に判断して個々に処方される医薬品です．添付文書の効果効能にあてはまる症状であっても患者の体質や体力と照らし合わせて判断した場合に不適切な処方が投与された場合，副作用が発現する原因となることがあります．
- 生薬粉末を丸剤や散剤にした製剤より，生薬を水で煎じたエキスを顆粒や粉末にした製剤のほうが，一般的に副作用の頻度は低い傾向があります．

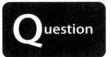 **臓器障害がある場合の漢方薬の用量調節はどうしたらいい？**

Answer

- 透析患者に漢方薬を服用させてよいか，などの質問がよくありますが，これに関しては「通常量で大丈夫」から「服用させない」まで，医師の間でも意見が様々に分かれており，用量調節の目安などは現在のところありません．漢方薬とひとくちにいっても含まれる生薬は処方ごとに多岐にわたります．ケースバイケースで医師と相談することが勧められます．

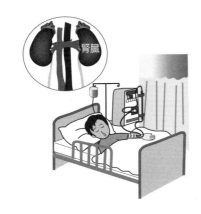
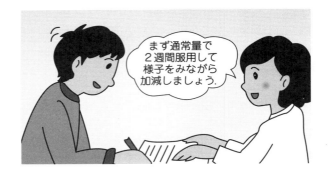

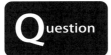 漢方薬と近代医薬品の相互作用について情報はありませんか？

Answer

- 生薬・生薬製剤と近代医薬品の相互作用については，世界保健機関（WHO）も注意喚起を行っているところですが，生薬は多成分系であるので追求が難しく，情報をできる限り広く集め，ウプサラモニタリングセンター（スウェーデン）に集積している状況です．
- 日本国内では，医薬品医療機器総合機構（PMDA）が公開している「副作用が疑われる症例報告」の中に併用していた医薬品が記されていますので，相互作用が疑われる場合は，当該の漢方処方について報告されている症例報告に記載されている併用薬物を参考にしていただくことができます．健康食品や西洋ハーブ類については，医薬基盤・健康・栄養研究所が健康被害関連情報を公開していますので参考にしていただくことができます．しかし，いずれの場合も，相互作用に特化した情報ではありません．
- 調査の結果，相互作用があると認められて併用禁忌とされているものに，小柴胡湯とインターフェロンの例があります．併用した際に重篤な間質性肺炎を発症した例が複数ありました．

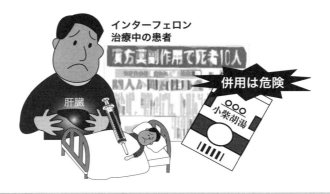

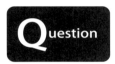 複数の漢方薬が同時に処方されている場合に注意することとその対処法は？

- 複数の漢方処方を同時服用する場合には，同一の生薬が併用する処方の中に重複して配合されている場合に過量摂取となり，副作用が出やすくなることが問題となります．とくに，甘草，大黄，麻黄，附子などについては注意を要します（本書ではこれらの生薬を含む処方の解説ページでは，タイトル処方名の横にそれぞれの生薬に対応するマークをあしらっています）．
- 副作用が出やすい生薬について過剰量となってしまう場合，漢方エキス製剤では特定の生薬成分だけを加減することはできませんので，いずれかの処方を，その生薬が含まれない別の処方に変更するなど，医師と相談してください．

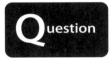 漢方と中医学（traditional chinese medicine：TCM）は同じものですか？

- 漢方と中医学はルーツは同じで，古代中国発祥の伝統医学がそれにあたります．漢方は，この古代の医学が5〜6世紀ごろ日本に伝来し，その後，日本の風土や生活に合った形で独自に発展してきたものです．漢方は日本の伝統医学，中医学は中国の伝統医学であり，現在では両者は異なる特徴を備えた医学というべきでしょう．

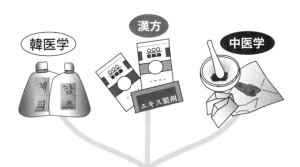

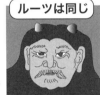

茵蔯蒿湯 （いんちんこうとう） 大 山

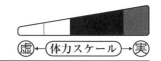

胆道閉鎖症，肝切除術後，肝臓移植後などの黄疸，高ビリルビン血症などによく用いられる．

効能または効果

尿量減少，やや便秘がちで比較的体力のある人の次の諸症：
黄疸，肝硬変症，ネフローゼ，じんま疹，口内炎

使用目標＝証

比較的体力のある人で，上腹部より胸部にかけての膨満感，不快感を訴え，悪心，便秘を伴う場合に用いる．
1) 黄疸のある場合
2) 口渇，尿量減少，皮膚掻痒感などを伴う場合

臨床応用

- 黄疸
- 遷延性重症肝炎
- 肝硬変
- 胆道閉鎖症
- 皮膚掻痒症

味

わずかに渋い

構成生薬

- 茵蔯蒿（インチンコウ），4.0 g　　カピラリシン，β-ピネン，6,7-ジメトキシクマリンなど
- 山梔子（サンシシ），3.0 g　　　　ゲニポシド，ゲニピン，クロシンなど
- 大黄（ダイオウ），1.0 g　　　　　センノシド，レイン，ラタンインなど

副作用

(1) 重大な副作用

1) 肝機能障害，黄疸：AST（GOT），ALT（GPT），Al-P，γ-GTP の上昇などを伴う肝機能障害，黄疸があらわれることがあるので，観察を十分に行い，異常が認められた場合には投与を中止し，適切な処置を行うこと．
2) 腸間膜静脈硬化症：長期投与により，腸間膜静脈硬化症があらわれることがある．腹痛，下痢，便秘，腹部膨満などが繰り返しあらわれた場合，または便潜血陽性になった場合には投与を中止し，CT，大腸内視鏡などの検査を実施するとともに，適切な処置を行うこと．なお，腸管切除術に至った症例も報告されている．

（2）その他の副作用

消化器：食欲不振，胃部不快感，腹痛，下痢など（頻度不明）

主なエビデンス　臨床系

① 黄疸

- 岡林孝弘 他，日臨外会誌，1998, 59, 2495-2500.

【胆道ドレナージを行った閉塞性黄疸 24 例を，ドレナージ単独群 13 例とドレナージ＋茵蔯蒿湯（4 週間または術前まで投与）併用群 11 例に無作為に割り付け，減黄率などを比較した．減黄率は清水らの提唱する数式に基づき，最小二乗法により各症例の減黄率 b 値を求めた．T-Bil における減黄率 b 値は，単独群が -0.057 ± 0.019，併用群が -0.079 ± 0.021 であり，D-Bil における減黄率 b 値は，単独群が -0.058 ± 0.019，併用群が -0.078 ± 0.022 であった．いずれも茵蔯蒿湯併用群が有意に小さく，閉塞性黄疸症例の減黄処置後減黄効果が有意に改善された．また，減黄率 b 値による閉塞性黄疸分類においても，併用群で良好な結果が得られ，茵蔯蒿湯の併用により食欲不振，全身倦怠感などの自覚症状の改善効果がみられた．】

- Kaiho, T. *et al.*, *Hepatogastroenterology*, 2008, 55, 150-154.

【肝切除術を受けた患者について，茵蔯蒿湯（術 3 日前から継続）投与群 50 例と非投与群 50 例を比較した（ヒストリカルコントロール研究）．その結果，T-Bil 値に有意な差はなかったが，D-Bil 値は投与群で有意に減少した．肝実質切除範囲が広いサブグループを比較すると，T-Bil および D-Bil 値のいずれも投与群が有意に減少していた．】

② 胆道閉鎖症

- Watanabe, S. *et al.*, *Hepatol. Res.*, 2009, 39, 247-255.

【胆管がんまたは胆嚢がんにより肝切除術を受ける予定の患者 27 例を無作為に，茵蔯蒿湯（入院時から術 1 日前まで少なくとも 1 週間以上）投与群 13 例と非投与群 14 例に割り付けて比較した．その結果，すべての患者で胆管の閉塞がみられ，投与群では胆汁中の総ビリルビン濃度および総胆汁酸濃度が投与前に比較し有意に上昇した（p < 0.05）．投与群では肝臓の粗原形質膜画分の multidrug resistance-associated protein 2（MRP2）および MRP3 レベルが，非投与群に比較し有意に高かった（p < 0.01, p < 0.05）．投与群の患者の肝臓を MRP2 で染色すると毛細胆管部分だけが強く染まったが，非投与群では毛細胆管周囲がぼんやりと染まっただけであった．以上のことから，茵蔯蒿湯は胆管閉塞患者の肝臓において利胆作用を示し，その作用は，MRP2 の発現増加と関係していると考えられた．】

- Kobayashi, H. *et al.*, *Pediatr. Surg. Int.*, 2001, 17, 386-389.

【ウルソデオキシコール酸投与で 1 年以上改善のみられない術後胆道閉鎖症患者（3～23 歳）18 例に，茵蔯蒿湯（0.15 g/kg/ 日）を追加投与したところ，1 年後に肝機能マーカー（AST（GOT）（p = 0.0004），ALT（GPT）（p = 0.0004），γ-GTP（p = 0.0026），総胆汁酸（p = 0.0081）など）および肝線維化マーカー（ヒアルロン酸（p = 0.0048），Ⅳ型コラーゲン（p = 0.0087）など）が有意に改善した．】

- Tamura, T. *et al.*, *Pediatr. Surg. Int.*, 2007, 23, 343-347.

【術後胆道閉鎖症患児（平均 4.9 ± 1.5 歳）21 例を茵蔯蒿湯（0.15 g/kg/ 日）投与群 12 例と非投与群 9 例に無作為に分けて比較した．その結果，投与群では肝線維化マーカーであるヒアルロン酸が 1 年後（p < 0.012），3 年後（p < 0.001）に非投与群より有意に低下し，Ⅳ型コラーゲンは 3 年後に非投与群より有意に低下した（p < 0.003）．AST（GOT），ALT（GPT），γ-GTP，T-Bil では両群間に差がなかった．】

- 好沢克 他，日外科系連会誌，2012, 37, 724-729.

【胆道閉鎖症患児（手術時日齢：投与群 53.6 ± 32.7 日，非投与群 55.2 ± 33.2 日）を対象とし，術後 14 日以内に茵蔯蒿湯を投与（1 g/ 日）した 20 例（投与群）と投与していない 24 例（非投与群）で後方視的に検討した．その結果，投与群の T-Bil 値は，術後 1 か月，3 か月で有意に低下し（いずれも p＜0.01），非投与群と比較しても有意に低値であった（p＜0.01）．D-Bil 値も同様に投与群では術後 1 か月（p＜0.05），3 か月（p＜0.01）で有意に低下した．また黄疸消失率は投与群で 80.0％であり，非投与群 29.2％に比較して有意に高かった（p＜0.05）．自己肝生存率は，投与群で 50.0％と，非投与群の 18.2％より高い傾向がみられた．】

- 福重隆彦 他，*Prog. Med.*, 1999, 19, 1048-1050.

【胆道閉鎖症患児 42 例を，茵蔯蒿湯（0.5〜2 包 / 日）を術後早期約 2 週間以内に投与した 15 例（早期投与群）と術後早期に投与しなかった 27 例（早期非投与群）に分け後方視的に検討した結果，ビリルビン値が正常化した症例の割合に有意差はなかったが，早期に正常化する傾向がみられ，特に肝門部閉塞のⅢ型では有意に早く正常化した（p＝0.03）．】

- 松尾洋一 他，*Prog. Med.*, 1997, 17, 2541-2542.

【胆道閉鎖症で外来経過観察中であり，6 か月以上茵蔯蒿湯を投与した 34 例（6 か月〜21 歳）で，投与前に比較して 1 か月後から減黄効果が認められ，6 か月後では T-Bil 値が有意に低かった（p＜0.01）が，血清 GPT 値は有意な変化がなかった．また，PGE_2，ウルソデオキシコール酸と比較して減黄効果が高い傾向を示した．】

主なエビデンス　症例報告

- 千葉庸夫 他，漢方と最新治療，1993, 2, 403-408.

【胆道閉鎖症術後の黄疸遷延や再黄疸，胆管炎などの合併症に対し，トランスアミナーゼ値の下降を目的とした柴胡剤と，ビリルビン値を下降させる目的で茵蔯蒿湯とを組み合わせて投与し，効果の比較を行った．本症では治療時期を失することが不可逆的な変化を来たす原因になることがあるため，無治療や単剤での使用検討は避けた．対象症例は（茵蔯蒿湯＋小柴胡湯）投与群 12 例および（茵蔯蒿湯＋柴苓湯）10 例である．黄疸が遷延傾向にある 8 例に茵蔯蒿湯＋小柴胡湯を，乳幼児の場合は 3.0〜4.0 g/ 日，分 2 で投与したところ，血清ビリルビン値，AST（GOT）値，ALT（GPT）値は全般的に低下した．一方，1 年以上黄疸が持続する 4 例に同様に茵蔯蒿湯＋小柴胡湯を投与したが，血清ビリルビン値，AST（GOT）値，ALT（GPT）値の変動は小さかった．また，黄疸遷延例で脾腫，肝腫がみられ，腹水が貯留した 10 例に，茵蔯蒿湯＋柴苓湯を投与した．投与量は同様であるが，年長児では茵蔯蒿湯 5.0〜6.0 g/ 日，分 2，柴苓湯 6.0〜9.0 g/ 日，分 2〜3 とした．その結果，血清ビリルビン値の低下，AST（GOT）および ALT（GPT）値の安定化が見られ有効であった．】

- Iinuma, Y. *et al.*, *J. Pediatr. Surg.*, 2003, 38, 1607-1611.

【術後胆道閉鎖症患児（3〜13 歳）6 例に茵蔯蒿湯（0.15 g/kg/ 日）を 2〜4 年間投与した結果，肝酵素（AST（GOT），ALT（GPT），γ-GTP）値の異常を有する 5 例は，1 年の平均値が投与 1〜3 年後に有意に低下し（いずれも p＜0.05），肝線維化マーカーであるヒアルロン酸が異常高値であった 1 例は投与 3 年後に 1 年の平均値が有意に低下した（p＜0.05）．また，いずれも正常値であった症例では，有意な変動はなかった．】

主なエビデンス　基礎研究系

① 胆汁分泌促進作用

- Shoda, J. *et al.*, *Hepatology,* 2004, 39, 167-178.
【ラットへの茵蔯蒿湯の経口投与およびゲニピン（山梔子成分イリドイド配糖体ゲポニサイドの腸内代謝物）の静注により，MRP2を介したビリルビン排出，胆汁酸非依存性の胆汁分泌を促進した．】

- Okada, K. *et al.*, *Am. J. Physiol. Gastrointest Liver Physiol.*, 2007, 292, G1450-G1463.
【茵蔯蒿湯およびゲニピンの経口投与により，ラット肝においてMRP2を介した胆汁分泌を促進した．】

- 油田正樹 他，薬誌，1976, 96, 147-153.
【茵蔯蒿湯，茵蔯蒿およびゲニピンは，ラット十二指腸内投与において胆汁分泌量を促進した．】

② 細胞保護作用

- Yamamoto, M. *et al.*, *Hepatology*, 1996, 23, 552-559.
【ラット培養肝細胞においてTGF-β1添加によるアポトーシス発現を抑制した．】

- Yamamoto, M. *et al.*, *Gastroenterology*, 2000, 118, 380-389.
【経口投与によりFas誘導性致死性肝アポトーシスを惹起したマウスの生存期間を延長し，血清AST（GOT），ALT（GPT）の上昇を抑制した．】

- Yamashiki, M. *et al.*, *Clin. Sci.*, 2000, 99, 421-431.
【コンカナバリンA肝障害モデルマウスにおいて，経口投与により血清AST（GOT），ALT（GPT），LDHの上昇を抑制し，組織学的に炎症細胞浸潤および肝細胞壊死を抑制した．】

③ 肝切除後の肝再生増進作用

- Ogasawara, T. *et al.*, *Hepatol. Res.*, 2008, 38, 818-824.
【胃内投与により肝切除ラットの生存期間を延長し，残存肝重量が増加した．トランスアミナーゼやビリルビンなども有意に改善した．】

④ 肝線維化抑制作用

- Sakaida, I. *et al.*, *J. Hepatol.*, 2003, 38, 762-769.
【肝線維化モデルラットにおいて，混餌投与により肝ハイドロキシプロリン，血清ヒアルロン酸が増加し，肝組織中の細胞外マトリックス（Ⅲ型プロコラーゲンmRNA）の発現と活性化星細胞の増殖を抑制した．】

- Ikeda, H. *et al.*, *Life Sci.*, 2006, 78, 2226-2233.
【ラット培養肝細胞において，茵蔯蒿を溶解することにより肝線維化の主役である星細胞のアポトーシスを誘導した．】

- Inao, M., *J. Hepatol.*, 2004, 41, 584-591.
【混餌投与により，肝細胞の壊死と線維化を抑制して四塩化炭素による死亡率を低下させた．また，ラット肝においてゲニピンが星細胞活性を減少した．】

- Imanishi, Y. *et al.*, *J. Hepatol.*, 2004, 41, 242-250.
【経口投与により，ラット肝においてPGDF依存性に星細胞を調節し，肝線維化を減弱した．】

⑤ 虚血再灌流後肝切除による炎症反応および酸化ストレスの減弱作用

- Kawai, K. *et al.*, *Annals. of Surgery*, 2010, 251, 692-700.
【ラットにおいて虚血再灌流後の肝切除術前に茵蔯蒿湯を経口投与することにより，炎症反応および酸化ストレスを減弱させた．】

⑥ 胆管平滑筋弛緩作用
- 木村正康 他，*Proc. Symp.*, WAKAN-YAKU, 1977, 10, 121-126.
【ブタのOddi括約筋に対する弛緩効果は茵蔯蒿湯および茵蔯蒿に認められた．】

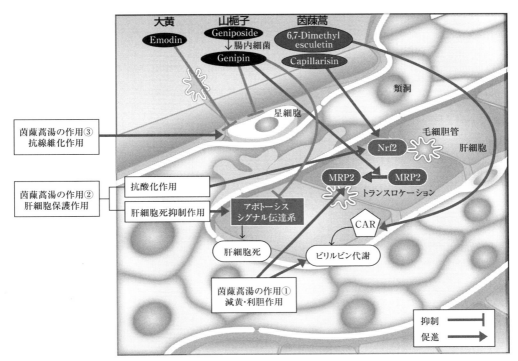

茵蔯蒿湯の構成生薬と薬理作用

【茵蔯蒿湯の利胆に対する作用メカニズム（推測）】
　サンシシ（山梔子）の成分は，薬物トランスポーターであるmultidrug resistance-associated protein 2（MRP2タンパク質）の毛細胆管膜側への集積を強力に促進し，その結果肝臓のビリルビン排泄能力を高める．また，ビリルビン抱合体の胆汁中，尿中への排泄が増加し，ビリルビンクリアランスが上昇する．また，アポトーシスシグナル伝達系を阻害することにより，肝細胞を保護する．

【茵蔯蒿湯の肝保護に対する作用メカニズム（推測）】
　サンシシ（山梔子）とダイオウ（大黄）の成分は，MAP kinase活性化抑制や血小板由来成長因子（platelet-derived growth factor：PDGF）レセプターのシグナル経路抑制により，肝線維化組織的病変（コラーゲンの沈着や星細胞の活性化）を抑制する．インチンコウ（茵蔯蒿）とサンシシの成分は，抗酸化転化因子 nuclear factor（erythroid-derived 2）-like 2（Nrf2）の発現を増加させ，肝保護作用を示す．ダイオウの成分は肝線維化を抑制する．

名前の由来

本方は，3種類の生薬からなり，その主薬である茵蔯蒿の名を取って名付けられた．

茵蔯五苓散
いんちんごれいさん

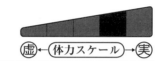

嘔吐やむくみのほか，放射線性口内炎には含嗽で用いる．

効能または効果

- のどが渇いて，尿が少ないものの次の諸症：
  嘔吐，じんま疹，二日酔のむかつき，むくみ

使用目標＝証

体力中等度の人で，口渇，尿量減少，浮腫があり，軽度の黄疸を伴う場合に用いる．

臨床応用

- 慢性じんま疹
- 放射線性口内炎
- 胆汁うっ滞改善

味

- わずかに渋い

構成生薬

● 沢瀉（タクシャ），6.0 g	アリソール A, B, C，アリスモール，カリウム塩など
● 蒼朮（ソウジュツ），4.5 g	アトラクチロジン，ヒネソール，β-オイデスモールなど
● 猪苓（チョレイ），4.5 g	エルゴステロール，多糖類，ビオチンなど
● 茯苓（ブクリョウ），4.5 g	エブリコ酸，パヒマン，エルゴステロールなど
● 茵蔯蒿（インチンコウ），4.0 g	カピラリシン，β-ピネン，6,7-ジメトキシクマリンなど
● 桂皮（ケイヒ），2.5 g	ケイヒアルデヒド，ケイヒ酸，エピカテキンなど

副作用

過敏症[注1]：発疹，発赤，搔痒など（頻度不明）
　注1）このような症状があらわれた場合には投与を中止すること．

主なエビデンス　症例報告

① **慢性じんま疹**
- 斎田俊明 他，皮膚科紀要，1985, 80, 147-151.
  【慢性じんま疹患者28名を対象とし，茵蔯五苓散（7.5 g/日）を内服，観察期間は4週間以上とした．観察項目は膨疹の出現頻度，搔痒の程度および人工じんま疹の程度の3項目とし，程度についてそれぞれ4段階に分けて判定した．さらに，これら3項目を総合した全般的改善度を5段階で評価・判定した．また，副作用の有無と程度についても調査した．28例中きわめて有用7例，有用12例で，有用以上の効果が67.9%に

みられた．このうち，抗ヒスタミン剤を併用しなかった本剤単独投与群 19 例については，きわめて有用 6 例，有用 7 例で，有用以上が 68.4 ％であり，抗ヒスタミン剤併用群 9 例では，きわめて有用 1 例，有用 6 例と有用以上は 66.7 ％であった．副作用には特に認められなかった．】

② 放射線性口内炎

- 下山哲夫 他，*Nihon Univ. Dent. J.*, 1999, 73, 731-733.

【口腔領域悪性腫瘍の診断で放射線治療を受け，同意を得た患者 11 例（年齢は 47〜93 歳，男性 4 例，女性 7 例）のうち，ステロイド剤軟膏の貼布のみを行った 7 例を対照とした（年齢 36〜77 歳，男性 4 例，女性 3 例）．茵蔯五苓散（7.5 g）を水 1 L に溶解し，放射線照射日より粘膜症状が改善するまで，1 日 5〜6 回に分けて含漱させた．いずれの症例にも発赤，びらんの強い部位にはステロイド剤軟膏の貼布の併用を行った．口内炎の評価として照射後の疼痛発現までの日数（疼痛発現日），疼痛を自覚してから消失するまでの疼痛持続日数（疼痛持続日数），照射後の口内炎の発現までの日数（口内炎発現日），口内炎の出現から消失までの持続日数（口内炎発症日数）を測定した．茵蔯五苓散含漱症例，対照症例ともに総線量が増加するほど，疼痛持続日数，口内炎発症日数は延長する傾向にあった．茵蔯五苓散含漱症例では疼痛発現日 0〜25 日（平均 12.9 日），疼痛持続日数は 0〜46 日で，対照症例では疼痛発現日 5〜17 日（平均 89 日），疼痛持続日数は 10〜43 日となり，茵蔯五苓散含漱併用症例では疼痛持続日数は短縮し，疼痛発現日は遅延傾向にあった（有意差なし）．口内炎発現日および口内炎発症日数は，茵蔯五苓散含漱症例ではそれぞれ 6〜25 日（平均 11.6 日），6〜58 日で，対照症例ではそれぞれ 3〜17 日（平均 7.7 日），10〜54 日となり，茵蔯五苓散含漱併用症例では口内炎発症日数は短縮し口内炎発現日は遅延傾向にあった（有意差なし）．茵蔯五苓散によると思われる副作用は認めなかった．】

- 青木幸昌，和漢医薬学会誌 7，1990, 462-463.

【根治的放射線治療を施行した頸部腫瘍 35 例を対象とし，そのうち 12 例に対し茵蔯五苓散抽出エキス水溶液による含漱を施行し，11 例に対しては従来の湿潤剤を用いた含漱を施行し，また 13 例は治療を行わない対照例とした．茵蔯五苓散群では照射開始後，放射線急性障害が発生しはじめる時期にあわせ，茵蔯五苓散抽出エキス水溶液による含漱・嚥下を施行した．水溶液作成は，抽出エキス 7.5 g を 1 L 程度の微温水にできる限り溶解させ，これを 1 日 5〜6 回にわけ全量含漱使用させ，口内炎や咽喉部痛，嚥下障害，味覚障害の程度を調査した．茵蔯五苓散使用例では，口内炎に関しては 7 例中 3 例，咽喉部痛に関しては 12 例中 8 例，嚥下障害に関しては 12 例中 3 例，味覚障害に関しては 6 例中 2 例においてこれらの急性障害の発生を防止することができた．従来の湿潤剤使用例や無治療例では咽喉部痛および嚥下障害に関しそれぞれ 1 例の例外をのぞき全例において急性障害が発生した．（有意差なし）】

主なエビデンス **基礎研究系**

① 胆石形成抑制作用

- 塩澤学 他，日本消化器外科会誌，2000, 33, 32-37.

【9 週齢雄性ハムスターを全幹迷走神経切離（迷切）し，術後に水と市販の固形飼料を 1 週間与え，その後胆石形成食を 5 週間，自由摂取させた．その際，コントロール群を胆石形成食のみとし，茵蔯五苓散群は茵蔯五苓散と胆石形成食を 1：9 で混合した飼料を投与した．胆石発生率はコントロール群 100 ％，茵蔯五苓散投与群 62.5 ％と胆石形成抑制効果を認めた．総胆汁酸はコントロール群に比べ茵蔯五苓散群で増加した．胆汁酸分画で，1 次，2 次胆汁酸比（S/P）とコール酸/ケノデオキシコール酸比をみると，茵蔯五苓散群ではコントロール群に比べ改善傾向を認めた．】

② 移植後拒絶反応抑制作用

- X. Jin *et al.*, *Transplantation Proceedings*, 2012, 44, 1073-1075.

【組織適合抗原完全不一致マウスの心臓移植モデルマウスを使って，茵蔯五苓散の移植免疫に関する効果を検討した．その結果，無処置および蒸留水を経口投与した心臓移植モデルマウスは，ドナーマウスの心臓をそれぞれ生存中間値（MST）7 日と 8 日で拒絶したが，茵蔯五苓散を投与したマウスの MST は 12〜30 日（濃度によって異なる）となり，茵蔯五苓散は移植片の延長効果を認め，拒絶反応を抑制することがわかった．次に茵蔯五苓散を構成する 6 種類の単独生薬（茯苓，蒼朮，沢瀉，桂皮，猪苓，茵蔯蒿）を投与した結果，MST は茵蔯蒿で 100 日以上となり，茵蔯蒿が最も効果的であった．さらに混合白血球培養試験において，茵蔯蒿投与群は脾細胞の増殖と IFN-γ の産生を抑えた．フローサイトメトリーでは，茵蔯蒿投与群において CD4 陽性 CD25 陽性 Foxp3 陽性細胞（自己免疫応答を抑制する制御性 T 細胞）の比率が増加した．】

③ PCBS, PCDF 毒性抑制作用

- K. Matsuoka *et al.*, *Fukuoka Acta. Med.*, 1991, 82, 232-239.

【PCBs，PCDF の細胞毒性について，PLC/PRF/5 細胞を用い，表面タンパク（HBsAg）分泌能，B 型肝炎ウイルスコア抗原領域を合成する mRNA 生成を指標として検討した．そして茵蔯五苓散が PCBs，PCDF 毒性を抑制するか否かについて検討した．PCBs の毒性を検討するために培養液中に PCBs を添加して細胞培養を行った．HBsAg 分泌能は PCBs 濃度が増加するに従って低下した．PCDF は高濃度でも HBsAg 分泌能の低下は示さなかった．茵蔯五苓散を培養液中に添加したとき，PCBs，PCDF 単独処置に比べて 40〜50％の HBsAg 分泌能の活性亢進を確認した．また PCBs，PCDF による mRNA 合成への影響を検討したとき，PCBs，PCDF 濃度が高くなるに従い mRNA 合成は抑制されたが，茵蔯五苓散を共処置すると PCBs，PCDF 毒性による mRNA 合成の低下を抑制した．】

④ 腫瘍細胞増殖抑制作用

- T. Ikekawa *et al.*, 和漢医薬学雑誌，1991, 8, 89-95.

【Meth-A 腫瘍を移植した BALB/c マウスにシスプラチン（腹腔内）と茵蔯五苓散（経口）を投与したとき，シスプラチン単独投与と比して抗腫瘍効果（腫瘍細胞の増殖抑制効果）が有意に増大した．】

名前の由来

本方は，五苓散に生薬の茵蔯蒿を加えた処方であるため，主薬である "茵蔯蒿" の名と，基本とした "五苓散" の名を合わせて処方名としたものである．

温経湯 (うんけいとう) 甘

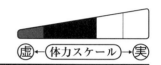

上下肢の血流量を調整することで冷え症を改善するといわれている処方で，主に産婦人科領域で使用される．

効能または効果

手足がほてり，唇が渇く人の次の諸症：
月経不順，月経困難，こしけ，更年期障害，不眠，神経症，湿疹，足腰の冷え，しもやけ

使用目標＝証

比較的体力の低下した冷え症の人で，手掌のほてり，口唇の乾燥，下腹部の冷え，痛みなどを訴える場合に用いる．

1) 性器出血，月経異常，不妊などのある婦人
2) 上記症状は，性周期に関連して消長することが多い

臨床応用

- 排卵障害
- 冷え症
- 黄体機能不全
- 更年期障害
- 無月経
- 湿疹
- 多嚢胞性卵巣症候群

味

わずかに辛くて渋い

構成生薬

- 麦門冬（バクモンドウ），4.0 g　　オフィオポゴニン，オフィオポゴノン，β-シトステロールなど
- 半夏（ハンゲ），4.0 g　　ホモゲンチジン酸，アラビノガラクツロナン，エフェドリンなど
- 当帰（トウキ），3.0 g　　リグスチリド，パルミチン酸，ベルガプテンなど
- 甘草（カンゾウ），2.0 g　　グリチルリチン，イソフラボン，クマリンなど
- 桂皮（ケイヒ），2.0 g　　ケイヒアルデヒド，ケイヒ酸，エピカテキンなど
- 芍薬（シャクヤク），2.0 g　　ペオニフロリン，アルビフロリン，ペオニフロリゲノンなど
- 川芎（センキュウ），2.0 g　　クニジリド，センキュノリド，リグスチリドなど
- 人参（ニンジン），2.0 g　　ギンセノシド Rg, $Rb_{1\sim3}$, Rc, Rd, β-エレメン，パナキシノールなど
- 牡丹皮（ボタンピ），2.0 g　　ペオノール，ペオノシド，ペオニフロリンなど
- 阿膠（アキョウ），2.0 g　　コラーゲン，グルチン，コンドリンなど
- 呉茱萸（ゴシュユ），1.0 g　　エボジアミン，ルテカルピン，リモニンなど
- 生姜（ショウキョウ）1.0 g　　6-ショーガオール，6-ジンゲロール，α-ジンギベレンなど

副作用

（1）重大な副作用

1) 偽アルドステロン症：低カリウム血症，血圧上昇，ナトリウム・体液の貯留，浮腫，体重増加等の偽アルドステロン症があらわれることがあるので，観察（血清カリウム値の測定など）を十分に行い，異常が認められた場合には投与を中止し，カリウム剤の投与などの適切な処置を行うこと．

2) ミオパチー：低カリウム血症の結果としてミオパチーがあらわれることがあるので，観察を十分に行い，脱力感，四肢痙攣・麻痺などの異常が認められた場合には投与を中止し，カリウム剤の投与などの適切な処置を行うこと．

（2）その他の副作用

過敏症[注1]：発疹，発赤，搔痒，じんま疹など（頻度不明）

消化器：食欲不振，胃部不快感，悪心，下痢など（頻度不明）

注1）このような症状があらわれた場合には投与を中止すること．

主なエビデンス 　臨床系

① 無月経

- Ushiroyama, T. *et al.*, *Am. J. Chin. Med.*, 2003, 31, 763-771.

【6 か月以上生理のない視床下部性無月経の女性（157 例，うちエストラジオール正常 115 例・低下 42 例，I 度無月経 97 例，II 度無月経 60 例）に温経湯を 12 週間投与した．その結果，8 週後に卵胞刺激ホルモン（FSH），黄体形成ホルモン（LH），エストラジオールは有意に増加した（$p < 0.01 \sim 0.001$）．12 週後までに排卵に至ったのは I 度無月経で 65%，II 度無月経で 23% であった．】

- Ushiroyama, T. *et al.*, *Am. J. Chin. Med.*, 1995, 23, 223-230.

【若年の無月経 75 例（16〜28 歳）を対象として温経湯を 8 週間投与して FSH，LH，エストラジオールの血中濃度を測定した．I 度無月経例では LH，エストラジオール値は有意な増加を示し（$p < 0.05 \sim 0.01$），FSH 値は投与 8 週目には投与前と比べて 1.6 倍となった．体重減少を伴わない II 度無月経では FSH，エストラジオールの有意な増加が認められた（$p < 0.05 \sim 0.01$）．体重減少性 II 度無月経では FSH，LH，エストラジオールがすべて低値であったが 8 週後で FSH 値は 2.70 倍，LH 値は 5.36 倍に増加し，エストラジオールも有意な増加を示した（$p < 0.05$）．】

② 排卵障害（多嚢胞性卵巣症候群）

- Ushiroyama, T. *et al.*, *J. Reprod. Med.*, 2001, 46, 451-456.

【排卵障害があり，黄体形成ホルモン（LH）が 10 mIU/mL 以上を示す患者 100 例を，封筒法*により温経湯群 52 例と対照群（経過観察のみ）48 例とに分け，8 週間比較した．100 例のうち 38 例は多嚢胞性卵巣症候群（PCOS）と診断された．その結果，投与前と比較して温経湯群のうち PCOS 22 例では LH 値が有意に低下し（$p < 0.01$），非 PCOS 30 例では LH 値の有意な低下（$p < 0.0001$）とともにエストラジオール値の有意な上昇（$p < 0.01$）が認められた．また，28 例で月経サイクルが改善し，11 例においては排卵が確認された．対照群に変化はなかった．】

*封筒法：割付を記した紙の入った封筒を多数つくっておき，該当患者が出現する度にその封筒の束から 1 枚引き抜き，開封して，記された群に割り付ける方法．

③ 黄体機能不全

• Ushiroyama, T. *et al.*, *J. Reprod. Med.*, 2003, 48, 729-734.

【黄体機能不全症例（197 例）を封筒法により温経湯投与群（103 例）と非投与群（94 例）に割り付けて比較した結果，温経湯投与群では，卵胞径（p < 0.01）と子宮内膜厚（p < 0.001）の有意に高い改善がみられ，黄体機能の改善（投与前と比較してプロゲステロン値の上昇，p < 0.001）が認められた.】

④ 更年期症候群（ホルモン補充療法が無効な抑うつ症状）

• Koike, K. *et al.*, *Clin. Neuropharmacol.*, 2004, 27, 157-162.
• 松尾亜伊 他，産婦漢方研のあゆみ，2005, 22, 70-74.

【ホルモン補充療法（HRT）では十分な効果が得られない抑うつ症状を伴う更年期症候群の女性（24 例）を，HRT を継続しながら，温経湯（6 か月）→当帰芍薬散（6 か月）を投与した群 12 例と，当帰芍薬散（6 か月）→温経湯（6 か月）を投与した群 12 例とに無作為に分けて比較した（クロスオーバー試験）．その結果，温経湯投与 3 か月で Self-rating Depression Scale（ZSDS），State-Trait Anxiety Inventory（STAI-1, 2）の状態不安および特性不安スコアの有意な改善が得られ（p < 0.01），6 か月の投与期間中効果が持続した．その改善効果は当帰芍薬散よりも有意に高かった（p < 0.01）.】

⑤ 冷え症

• Ushiroyama, T. *et al.*, *Am. J. Chin. Med.*, 2006, 34, 969-979.

【下肢の冷えを訴え，3 か月以内に HRT を受けていない閉経女性患者 180 例を，温経湯群 60 例（解析対象 58 例），ビタミン E（600 mg/ 日）群 60 例（解析対象 55 例），無治療群 60 例（解析対象 48 例）で比較した．その結果，問診による冷えの自覚の評価では，温経湯群の改善率が無治療群に比較して有意に高かった（p < 0.0001）．ドップラーによる血流評価では，下肢末梢の血流改善効果はビタミン E 群と温経湯群の両群でみられた．中指の血流に関しては，ビタミン E 群では有意に増加した．一方，温経湯群では，もともと中指の血流がよい群に対しては抑制的に働き，血流が悪い群に対しては改善的に働いた.】

主なエビデンス　症例報告

• 沖利通 他，産婦漢方研のあゆみ，2009, 26, 70-74.

【クロミフェンで黄体機能不全が改善されたにもかかわらず妊娠に至らなかった症例（11 例）に温経湯を投与して，両剤の治療効果の相違を検討した．その結果，クロミフェンによる子宮内膜の菲薄化がみられる症例では，温経湯による妊娠率が高くなる特徴があった（有意差なし）．11 例中 5 例が温経湯への切り替えから 4 周期以内に妊娠した.】

主なエビデンス　基礎研究系

① 排卵誘発作用

• Koyama, T. *et al.*, 日不妊会誌，1991, 36, 621-625.

【経口投与により，幼若雌ラットの下垂体中の LH，FSH が減少した．30, 31 日齢に排卵が認められた.】

② ゴナドトロピン産生促進作用

• 久具宏司 他，日不妊会誌，1987, 32, 577-580.

【ラット下垂体前葉細胞培養系において，培養液中に添加することにより，GnRH 存在下では培養液中および細胞内 LH の有意な上昇がみられ，FSH も増加させた．GnRH 非存在下ではゴナドトロピン（LH，FSH）の産生分泌に影響しなかった．GnRH に対する下垂体前葉細胞の感受性を上昇させることによってゴナド ト

ロピンの産生分泌を促進することが推定される.】

③ **性周期に対する作用**
- 寺脇潔 他, 日東洋心身医研, 2001, 16, 5-9.
  【経口投与により, ストレス負荷による性周期異常モデルラットで, 腟スメアの観察により性周期が回復した.】

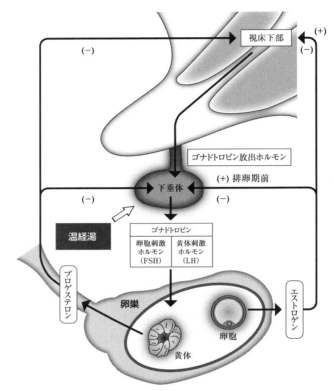

温経湯のメカニズム（月経周期異常の改善効果）

【臨床研究から推察される温経湯の月経周期改善の作用メカニズム】
　温経湯は下垂体ゴナドトロピン（LH, FSH）の律動性分泌パターンを改善することによりエストラジオール分泌を高めて卵胞の成熟・排卵を回復させ, 黄体機能を向上させる. さらにゴナドトロピン放出ホルモン（GnRH, LHRH）に対する下垂体前葉細胞の感受性を上昇させることによってゴナドトロピン（LH, FSH）の産生分泌を促進する.

名前の由来

血管あるいは血液以外の生理的物質が通る経路と考えられた「経」を温めることで, 血液の循環をよくして, 寒さや冷えの症状を改善するという意味で名付けられた.

越婢加朮湯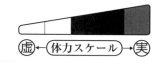

古くは浮腫に用いられ，現在は関節炎，湿疹，関節リウマチなどに使用される．
皮膚科領域では，皮膚に熱感や浮腫，水疱形成，湿潤傾向を示す病変に用いられる．

効能または効果

浮腫と汗が出て小便不利のある人の次の諸症：
腎炎，ネフローゼ，脚気，関節リウマチ，夜尿症，湿疹

使用目標＝証

比較的体力のある人で，浮腫，発汗傾向，口渇があり，尿量減少する場合に用いる．
1) 四肢関節の腫脹，疼痛，熱感などのある場合

臨床応用

- 腎炎（糸球体腎炎）
- ネフローゼ症候群
- 関節リウマチ
- アトピー性皮膚炎
- 接触皮膚炎
- 異汗性湿疹（汗疱状湿疹）
- 貨幣状湿疹
- 汎発性皮膚掻痒症
- じんま疹
- 帯状疱疹
- 夜尿症
- アレルギー性鼻炎
- 痛風，痛風様関節炎

味

わずかに甘くて渋い

構成生薬

- 石膏（セッコウ）8.0 g　　含水硫酸カルシウム（$CaSO_4・2H_2O$），無水硫酸カルシウム（$CaSO_4$），二酸化ケイ素（SiO_2）など
- 大棗（タイソウ）3.0 g　　ジジフスサポニン，オレアノール酸，ジジフスアラビナンなど
- 麻黄（マオウ）6.0 g　　エフェドリン，プソイドエフェドリン，エフェドラジン A など
- 甘草（カンゾウ）2.0 g　　グリチルリチン，イソフラボン，クマリンなど
- 蒼朮（ソウジュツ）4.0 g　　アトラクチロジン，ヒネソール，β-オイデスモールなど
- 生姜（ショウキョウ）1.0 g　　6-ショーガオール，6-ジンゲロール，α-ジンギベレンなど

副作用

(1) 重大な副作用

1) 偽アルドステロン症：低カリウム血症，血圧上昇，ナトリウム・体液の貯留，浮腫，体重増加などの偽アルドステロン症があらわれることがあるので，観察（血清カリウム値の測定など）を十分に行い，異常が認められた場合には投与を中止し，カリウム剤の投与などの適切な処置を行うこと．
2) ミオパチー：低カリウム血症の結果としてミオパチーがあらわれることがあるので，観察を十分に行い，

脱力感，四肢痙攣・麻痺などの異常が認められた場合には投与を中止し，カリウム剤の投与などの適切な処置を行うこと．

（2）その他の副作用

過敏症[注1]：発疹，発赤，掻痒など（頻度不明）

自律神経系：不眠，発汗過多，頻脈，動悸，全身脱力感，精神興奮など（頻度不明）

消化器：食欲不振，胃部不快感，悪心，嘔吐，軟便，下痢など（頻度不明）

泌尿器：排尿障害など（頻度不明）

注1）このような症状があらわれた場合には投与を中止すること．

主なエビデンス　臨床系

① 変形性膝関節症

• 杉山誠一 他，日東洋医誌，1997, 48, 319-325.

【関節水腫を有する変形性膝関節症30例に投与し（1日量～3週目に効果がない場合は2倍量），8週後に疼痛・歩行能が有意に改善し（$p < 0.05$），疼痛・階段昇降能は改善傾向であった．腫脹は改善が54%，不変が46%，屈曲角度はほとんど改善がみられなかった．】

主なエビデンス　症例報告

• 石井正光，皮膚科における漢方治療の現況 10，総合医学社，1999, 35-42.

【重症および難治性アトピー性皮膚炎の患者113例に越婢加朮湯をはじめとする漢方薬を投与し，著効30.0%，有効32.7%であった．】

• 塚本祐壮 他，近畿小児漢方医学，1985, 8, 36-43.

【小児アトピー性皮膚炎患者95例に投与し，消風散，柴朴湯，四物湯，（ベタメタゾン吉草酸エステル＋フラジオマイシン硫酸塩）軟膏の併用も含めて，有効は86例，90.5%であった．】

• 三田哲郎 他，漢方診療，1987, 6, 41-44.

【汎発性皮膚掻痒症20例に投与し，著効14例（70%），有効4例（20%）であり，内服後2～4週目頃より，皮疹，自覚症状が軽快した．】

• 瀧本眞 他，ペインクリニック，2004, 25, 1073-1079.

【50歳以上の帯状疱疹患者20例に皮疹がある間に投与し，発病6か月以後の帯状疱疹後神経痛発症は1例であった．皮疹が水庖とびらん期までに投与を開始した重症皮疹12例を含む19例に，帯状疱疹後神経痛の発生はなかった．】

• 伊藤敦之 他，漢方診療，1994, 13, 24-25.

【翼状片約10例を越婢加朮湯によって治療し，服用開始から約1～2か月で効果が発現し，翼状片の先端が角膜輪部にもどるまでに約半年から1年を要した．】

• 日笠穣 他，眼臨医報，1989, 83, 1221-1223.

【緑内障患者21例に投与したところ，1時間後には閉塞隅角緑内障2例を除くすべての症例で眼圧が低下し，眼圧の平均値も有意に低下した（$p < 0.001$）．3か月以上継続投与した7例においても，電解質異常やしびれ，胃腸障害等の副作用はみられなかった．】

主なエビデンス　基礎研究系

① 関節炎に対する抗炎症作用

- 菊川忠裕 他，痛みと漢方，2002, 12, 18-24.

【カクテル関節炎モデルマウスに経口投与し，RF-IgM，RF-IgG 産生量を有意に抑制した．関節炎の病理学的所見では，全項目において対照群と比較して有意差はなかった．】

- 唐方 他，日東洋医誌，1998, 49, 419-428.

【慢性関節リウマチ関節炎モデルマウスに経口投与し，非注射側の足蹠局部症状の寛解，尾部関節の結節の軽減が認められた．また，非注射側の足蹠関節腫脹率の抑制が認められたが，病理組織学的変化，腹腔内炎症の変化は認められなかった．】

② 利水作用

- 大西憲明 他，和漢医薬学雑誌，2000, 17, 131-136.

【絶水マウスの蓄積尿量は越婢加朮湯の経口投与により vehicle 投与群に対して 87%，水中毒マウスでは蓄積尿量が 139% と増加傾向であった．】

③ 接触皮膚炎抑制作用

- 夏秋優 他，皮膚科における漢方治療の現況，1997, 8, 27.

【マウスに混餌投与することにより，一次刺激性接触皮膚炎，アレルギー性接触皮膚炎を有意に抑制したが，*in vitro* でのリンパ節細胞増殖反応では有意な抑制は見られなかった．】

④ 線維芽細胞増殖抑制作用

- 城石平一 他，和漢医薬誌，1991, 8, 370-371.

【マウス線維芽細胞培養に添加し，Day 1 では濃度 1% 以上で，Day 2, 3 では 0.25% 以上で有意に細胞増殖を抑制した．また，生薬では麻黄の含まれるものが抑制が強かった．】

⑤ 急性，慢性炎症モデルにおける抗炎症作用

- Shiroishi, H. *et al.*, *J. Tradition. Med.*, 1989, 6, 89-99.

【経口投与により，カラゲニン空気嚢炎症ラットモデルにおいて，慢性炎症の特徴である肉芽組織の形成を有意に抑制した．急性炎症モデルである CMC 空気嚢炎症ラットでは，白血球浸潤の抑制傾向を示したが，血漿タンパクの滲出反応は抑制しなかった．また，慢性炎症抑制機序の1つとして，肉芽組織繊維芽細胞に対する増殖抑制機序が示唆された．】

⑥ 実験的慢性腎炎抑制作用

- 野上真理 他，和漢医薬誌，1988, 5, 296-297.

【Immune Complex 型腎炎モデルラットに抗原の注射開始4週間目から注射終了時まで経口投与し，タンパク排泄量を低下させ予防的効果が認められた．】

名前の由来

本方は，越婢湯に生薬の朮を加味した処方であるため，それを処方名としたものである．越婢の意味については定説はなく，婢は痺の誤字で，痺（麻痺）を発越（発散）させるという説などがある．

黄連解毒湯 ▽

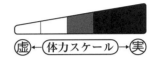

比較的体力があり，のぼせ，顔面紅潮，イライラする傾向のある人の慢性的な症状に用いる処方．

効能または効果

比較的体力があり，のぼせ気味で顔色赤く，イライラする傾向のある人の次の諸症：
鼻出血，高血圧，不眠症，ノイローゼ，胃炎，二日酔，血の道症，めまい，動悸，湿疹・皮膚炎，皮膚掻痒症

使用目標＝証

体力中等度もしくはそれ以上の人で，のぼせ気味で顔面紅潮し，精神不安，不眠，イライラなどの精神神経症状を訴える場合に用いる．

1) 心窩部の膨満感を訴える場合
2) 喀血，吐血，下血などの出血を伴う場合

臨床応用

- 高血圧症
- 高血圧症の随伴症状
- 脳血管障害後遺症
- 心悸亢進
- 胃炎
- 腸炎
- 神経症
- 不眠症
- 自律神経失調症
- 皮膚掻痒症
- 妊娠掻痒症
- 掌蹠膿疱症
- 尋常性ざ瘡
- アトピー性皮膚炎
- 湿疹・皮膚炎群
- じんま疹
- 色素沈着症
- 乾癬
- レイノー現象
- 口内炎
- 鼻出血
- 歯肉出血

味

苦い

構成生薬

- 黄芩（オウゴン），3.0 g　　バイカリン，バイカレイン，オウゴノシドなど
- 黄連（オウレン），2.0 g　　ベルベリン，パルマチン，マグノフロリンなど
- 山梔子（サンシシ），2.0 g　　ゲニポシド，ゲニピン，クロシンなど
- 黄柏（オウバク），1.5 g　　ベルベリン，オウバクノン，β-シトステロールなど

副作用

(1) 重大な副作用

1) 間質性肺炎：発熱，咳嗽，呼吸困難，肺音の異常（捻髪音）などがあらわれた場合には，本剤の投与を中止し，速やかに胸部X線などの検査を実施するとともに副腎皮質ホルモン剤の投与などの適切な処置を行

うこと．また，発熱，咳嗽，呼吸困難などがあらわれた場合には，本剤の服用を中止し，ただちに連絡するよう患者に対し注意を行うこと．

2) 肝機能障害，黄疸：AST（GOT），ALT（GPT），Al-P，γ-GTP の著しい上昇などを伴う肝機能障害，黄疸があらわれることがあるので，観察を十分に行い，異常が認められた場合には投与を中止し，適切な処置を行うこと．

3) 腸間膜静脈硬化症：長期投与により，腸間膜静脈硬化症があらわれることがある．腹痛，下痢，便秘，腹部膨満などが繰り返しあらわれた場合，または便潜血陽性になった場合には投与を中止し，CT，大腸内視鏡などの検査を実施するとともに，適切な処置を行うこと．なお，腸管切除術に至った症例も報告されている．

（2）その他の副作用

過敏症[注1]：発疹，じんま疹など（頻度不明）

消化器：食欲不振，胃部不快感，悪心，嘔吐，腹痛，下痢など（頻度不明）

注1）このような症状があらわれた場合には投与を中止すること．

主なエビデンス 臨床系

① 高血圧随伴症状

- Arakawa, K. *et al.*, *Phytomedicine*, 2006, 13, 1-10

【高血圧症患者 204 例を対象として，プラセボを用いた二重盲検ランダム化比較試験により検討した．黄連解毒湯群 103 例，プラセボ群 101 例に，1 日 3 回，8 週間投与した．抗高血圧効果は両群間に有意な差はなかったが，高血圧の随伴症状のうち，のぼせ感，顔面紅潮に対して有意な改善効果が認められた．安全性において両群間に違いは認められなかった．】

② 脳血管障害（脳梗塞）後遺症

- 大友英一 他，*Geriatr. Med.*, 1991, 29, 121-151.

【脳梗塞後遺症，脳出血後遺症，鑑別不能の脳卒中後遺症で精神症状を伴う 143 例を，封筒法により黄連解毒湯群 76 例と対照群（ホパンテン酸カルシウム）67 例に割り付けた．黄連解毒湯，ホパンテン酸カルシウム 1.5 g／日を，12 週間投与した結果，軽度改善以上の全般改善度は黄連解毒湯 72.1%，対照群 58.1% と黄連解毒湯群が有意に優れていた．全般安全度で両群間に差はなかった．】

- 伊藤栄一 他，*Geriatr. Med.*, 1991, 29, 303-313.

【全身状態の安定した脳梗塞（脳血栓，脳塞栓症）109 例を，封筒法により黄連解毒湯群 56 例と非投与群 52 例に割り付け，12 週間観察した．概括重症度，全般改善では有意差なく，自覚症状の全般改善度は軽度改善以上で黄連解毒湯群が非投与群に比べ有意に効果を認めた．自覚症状のうち，頭重，回転性めまい，のぼせ，四肢しびれ，四肢冷感，肩こりで有意に投与群が優れていた．】

③ 脳血管性認知症

- 山本孝之，和漢医薬誌，1994, 11, 374-375.

【脳血管性認知症 50 例を対象とし，黄連解毒湯群 25 例，対照群（プロペントフィリン 300 mg／日）25 例に 8 週間投与した．全般改善率は黄連解毒湯群 32.0%，対照群 26.1% であったが有意な差ではなかった．黄連解毒湯群では，とくに知的機能，感情機能，その他（多弁，錯乱，落ち着きのなさなど）の部門で改善が著明であった．】

④ アトピー性皮膚炎

- 豊田雅彦，漢方免疫アレルギー，2005, 18, 77-86.

  【アトピー性皮膚炎患者52例に黄連解毒湯を8週間以上投与した．重症度や皮疹スコアが有意に改善し，痒みスコアは減少傾向を示した．臨床検査データでは好酸球数に有意な変動はなかったが，ECP，LDH，ヒスタミン値が有意に減少した．】

⑤ レイノー現象

- 秋山雄次 他，日東洋医誌，2001, 51, 1101-1108.

  【レイノー病と診断された患者で，塩酸サルポグレラート単独治療群（300 mg/日）20例，黄連解毒湯併用群（塩酸サルポグレラート300 mg/日＋黄連解毒湯）14例，当帰芍薬散併用群（塩酸サルポグレラート300 mg/日＋当帰芍薬散）15例で12週間後の効果を比較した．改善率は黄連解毒湯併用群で90％であり，塩酸サルポグレラート単独治療群52.6％に比較して，有意に改善率が高かった．当帰芍薬散併用群は60.0％であり，塩酸サルポグレラート単独治療群と差がなかった．手指の皮膚温の上昇は，塩酸サルポグレラート単独治療群（0.6 ± 0.8度）に比べ当帰芍薬散併用群（1.8 ± 1.9度）で有意に上昇しており，さらに黄連解毒湯併用群（4.1 ± 2.1度）では当帰芍薬散併用群に比べて有意に上昇していた．】

主なエビデンス　症例報告

- 牛久保行男 他，新薬と臨，1998, 47, 176-183.

  【脳血管障害後遺症患者57例（くも膜下出血12例，脳出血19例，脳梗塞26例）に黄連解毒湯を，最長8週間投与した．その結果，軽度改善以上は自覚症状41.6％，意欲低下54.2％，情緒障害75.0％，問題行動63.0％であった．副作用として下痢・腹痛を1例認めた．】

- 荒木五郎，老年痴呆，1990, 4, 110-117.

  【認知症43例（脳血管障害型32例，アルツハイマー病を含むその他の認知症11例）に，12週間投与してADL，精神症候，神経症候を含む全般有用度を検討した．やや有用以上は，脳血管障害型認知症では50％，その他の認知症では54.5％で，とくに執着性，易怒性の改善が認められた．】

- 山田和男 他，日東洋医誌，1997, 47, 827-831.

  【主訴に睡眠障害を含む精神病性障害患者18例を，封筒法により併用群（ハロペリドール通常治療＋黄連解毒湯）9例，対照群（ハロペリドール通常治療）9例に割り付け，4週間観察した．精神症状の評価で，各時間帯における比較では，両群間に差はなかった．併用群で精神症状の思考障害改善傾向と不眠時の頓服薬ニトラゼパムの使用量減少傾向を認めた．】

- 赤松浩彦，漢方と最新治療，2004, 13, 75-79.

  【かゆみを訴えた血液透析患者32名を対象とし，黄連解毒湯を4週間投与した．全般改善度では軽度改善以上40.6％で，年齢が50歳未満，いつも不眠・イライラのある患者では高い改善度が認められた．副作用は2例に下痢が認められ，投与中止により速やかに回復した．】

- 新野香逸，漢方診療，1988, 7, 53-56.

  【搔痒を訴える妊婦12例に黄連解毒湯を1～3週間投与した．11例で有効であり，著効例7例では内服2～3日より瘙痒が消失し，1週間投与後に中止しても再発はなかった．副作用は2例にみられ，嘔吐，軽い悪心であった．】

- 林健，和漢医薬会誌，1989, 6, 520-521.

  【掌蹠膿疱症24例を対象とし，膿疱の多発している症例では黄連解毒湯とミノサイクリン100 mg/日を併用，

ジフルプレドナート外用を行い，膿疱消失または散在する状態になってから黄連解毒湯単独投与に変更した．その結果，著効および有効は 22 例であった．また，健常人に比べて掌蹠膿疱症患者では血清ビオチン濃度が有意に低いが，黄連解毒湯・ミノサイクリン投与群では内服後に血清ビオチン濃度が有意に上昇した．副作用はいずれも軽度で内服を続行した．】

- 大熊守也，和漢医薬会誌，1993, 10, 131-134.
  【268 例の尋常性ざ瘡患者を 5 群に分け，I 群（十味敗毒湯＋黄連解毒湯内服，外用併用）90 例，II 群（十味敗毒湯＋黄連解毒湯内服）91 例，III 群（十味敗毒湯）55 例，IV 群（黄連解毒湯）20 例，V 群（外用剤治療のみ）12 例とし，4 週間以上観察した．有効以上は，I 群 94％，II 群 88％，III 群 89％，IV 群 70％，V 群 75％であった．】

- 岩間正文 他，日小児東洋医会誌，2013, 26, 5-8.
  【小児の反復するアフタ性口内炎 5 例，鼻出血症 10 例に投与し，口内炎は 2 か月後から発症の間隔が開き，4 例は安定した．鼻出血は 1 か月以内に再発の頻度が低下し，9 例は落ち着いた．】

主なエビデンス　基礎研究系

① 血圧上昇抑制作用
- 尾崎正若 他，和漢医薬会誌，1985, 2, 560-561.
  【脳卒中易発症ラット（SHR-SP ラット）に飲水投与したところ，血圧上昇が抑制された．】

② 血管炎等に対する組織学的改善作用
- 関根一郎 他，和漢医薬会誌，1986, 3, 71-76.
  【SHR-SP ラットに経口投与したところ，心臓の血管炎の発現，心筋線維化，腎臓の増殖性血管炎，壊死性血管炎及び糸球体病変に対して組織学的な改善を示し，大動脈重量の上昇が抑制された．】

③ 局所脳血流量増加作用
- 川島孝一郎 他，*Pharma. Medica.*, 1988, 6（suppl. 2），33-37.
  【正常ラットおよび中大脳動脈閉塞再開通モデルラットに経口投与したところ，局所脳血流量（CBF）増加作用を認め，正常ラットでは海馬領域の CBF に有意な差があった．また中大脳動脈閉塞再開通モデルラットでは特に梗塞周辺部の CBF の改善度が顕著であった．】

④ 胃粘膜障害面積縮小作用
- 小林隆 他，和漢医薬会誌，1993, 10, 222-230.
  【ラットに経口投与したところ，compound 48/80 の単回または反復投与による腺胃部の粘膜障害部位の面積が縮小し，胃粘膜における過酸化脂質量増加，キサンチンオキシダーゼ活性上昇およびグルタチオンペルオキシダーゼ活性低下がそれぞれ抑制された．】

⑤ 抗炎症作用
- Wang, L. M. *et al.*, *J. Pharm. Pharmacol.*, 1996, 48, 327-331.
  【ラットに経口投与したところ，カラゲニン，卵白アルブミン，ブラジキニンによる足蹠浮腫ならびにブラジキニンによる血管透過性亢進がそれぞれ抑制された．また，マウスに経口投与したところ，キシレンによる耳浮腫，酢酸による腹腔内色素漏出ならびに酢酸による腹部収斂がそれぞれ抑制された．】

⑥ 血小板凝集抑制作用
- 楊麗波 他，臨と研，1992, 69, 3005-3018.
  【ヒト血小板において，コラーゲン，アドレナリン，ADP，STA2，アラキドン酸による血小板凝集および

ATP 放出を抑制し，トロンビン，ADP，STA2 による platelet factor 4 および β-トロンボグロブリン放出を抑制した（*in vitro*）.】

⑦ **脳虚血障害の防御効果**

- 佐藤知樹 他，脳卒中，2002, 24, 287-294.

【両側頸動脈永久結紮ラットを用い，虚血手術の 14 日前から黄連解毒湯を連日直接胃に注入し，術後も 30 日間同様に投与したところ，急性期の死亡率は黄連解毒湯群 3/13（23％），蒸留水群 5/12（42％）であり，生存例中脳梗塞を認めたのは，蒸留水群 71％に対し黄連解毒湯群は 0％であった.】

名前の由来

本方は，4 種類の生薬からなり黄連を主薬とし，熱による毒症状（熱毒）を本方の消炎解熱作用により解毒するという意味で名付けられた.

葛根湯 (かっこんとう) 甘 麻

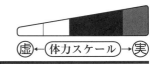

急性熱性疾患の初期に用いられる処方であり，とくに急性期の感冒（かぜ症候群）に頻用される．

効能または効果

自然発汗がなく頭痛，発熱，悪寒，肩こりなどを伴う比較的体力のある人の次の諸症：
熱性疾患の初期，炎症性疾患（結膜炎，角膜炎，中耳炎，扁桃腺炎，乳腺炎，リンパ腺炎），肩こり，上半身の神経痛，じんま疹

使用目標＝証

比較的体力のある人で，炎症性あるいは痛性疾患の初期，あるいは慢性疾患（効能または効果参照）の急性増悪期に用いる．

1) 感冒などの熱性疾患では，初期で悪寒，発熱，頭痛，項背部のこわばりなどがあって，自然発汗を伴わない場合
2) 痛性疾患では局所の痛み，腫脹，発赤などを訴える場合
3) 患部が発赤，腫脹し，強い掻痒感を伴う場合

臨床応用

- かぜ症候群
- 上気道炎
- 神経痛
- 中耳炎
- 筋肉痛
- 湿疹
- リンパ腺炎
- 気管支喘息
- アレルギー性鼻炎
- 筋緊張性頭痛
- 肩関節周囲炎
- 関節痛
- 皮膚炎
- 乳腺炎
- うつ乳
- 扁桃炎
- 副鼻腔炎
- 顔面神経麻痺
- 頸肩腕症候群
- じんま疹
- 結膜炎

味

辛い

構成生薬

- 葛根（カッコン），4.0 g　　プエラリン，ダイゼイン，ソヤサポゲノール配糖体など
- 大棗（タイソウ），3.0 g　　ジジフスサポニン，オレアノール酸，ジジフスアラビナンなど
- 麻黄（マオウ），3.0 g　　エフェドリン，プソイドエフェドリン，エフェドラジン A など
- 甘草（カンゾウ），2.0 g　　グリチルリチン，イソフラボン，クマリンなど
- 桂皮（ケイヒ），2.0 g　　ケイヒアルデヒド，ケイヒ酸，エピカテキンなど
- 芍薬（シャクヤク），2.0 g　　ペオニフロリン，アルビフロリン，ペオニフロリゲノンなど
- 生姜（ショウキョウ），2.0 g　　6-ショーガオール，6-ジンゲロール，α-ジンギベレンなど

副作用

（1）重大な副作用

1）偽アルドステロン症：低カリウム血症，血圧上昇，ナトリウム・体液の貯留，浮腫，体重増加などの偽アルドステロン症があらわれることがあるので，観察（血清カリウム値の測定など）を十分に行い，異常が認められた場合には投与を中止し，カリウム剤の投与などの適切な処置を行うこと．

2）ミオパチー：低カリウム血症の結果としてミオパチーがあらわれることがあるので，観察を十分に行い，脱力感，四肢痙攣・麻痺などの異常が認められた場合には投与を中止し，カリウム剤の投与などの適切な処置を行うこと．

3）肝機能障害，黄疸：AST（GOT），ALT（GPT），Al-P，γ-GTP の上昇などを伴う肝機能障害，黄疸があらわれることがあるので，観察を十分に行い，異常が認められた場合には投与を中止し，適切な処置を行うこと．

（2）その他の副作用

過敏症[注1]：発疹，発赤，掻痒など（頻度不明）

自律神経系：不眠，発汗過多，頻脈，動悸，全身脱力感，精神興奮など（頻度不明）

消化器：食欲不振，胃部不快感，悪心，嘔吐など（頻度不明）

泌尿器：排尿障害など（頻度不明）

注1）このような症状があらわれた場合には投与を中止すること．

主なエビデンス　臨床系

① うつ乳

- 合阪幸三，産と婦，2000, 67, 207-211.

【うつ乳の症例 63 例に葛根湯を投与したところ，乳房痛，乳腺腫脹，腋下リンパ節腫脹のいずれの症状も有意に改善された．葛根湯はうっ滞下乳汁を外に排出することにより，うつ乳を解消するため，乳汁分泌量は亢進する．また，その後の母乳分泌にも悪影響を及ぼさなかった．】

主なエビデンス　症例報告

- 加地正郎 他，臨と研，1993, 70, 3266-3272.

【国内 4 施設において，普通感冒と診断された 136 例を対象に葛根湯を 3 日間投与したところ，著明改善 22 例（16.2％），中等度改善 45 例（33.1％）であった．】

- 首藤孝夫 他，漢方療法，2003, 7, 702-708.

【肩こりを主訴で来院した患者 34 例を対象とした．葛根湯を 2/3〜1 日量を投与し，4 週間内服した後でも，症状が全く改善しなかったのは 7 例（20.6％）であったが，27 例（79.4％）においては何らかの疼痛改善効果が認められた．】

- 廖英和 他，漢方医，1993, 17, 14-16.

【肩こりのある患者 40 例を対象とした．葛根湯は 2 週間から 8 週間投与したところ，著明改善 5 例（12.5％），改善 31 例（77.5％）であった．】

- 浅桐英男，漢方診療，1988, 7, 47-49.

【正常分娩をした褥婦に分娩直後より葛根湯を投与した群 162 例と投与しなかった群 96 例（コントロール）

を比較した．葛根湯は 2/3 日量分 2 で食前に 5 日間投与した．全乳汁分泌量を初産，経産ともコントロールの各平均分泌量を超えた症例を有効として検討した．初産婦群の有効例は 56 例中 37 例（66％），経産婦の有効例は 106 例中 80 例（75％）であった．】

- 石野尚吾 他，漢方の臨，1996, 43, 1410-1416.
  【正常産褥婦人 40 名を対象として葛根湯投与群 20 例，非投与群 20 例に分けて葛根湯の効果を検討した．葛根湯は分娩 1 日目より投与し，分娩 3 日目および 5 日目に乳汁分泌量，児体重の変化，ホルモン値について検討した．葛根湯投与群では児体重の回復が早かった．乳汁分泌量は増加傾向を示した．プロラクチンの増加傾向を認めた．デヒドロエピアンドロステロンサルフェートは減少傾向であった．】

- 関山裕詩，漢方医，2013, 37, 50-52.
  【帯状疱疹後神経痛が 8 例，術後性疲痕性疼痛症候群が 3 例の 11 例が対象で葛根湯併用前後の眠気および疼痛を numerical rating scale（NRS）で評価した．眠気 NRS は 4.7 ± 0.8 から 3.7 ± 0.6，疼痛 NRS は 4.1 ± 0.9 から 3.5 ± 1.1 と，いずれも有意に低下した．】

- 田中信，薬理と治療，1991, 19, 5029-5031.
  【じんま疹 53 例（葛根湯群 10 例，葛根湯＋オキサトミド（30 mg/ 日，就寝前投与）群 22 例，オキサトミド（60 mg/ 日，朝・夕食後投与）群 21 例を対象に比較検討した．改善率は葛根湯群（31.6％），（葛根湯＋オキサトミド）群（68.2％），オキサトミド群（68.8％）であった．副作用の眠気はオキサトミド群（10％）にみられた．】

- 藤本司 他，痛みと漢方，2001, 11, 9-13.
  【頭痛が強く生活に支障を来たした 68 例を対象とし，葛根湯を投与した．頭痛は投与 2 週目には著明な改善が 63％，改善以上が 92％であった．4 週目にはさらに改善し著明改善は 91％となった．】

主なエビデンス　基礎研究系

① 抗アレルギー作用

- Yamamoto, T. *et al.*, *Int. Arch. Allergy Immunol.*, 2009, 48, 175-185.
  【マウスに卵白アルブミンを感作して作成した食物アレルギーモデルマウスに対する葛根湯の作用を検討し，葛根湯はモデルマウスの下痢を抑制し，結腸の myeloperoxidase 活性の上昇を抑制し，近位結腸の粘膜肥満細胞数の上昇を抑制した．また，近位結腸の Th1 サイトカイン（IFN-γ），Th2 サイトカイン（IL-4, 5, 10）の mRNA の発現上昇を抑制した．また，近位結腸の suppressor of cytokine signaling 3 の mRNA の発現上昇も抑制した．】

- 松田秀秋 他，和漢医薬誌，1990, 7, 35-45.
  【羊赤血球誘発遅延型足蹠浮腫反応マウスに経口投与したところ，浮腫が抑制された．】

② インフルエンザウィルス感染症に対する作用

- Kurokawa, M. *et al.*, 和漢医薬誌，1996, 13, 201-209.
  【インフルエンザウィルス感染マウスに経口投与したところ，発熱が抑制され，肺病変が改善され，死亡率が低下した．】

③ プロスタグランジン E_2（PGE_2）に対する作用

- Nakahata, N. *et al.*, 和漢医薬誌，1998, 15, 116-122.
  【葛根湯は 0.9％塩化ナトリウムに溶解し，C6 ラットグリオーマ細胞において，カルシウムイオノフォア A23187 による PGE_2 遊離を抑制した（*in vitro*）．】

④ サイトカインに対する作用
- Kurokawa, M. *et al.*, *Antiviral Res.*, 2002, 56, 183-188.
【インフルエンザウイルス感染マウスに経口投与したところ，肺胞洗浄液中および血清中でIL-1α濃度の上昇が抑制された．また，肺胞洗浄液中でIL-12濃度が上昇した．】

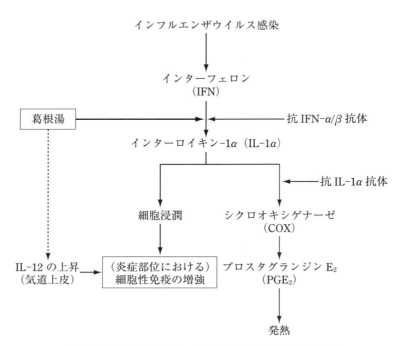

（白木公康，医のあゆみ，2002, 202, 414-418 より改変）

【感冒に対する葛根湯の作用メカニズム（推察）】
　葛根湯はIL-12の産生を促し，Th1系免疫応答を誘導して，細胞性免疫を高め，ウイルス感染細胞の排除を導く．また，IFNより誘導されるIL-1αの産生を抑制することにより解熱作用を示す．さらにPGE₂遊離を抑制することにより解熱作用を示す．

名前の由来

　葛根を主薬とするので，葛根湯と名付けられた．葛はマメ科のつる性多年草で，秋の七草の1つであり，葛根は葛の根の部分を薬用としたものである．くず湯は葛根からでんぷんを取り出したものであるので，生薬の葛根とは異なる．

加味帰脾湯 （かみきひとう） 甘 山

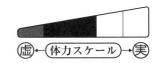

全身の機能，栄養状態が衰弱している場合の貧血，精神不安，神経症，不眠症などに用いられる．

効能または効果

虚弱体質で血色の悪い人の次の諸症：
貧血，不眠症，精神不安，神経症

使用目標＝証

体質虚弱な人が，顔色が悪く貧血気味で，精神不安，心悸亢進，不眠などの精神神経症状を訴え，微熱のある場合に用いる．

1) 下血，吐血，鼻出血などを伴う場合
2) 盗汗，全身倦怠感，食欲不振などを伴う場合

臨床応用

- 貧血
- 抗がん剤による血小板減少，白血球減少
- 特発性血小板減少性紫斑病
- 不眠症
- 神経症
- 精神不安
- うつ状態
- 神経性胃炎
- 認知症
- 骨粗鬆症
- 更年期症状
- 耳管開放症

味

わずかに甘味を帯びて特異である

構成生薬

- 黄耆（オウギ），3.0 g　　　ホルモノネチン，アラビノ-3,6-ガラクタン，γ-アミノ酪酸など
- 柴胡（サイコ），3.0 g　　　サイコサポニン A,C,D,E，α-スピナステロールなど
- 酸棗仁（サンソウニン），3.0 g　ジジベオシド I,II，ジュジュボシド A,B，スピノシンなど
- 蒼朮（ソウジュツ），3.0 g　アトラクチロジン，ヒネソール，β-オイデスモールなど
- 人参（ニンジン），3.0 g　　ギンセノシド Rg, Rb$_{1\sim3}$, Rc, Rd，β-エレメン，パナキシノールなど
- 茯苓（ブクリョウ），3.0 g　エブリコ酸，パヒマン，エルゴステロールなど
- 竜眼肉（リュウガンニク），3.0 g　スクロース，グルコース，酒石酸など
- 遠志（オンジ），2.0 g　　　オンジサポニン A～G
- 山梔子（サンシシ），2.0 g　ゲニポシド，ゲニピン，クロシンなど
- 大棗（タイソウ），2.0 g　　ジジフスサポニン，オレアノール酸，ジジフスアラビナンなど
- 当帰（トウキ），2.0 g　　　リグスチリド，パルミチン酸，ベルガプテンなど
- 甘草（カンゾウ），1.0 g　　グリチルリチン，イソフラボン，クマリンなど
- 生姜（ショウキョウ），1.0 g　6-ショーガオール，6-ジンゲロール，α-ジンギベレンなど
- 木香（モッコウ），1.0 g　　アプロタキセン，コスツノリド，デヒドロコスツスラクトンなど

副作用

（1）重大な副作用

1）偽アルドステロン症：低カリウム血症，血圧上昇，ナトリウム・体液の貯留，浮腫，体重増加などの偽アルドステロン症があらわれることがあるので，観察（血清カリウム値の測定など）を十分に行い，異常が認められた場合には投与を中止し，カリウム剤の投与などの適切な処置を行うこと．

2）ミオパチー：低カリウム血症の結果としてミオパチーがあらわれることがあるので，観察を十分に行い，脱力感，四肢痙攣・麻痺などの異常が認められた場合には投与を中止し，カリウム剤の投与などの適切な処置を行うこと．

（2）その他の副作用

過敏症[注1]：発疹，じんま疹など（頻度不明）

消化器：食欲不振，胃部不快感，悪心，腹痛，下痢など（頻度不明）

注1）このような症状があらわれた場合には投与を中止すること．

主なエビデンス　臨床系

① 抗がん剤による血小板減少，白血球減少

- 井上滋夫 他, *Biotherapy*, 1998, 12, 1071-1076.

【婦人科悪性腫瘍患者のシスプラチンを主体とした抗がん剤治療のコースに，加味帰脾湯を投与するかしないかを無作為に割り振り，6名11コースに加味帰脾湯を投与し，非投与群（6名12コース）と比較した．その結果，血小板数最低値および白血球数最低値は投与群が有意に高く，血小板減少の低下面積は投与群が有意に低かった．ヘモグロビンの最低値は有意差がなかった．】

② 特発性血小板減少性紫斑病（ITP）

- 和田英夫 他, 漢方医, 1993, 17, 383-386.

【慢性型ITP患者47例に加味帰脾湯を最低3か月以上投与し，21.3%に見られた点状出血が24週後に全例消失し，斑状出血もステロイド使用の有無に関わらず減少，鼻出血・口腔内出血も全例消失した．血小板数は2週後より有意に増加し，24週目まで増加傾向を示し，ステロイド剤併用27例では，7例でステロイド剤の減量が可能であり，うち3例は離脱できた．】

③ 不眠症

- 長谷章, 医と薬学, 2014, 71, 459-466.

【入眠障害，中途覚醒，熟眠障害のいずれかの症状を訴えた患者で，軽度の抑うつ傾向が認められた10例に加味帰脾湯を2〜25週間投与した．その結果，加味帰脾湯投与後に入眠障害，中途覚醒，熟眠障害，不安感，疲労感の有意な改善が認められた．また，うつ性自己評価尺度についても，有意な低下が認められた．】

④ 軽症うつ

- 中田輝夫, 漢方と最新治療, 2010, 19, 189-193.

【ハミルトンのうつ状態評価尺度（HAM-D）の初診時得点が30点以下で，自殺企図，自殺念慮のない軽症うつ病患者26例に加味帰脾湯を投与し，投与後にHAM-Dが有意に低下した．】

⑤ 認知症

- 馬込敦, 漢方と最新治療, 2014, 23, 135-140.

【アルツハイマー型認知症6例，脳血管性認知症6例の計12例に加味帰脾湯を8週間投与した．その結果，

中核症状（HDS-R スコア）は 8 週後，日常生活動作，行動・心理症状の陽性症状，陰性症状はいずれも 4 週後および 8 週後で有意な改善が認められた．】

⑥ 骨粗鬆症

• 金井成行，日東洋医誌，1998, 49, 59-66.

【骨粗鬆症患者の女性 83 名を 3 群に分け，A 群：アルファカルシドール 1 μg/ 日＋ザルトプロフェン 240 mg/ 日，B 群：加味帰脾湯＋ザルトプロフェン 240 mg/ 日，C 群：ザルトプロフェン 240 mg/ 日として 2 年後まで観察した．その結果，1 年後に B 群は C 群に比べて骨量，赤血球数，網状赤血球数が有意に増加し，2 年後は横ばいだった．A 群は C 群に比べて，骨量が 1 年後に有意に増加し，2 年後にはさらに増加した．B 群は A 群および C 群と比較して，更年期指数が 1 年後に有意に低下した．】

⑦ GnRH アゴニスト製剤による更年期症状

• 久松武志 他，産婦治療，2011, 103, 507-512.

【性腺刺激ホルモン放出ホルモン（GnRH）アゴニスト製剤による子宮内膜症または子宮筋腫治療中の患者 19 例の更年期症状に対し，加味帰脾湯を 12 週投与した．その結果，簡略更年期指数は投与前と比べ 4 週後および 12 週後（9 例）で有意な低下を認めた．また，加味帰脾湯投与前に患者から訴えがあった各症状別の改善度について，投与 4 週後に「汗をかきやすい」，「腰や手足が冷えやすい」，「息切れ，動悸がする」，「寝つきが悪い，または眠りが浅い」，「くよくよしたり憂うつになることがある」，「肩こり，腰痛，手足の痛みがある」の各項目で投与前に比べ有意な改善が認められた．】

主なエビデンス　症例報告

• 長多正美 他，漢方医，2013, 37, 206-210.

【婦人科がんで抗がん剤治療を受け，血小板数が 10 万 /μL 以下になった 10 症例に対し，次回抗がん剤投与前から加味帰脾湯を投与した．その結果，全例で著しく低下した血小板数の減少時期（最下点）からの立ち上がり時間が改善し，非投与に比べ 3〜10 日（平均 6 日）早く正常値下限を脱した．】

• 中橋幸代，日東洋心身医研，2003, 1/2, 23-27.

【睡眠薬を服用している，うつ状態 13 例，不眠症 2 例，その他 5 例の計 20 例に加味帰脾湯を投与し，離脱 40%，減量 30% と全例の 70% に有効であり，平均 8.64 ± 6.08 週の投与で効果が認められた．】

• 寶子丸稔 他，脳外速報，1993, 3, 49-55.

【多施設の器質的脳障害（脳梗塞，脳出血，脳腫瘍，頭部外傷他）を有し，精神不安，意欲低下など精神症状を有する患者 75 例を対象に加味帰脾湯を 12 週間投与し，自他覚症状のやや改善以上 71%，脳機能テストのやや改善以上 74% であった．】

• 石川滋，耳鼻臨床，1994, 87, 1337-1347.

【耳管開放症 88 例に加味帰脾湯を 1 週間投与し，改善が認められない場合は最長 2 週間追加投与した．その結果，「耳閉感」「自声強聴」の自覚的症状はやや改善以上が 75.8%，効果発現日は平均 5.0 日 ± 4.2 日であった．他覚的所見はやや改善以上が 70.8% であった．掻痒感，ふらつき，尿量減少の副作用が 3 例認められた．】

主なエビデンス　基礎研究系

① 抗不安様作用

• 栗原久，神精薬理，1996, 18, 179-190.

【マウスに経口投与したところ，改良型高架式十字迷路実験において抗不安様作用を示した．】

② **アルツハイマー病モデルマウスにおける対象記憶認識改善作用**

- Tohda, C. *et al.*, *Int. J. Neurosci.*, 2011, 121, 641-648.

  【マウスに経口投与したところ，アルツハイマー病モデルマウス 5XFAD における対象認識記憶を有意に改善し，変性した軸索突起および前シナプス末端回復作用を示した.】

③ **空間記憶障害改善作用**

- Egashira, N. *et al.*, *Phytother. Res.*, 2007, 21, 126-129.

  【ラットに経口投与したところ，非特異的ムスカリン受容体拮抗薬であるスコポラミン，および Δ^9-tetra-hydrocannabinol により惹起される空間記憶障害改善作用を示した.】

④ **実験的骨減少改善作用**

- Kanai, S. *et al.*, *Am. J. Chin. Med.*, 2005, 33, 41-48.

  【ラットに経口投与したところ，実験的骨量減少改善作用を示した.】

名前の由来

本方は，帰脾湯に生薬の柴胡と山梔子を加えたことに基づいて名付けられた．帰脾とは，造血や精神不安に関係し消化吸収をつかさどる脾の機能失調を元に帰すという本方の効能をあらわしている.

加味逍遙散 甘 山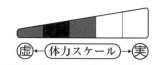

自律神経・内分泌などの機能失調により現れた症状，とくに更年期障害などの婦人科疾患，精神神経症状を伴う症状に使用される．

効能または効果

体質虚弱な婦人で肩がこり，疲れやすく，精神不安などの精神神経症状，ときに便秘の傾向のある次の諸症：
冷え症，虚弱体質，月経不順，月経困難，更年期障害，血の道症

使用目標＝証

比較的虚弱な人で疲労しやすく，精神不安，不眠，イライラなどの精神神経症状を訴える場合に用いる．

1) 肩こり，頭痛，めまい，上半身の灼熱感，発作性の発汗などを伴う場合
2) 心窩部・季肋部に軽度の抵抗・圧痛のある場合（胸脇苦満*）
3) 性周期に関連して上記精神神経症状を訴える場合

　＊胸脇苦満：心窩部より季肋部にかけて苦満感を訴え，抵抗・圧痛の認められる症状をいう．

臨床応用

- 更年期障害による精神的症状
  （神経質，不安感，イライラ，睡眠障害など）
- 更年期障害による身体的症状
  （めまい，動悸など）
- 月経前症候群（PMS）
- 自律神経失調症
- 筋緊張性頭痛
- 心因性舌痛症
- 顎関節症
- ざ瘡
- 酒さ
- 肝斑
- アトピー性皮膚炎
- 搔痒感
- 女性脱毛症
- 慢性じんま疹
- 進行性指掌角皮症（手荒れ）
- 掌蹠膿疱症

味

わずかに苦い

構成生薬

- 柴胡（サイコ），3.0 g　　　　サイコサポニン A,C,D,E，α-スピナステロールなど
- 芍薬（シャクヤク），3.0 g　　ペオニフロリン，アルビフロリン，ペオニフロリゲノンなど
- 蒼朮（ソウジュツ），3.0 g　　アトラクチロジン，ヒネソール，β-オイデスモールなど
- 当帰（トウキ），3.0 g　　　　リグスチリド，パルミチン酸，ベルガプテンなど
- 茯苓（ブクリョウ），3.0 g　　エブリコ酸，パヒマン，エルゴステロールなど
- 山梔子（サンシシ），2.0 g　　ゲニポシド，ゲニピン，クロシンなど
- 牡丹皮（ボタンピ），2.0 g　　ペオノール，ペオノシド，ペオニフロリンなど
- 甘草（カンゾウ），1.5 g　　　グリチルリチン，イソフラボン，クマリンなど
- 生姜（ショウキョウ），1.0 g　6-ショーガオール，6-ジンゲロール，α-ジンギベレンなど
- 薄荷（ハッカ），1.0 g　　　　l-メントール，アセチルメントール，α-ピネンなど

副作用

（1）重大な副作用

1) 偽アルドステロン症：低カリウム血症，血圧上昇，ナトリウム・体液の貯留，浮腫，体重増加などの偽アルドステロン症があらわれることがあるので，観察（血清カリウム値の測定など）を十分に行い，異常が認められた場合には投与を中止し，カリウム剤の投与などの適切な処置を行うこと．

2) ミオパチー：低カリウム血症の結果としてミオパチーがあらわれることがあるので，観察を十分に行い，脱力感，四肢痙攣・麻痺などの異常が認められた場合には投与を中止し，カリウム剤の投与などの適切な処置を行うこと．

3) 肝機能障害，黄疸：AST（GOT），ALT（GPT），Al-P，γ-GTP などの著しい上昇を伴う肝機能障害，黄疸があらわれることがあるので，観察を十分に行い，異常が認められた場合には投与を中止し，適切な処置を行うこと．

4) 腸間膜静脈硬化症：長期投与により，腸間膜静脈硬化症があらわれることがある．腹痛，下痢，便秘，腹部膨満などが繰り返しあらわれた場合，または便潜血陽性になった場合には投与を中止し，CT，大腸内視鏡などの検査を実施するとともに，適切な処置を行うこと．なお，腸管切除術に至った症例も報告されている．

（2）その他の副作用

過敏症[注1]：発疹，発赤，搔痒など（頻度不明）
消化器：食欲不振，胃部不快感，悪心，嘔吐，腹痛，下痢など（頻度不明）
　注1）このような症状があらわれた場合には投与を中止すること．

主なエビデンス　臨床系

① 更年期障害

• Hidaka, T. *et al.*, *J. Obstet. Gynecol. Res.*, 2013, 39, 223-228.
【更年期症状があり，ホルモン補充療法が無効または効果不十分な女性 45 例に加味逍遙散を 4 週間投与した．自覚症状を visual analogue scale（VAS）で評価したところ，全般，血管運動神経症状，精神症状のいずれも投与前に比較して有意に改善し，73.3％が有効であった．】

• Yasui, T. *et al.*, *Maturitas.*, 2009, 62, 146-152.
【閉経期症状として精神症状（不安・中等度抑うつ）を有する女性 76 例を，パロキセチン 10 mg/ 日 38 例と加味逍遙散 38 例に割り付け，6 か月間投与した．更年期症状を Greene's climacteric scale で評価したところ，両群とも Greene's total score が投与前に比して有意に減少した．血中サイトカインは，パロキセチン群で IL-6，IL-8，IL-10，MIP-1β，MCP-1 が有意に低下し，加味逍遙散群では IL-6 のみが有意に低下した．】

• 樋口毅 他，産婦漢方研のあゆみ，2009, 26, 18-23.
【更年期障害と診断された女性（30 例）を，加味逍遙散投与群（10 例），ホルモン補充療法（HRT）群（9 例），加味逍遙散 + HRT 併用群（11 例）で比較した．その結果，self-rating depression scale（SDS）のうつスコア，Pittsburgh sleep quality index（PSQI）の睡眠障害スコア，Hamilton anxiety scale（HAS）の不安スコアは，いずれの群においても投与前後で有意な改善が認められた．群間比較では 3 群間に有意差は認めなかったが，HAS の不安スコアでは投与 4 週後に，加味逍遙散投与群がほかの 2 群に比べて有意な改善を

認めた.】

- Pan, B. *et al.*, *Gynecol. Obstet. Invest.*, 2004, 57, 144-148.

【更年期症状に対する効果を漢方薬（当帰芍薬散，加味逍遙散，桂枝茯苓丸の単独あるいは2剤併用）投与群18例とHRTを行った16例で比較した結果，漢方薬投与群はすべての更年期症状（ホットフラッシュ，汗をかきやすい，四肢の冷え，心臓の不快感，睡眠障害，過敏性，うつ，頭痛，疲労，肩こり・腰痛）が治療前後で有意に改善したが，HRT群では治療前後で四肢の冷え，睡眠障害，肩こり，腰痛，疲労に有意な改善がなかった.】

② 排卵障害

- Kano, T. *et al.*, *J. Trad. Med.*, 2004, 21, 166-169.

【散発性卵巣機能障害のある患者71例に加味逍遙散を投与したところ，29例（40.8%）に妊娠を認めた．また，排卵前期のエストラジオール値，最大卵胞径，頸管粘液量の増加，黄体期のプロゲステロンや子宮内膜厚の増加に関しても，いずれも有意な変化を認めた.】

主なエビデンス 症例報告

- 高松潔，産婦漢方研のあゆみ，2006, 23, 35-42.

【更年期障害で通院した女性（170例）に対して慶応式中高年健康維持外来調査票（精神的症状11項目，身体的症状29項目）を用いて調査した．（1）当帰芍薬散，加味逍遙散，桂枝茯苓丸のいずれかを投与した群とHRT群を比較すると，総合的効果では漢方療法とHRTは同等であった．（2）当帰芍薬散群，加味逍遙散群，桂枝茯苓丸群を比較すると3群間に効果の差はなかった．症状別の検討では，当帰芍薬散は動悸，興奮しやすい，ゆううつなどに効果が高く，加味逍遙散は神経質，イライラ，不安感などの精神症状に効果が高かった．桂枝茯苓丸は夜間覚醒，無気力，めまいなどに高い効果を示した.】

- 川口惠子 他，日東医誌，2005, 56, 109-114.

【月経前症候群（PMS）患者（33例）に加味逍遙散を中心にした漢方薬を投与し（加味逍遙散単独25例），投与前と2周期後に記入してもらった簡易PMSスコア表によって症状（精神症状，頭痛，乳房痛，浮腫，下腹痛・腰痛）の変化を比較した．その結果，33例中24例の症状が改善し，スコアは平均4.4から1.5に低下した.】

- Kimura, Y. *et al.*, *J. Obstet. Gynecol. Res.*, 2007, 33, 325-332.

【月経前症候群患者（45例）に加味逍遙散を投与し，治療前後の指尖加速度脈波の変化を検討した．その結果，初診時の血管年齢が実年齢よりも高い33例においては血管年齢−実年齢の差が有意に低下した．この血管年齢改善群では自覚症状（イライラ，疲れやすい，ゆううつ感など）が有意に軽快していた.】

- 林晴男 他，新薬と臨，1997, 46, 429-432.

【虚証もしくは中間証の自律神経失調症患者21例（男性4例，女性17例）に対して，4週後の軽度改善以上の改善率は76.2%であった．とくに神経症状で高い改善率を示し，次いで呼吸器・循環器症状，消化器症状，精神症状の順に改善効果が高かった．神経症状は耳鳴り，発汗，めまい，頭重・頭痛，倦怠感，精神症状は睡眠障害，意欲減退であった.】

- 高橋明 他，診療と新薬，1990, 27, 306-308.

【緊張性頭痛の女性14例に加味逍遙散を4週間以上投与した．その結果，頭痛が全く消失した著効が3例，軽快あるいはその頻度が減少した有効は8例で，有効率は78.6%であった．また，有効例では従来服用していた薬剤を中止，または軽減することができた.】

- 山上裕章 他, 日東医誌, 1991, 42, 41-46.

【背部痛 18 例に椎間関節ブロックを施行後にも痛みが変わらないか残存している症例に対して, 加味逍遙散を投与した結果, X 線で椎間関節症が疑われた所見陽性例の 45.5%, 陰性例の 85.7%で有効であった. 性格テスト（MMPI）陽性（性格偏位）例では, 加味逍遙散は 87.5%に有効, 正常例では 40%であった. また, 神経ブロック無効例の 57.1%に有効であり, 加味逍遙散有効例の MMPI 所見は心気症・ヒステリー傾向が強調されていた.】

- 永井格 他, 痛みと漢方, 2001, 11, 22-26.

【心因性舌痛症 68 例に心理療法と加味逍遙散の投与を行った結果, 71.2%に症状の改善が認められたが, 効果の発現までには 2〜3 か月の服用が必要と思われた.】

- 興津寛 他, 漢方と最新治療, 2002, 11, 284-290.

【アトピー性皮膚炎以外の皮膚病変 12 例（湿疹が 9 例, 尋常性ざ瘡と思われるものが 2 例, 全身に搔痒感のみを感じていた 1 例）に対し, 加味逍遙散を投与した. 皮疹が完全に消失〜著明に改善したものを「良好」, 著明ではないが皮疹が改善したものを「やや良」, 変化がなかったものを「不変」, 皮疹の進行がみられたものを「悪化」とした. その結果, 良好 7 例, やや良 3 例, 不変, 悪化各 1 例であった.】

- 高橋万里子, 皮膚科における漢方治療の現況 4, 医学書院, 1993, 63-66.

【女性脱毛症 11 例に加味逍遙散を投与し, 効果あり 9 例, 不明 1 例, 無効 1 例であった.】

主なエビデンス 基礎研究系

① 更年期障害に対する作用

- 飯塚進 他, 産婦漢方研のあゆみ, 1999, 16, 37-40.

【卵巣摘出マウスにおいて, ペントバルビタールナトリウムで誘発された睡眠時間が, フットショック電撃ストレスによって短縮したが, 加味逍遙散によって改善された.】

- 譲原光利 他, 産婦漢方研のあゆみ, 2003, 20, 74-78.

【卵巣摘出ラットにおいて, GnRH の脳室内投与によって上昇した皮膚温が加味逍遙散およびエストラジオールで有意に抑制されたが, 桂枝茯苓丸では抑制されなかった. 一方, 末梢血管弛緩作用のある CGRP の尾静脈投与によって上昇した皮膚温は桂枝茯苓丸およびエストラジオールで有意に抑制されたが, 加味逍遙散では抑制されなかった.】

- 寺脇潔 他, 産婦漢方研のあゆみ, 2004, 21, 119-123.

【卵巣摘出ラットにおいて, 副腎皮質ホルモン放出ホルモン（GRF）の脳室内投与によって誘発された自発運動亢進が抑制された.】

② 疼痛の下行性抑制系機能低下に対する改善作用

- 村越弘章 他, 和漢医薬誌, 1995, 12, 364-365.

【慢性疼痛モデルである SART ストレス負荷マウスに経口投与したところ, 臨床 5 日量においても強い鎮痛効果を示した. また, 単回投与でも SART マウスにおいてのみ投与 30 分後から強い鎮痛効果が認められた.】

③ 抗不安作用

- Mizowaki, M. *et al., Life Sci.*, 2001, 69, 2167-2177.

【雌マウスにおける social interaction（SI）test において, 加味逍遙散は GABA/BZP 受容体アゴニストであるジアゼパムと同様に SI 時間を増加させた. GABA 受容体アンタゴニストであるピクロトキシンは, その加味逍遙散やジアゼパムの効果を阻害した.】

名前の由来

逍遙散に牡丹皮と山梔子を加味したことから，加味逍遙散と名付けられたといわれる．「逍遙」とは，行ったり来たりぶらつくことであり，処方名では不安，不眠，上半身の灼熱感，易怒などのとりとめもない神経症状を指している．

甘麦大棗湯 （甘）
かんばくたいそうとう

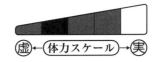

主に小児の夜泣きやひきつけに用いるが，認知症などに伴ってあらわれる不安感や抑うつ，強い興奮などに対しても用いられる．

効能または効果

- 夜泣き，ひきつけ

使用目標＝証

比較的体力の低下した人で，精神興奮がはなはだしく，不安，不眠，ひきつけなどのある場合に用いる．
1）腹直筋の攣急している場合

臨床応用

- 子どもの夜泣き，ひきつけ

禁忌（次の患者には投与しないこと）

1. アルドステロン症の患者
2. ミオパシーのある患者
3. 低カリウム血症のある患者

［1～3：これらの疾患および症状が悪化するおそれがある．］

味

- 甘い

構成生薬

- 大棗（タイソウ），6.0 g　　ジジフスサポニン，オレアノール酸，ジジフスアラビナンなど
- 甘草（カンゾウ），5.0 g　　グリチルリチン，イソフラボン，クマリンなど
- 小麦（ショウバク）20.0 g　　デンプン，タンパク質，糖脂質など

副作用

(1) 重大な副作用

1）偽アルドステロン症：低カリウム血症，血圧上昇，ナトリウム・体液の貯留，浮腫，体重増加などの偽アルドステロン症があらわれることがあるので，観察（血清カリウム値の測定など）を十分に行い，異常が認められた場合には投与を中止し，カリウム剤の投与などの適切な処置を行うこと．
2）ミオパチー：低カリウム血症の結果として，ミオパチー，横紋筋融解症があらわれることがあるので，脱力感，筋力低下，筋肉痛，四肢痙攣・麻痺，CK（CPK）上昇，血中および尿中のミオグロビン上昇が認められた場合には投与を中止し，カリウム剤の投与などの適切な処置を行うこと．

主なエビデンス　症例報告

- 板倉隆，漢方診療，1992, 11, 44-45.
  【夜泣きや寝ぼけを呈する 5 か月齢から 12 歳までの 24 症例に，甘麦大棗湯（1 日 2.5〜7.5 g）を 5〜28 日間経口投与したところ，21 例で有効性を示した．】
- 村田良輔 他，日本小児東洋医学会誌，1989, 5, 29-32.
  【憤怒けいれんと診断された 15 例の小児に，甘麦大棗湯（1 日 0.1〜0.2 g/kg）を 2 か月〜1 年 5 か月間経口投与したところ，判定ができていない 1 例を除いてすべての症例で有効性を示した．】

主なエビデンス　基礎研究系

① 抑うつ作用

- Jian-Shu Lou *et al.*, *Pharmaceutical Biology*, 2010, 48, 1328-1336.
  【慢性ストレス条件下のラットに甘麦大棗湯を 4 もしくは 16 g/kg を経口投与した結果，うつ様行動の改善とグルタミン酸受容体発現の低下抑制が認められた．】

② cAMP phosphodiesterase 阻害作用

- 二階堂保 他，薬学雑誌，1990, 110, 498-503.
  【*in vitro* 実験系により各種甘麦大棗湯が cAMP phosphodiesterase 阻害作用を示すことを明らかにした．】

③ あくび行動抑制作用

- 木村博，日本東洋医学雑誌，1998, 49, 11-19.
  【ラットにおいてフィゾスチグミンもしくはピロカルピンによって誘発されるあくび行動を，甘麦大棗湯（1,000 mg/kg）の経口投与により有意に抑制した．】

名前の由来

本方は，3 種類の生薬からなり，甘草と小麦から 1 文字ずつ取り，これに大棗の生薬名を連ねて処方名としたものである．

桂枝加芍薬湯 甘

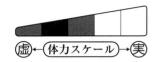

腹痛，腹部膨満感があって，便意があっても快く排便しないしぶり腹を伴う下痢に用いられる．

効能または効果

腹部膨満感のある次の諸症：
しぶり腹，腹痛

使用目標＝証

比較的体力の低下した人で，腹部膨満し，腹痛があり，裏急後重*を伴う下痢あるいは便秘する場合に用いる．本方は桂枝加芍薬大黄湯よりも裏急後重あるいは便秘が軽度の場合によい．

1) 便意を催すが，快く排便しない場合
2) 下剤服用後の腹痛
3) 開腹術後に便が快通しない場合

*裏急後重：しきりに便意を催し，排便はごく少量で肛門部の急迫性の痛みに苦しむ状態

臨床応用

- 過敏性腸症候群
- 術後患者の腹部愁訴
- アカルボースによる消化器症状
- 高機能広汎性発達障害（四物湯併用）

味

わずかに甘く辛い

構成生薬

- 芍薬（シャクヤク）　6.0 g　　ペオニフロリン，アルビフロリン，ペオニフロリゲノンなど
- 桂皮（ケイヒ）　4.0 g　　ケイヒアルデヒド，ケイヒ酸，エピカテキンなど
- 大棗（タイソウ）　4.0 g　　ジジフスサポニン，オレアノール酸，ジジフスアラビナンなど
- 甘草（カンゾウ）　2.0 g　　グリチルリチン，イソフラボン，クマリンなど
- 生姜（ショウキョウ）　1.0 g　　6-ショーガオール，6-ジンゲロール，α-ジンギベレンなど

副作用

(1) 重大な副作用

1) 偽アルドステロン症：低カリウム血症，血圧上昇，ナトリウム・体液の貯留，浮腫，体重増加などの偽アルドステロン症があらわれることがあるので，観察（血清カリウム値の測定等）を十分に行い，異常が認められた場合には投与を中止し，カリウム剤の投与などの適切な処置を行うこと．
2) ミオパチー：低カリウム血症の結果としてミオパチーがあらわれることがあるので，観察を十分に行い，脱力感，四肢痙攣・麻痺などの異常が認められた場合には投与を中止し，カリウム剤の投与などの適切な

処置を行うこと.

（2）その他の副作用

過敏症[注1]：発疹，発赤，掻痒など（頻度不明）

注1）このような症状があらわれた場合には投与を中止すること.

主なエビデンス　臨床系

① 過敏性腸症候群

- 佐々木大輔 他，臨と研，1998, 75, 1136-1152.

【76施設における過敏性腸症候群286例を対象に多施設共同二重盲検ランダム比較試験を実施した．桂枝加芍薬湯群148例，プラセボ群138例に無作為に分けて，桂枝加芍薬湯は4週間投与し，効果不十分の場合は8週間までとした．腹痛，下痢に対して桂枝加芍薬湯投与群は有意に改善した．とくに下痢型に有用であった．】

② アカルボースによる消化器症状

- 長谷部啓子 他，基礎と臨，1997, 31, 3179-3186.

【インスリン非依存性糖尿病と診断され，十分な食事療法，運動療法の施行にもかかわらず血糖コントロールが不良な男性9例，女性11例，計20例を対象としてアカルボース＋桂枝加芍薬湯群10例とアカルボース単独群10例に分けて検討した．腹部自覚症状で桂枝加芍薬湯群ではアカルボースに伴う下痢，腹痛はみられなかった．腹部トータルスコアでは，アカルボース単独群は有意に腹部症状の悪化を認めた．桂枝加芍薬湯併用群は，投与2週後には悪化傾向が認められたが，4週後には回復した．】

主なエビデンス　症例報告

- 木下哲郎，産婦漢方研のあゆみ，2010, 27, 43-44.

【下痢，便秘など過敏性腸症候群を疑う妊婦43例を対象として投与し，全体の有効率は72.1％で，便秘型1/4（25％），下痢型6/7（85.7％），混合型6/8（75.0％），分別不能型18/24（75.0％）であった．】

- 大塚康吉 他，臨と研，1991, 68, 2527-2530.

【手術した患者のうち，主として食後の腹痛，腹鳴，食後すぐに下痢をしやすいなどの訴えのある患者20例を対象に自覚症状の改善の程度を検討した．桂枝加芍薬湯は2/3日量あるいは1日量を投与した．著効9例，有効9例，無効2例であった．】

- 山村淳一 他，明治安田こころの健康財団研究助成論文集，2011, 47, 75-81.

【高機能広汎性発達障害患児で桂枝加芍薬湯と四物湯の実薬錠剤投与群25名と非投与群25名の入退院時の情緒と行動の尺度（子どもの行動チェックリスト親用）を比較し，後方視的にその改善度を比較した．桂枝加芍薬湯と四物湯の実薬錠剤投与群では，非投与群と比べて，非公的行動，攻撃的行動，外向得点においても，有意に改善が認められた．】

主なエビデンス　基礎研究系

① 止瀉作用

- Saitoh, K. *et al.*, *Biol. Pharm. Bull.*, 1999, 22, 87-89.

【マウスに経口投与したところ，ピロカルピン，塩化バリウムおよびヒマシ油による下痢が抑制された．】

桂枝加芍薬湯　37

② **腸管輸送能に対する作用**

- Saitoh, K. *et al.*, *Biol. Pharm. Bull.*, 1999, 22, 87-89.
  【マウスに経口投与したところ，ネオスチグミンによる腸管輸送能亢進が抑制された．】

③ **腸管平滑筋に対する作用**

- Saitoh, K. *et al.*, *Biol. Pharm. Bull.*, 1999, 22, 87-89.
  【モルモット摘出回腸において，低頻度電気刺激による収縮を抑制した（*in vitro*）．】

④ **遠位結腸輪走筋の収縮活性**

- Kito, Y. *et al.*, *Am. J. Physiol. Gastrointest. Liver Physiol.*, 2012, 303, G1059-G1066.
  【NO の産出を介して，ラット遠位結腸の自然収縮を阻害した．】

名前の由来

桂枝湯の芍薬を増量したもので，処方名はそれに由来する．

桂枝加朮附湯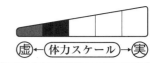

関節リウマチ，神経・筋疾患，運動器疾患などによる疼痛に使われる代表的な処方である．

効能または効果

関節痛，神経痛

使用目標＝証

冷え症で比較的体力の低下した人が，四肢関節の疼痛，腫脹，四肢の運動障害などを訴える場合に用いる．

1) 関節痛があり，寒冷により増悪する場合
2) 微熱，盗汗，朝の手のこわばり，尿量減少などを訴える場合

臨床応用

- 帯状疱疹後神経痛
- 慢性関節リウマチによる疼痛
- 開胸術後の創部痛に対する鎮痛剤の使用量低減と発汗
- 骨粗鬆症による疼痛
- 顎顔面痛

特記事項

- 小児などには慎重に投与すること［本剤にはブシ末が含まれている］．

味

甘味とわずかな辛味

構成生薬

- 桂皮（ケイヒ），4.0 g　　ケイヒアルデヒド，ケイヒ酸，エピカテキンなど
- 芍薬（シャクヤク），4.0 g　　ペオニフロリン，アルビフロリン，ペオニフロリゲノンなど
- 蒼朮（ソウジュツ），4.0 g　　アトラクチロジン，ヒネソール，β-オイデスモールなど
- 大棗（タイソウ），4.0 g　　ジジフスサポニン，オレアノール酸，ジジフスアラビナンなど
- 甘草（カンゾウ），2.0 g　　グリチルリチン，イソフラボン，クマリンなど
- 生姜（ショウキョウ），1.0 g　　6-ショーガオール，6-ジンゲロール，α-ジンギベレンなど
- 附子（ブシ），0.5 g　　ベンゾイルアコニン，アコニチン，ヒゲナミンなど

副作用

（1）重大な副作用

1) 偽アルドステロン症：低カリウム血症，血圧上昇，ナトリウム・体液の貯留，浮腫，体重増加などの偽アルドステロン症があらわれることがあるので，観察（血清カリウム値の測定など）を十分に行い，異常が認められた場合には投与を中止し，カリウム剤の投与などの適切な処置を行うこと．
2) ミオパチー：低カリウム血症の結果としてミオパチーがあらわれることがあるので，観察を十分に行い，

脱力感，四肢痙攣・麻痺などの異常が認められた場合には投与を中止し，カリウム剤の投与などの適切な処置を行うこと．

（2）その他の副作用

過敏症[注1]：発疹，発赤，掻痒など（頻度不明）

その他：心悸亢進，のぼせ，舌のしびれ，悪心など（頻度不明）

注1）このような症状があらわれた場合には投与を中止すること．

主なエビデンス　臨床系

① 帯状疱疹後神経痛

- 菅谷壮男 他，ペインクリニック，1991, 12, 70-72.

【帯状疱疹後神経痛患者57例を対象とした．桂枝加朮附湯群27例，非投与群30例に分けて，桂枝加朮附湯を2か月間投与した．疼痛の程度を10段階のペインスコアで表したところ，1か月後では桂枝加朮附湯投与群で7.33 ± 1.3に対し，非投与群で7.87 ± 1.1（p < 0.05），2か月後では投与群で5.25 ± 2.5に対し，非投与群で7.16 ± 1.8（p < 0.01）となり，桂枝加朮附湯投与群で有意に疼痛の軽減が得られた．】

② 骨粗鬆症による疼痛

- 大竹哲也，日ペインクリニック会誌，1995, 2, 394-397.

【骨粗鬆症患者を対象として15例の桂枝加朮附湯群，10例の無治療群の群間比較を行った．マイクロデンシトメトリー法による骨量変化とペインスコア10段階の経時変化を観察した．初診時，3か月，6か月，9か月の時点で評価した．骨量は初診時との差は認められないか有意な増加を認めた．対照群では骨量の減少は有意に認められた．またペインスコアで評価した疼痛を有意に軽減した．】

③ 慢性関節リウマチによる疼痛

- 谷崎勝朗 他，臨と研，1993, 70, 2285-2292.

【アメリカリウマチ学会の診断基準に基づいて診断された36例を対象として桂枝加朮附湯を4週間以上投与した．全般改善度は著明改善1例（2.8％），改善13例（36.1％）で改善以上が14例（51.9％）に認められた．有用度はやや有用以上の37例中19例（51.4％）であった．リウマチ活動性の評価では握力の有意な増加（4，8，12週後），赤沈の有意な低下（4週後），疼痛関節数・腫脹関節数の有意な減少（8，12週後），関節点数の減少（4，8，12週後），朝のこわばりの持続時間の有意な短縮（8，12週後），ランスバリー指数の有意な減少（4，8，12週後）が認められた．】

④ 開胸術後の創部痛に対する鎮痛剤の使用量低減と発汗

- 井齋偉矢，痛みと漢方，1997, 7, 29-32.

【肺疾患に対し開胸手術を受けた20例を対象としてA群（7例）：漢方製剤非使用，B群（7例）：桂枝加朮附湯，C群（6例）：桂枝加朮附湯＋芍薬甘草湯とした．それぞれ術後7日目より4週間連続投与した．術後5週間の各週の坐剤総投与量，疼痛，発汗，食思不振，不眠，便秘につき検討した．坐剤総投与量は，5週目でC群はA群に比して有意に少なかった．発汗は4，5週目ではC群はA群に比して有意に少なく，5週目ではB群はA群に比して有意に少なかった．食思不振，不眠，便秘については群間に有意差を認めなかった．】

主なエビデンス　症例報告

- 中西美保, 痛みと漢方, 2008, 18, 40-43.（ブシ末併用）
  【寒冷暴露で増悪する傾向にある難治性の帯状疱疹後神経痛症例 16 例に対して, 桂枝加朮附湯とブシ末との併用投与を行った. 有効を「投与前の VAS が, 投与後に半減した症例」と定義したところ, 有効率は 62.5% であった. 追加したブシ末の量は, 1.0～5.0 g/ 日と幅があった.】
- 大竹哲也, 北関東医, 1996, 46, 139-146.
  【51 例の骨粗鬆症患者を桂枝加朮附湯 18 例, イプリフラボン（600 mg/ 日）22 例, オキサプロジン（400 mg/ 日）11 例の 3 群に分けて 9 か月間骨量測定とペインスコアによる疼痛の推移を観察した. その結果, 桂枝加朮附湯群はイプリフラボンと同等に骨量が維持され, オキサプロジンと同等の鎮痛効果を示した.】
- 神野成治 他, 日歯麻会誌, 1992, 20, 233-238.
  【顎顔面痛患者 16 例を対象に桂枝加朮附湯を投与した. 著効 3 例, 有効 6 例, やや有効 5 例, 無効 2 例であった. 著効および有効例（著効・有効群）は, 56.2% であった.】

主なエビデンス　基礎研究系

① 慢性炎症作用

- 駱保 他, 和漢医薬誌, 1990, 7, 364-365.
  【アジュバンド誘発マウス肉芽腫嚢法を用い, 血管新生および肉芽形成, 白血球等の細胞, 浸出液に対する桂枝加朮附湯の効果を検討した. 桂枝加朮附湯は生理食塩水に懸濁し 1 日 1 回 5 日間マウスに腹腔内に連続投与した. 慢性炎症の浸出液＞血管新生≧白血球等の細胞＞肉芽形成の効力順で抑制した.】

② 神経筋遮断作用

- 木村郁子 他, 和漢医薬誌, 1984, 1, 60-61.
  【桂枝加朮附湯による正常マウスおよび糖尿病病態マウスの神経筋シナプス遮断効果を検討した. 桂枝加朮附湯は股動脈内投与した. 正常マウスでは芍薬甘草湯による効果より 12 倍程強かった. 糖尿病病態と正常状態を比較すると桂枝加朮附湯は糖尿病病態で 280 倍強く効果が表れた.】

③ インスリン感受性

- Qin, B. *et al.*, *Life Sci.*, 2003, 73, 2687-2701.
  【対象は Wistar 系雄性ラットをストレプトゾトシン（STZ）誘発糖尿病ラットと健常ラットに分け, さらに, 桂枝加朮附湯の単回投与および 7 日間経口投与（慢性）効果を検討するために 2 群に分けた. STZ 糖尿病ラットで低下したインスリン感受性は, 桂枝加朮附湯の単回, 慢性投与により有意に改善した.】

名前の由来

桂枝湯に蒼朮と附子を加えた処方で, これを処方名とした. 桂枝湯には体を温める作用や発汗作用があり, 蒼朮には利水作用, 附子には温める作用, 発汗作用, 除痛作用がある.

桂枝茯苓丸
けいしぶくりょうがん

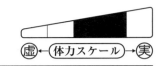

のぼせ気味でがっちりタイプの人の婦人科系疾患によく用いる．

効能または効果

体格はしっかりしていて赤ら顔が多く，腹部は大体充実，下腹部に抵抗のある人の次の諸症：
子宮ならびにその付属器の炎症，子宮内膜炎，月経不順，月経困難，帯下，更年期障害（頭痛，めまい，のぼせ，肩こりなど），冷え症，腹膜炎，打撲症，痔疾患，睾丸炎

使用目標＝証

体力中等度もしくはそれ以上の人で，のぼせて赤ら顔のことが多く，下腹部に抵抗・圧痛を訴える場合に用いる．瘀血*に伴う諸症状に用いる．
1）頭痛，肩こり，めまい，のぼせ，足の冷えなどを伴う場合
2）無月経，過多月経，月経困難など月経異常のある婦人

*瘀血（おけつ）：漢方の一概念で主として婦人科疾患，出血性疾患などに起こり，静脈系のうっ血，出血などに関連した症候群をいう（日本医師会発行，医薬品カードより）．

臨床応用

- 更年期障害
- 子宮内膜症・子宮筋腫の更年期様症状
- 閉経期，閉経後女性の血圧
- 抗エストロゲン製剤，GnRHアゴニスト製剤によるホットフラッシュ
- アトピー性皮膚炎
- 橈骨遠位端骨折による手指，手関節腫張
- 精索静脈瘤
- 深部静脈血栓症
- 脳血管障害の後遺症（頭痛，めまい）
- 頭痛
- 睾丸炎
- 子宮筋腫・子宮腺筋症の腫瘍縮小効果
- 卵巣全摘出後の骨量減少
- 人工膝関節置換術術後の深部静脈血栓症
- 無症候性脳梗塞
- 痔
- 乳腺症
- 尋常性ざ瘡（生理不順のある場合）
- 尋常性乾癬
- 化学療法に伴う手足症

味

わずかに渋い

構成生薬

- 桂皮（ケイヒ），3.0 g　　ケイヒアルデヒド，ケイヒ酸，エピカテキンなど
- 芍薬（シャクヤク），3.0 g　　ペオニフロリン，アルビフロリン，ペオニフロリゲノンなど
- 桃仁（トウニン），3.0 g　　アミグダリン，2,4-メチレンシクロアルタノール，β-シトステロールなど
- 茯苓（ブクリョウ），3.0 g　　エブリコ酸，パヒマン，エルゴステロールなど
- 牡丹皮（ボタンピ），3.0 g　　ペオノール，ペオノシド，ペオニフロリンなど

副作用

（1）重大な副作用

肝機能障害，黄疸：AST（GOT），ALT（GPT），Al-P，γ-GTP の上昇などを伴う肝機能障害，黄疸があらわれることがあるので，観察を十分に行い，異常が認められた場合には投与を中止し，適切な処置を行うこと．

（2）その他の副作用

過敏症[注1]：発疹，発赤，搔痒など（頻度不明）

消化器：食欲不振，胃部不快感，悪心，下痢など（頻度不明）

注1）このような症状があらわれた場合には投与を中止すること．

主なエビデンス　臨床系

① 子宮筋腫・子宮腺筋症の腫瘍縮小効果

- 山本嘉一郎 他，産婦漢方研のあゆみ，2003, 20, 135-137.

【子宮筋腫あるいは子宮腺筋症と診断された 24 例を対象としてゴナドトロピン放出ホルモン（GnRH）アゴニスト単独群と GnRH アゴニスト＋桂枝茯苓丸群に分けた．GnRH アゴニストは 4 か月，桂枝茯苓丸は 12 か月投与した．腫瘍縮小効果は腫瘍直径の縮小率が 50％以上を著効，50～0％を有効，0％以下を無効とする 3 段階で評価した．治療 4 か月で，GnRH アゴニスト単独群 10 例の著効率 10％（1/10）に比べ GnRH アゴニスト＋桂枝茯苓丸群 14 例の著効率は 42.9％（6/14）であり，縮小効果が高い傾向が認められたが，8，12 か月後の腫瘍サイズ縮小に差はなかった．子宮筋腫のみの評価においても，治療 4 か月で GnRH アゴニスト単独群の著効率（0％）に比べ Gn-RH ＋桂枝茯苓丸群の著効率（50％）は有意に高い縮小効果があったが（p = 0.0121），8，12 か月後に差はなかった．】

- 井上滋夫 他，産婦漢方研のあゆみ，1997, 14, 59-62.

【閉経前非妊娠で推定子宮重量が 150 g 以上 500 g 以下の患者で無治療観察 34 例と桂枝茯苓丸投与群 22 例を比較した．子宮筋腫重量は腹部超音波検査により測定し，開始時，3 か月，6 か月，9 か月，12 か月，18 か月，24 か月の子宮重量の比較により効果判定をした．対照群と比較して桂枝茯苓丸群は 3 か月後から有意差（p < 0.05）をもって筋腫が縮小しはじめ，観察した 24 か月まで有意差（p < 0.05）をもって縮小した．推定子宮重量でみると，12 か月後には対照群が 117.9％に増大したのに比べ，桂枝茯苓丸群は 76.8％に縮小した．】

② 卵巣全摘出後の骨量減少

- 太田博明 他，漢方医，1989, 13, 173-179.

【ミクロデンシメトリー（MD）法総合評点が 4 点以上を示した卵巣摘出後骨塩量減少症と診断された 30 例を対象として桂枝茯苓丸・ビタミン D_3 併用群，ビタミン D_3 単独群，ホルモン群，非投与群の 4 群に分けて MD 法による骨塩量を投与前と投与 10 か月で比較した．骨代謝マーカーとしては血清 AL-P，血清 Ca，P 濃度を投与前と投与 10 か月で比較した．桂枝茯苓丸・ビタミン D_3 併用群は，投与により有意（p < 0.05）に骨塩量が増加し，ビタミン D_3 単独群や薬剤非投与群に比べて有意（p < 0.05）に骨塩量が増加した．また，桂枝茯苓丸・ビタミン D_3 併用群では血清 AL-P，血清 Ca 濃度の有意（p < 0.05）な増加が認められ，ホルモン群では血清 Ca 濃度が増加した（p < 0.05）．】

③ 閉経期，閉経後女性の血圧

- Terauchi, M. *et al., Int. J. Gynecol. Obstet.,* 2011, 114, 149-152.

【77 例の正常高値血圧か高血圧で閉経期もしくは閉経後女性をレトロスペクティブに健康・栄養教育プログラムに参加し，指導のみ受けた 47 例（コントロール群）と，指導および桂枝茯苓丸投与群 30 例に分けた．約 6 か月後，桂枝茯苓丸投群は，収縮期血圧が 148.4 mmHg から 134.8 mmHg（$p < 0.05$）に，拡張期血圧が 89.7 mmHg から 83.7 mmHg（$p < 0.05$）に，脈拍数が 79.5/ 分から 73.5/ 分（$p < 0.05$）に，安静時エネルギー消費量が 1552 kcal/ 日から 1373 kcal/ 日（$p < 0.001$）に有意に減少した．また，発汗，入眠困難，覚醒時の倦怠感，頭痛 / めまい等の更年期症状も改善した．さらに，桂枝茯苓丸投与群は，肉体的健康と生活満足の分野における健康関連 QOL スコアが増加した．】

④ ホットフラッシュ

- Ushiroyama, T., *Am. J. Chin. Med.,* 2005, 33, 259-267.

【慢性疾患の既往歴が無く，過去 3 か月以内にホルモン補充療法を受けていない，46 歳から 58 歳の閉経女性で，冠動脈異常，血栓性疾患，脳梗塞，高血圧，腎疾患，アレルギー疾患を持たないホットフラッシュを有する例の患者 131 例を対象とした．桂枝茯苓丸群 67 例とメドロキシプロゲステロン酢酸エステルと結合型エストロゲン（HRT）群 64 例に分けてレーザードップラー装置で顎，指先，趾先の 3 か所で末梢血流量を測定し，治療前後で比較して有効性を判定した．HRT，桂枝茯苓丸共に顎および指先での血流は有意に低下した（$p < 0.0001$）．趾先においては桂枝茯苓丸が血流を有意に増加させ（$p = 0.002$），HRT は血流に変化がなかった．】

- Plotnikoff, G. A. *et al., Menopause.,* 2011, 18, 886-892.

【試験対象患者基準を満たした 45〜58 歳の 178 人の閉経後女性を対象として 1 週間のプラセボ期間後に，参加者は無作為にプラセボ，桂枝茯苓丸の 1 日量または 1.67 日投与群に分け，12 週間投薬された．3 か月目において，ホットフラッシュスコア，更年期症状，睡眠の質が，プラセボ群で 34％，桂枝茯苓丸 1 日量投与群で 40％，1.67 日量投与群で 38％改善した（$p < 0.001$）．しかし，群間の変化の違いは統計学的に有意なものではなかった．】

- 森井章裕 他，臨泌，2006, 60, 139-142.

【前立腺癌の内分泌療法として GnRH アゴニスト（酢酸リュープロレリン）の投与を開始した患者 139 例のうち，ホットフラッシュを認め，症状が比較的強く，薬物治療を要した 16 例を対象として桂枝茯苓丸投与前，投与 4 週後の推移を観察した．ホットフラッシュの頻度は平均 5.1 回から 3.0 回（$p = 0.0048$），持続時間は平均 9.1 分から 7.3 分（$p = 0.0049$）に減少し，ともに 4 週後に有意差を認めた．16 例中 11 例で症状の改善を認め，有効率は 68.8％，著効例は 2 例であった．】

⑤ アトピー性皮膚炎

- Miyazaki, M. *et al., ISRN Dermatology,* 2012, 1-6, DOI：10.5402/2012/158598.

【アトピー性皮膚炎患者 45 例に，各人が処置されていた薬剤に加えて，桂枝茯苓丸を 4〜6 週間投与した．scoring atopic dermatitis（SCORAD）指標と visual analog scale（VAS）スコアは有意に減少した（$p < 0.01$）．桂枝茯苓丸は血清 LDH レベルも有意に減少させた（$p < 0.01$）．SCORAD インデックスでの臨床反応の総合評価によると，中程度の改善から有効までの患者の 88.5％（26 例）は，高い苔癬化スコアであった．桂枝茯苓丸の 9〜67 週間の投与により，高い苔癬化スコアの患者は顕著に改善を示した．】

⑥ **人工膝関節置換術術後の深部静脈血栓症**

- 玉舎美智夫 他，整・災外．，2006, 49, 751-753.

【人工膝関節置換術 23 例を非投与群 15 例と桂枝茯苓丸群 8 例に分け，桂枝茯苓丸を術前 1 週間と術後 1 週間内服してもらい両群の間で性別，年齢，BMI，下肢周囲径の推移，凝固線溶系マーカーの推移，出血量を比較検討した．入院時と術後 7 日目に凝固線溶系マーカーとして D-dimer を測定した．術前・術後 D-dimer には有意差は認められなかったが，術前から高値例があり術前後の変化率（倍数，差）については桂枝茯苓丸投与群が有意に高値であった．倍数は p = 0.021，差は p = 0.022 であった．また下肢周囲径は下腿周囲径のみ有意差を認めた（p = 0.024）．】

⑦ **橈骨遠位端骨折による手指，手関節腫脹**

- 阿部靖之 他，痛みと漢方，2002, 12, 62-65.

【橈骨遠位端骨折症例のうちペニッヒ創外固定器使用例 38 例を対象とし，桂枝茯苓丸非併用群 23 例と併用群 15 例に分けた．桂枝茯苓丸は受診翌日投与開始した．骨折分類は斉藤の分類を使用し，関節外骨折，関節内単純骨折，関節内粉砕骨折の 3 つに分けた．調査項目は手関節以遠（手指，手背）の腫脹が消失するまでの期間，指可動域が正常まで戻るまでの期間，骨折の治療成績を斉藤の治療成績評価基準を用いて行った．手指の腫脹消失に要した期間は，非併用群が平均 81.8 ± 46.1 日であったのに対し，併用群は平均 42.7 ± 25.8 で有意に短期間であった（p ＜ 0.05）．手指関節可動域が正常に戻るには，非併用群で平均 92.8 ± 68.3 日，桂枝茯苓丸群で平均 44.6 ± 24.4 日であった．統計学約に有意に桂枝茯苓丸群の方が短期間であった（p ＜ 0.05）．】

⑧ **無症候性脳梗塞**

- Goto, H. *et al.*, 和漢医薬誌，2002, 19, 46-50.

【T2 強調画像で 3 mm 以上の大きさの無症候性脳梗塞 142 例を対象として桂枝茯苓丸を，12 週間投与した．投与前，4 週後，8 週後，12 週後に，改良型長谷川式簡易痴呆スケール（HDS-R），Apathy scale，Self-rating depression scale（SDS），頭重，頭痛，めまい，肩こり，動悸，胸部圧迫感，のぼせ感，耳鳴，手足のしびれ，冷え，倦怠感，食思不振などの自覚症状，各方法期間その他評価者による全般重症度（5 段階）評価を行った．HDS-R，Apathy scale，SDS はいずれも，4，8，12 週の時点で投与開始時に比べて有意に改善した（p ＜ 0.01）．12 週の時点で著効 9％，有効 13％，やや有効 32％であった．有用性は，やや有用以上が 60％であった．】

主なエビデンス　症例報告

- 田中栄一 他，漢方診療，1997, 16, 22-24.

【更年期不定愁訴と診断され通院した女性 43 例を対象として桂枝茯苓丸単独投与群（21 例）およびトフィソパム併用群（22 例）に分け，4 週間以上投与した．重症度判定は簡略更年期指数（SMI）を用い，臨床効果判定は治療後の SMI が 25 点以下になったものを著効，25 点以下にならなくても治療前に比べて 35 点以上の低下，6〜34 点の低下がみられたものを，それぞれ有効，やや有効と評価した．臨床効果発現に要した期間を，治療開始から 1 週間以内，2 週間以内，および 4 週間以内の 3 段階で評価した．桂枝茯苓丸単独投与群およびトフィソパム併用群では著効，有効がそれぞれ 33.3％，28.6％および 40.9％，36.4％であり，両群に差はなかった．臨床効果の発現時期は，桂枝茯苓丸単独投与群およびトフィソパム併用群において 1 週間以内，2 週間以内がそれぞれ 14.3％，33.3％および 36.4％，40.9％であった．】

- 丸尾猛 他，産婦の世界，1993, 45, 167-176.

桂枝茯苓丸　　45

【不定愁訴（更年期障害ならびに卵巣摘出術後不定愁訴）を訴える患者60例を対象として，桂枝茯苓丸を8週間投与した．検査・観察項目は，クッパーマン閉経期指数を投与開始時および投与開始後2週ごとに問診表により算出し，投与開始時の指数との比較から，本剤投与に伴う指数の減少率を求めた．また，脂質検査として血清総コレステロール，HDLコレステロールおよびトリグリセライドを測定した．そして，8週間投与の時点で総合評価として担当医の判断により，全般改善度，安全度，全般有用度を判定した．桂枝茯苓丸投与開始時のクッパーマン閉経期指数平均値は19.0 ± 1.0であったが，投与終了時のクッパーマン閉経期指数平均値は6.9 ± 0.7となった．血清トリグリセライド値が150 mg/dLを超えた症例（n = 15）のみを対象とした結果，血清トリグリセライド値は桂枝茯苓丸投与前平均値200.4 ± 9.2 mg/dLから投与後平均値142.4 ± 14.6 mg/dLへと有意に低下することを認めた（p < 0.01）．全般改善度の判定では，改善以上が80%を示した．全般有用度は有用以上が76.7%と判定された．】

- 塩田敦子 他，産婦漢方研のあゆみ，2014, 31, 21-24.

【頭痛やのぼせ，不眠，イライラ等の症状を訴えた患者20例に桂枝茯苓丸を2週間投与した．自覚症状，オ血スコア，眼動脈血流速度波形解析を検討した．自覚症状については，改善6例，やや改善9例を合わせると改善したものは75%，不変は5例で，悪化したものはいなかった．瘀血スコアが減少し改善していたものは13例で，改善したスコアは腹部所見，月経障害であり，スコアが増加したものはいなかった．眼動脈血流速度波形解析においては，拍動指数は内服前1.96 ± 0.09から内服後1.81 ± 0.08へ有意差をもって減少（p = 0.032），収縮期最高血流速度は内服前36.7 ± 1.19 cm/secから31.9 ± 1.35 cm/secとやはり有意差をもって減少した（p = 0.003）．】

- 千村哲朗，産婦漢方研のあゆみ，2000, 17, 36-39.

【子宮内膜症・子宮筋腫と診断されGnRHアゴニスト治療を受けた84例を対象とした．投与開始時より4週毎に更年期様症状（クッパーマン指数該当項目）の出現状態を検討した．GnRHアゴニスト投与時の更年期様症状の出現率は50/84（59.5%）であり，桂枝茯苓丸併用投与群では47/50（94.0%）の出現を示した．この結果，更年期障害様自覚症状の推移をみると，桂枝茯苓丸併用群での改善率は改善39/47（83.0%），消失8/47（17.0%）であった．】

- 石川博通 他，漢方医，1992, 16, 359-361.

【過去6か月間に受診した精索静脈瘤のある男性不妊患者で，精子濃度が 20×10^6/mL 未満か精子運動率が50%以下であった21例を対象とした．桂枝茯苓丸は最低3か月投与した．21例34精索静脈瘤についての投与前後の触診結果は，投与前Grade 3が4，Grade 2が13，Grade 1が17あり，投与後それぞれの消失率はGrade 3が25%，Grade 2が69%，Grade 1が94%で，全体は76%となった．精子濃度の評価例は11例であり，著効4例（36%），有効3例（27%），不変1例（9%），悪化3例（27%）という成績であった．有効以上は7例であり有効率は64%となった．】

主なエビデンス　基礎研究系

① ホルモンに対する調節作用

- Sakamoto, S. *et al.*, *J. Ethnopharmacol.*, 1988, 23, 151-158.

【幼若雌ラットに経口投与したところ，血漿 LH，FSHおよびエストラジオールが減少した．また，子宮湿重量増加および子宮チミジンキナーゼ活性上昇が抑制した．】

② 子宮に対する作用

- Mori, T. *et al.*, *Planta. Med.*, 1993, 59, 308-311.

【雌 SHN マウスに混餌投与したところ，子宮チミジンシンターゼ活性が減少し，子宮腺筋症の発症が抑制された.】

③ **更年期障害に対する作用**

- Noguchi, M. *et al.*, *J. Endocrinol.*, 2003, 176, 359-366.

【卵巣を摘出したラットに経口投与したところ，calcitonin gene related peptide（CGRP）誘発皮膚温上昇が抑制された.】

名前の由来

5種類の生薬からなり，桂枝・茯苓の名を取って処方名とした.

香蘇散 (こうそさん) 甘

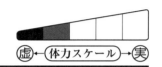

抑うつ傾向がある場合のかぜや咽頭異常感症などに用いられる．

効能または効果

- 胃腸虚弱で神経質の人のかぜの初期

使用目標＝証

平素より胃腸虚弱で，抑うつ傾向のある人の感冒の初期に用いる．
1) 食欲不振や軽度の悪寒，発熱などを伴う場合
2) 葛根湯や麻黄湯などの麻黄剤では食欲不振を起こす場合

臨床応用

- 咽喉頭異常感症
- 過敏性腸症候群
- 過敏性腸症
- 気鬱を伴う咽喉頭異常感症

味

- 甘くて辛い

構成生薬

- 香附子（コウブシ），4.0 g　　　α-シペロン，シペロールなど
- 蘇葉（ソヨウ），2.0 g　　　　　ペリルアルデヒド，シソニン，アピゲニンなど
- 陳皮（チンピ），2.0 g　　　　　リモネン，ヘスペリジン，シネフリンなど
- 甘草（カンゾウ），1.5 g　　　　グリチルリチン，イソフラボン，クマリンなど
- 生姜（ショウキョウ），1.0 g　　6-ショウガオール，6-ジンゲロール，α-ジンギベレン

副作用

(1) 重大な副作用

1) 偽アルドステロン症：低カリウム血症，血圧上昇，ナトリウム・体液の貯留，浮腫，体重増加などの偽アルドステロン症があらわれることがあるので，観察（血清カリウム値の測定など）を十分に行い，異常が認められた場合には投与を中止し，カリウム剤の投与などの適切な処置を行うこと．
2) ミオパチー：低カリウム血症の結果としてミオパチーがあらわれることがあるので，観察を十分に行い，脱力感，四肢痙攣・麻痺などの異常が認められた場合には投与を中止し，カリウム剤の投与などの適切な処置を行うこと．

主なエビデンス　症例報告

① Effect of Koso-san on Globus Pharyngeus
- Motoo, Y. *et al., Am. J. Chin. Med.,* 1999, 27, 283-288.
  【咽喉頭異常感症 23 例に，香蘇散（1 回 2.5 g，1 日 3 回）2 週間以上経口投与したところ，18 例で症状の改善が認められた.】

② 過敏性腸症候群ガス型に対する香蘇散の効果
- 白峰克彦 他，漢方医学，1999, 23, 55-59.
  【過敏性腸症候群ガス型の 16 例に，香蘇散（1 回 2.5 g，1 日 3 回）経口投与したところ，13 例で有効性が認められた.】

③ 過敏性腸症における香蘇散証の一考察
- 土佐寛順 他，日東洋医誌，1990, 41, 77-86.
  【過敏性腸症の 10 例に，香蘇散（1 回 2.5 g，1 日 3 回）経口投与したところ，すべての症例において 3～10 日目に有効性が認められた.】

④ 鼻涙管狭窄症に対する紫蘇飲の効果
- 小橋重親 他，日東医誌，2016, 67, 109-113.
  【鼻涙管狭窄症の 11 例に，香蘇散（1 回 2.5 g，1 日 3 回）経口投与したところ，10 例に有効性が認められた.】

⑤ 気鬱を伴う咽喉頭異常感症に対する香蘇散の効果
- 元雄良治 他，漢方と最新治療，1998, 7, 249-251.
  【咽喉頭異常感症 22 例に，香蘇散（1 回 2.5 g，1 日 3 回）2 週間以上経口投与したところ，17 例で症状の改善が認められた.】

主なエビデンス　基礎研究系

① 抗うつ作用
- Ito, N. *et al., Phytomedicine,* 2006, 13, 658-667.
  【慢性ストレス条件下のマウスに香蘇散（1 g/kg）を 9 日間経口投与した結果，うつ様行動の改善と視床下部-下垂体-副腎系の低下抑制が認められた.】

② 遺伝子発現変化作用
- Ito, N. *et al., Biol. Pharm. Bull.,* 2009, 32, 1716-1722.
  【慢性ストレス条件下のマウスに香蘇散（1 g/kg）を 28 日間経口投与した結果，うつ様行動の改善，海馬における細胞増殖と視床下部におけるオレキシン神経の伝達制御作用が認められた.】

③ 抗酸化作用
- 中永士師明，*International Journal of Integrative Medicine,* 2011, 3, 62-66.
  【香蘇散などの漢方は，水，お湯（65℃），電子レンジ（30 秒）で溶解しても抗酸化作用に差はない.】

④ 抗うつ作用
- 永井隆之，上原記念生命科学財団研究報告集，2013, 27, 1-5.
  【慢性ストレス条件下のラットに香蘇散（1 g/kg）を 9 日間経口投与した結果，うつ様行動の改善とグルタミン酸受容体発現の低下抑制が認められた.】

香蘇散　　49

⑤ **抗うつ作用，睡眠改善作用**

- Koga, N. *et al.*, *Phytomedicine*, 2014, 21, 697-703.

【慢性ストレス条件下のラットに香蘇散（1 g/kg）を経口もしくは吸入投与した結果，うつ様行動と睡眠時間短縮の改善作用が認められた．】

⑥ **利胆作用**

- 佐々木俊信 他, 薬学雑誌, 1989, 109, 487-495.

【香蘇散などの漢方のメタノール抽出エキスはラットにおける胆汁流量の上昇が確認された．】

⑦ **漢方薬の香りと作用，そして薬物動態や新薬との相互作用**

- 友金幹視 他, 月刊薬事, 1995, 37, 135-140.

【漢方薬の香りを含む蒸気を30分間負荷した後にマウスを取り出し頸椎を脱臼させ屠殺した．ただちに開腹して消化管を取り出し，胃幽門部から回腸部までの長さに対するブルーデキストランの最先端部の移動距離の比を求め，色素移動率として消化管運動を定量的に解析した．香蘇散の香りは煎剤，エキス剤ともに消化管運動を亢進させた．】

⑧ **抗うつ作用**

- Iton, N. *et al.*, *Biol. Pharm. Bull.*, 2012, 35, 1775-1783.

【慢性ストレス条件下のマウスに香蘇散（1 g/kg）を28日間経口投与した時に，海馬における細胞増殖と視床下部におけるオレキシン神経増加作用を示す．しかし，前者はニューロペプチド Y1 阻害により抑制されたが，後者は抑制されなかった．】

⑨ **抗うつ作用**

- Nagai, T. *et al.*, *J. Trad. Med.*, 2008, 25, 74-80.

【IFXα 誘発うつ病モデルマウスに香蘇散（1 g/kg）を14日間経口投与した結果，うつ様行動の改善と視床下部-下垂体-副腎系の亢進抑制の作用が認められた．】

⑩ **抗不安作用**

- Gamo, Y. *et al.*, *J. Trad. Med.*, 2009, 26, 11-17.

【不安モデルマウスに香蘇散（1 g/kg）を7日間経口投与した結果，不安行動の改善が認められたが，一部の評価系においては半夏厚朴湯とは異なる結果となった．このことから，香蘇散と半夏厚朴湯は異なる抗不安作用を示すと考えられる．】

⑪ **抗うつ作用**

- Hori, A. *et al.*, *Traditional & Kampo Medicene*, 2015, 2, 1-7.

【慢性ストレス条件下のラットに香蘇散（1 g/kg）を10日間経口投与した結果，うつ行動の改善が認められたが，一部の評価系においてはミルナシプランとは異なる結果となった．このことから，香蘇散とミルナシプランは異なる抗うつ作用を示すと考えられる．】

⑫ **抗うつ作用**

- Nagai, T. *et al.*, *Traditional & Kampo Medicine*, 2015, 2, 50-59.

【慢性ストレス条件下のラットに香蘇散（1 g/kg）を9日間経口投与した結果，視床下部におけるグルタミン酸受容体とサイクリックヌクレオチドホスホジエステラーゼの発現上昇が抑制された．】

⑬ **抗うつ作用**

- Ito, N. *et al.*, *Traditional & Kampo Medicine*, 2016, 3, 87-93.

【慢性ストレス条件下のラットに香蘇散を9日間経口および吸入の単独もしくは併用投与した結果，吸入投

与の併用により経口投与の抗うつ効果を増強した.】

⑭ 抗うつ作用

- 小田口浩, 漢方と最新治療, 2014, 23, 161-165.

【慢性ストレス条件下のラットに香蘇散, 半夏厚朴湯もしくはミルナシプランを経口投与した結果, うつ行動の改善が認められた. 香蘇散のみ自発運動自体は抑制しなかった.】

⑮ 遺伝子発現変化作用

- Hayasaki, T. *et al.*, *J. Clin. Pharm. Ther.*, 2007, 32, 247-252.

【40 名の健常者に香蘇散を 2 週間投与し, 質問形式により薬剤に対して応答があった群と応答がなかった群に分類し, 各群における前後の遺伝子発現変化をみた. 応答があった群において, 投与前は 70 の遺伝子が過剰発現していたが (2 倍以上), 香蘇散投与後, 遺伝子は正常化された (0.5 倍以下). また, 24 の遺伝子は過小発現していたが (0.5 倍以下), 香蘇散投与後, 遺伝子は正常化された (2 倍以上).】

名前の由来

本方は, 5 種類の生薬からなり, その主薬である香附子と蘇葉から 1 文字ずつ取って処方名としたものである. 散は, 元は散剤であることを示している.

五積散 (ごしゃくさん) 甘 麻

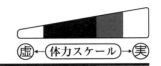

冷えのぼせを訴える腰痛症，坐骨神経症に有効である．

効能または効果

慢性に経過し，症状の激しくない人の次の諸症：
胃腸炎，腰痛，神経痛，関節痛，月経痛，頭痛，冷え症，更年期障害，感冒

使用目標＝証

体力中等度前後の人で，寒冷や湿気に侵されて，腰痛，下腹部痛，下肢の痛みなどを訴える場合に用いる．
1) 貧血気味で，上半身が熱し下半身が冷える場合
2) 月経不順や月経困難などのある婦人

臨床応用

- 腰痛症，関節痛
- 神経痛
- 更年期障害，月経異常
- 感冒脳血管障害患者の下肢冷感
- のぼせ
- 慢性関節リウマチ
- 胃腸炎
- 頭痛
- 子宮頸管未熟妊婦の冷え症

味

わずかに甘くて辛い

構成生薬

- 蒼朮（ソウジュツ），3.0 g　　アトラクチロジン，ヒネソール，β-オイデスモールなど
- 陳皮（チンピ），2.0 g　　リモネン，ヘスペリジン，シネフリンなど
- 当帰（トウキ），2.0 g　　リグスチリド，パルミチン酸，ベルガプテンなど
- 半夏（ハンゲ），2.0 g　　ホモゲンチジン酸，アラビノガラクツロナン，エフェドリンなど
- 茯苓（ブクリョウ），2.0 g　　エブリコ酸，パヒマン，エルゴステロールなど
- 甘草（カンゾウ），1.0 g　　グリチルリチン，イソフラボン，クマリンなど
- 桔梗（キキョウ），1.0 g　　プラチコジン A,C,D，ポリガラシン D，ベツリンなど
- 枳実（キジツ），1.0 g　　ナリンギン，d-リモネン，シネフリンなど
- 桂皮（ケイヒ），1.0 g　　ケイヒアルデヒド，ケイヒ酸，エピカテキンなど
- 厚朴（コウボク），1.0 g　　α-オイデスモール，β-オイデスモール，マグノロールなど
- 芍薬（シャクヤク），1.0 g　　ペオニフロリン，アルビフロリン，ペオニフロリゲノンなど
- 生姜（ショウキョウ），1.0 g　　6-ショーガオール，6-ジンゲロール，α-ジンギベレンなど
- 川芎（センキュウ），1.0 g　　クニジリド，センキュノリド，リグスチリドなど
- 大棗（タイソウ），1.0 g　　ジジフスサポニン，オレアノール酸，ジジフスアラビナンなど
- 白芷（ビャクシ），1.0 g　　ビャクアンゲリコール，ビャクアンゲリシン，フェロプテリンなど
- 麻黄（マオウ），1.0 g　　エフェドリン，プソイドエフェドリン，エフェドラジン A など

副作用

（1）重大な副作用

1) 偽アルドステロン症：低カリウム血症，血圧上昇，ナトリウム・体液の貯留，浮腫，体重増加などの偽アルドステロン症があらわれることがあるので，観察（血清カリウム値の測定等）を十分に行い，異常が認められた場合には投与を中止し，カリウム剤の投与などの適切な処置を行うこと．

2) ミオパチー：低カリウム血症の結果としてミオパチーがあらわれることがあるので，観察を十分に行い，脱力感，四肢痙攣・麻痺などの異常が認められた場合には投与を中止し，カリウム剤の投与などの適切な処置を行うこと．

（2）その他の副作用

過敏症[注1]：発疹，発赤，掻痒など（頻度不明）

自律神経系：不眠，発汗過多，頻脈，動悸，全身脱力感，精神興奮など（頻度不明）

消化器：食欲不振，胃部不快感，悪心，嘔吐，下痢など（頻度不明）

泌尿器：排尿障害など（頻度不明）

注1）このような症状があらわれた場合には投与を中止すること．

主なエビデンス 臨床系

① 子宮頸管未熟妊婦の冷え症

- 浮田勝男 他, 産婦漢方研のあゆみ, 2001, 18, 146-148.

【妊娠39週以降子宮頸管が未熟な妊婦で，結果的に予定日超過分娩となり，ビショップスコア4点以下，冷えを訴える妊婦で五積散を服用した14例を対象とした．39週のビショップスコアと入院時(40および41週)のビショップスコアの変化を比較検討した．内服前と比較した内服後のビショップスコアは有意差を認めた（p < 0.001）．内服14例と非内服17例のそれぞれの39週と入院時のビショップスコアについて比較検定を行った．内服例と非内服例の間に有意差が認められ，五積散は80%の有効率でビショップスコアを上昇させた．】

主なエビデンス 症例報告

- 斉藤寛史 他, 痛みと漢方, 2014, 24, 157-160.

【腰痛を主訴とした746例中44%の患者に五積散が有効と考え使用した．男性では，腰痛全体を分母とすると，単独有効21.7%，合方*で有効7.4%，無効70.9%で無効が多い傾向を認めた．五積散有効と判断して投与した場合，有効50.5%，合方*で有効17.2%，無効32.3%であった．女性では，腰痛全体を分母とすると，有効37.3%，合方*で有効1.9%，無効60.8%で，男性よりは有効が多い傾向を認めた．五積散有効と判断して投与した場合，有効84.2%，合方*で有効4.2%，無効11.6%と，男性よりも有効である場合が多い傾向を認めた．】

*合方：複数の漢方処方（桂枝茯苓丸，五苓散，牛車腎気丸など）を合わせて使用すること．

- 中村裕一 他, 脳神経外科と漢方 講演記録集, 2008, 3, 6-8.

【脳血管障害（脳梗塞）患者の患側あるいは両下肢の冷感に対し，末梢循環改善剤や従来用いてきた漢方薬

五積散　53

の効果が不十分な患者 10 例に五積散を投与し，投与前後で visual analog scale（VAS）を用いて評価した．8 例に効果の改善がみられた．2 例は投与前後で VAS の変化がわずかであった．】

- Okamura, T. *et al.*, 日不妊会誌，1991, 36, 422-426.

【対象は「のぼせ」を主訴として受診した更年期婦人 9 例と，両側卵巣摘出婦人 2 例の計 11 例で，五積散は 4 週間以上連続投与した．五積散投与前 5 日間と，投与終了後 5 日間，早朝尿を採取し，黄体形成ホルモン（LH）はそれぞれ 5 日間の尿中 LH を，またエストラジオール（E）はそれぞれ 3 日間の尿中 E を測定し，検討した．五積散投与により尿中 LH が有意に減少し，しかも尿中 E 値が 0.2 ng/mL 以上存在すれば「のぼせ」は改善するが，それ以下であれば改善しない．また，LH は有意な減少は認めないものの，減少を認め，E 値が 0.2 ng/mL 以上存在すれば「のぼせ」は改善し，それ以下では改善しないと思われる．】

名前の由来

貧血などに使う四物湯（血積），悪心・嘔吐などに使う二陳湯（痰積），気分がふさいでいるときに使う半夏厚朴湯（気積），胃もたれなどを伴う平胃散（食積），かぜなどの悪寒を治す麻黄湯（寒積）を含まれている方剤の方位を持ち，血・痰・気・食・寒の「五積」を治すという意味で名付けられた．

牛車腎気丸 附

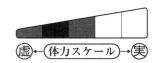

高齢者の排尿障害，陰萎，腰部・下肢の脱力感，しびれ，痛みなどに用いられる．八味地黄丸に2つの生薬（牛膝・車前子）を加え，附子を増量した処方．

効能または効果

疲れやすくて，四肢が冷えやすく尿量減少または多尿で時に口渇がある人の次の諸症：
下肢痛，腰痛，しびれ，老人のかすみ目，かゆみ，排尿困難，頻尿，むくみ

使用目標＝証

比較的体力の低下した人あるいは老人で腰部および下肢の脱力感，冷え，しびれなどがあり，排尿の異常（とくに夜間の頻尿）を訴える場合に用いる．

1) 上腹部に比べて下腹部が軟弱無力の場合（臍下不仁*）
2) 多尿，頻尿，乏尿，排尿痛などを伴う場合
3) 疲労倦怠感，腰痛，口渇などを伴う場合

＊臍下不仁：臍の下に力が入らなく，軟弱で無力になること．小腹不仁ともいう．

臨床応用

- リンパ浮腫
- 糖尿病性神経障害（しびれ，冷感）
- 排尿障害（頻尿，排尿困難）
- 前立腺肥大症に伴う下部尿路症状
- 慢性前立腺炎
- 過活動性膀胱による頻尿・尿意切迫感
- 特発性男子不妊症
- 老人性掻痒症
- 白内障
- 糖尿病性角膜障害
- 腰下肢痛
- 耳鳴
- 術後の排尿障害（頻尿，排尿困難）
- 抗がん剤（タキサン系抗がん剤，オキサリプラチン）による末梢神経障害
- 術後の浮腫

特記事項

ブシ末が含まれている．ブシの作用・毒性は個体差が大きく，乳幼児は高齢者に比べて感受性が高いため，少量でもブシ中毒に陥る可能性があり，注意が必要である．

味

わずかに甘くて酸味がある

構成生薬

- 地黄（ジオウ），5.0 g　　カタルポール，アクテオシド，マンニトールなど
- 牛膝（ゴシツ），3.0 g　　エクジステロン
- 山茱萸（サンシュユ），3.0 g　　ロガニン，ウルソール酸，テリマグランジンⅠなど
- 山薬（サンヤク），3.0 g　　ジオスゲニン，β-シトステロール，マンナンなど
- 車前子（シャゼンシ），3.0 g　　プランタゴ-ムチラゲA，アウクビン，アクテオシドなど
- 沢瀉（タクシャ），3.0 g　　アリソール A,B,C，アリスモール，カリウム塩など
- 茯苓（ブクリョウ），3.0 g　　エブリコ酸，パヒマン，エルゴステロールなど
- 牡丹皮（ボタンピ），3.0 g　　ペオノール，ペオノシド，ペオニフロリンなど
- 桂皮（ケイヒ），1.0 g　　ケイヒアルデヒド，ケイヒ酸，エピカテキンなど
- 附子（ブシ），1.0 g　　アコニチン，アチシン，ヒゲナミンなど

副作用

（1）重大な副作用

1）間質性肺炎：発熱，咳嗽，呼吸困難，肺音の異常（捻髪音）などがあらわれた場合には，本剤の投与を中止し，速やかに胸部X線などの検査を実施するとともに副腎皮質ホルモン剤の投与などの適切な処置を行うこと．また，発熱，咳嗽，呼吸困難などがあらわれた場合には，本剤の服用を中止し，ただちに連絡するよう患者に対し注意を行うこと．

2）肝機能障害，黄疸：AST（GOT），ALT（GPT），Al-P，γ-GTPの上昇などを伴う肝機能障害，黄疸があらわれることがあるので，観察を十分に行い，異常が認められた場合には投与を中止し，適切な処置を行うこと．

（2）その他の副作用

過敏症[注1]：発疹，発赤，掻痒など（頻度不明）

消化器：食欲不振，胃部不快感，悪心，嘔吐，腹部膨満感，腹痛，下痢，便秘など（頻度不明）

その他：心悸亢進，のぼせ，舌のしびれなど（頻度不明）

注1）このような症状があらわれた場合には投与を中止すること．

主なエビデンス　臨床系

① リンパ浮腫

- 阿部吉伸，漢方医，2002, 25, 284-287.

【上肢リンパ浮腫40例，下肢リンパ浮腫40例，合計80例に対し，ランダムに2群に分け，牛車腎気丸投与群40例（合併圧迫療法併用）と非投与群（合併圧迫療法単独）40例に分け，初診と1か月後の浮腫減退率を比較した．浮腫減退率の計算法は治療前周囲径から治療後周囲径を引いたものを治療前周囲径で割って，100分率で算出した．その結果，上肢リンパ浮腫群では牛車腎気丸投与群が15 ± 3.4%に対し，非投与群は5.7 ± 1.2%で有意に減少（p < 0.05）を認めた．下肢リンパ浮腫群では牛車腎気丸投与群が17.5 ± 2.8%に対し，非投与群は6.7 ± 0.8%で有意に減少（p < 0.05）を認めた．】

② 糖尿病性神経障害（しびれ，冷感）
- Watanabe, K. *et al.*, *Evid. Based Complement. Alternat. Med.*, doi：10. 1155/2014/128726
  【2 型糖尿病患者 332 例を無作為に分け，通常治療に牛車腎気丸 7.5 g/日を追加する群と，漢方治療なしのコントロール群とし，5 年間の観察後，intention-to-treat 法で 116 例の合併症を解析した．大血管イベントは両群とも観察されなかった．43 例が網膜症または腎症を発症していたが，両群間で有意差はなかった．牛車腎気丸群ではアキレス腱反射の低下が抑制され，糖化ヘモグロビンおよび空腹時血漿グルコース濃度が減少した．】
- 坂本信夫 他，糖尿病，1987, 30, 729-736.
  【糖尿病性神経障害を有する 86 例を牛車腎気丸投与群（48 例）とメコバラミン投与群（38 例）で比較検討した．その結果，牛車腎気丸投与群でしびれの改善率が有意に高かった．また，性欲減退と陰萎を合計した症例の改善率は高い傾向を示し，冷感では同等の結果を示した．全般改善率は有意に高かった．】

③ 排尿障害（頻尿，排尿困難）
- 八木宏 他，日東医誌，2018, 69, 42-47.
  【抗コリン剤や α_1 阻害剤に抵抗性を示す夜間頻尿で，和漢診療学的腎虚の兆候を認めた 30 例に牛車腎気丸を 12 週間投与した．治療前後に自覚的および他覚的所見を評価した．自覚的所見では国際前立腺症状スコアにおける蓄尿症状と排尿 QOL，キング健康調査票と夜間頻尿特異的 QOL 質問票における睡眠・活力の項目が有意に改善した．他覚的所見では排尿日誌における夜間排尿回数，夜間多尿指数及び睡眠後第一覚醒までの時間が有意に改善，身体組成分析装置による体水分率は有意に減少した．】
- 池内隆夫 他，泌尿器外科，1996, 9, 1207-1211.
  【尿路不定愁訴で受診した 48 例（男性 34 例，女性 14 例）（慢性尿道炎 8 例，慢性膀胱炎 21 例，慢性前立腺炎症候群 19 例）に牛車腎気丸を 16 週間投与した結果，投与前後で夜間頻尿，排尿困難，夜間尿意切迫感，残尿感，排尿時痛・不快感，下腹部痛・不快感，会陰部痛・不快感が有意に改善した．】

④ 前立腺肥大症に伴う下部尿路症状
- Fujiuchi, Y. *et al.*, *J. Trad. Med.*, 2010, 27, 187-191.
  【前立腺肥大患者 30 例の下部尿路症状に対して牛車腎気丸を投与し，尿量，残尿量，IPSS（国際前立腺症状スコア）および IPSS-QOL スコアで評価した．その結果，牛車腎気丸の投与により昼間排尿回数，残尿量，IPSS および IPSS-QOL が有意に改善した．】

⑤ 過活動性膀胱による頻尿・尿意切迫感
- 西澤芳男 他，漢方と最新治療，2007, 16, 131-142.
  【45 歳以上の過活動膀胱（OAB）患者を無作為に牛車腎気丸投与群 352 例とプロピベリン投与群 352 例に振り分けて 1 年間経過観察した．その結果，牛車腎気丸群はプロピベリン群に比較して，昼間および夜間尿意切迫感の頻度，昼間および夜間頻尿，昼間および夜間尿失禁の頻度を有意に改善した．残尿感，膀胱収縮力などの尿力学的データにおいても牛車腎気丸群はプロピベリン群に比較して有意な改善効果を示した．冷え，腰痛，下肢痛などの合併症状は牛車腎気丸群で有意に改善した．】
- Kajiwara, M. *et al.*, *Acta. Urol. Jpn.*, 2008, 54, 95-99.
  【① 尿意切迫感が週に 1 回以上，かつ排尿回数 1 日に 8 回以上，② IPSS 8 ポイント以上，③ IPSS-QOL 3 ポイント以上，④ 残尿量 100 mL 未満，の基準を満たす OAB 女性患者 44 例に 8 週間投与し IPSS，IPSS-QOL スコア，排尿回数（昼/夜），残尿量を評価した．その結果，IPSS および IPSS-QOL スコア，排尿回数（昼/夜）を有意に改善した．IPSS の各症状別評価では，夜間頻尿，尿意切迫感，頻尿，腹圧排尿，尿勢

減弱，残尿感に改善傾向を示した．】

⑥ **腰下肢痛**

- 関根利佳 他，痛みと漢方，2003, 13, 84-87.

【腰椎変性疾患による腰下肢痛を主訴とする高齢者20例において，牛車腎気丸→ベンフォチアミン投与群（10例），ベンフォチアミン→牛車腎気丸投与群（10例）で自覚症状を比較した結果，牛車腎気丸投与後のほうが安静時腰痛，体動時腰痛，下肢のしびれ感などが有意に改善した．】

⑦ **老人性掻痒症**

- 大河原章 他，西日皮，1991, 53, 1234-1241.

【皮膚掻痒症と診断された55歳以上の患者96名から，1）感染症，化膿性皮膚疾患，2）肝・腎・循環器・消化器に重篤な障害，3）試験2週間前にステロイド内服または注射，4）試験1週間前にステロイド外用剤，5）その他，担当医が不適当と認めた患者を除外し，「虚・実」判定用スコア表に従い，A群：中-実証型（スコア10点以上），B群：中-虚証型（スコア9点以下）に分類し，それぞれを封筒法によりA-1群：黄連解毒湯，6週間投与，16例，A-2群：抗ヒスタミン剤（クレマスチンフマル酸塩）2 mg/日，6週間投与，16例，B-1群：牛車腎気丸，6週間投与，25例，B-2群：抗ヒスタミン剤（クレマスチンフマル酸塩，2 mg/日），6週間投与，29例に分けた．自覚所見，他覚所見，全般改善度を試験開始日，2週後，4週後，6週後に評価した結果，全般改善度はA-1群68.8%に対し，A-2群50.0%，B-1群72.0%に対し，B-2群53.3%であった．自覚所見，他覚所見の症状別全般改善度，安全性についても有意差を認めなかった．】

主なエビデンス　症例報告

- 後藤章暢 他，臨床泌尿器科，2004, 58, 301-306.

【頻尿を主訴とする前立腺肥大症患者（32例）に牛車腎気丸を16週間投与した結果，夜間頻尿には75%の有効性が認められた．】

- 石塚修 他，*Urology View*, 2009, 7, 81-84.

【前立腺肥大症に過活動膀胱を伴う患者で，α_1遮断薬（塩酸タムスロシン）使用後も過活動膀胱症状（頻尿，尿意切迫感）が続く男性患者18例を，塩酸タムスロシン＋牛車腎気丸から塩酸タムスロシン単独に切り替えた群（A群）と，塩酸タムスロシン単独から塩酸タムスロシン＋牛車腎気丸に切り替えた群（B群）において検討した（クロスオーバー試験）．その結果，併用群において尿失禁回数の改善傾向を認めた．】

- 堀場優樹 他，現代東洋医，1994, 15, 37-44.

【慢性前立腺炎患者58例に対して，牛車腎気丸群15例，シプロフロキサシン群15例，牛車腎気丸＋シプロフロキサシン群14例，セラチオペプチダーゼ群14例で自覚症状改善率，前立腺触診所見による改善率，前立腺圧出液中白血球でみた有効率を比較した．主治医判定による有効率は，それぞれ85.7%，63.6%，88.8%，25.0%であり，牛車腎気丸群および牛車腎気丸＋シプロフロキサシン群はセラチオペプチダーゼ群に比べて有意な有効性を示した．】

- 大橋正和 他，日不妊会誌，1994, 39, 204-209.

【特発性男子不妊症患者34例（乏精子症6例，無力精子症14例，乏・無力精子症14例）に対して，牛車腎気丸服用後の精液検査における有効率は精子濃度40%，運動率14%，平均運動速度14%，最高運動速度36%，平均運動直進性18%，最高運動直進性32%であった．】

- Hamaguchi, T. *et al.*, *J. Altern. Complement. Med.*, 2017, 23, 208-213.

【腰痛のため牛車腎気丸を投与された28例について，治療後に改善したか，牛車腎気丸の用量，脊椎疾患の

有無および副作用を後ろ向きに調査した. 効果のあった 10 例は 6 か月以内に腰痛が改善したと報告していた. 1 例に食欲減退があった. 9 例では改善がみられなかった. 通常の 1 日量である 7.5 g を処方された患者数は, 効果のあった患者群で有意に高く（P＝0.023), 脊椎疾患の患者数と脊柱管狭窄症の患者数は, 効果のない患者群でいずれも有意に多かった（P＝0.020, P＝0.011).】

- 前島貞裕 他, 漢方と最新治療, 2004, 13, 232-236.
【手術適応のない腰部脊柱管狭窄症に伴う慢性腰痛の患者 89 例を西洋薬群 29 例, 牛車腎気丸単独群 30 例, 牛車腎気丸＋修治ブシ末群 30 例において, 腰痛と下肢の paresthesia（感覚異常）を visual analog scale（VAS）で比較した. 腰痛と下肢の paresthesia は各群で減少し, 効果は同等であった.】

- 中村哲郎 他, 第 4 回東京内科漢方研究会講演内容集, 1989, 4, 24-29.
【腰痛を有する高齢者 25 例を封筒法により牛車腎気丸群 11 例, 塩酸チアラミド群 7 例, 牛車腎気丸＋塩酸チアラミド群 7 例に分け, 4 週間投与して比較した. 腰部のしびれ, こわばりには牛車腎気丸群で効果が認められたが, 群間での有意差は認められなかった. 安静時の腰痛, 放散痛には塩酸チアラミド群のほうが有効であった（有意差検定なし). 運動時の疼痛軽減については牛車腎気丸群で塩酸チアラミド群と同等かそれ以上の効果がみられた（有意差検定なし). 腰痛の改善度, 全般改善度は 3 群ともよく改善したが, 全般改善度では牛車腎気丸群が最も効果があったような印象であった.】

- 大西信治郎 他, 耳鼻咽喉科展望, 1994, 37, 371-379.
【15 歳以上の耳鳴患者 150 例（右耳 58 例, 左耳 58 例, 両側耳 30 例, 頭鳴 4 例）において, 牛車腎気丸を投与した際の耳鳴りの自覚症状（大きさ, 持続, 気になり方, 発現時間）の全般改善度は, 著明改善 23 例（15.3%), 改善 36 例（24%), やや改善 41 例（27.3%）であった.】

- 田畑務, 産婦漢方研のあゆみ, 2006, 23, 12-16.
【パクリタキセル＋カルボプラチン併用化学療法を術前・術後に受けた婦人科悪性疾患の症例（77 例）におけるしびれの重症度を, 牛車腎気丸投与群（33 例）と非投与群（44 例）についてレトロスペクティブに比較検討した. その結果, しびれの開始コース数では, 投与群は非投与群に比べて早い時期（コース）から認められた. 6 コース終了後のしびれの程度は, 投与群は非投与群に比べて軽症例が多く認められた. 治療終了後に半年以上経過した症例（無再発のみ）を追跡した結果においても, 投与群は非投与群に比べて, しびれの増悪が抑えられ, より早い回復の傾向がみられた.】

- 高島勉, 癌の臨床, 2005, 51, 58-59.
【乳癌治療にパクリタキセルを使用して, 四肢のしびれまたは疼痛を訴えた 19 例に牛車腎気丸を投与した結果, しびれに有効であったのは 7 例（44%), 疼痛に有効であったのは 13 例（81%）であった. このうち両方有効が 4 例あり, 総合評価では 16 例/19 例（84%）が有効であった.】

- 進藤吉明 他, 癌と化療, 2008, 35, 863-865.
【切除不能進行・再発大腸癌に FOLFOX 療法を施行した 14 例に牛車腎気丸を併用した結果, 末梢神経障害は grade 1 が 7 例, grade 2 が 3 例に認められたが, grade 3 以上の症例はなかった.】

- Kono, T. *et al.*, *Evid. Based Complement. Alternat. Med.*, 2009, December 1, 1-8.
【FOLFOX4 あるいは modified FOLFOX6 を施行した転移性大腸癌患者 90 例を, A 群：牛車腎気丸投与 11 例, B 群：グルコン酸カルシウム＋硫酸マグネシウム投与 14 例, C 群：牛車腎気丸＋グルコン酸カルシウム＋硫酸マグネシウム投与 21 例, D 群：無治療群 44 例に分け, 末梢神経毒性の発生率を検討した. その結果, 末梢性神経障害の発生率は A 群 50.0%, B 群 100%, C 群 78.9%, D 群 91.7%で, 牛車腎気丸単独投与群が最も低かった.】

- Nishioka, M. *et al., The Int. J. Clin. Oncol.,* 2011, 16, 322-327.

【modified FOLFOX6 を施行した切除不能あるいは再発転移性大腸癌患者 45 例を，牛車腎気丸投与群 22 例，対照群 23 例に分け，末梢神経障害に対する牛車腎気丸の有効性を検討した．その結果，牛車腎気丸は modified FOLFOX6 の腫瘍反応に対するいかなる有害な影響もなく modified FOLFOX6 レジメンによる高度の神経障害の発現率を安全に低下させた．】

主なエビデンス 基礎研究系

① NO 産生促進による末梢血流改善作用

- Suzuki, Y. *et al., Meth. Find. Exp. Clin. Pharmacol.,* 1998, 20, 321-328.

【ストレプトゾトシン（STZ）誘発糖尿病ラットに経口投与したところ腓腹筋血流量低下が抑制された．また，同ラットに L-NAME を前処置で経口投与したところ，十二指腸内投与で認められる血流量増加作用が消失した．】

② κ-オピオイド受容体を介した抗侵害受容（鎮痛）作用

- Suzuki, Y. *et al., Jpn. J. Pharmacol.,* 1999, 79, 387-391.

【STZ 誘発糖尿病ラットにおいて，NO 合成阻害剤である L-NAME を前処置したところ，経口投与で認められる抗侵害受容作用が減弱し，さらに抗ダイノルフィン抗血清を併用すると消失した．】

③ しびれに対する作用

- Tawata, M. *et al., Diabetes Res. Clin. Pract.,* 1994, 26, 121-128.

【糖尿病性神経障害患者で上昇した四肢の振動覚閾値が低下した．】

④ 冷感に対する作用

- 鹿野昌彦 他，和漢医薬誌，1988, 5, 378-379.

【糖尿病性神経障害患者の前腕部皮膚血流が増加した．】

- 鹿野昌彦 他，和漢医薬誌，1990, 7, 442-443.

【糖尿病性神経障害患者の手背平均皮膚温度が上昇した．】

⑤ 膀胱機能改善作用

- Gotoh, A. *et al., J. Pharmacol. Sci.,* 2004, 96, 115-123.

【麻酔ラットを用いて牛車腎気丸の膀胱機能に対する作用を検討した．牛車腎気丸は κ-オピオイド受容体を介して膀胱知覚を改善することが示唆された．】

- Nishijima, S. *et al., J. Urology,* 2007, 177, 762-765.

【ラットを用いて牛車腎気丸の膀胱機能と自律神経システムに対する作用を検討した．牛車腎気丸は 1.08 ％混合飼料で経口投与した．牛車腎気丸は低いレベルにある交感神経と副交感神経システムの維持によって膀胱機能を抑制することが示唆された．】

⑥ 過活動膀胱における C 線維亢進抑制

- Imamura, T. *et al., Neurourol. Urodyn.,* 2008, 27, 832-837.

【牛車腎気丸を 1.08 ％混合した飼料で飼育したラットの膀胱を用いて酢酸誘発 C 線維活性に関連した伝達タンパクと感覚器受容体抑制作用を検討した．牛車腎気丸は神経線維を破壊することなく，タキキニンと TRIPV1 と P2X3 プリン受容体を抑制することが示唆された．】

⑦ 過活動膀胱改善作用

- Zhang, X. *et al., Am. J. Chin. Med.,* 2006, 34, 285-293.

【覚醒ラットを用いて，牛車腎気丸の酢酸誘発排尿筋過活動によるレシニフェラトキシン過敏の求心性神経に対する抑制効果を検討した．牛車腎気丸は 0.09％/kg/day で飼料に混合して経口投与した．牛車腎気丸は排尿感覚，排尿容量，膀胱容量を増加させる効果を示す可能性を示唆した．】

⑧ パクリタキセルによる神経障害改善作用
- Hashimoto, K. *et al., J. Osaka Dent. Univ.*, 2006, 40, 47-52.

【パクリタキセル誘発による SD ラットの坐骨神経障害モデルを用いて，牛車腎気丸のパクリタキセル誘発の末梢神経障害に対する作用を検討した．牛車腎気丸は 450 mg/day で経口投与した．牛車腎気丸は NO 産生により血流を増加させ，オピオイド受容体を介して鎮痛効果を示した．】

⑨ インスリン抵抗性改善作用
- Hu, X. *et al., Diabetes Res. Clin. Pract.*, 2003, 59, 103-111.

【STZ 誘発糖尿病ラットにおけるインスリン抵抗性を，糖尿病ラットおよび非糖尿病ラットを牛車腎気丸投与群，生理食塩水投与群，L-NMMA 投与群に割り付けて検討した．牛車腎気丸は STZ 誘発糖尿病ラットにおいて糖利用およびインスリン抵抗性を改善することが示唆された．】

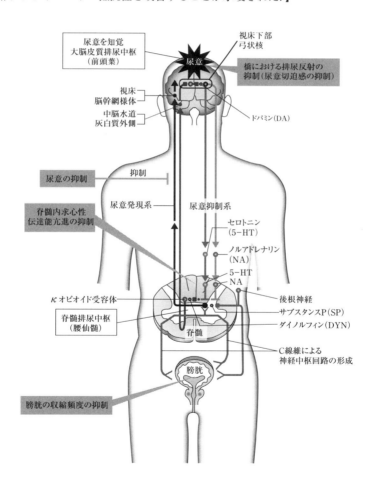

【牛車腎気丸による過活動膀胱に対する改善効果のメカニズム（推察）】

牛車腎気丸は膀胱C線維活性化を抑制し，膀胱の収縮頻度の抑制作用を示す．また，膀胱反射に関わる脊髄内求心性伝達亢進を抑制し，脳内モルヒネである脊髄内ダイノルフィンの遊離促進に伴う κ オピオイド受容体を活性化する．その結果として，下行性抑制系が賦活され，脊髄内に5-HTやNAが放出され，それが知覚神経の伝達物質であるサブスタンスPの遊離を抑制し，末梢から中枢に至る伝達が遮断され頻尿が改善される．

名前の由来

八味地黄丸に牛膝と車前子を加えたもの．八味地黄丸は腎気丸とも呼ばれるので，加味した生薬から1文字ずつ取って牛車腎気丸と名付けられた．

呉茱萸湯
（ごしゅゆとう）

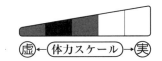

冷え症の人で，反復性に起こる激しい頭痛，項や肩のこり，悪心・嘔吐などを訴える場合．片頭痛や緊張型頭痛が最も良い適応の処方である．

効能または効果

手足の冷えやすい中等度以下の体力の人の次の諸症：
習慣性片頭痛，習慣性頭痛，嘔吐，脚気衝心

使用目標＝証

比較的体力の低下した冷え症の人で，反復性に起こる激しい頭痛を訴える場合に用いる．
1) 項や肩のこり，嘔吐などを伴う場合
2) 心窩部に膨満感，痞塞感＊あるいは振水音を認める場合
＊痞塞感：胸がふさがったような感じの症状．

臨床応用

- 片頭痛
- 緊張型頭痛
- 嘔吐
- 吃逆

味

苦味

構成生薬

- 大棗（タイソウ），4.0 g　　ジジフスサポニン，オレアノール酸，ジジフスアラビナンなど
- 呉茱萸（ゴシュユ），3.0 g　　エボジアミン，ルテカルピン，リモニンなど
- 人参（ニンジン），2.0 g　　ギンセノシド Rg, $Rb_{1～3}$, Rc, Rd, β-エレメン，パナキシノールなど
- 生姜（ショウキョウ），1.5 g　　6-ショーガオール，6-ジンゲロール，α-ジンギベレンなど

副作用

過敏症[注1]：発疹，じんま疹など（頻度不明）
肝　臓：肝機能異常（AST（GOT），ALT（GPT）の上昇など）（頻度不明）
　注1) このような症状があらわれた場合には投与を中止すること．

主なエビデンス　臨床系

① **慢性頭痛**
- Odaguchi, H. *et al.*, *Curr. Med. Res. Opin.*, 2006, 22, 1587-1597.
【慢性頭痛患者のうちの呉茱萸湯を4週間内服しレスポンダー症例53例を呉茱萸湯28例，プラセボ25例に分けてプラセボ対照二重盲検比較試験で検討した．呉茱萸湯は12週間経口投与した．頭痛重症度，頭痛頻度，

冷え症状，生理痛，肩こりの程度をすべての症例で評価した．12週間経過後，呉茱萸湯群の頭痛発症日数は，開始時に比べ − 2.6 日と有意に減少し，プラセボの頭痛発症日数は，開始時に比べ 0.3 日と変化を認めず，両群間でも呉茱萸湯群で有意な改善を認めた．また，鎮痛薬の内服回数は，呉茱萸湯群で開始時に比べ 2.2 回と有意に減少し，プラセボで 1.4 回と変化を認めなかった．しかし，両群間では差を認めなかった．】

② 片頭痛

• 丸山哲弘，痛みと漢方，2006, 16, 30-39.

【1 年以上の罹病期間と平均月に 3 回以上の頭痛発作のある 14 例をクロスオーバーデザインにより呉茱萸湯と塩酸ロメリジンを 2 群に分けて投与した．呉茱萸湯，塩酸ロメリジン（10 mg/ 日）を各々 28 日間投与した．毎日頭痛日記を付け，頭痛発作があった日に頭痛の程度を 1 時間毎に VAS（visual analog scale）で自己評価し，トリプタン系薬剤の内服を記入してもらった．その結果，発作回数，VAS ピーク値，トリプタン内服錠数いずれにおいても，数値を下げる効果は呉茱萸湯のほうが大きく，統計学的に有意であった．】

主なエビデンス　症例報告

• 前田浩治，痛みと漢方，2006, 16, 70-72.

【片頭痛に対してトリプタン製剤で治療していた症例で，月に 4 回以上の発作を認め頭痛発作回数の変化のないもの，トリプタン製剤を 5 錠 / 月以上必要とした 12 症例に対し呉茱萸湯を併用した．頭痛強度，頭痛頻度，トリプタン製剤の服用回数，随伴症状，医療費軽減効果，有効性，副作用，併用療法による問題点について検討した．服用後約 3 か月で，頭痛強度（VAS）が軽快し，発作の回数は月に 2 回以下となった．その結果トリプタン製剤の服用回数も減少した．呉茱萸湯の服用量も 1 日量から 2/3 量に減量することが可能となった例が 12 例中 9 例に認められた．肩，項の凝りに関しては 8 例中 5 例，冷えに関しては 10 例中 7 例に有効であった．頭痛発作時の悪心，嘔吐は，10 例中 7 例で軽快した．また，トリプタン製剤のみ服用時に比べ医療費軽減効果があった症例を経験した．】

• 赤嶺真理子 他，日東洋心身医研，2000, 15, 36-38.

【緊張型頭痛の患者に対して呉茱萸湯を投与し，その有用性を評価し，うつ状態の有無，習慣性の有無による有効性をも合わせて検討した．その結果，対象症例 30 例中 23 例で有効，3 例で無効であり，4 例は自己中止のため評価できなかった．うつ状態の有無による評価は，中止例を除く 26 例で検討し，うつ状態あり群の 13 例中 12 例が有効，1 例が無効であった．また，うつ状態なし群の 13 例中 11 例が有効，2 例が無効であった．習慣性頭痛の症例は 21 症例で，うち 19 例で有効，2 例で無効であった．また非習慣性頭痛の症例 5 例中 4 例で有効，1 例で無効であった．】

• 吉井信夫，日医師会誌，1990, 103, KS-35-36.

【頭部外傷の後に訴える頭痛が長期間連日またはほとんど毎日続いた 64 例を対象として，呉茱萸湯を 35 日から 14 か月間投与して経過を観察した．頭痛の程度（強度と持続）と頻度を総合し，著効，有効，やや有効，ほとんど無効，無効の 5 段階の評価をした．著効は 19 例で 29.7%，有効は 28 例で 43.8%，やや有効は 8 例で 12.5%，ほとんど無効は 7 例で 10.9%，無効は 2 例 3.1% であった．】

• 山田寛幸 他，痛みと漢方，1993, 3, 18-21.

【脊椎麻酔後頭痛（PSH）を訴えた術後患者 52 名を対象として，呉茱萸湯を PSH を訴えた日から 3 日間投与した．結果，投与開始後 12 時間以内に頭痛が自制可能にまで改善した著効例が 16 例，同様に 24 時間以内に改善した有効例が 16 例あった．有効例では頭痛・項部痛と共に悪心も改善することが多く，また投薬による副作用は認められなかった．】

主なエビデンス　基礎研究系

① 血管収縮作用

- Hibino, T. *et al.*, *Biol. Pharm. Bull.*, 2009, 32, 237-241.

  【ラットの摘出血管を用いた *in vitro* の系において，呉茱萸湯は血管収縮作用を示した．受容体の拮抗薬を用いた検討により，呉茱萸湯はアドレナリン α_1 受容体，セロトニン 1B および 2A 受容体を介して，血管を収縮させた．】

② 血小板凝集抑制作用

- Hibino, T. *et al.*, *J. Pharmacol. Sci.*, 2008, 108, 89-94.

  【呉茱萸湯はモルモット全血中のコラーゲン誘発血小板過凝集を阻害した．このことから，前兆のある片頭痛では血小板の過凝集を阻害することにより，改善することが考えられた．】

名前の由来

4種類の生薬からなり，その主薬である呉茱萸の名を取って処方名とした．

呉茱萸湯　65

五淋散（ごりんさん） 甘 山

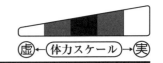

膀胱炎や残尿感，排尿痛など泌尿器の不調に用いられる．

効能または効果

- 頻尿，排尿痛，残尿感

使用目標＝証

体力中等度あるいはやや低下した人の慢性に経過した尿路炎症で，頻尿，残尿感，排尿痛などのある場合に用いる．

臨床応用

- 頻尿，排尿痛，残尿感

味

- わずかに苦くて甘い

構成生薬

- 茯苓（ブクリョウ），6.0 g　　エブリコ酸，パヒマン，エルゴステロールなど
- 黄芩（オウゴン），3.0 g　　バイカリン，バイカレイン，オウゴノシドなど
- 滑石（カッセキ），3.0 g　　加水ハロサイト，カオリナイトなど
- 甘草（カンゾウ），3.0 g　　グリチルリチン，イソフラボン，クマリンなど
- 地黄（ジオウ），3.0 g　　カタルポール，アクテオシド，マンニトールなど
- 車前子（シャゼンシ），3.0 g　　プランタゴーサチラゲA，アウクビン，アクテオシドなど
- 沢瀉（タクシャ），3.0 g　　アリソールA,B,C，アリスモール，カリウム塩など
- 当帰（トウキ），3.0 g　　リグスチリド，パルミチン酸，ベルガプテンなど
- 木通（モクツウ），3.0 g　　アケボシド，ヘデラゲニン，シネフリンなど
- 山梔子（サンシシ），2.0 g　　ゲニポシド，ゲニピン，クロシンなど
- 芍薬（シャクヤク），2.0 g　　ペオニフロリン，アルビフロリン，ペオニフロリゲノンなど

副作用

(1) 重大な副作用

1) 間質性肺炎：発熱，咳嗽，呼吸困難，肺音の異常などがあらわれた場合には，本剤の投与を中止し，速やかに胸部X線，胸部CTなどの検査を実施するとともに副腎皮質ホルモン剤の投与などの適切な処置を行うこと．
2) 偽アルドステロン症：低カリウム血症，血圧上昇，ナトリウム・体液の貯留，浮腫，体重増加などの偽アルドステロン症があらわれることがあるので，観察（血清カリウム値の測定など）を十分に行い，異常が認められた場合には投与を中止し，カリウム剤の投与などの適切な処置を行うこと．

3) ミオパチー：低カリウム血症の結果としてミオパチーがあらわれることがあるので，観察を十分に行い，脱力感，四肢痙攣・麻痺などの異常が認められた場合には投与を中止し，カリウム剤の投与などの適切な処置を行うこと．

4) 腸間膜静脈硬化症＊：長期投与により，腸間膜静脈硬化症があらわれることがある．腹痛，下痢，便秘，腹部膨満などが繰り返しあらわれた場合，または便潜血陽性になった場合には投与を中止し，CT，大腸内視鏡などの検査を実施するとともに，適切な処置を行うこと．なお，腸管切除術に至った症例も報告されている．

＊山梔子含有製剤の長期投与（多くは 5 年以上）により，大腸の色調異常，浮腫，びらん，潰瘍，狭窄を伴う腸間膜静脈硬化症があらわれるおそれがある．長期投与する場合にあっては，定期的に CT，大腸内視鏡などの検査を行うことが望ましい．

（2）その他の副作用

消化器：食欲不振，胃部不快感，悪心，嘔吐，下痢など（頻度不明）

主なエビデンス　基礎研究系

① 結晶の上皮細胞への付着抑制

• Nishihata, M., *Int. J. Urol.*, 2013, 20, 1032-1036.

【培養上皮細胞へのシュウ酸カルシウム結晶の沈着を，五淋散が有意に抑制した．】

② 膀胱炎抑制

• 真島洋子 他，産婦人科研究漢方のあゆみ，24, 109-113.

【サブスタンス P 誘発膀胱炎モデルラットに，あらかじめ五淋散（100 mg/kg）を経口投与したところ，膀胱収縮を抑制した．】

名前の由来

本方は，五淋の病を癒すという効能を処方名としたものである．五淋とは，石淋，気淋，膏淋，労淋，熱淋（『外台秘要方』）または，石淋，冷淋，膏淋，血淋，熱淋（『三因方』）などを指し，尿がたらたらと少しずつしか出ないといった症状を伴う様々な排尿異常の病態を意味している．また，散とあるが，医療用漢方製剤では，湯剤として抽出したエキスが用いられている．

五淋散　67

五苓散
ごれいさん

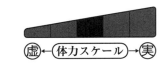

口渇，尿量減少，浮腫などの"水毒"（体内における水の偏在や水分代謝異常）を示す疾患に用いられ，非常に幅広い症状・疾患に用いられる．

効能または効果

口渇，尿量減少する人の次の諸症：
浮腫，ネフローゼ，二日酔，急性胃腸カタル，下痢，悪心，嘔吐，めまい，胃内停水，頭痛，尿毒症，暑気あたり，糖尿病

使用目標＝証

口渇ならびに尿利減少を主目標として用いる．
1) 浮腫，悪心，嘔吐，頭痛，めまいなどの症状を伴う場合
2) 心窩部に振水音を認める場合

臨床応用

- 浮腫
- ネフローゼ
- 尿毒症
- 急性胃腸炎
- 嘔吐
- 下痢
- 腹痛
- 二日酔
- 心窩部痛
- 起立性低血圧症
- 頭痛
- 三叉神経痛
- めまい
- 乗物酔
- 口渇
- 口腔乾燥症
- 硬膜下血腫
- 脳浮腫
- 伝染性軟属腫＜薏苡仁湯と併用＞
- 血小板減少
- 術後低ナトリウム血症

特記事項

- 服用しにくいときは少量ずつ口腔内に塗りつける．20〜30 mLのお湯に1包を溶かしたものにマルツエキスを加えて少しずつ服用させるなどの方法がある．
- 経口投与が困難な場合は，医師の判断により注腸，坐薬で投与する方法がある．
（森蘭子，小児疾患の身近な漢方治療10，メジカルビュー社，2011，66-74．）

味

わずかに辛い

構成生薬

- 沢瀉（タクシャ），4.0 g　　アリソール A,B,C，アリスモール，カリウム塩など
- 蒼朮（ソウジュツ），3.0 g　アトラクチロジン，ヒネソール，β-オイデスモールなど
- 猪苓（チョレイ），3.0 g　　エルゴステロール，多糖類，ビオチンなど
- 茯苓（ブクリョウ），3.0 g　エブリコ酸，パヒマン，エルゴステロールなど
- 桂皮（ケイヒ），1.5 g　　　ケイヒアルデヒド，ケイヒ酸，エピカテキンなど

副作用

過敏症[注1]：発疹，発赤，掻痒など（頻度不明）

肝　臓：肝機能異常（AST（GOT），ALT（GPT），γ-GTP などの上昇）（頻度不明）

注1）このような症状があらわれた場合には投与を中止すること．

主なエビデンス　臨床系

① 浮腫

- 槇本深 他，漢方の臨，2008, 55, 1003-1011.

【妊娠浮腫 15 例に対し 4 週間以上投与した結果，非投与 18 例に比較して，投与開始後約 2 週間の体重増加が有意に減少した．また，投与開始後約 3〜5 週の体重増加速度は，投与群と非投与群で有意な差はなかった．投与 2 週後において，浮腫は消失と軽快を合わせて 12 例（80％）であった．】

② 嘔吐

- 吉田政己 他，和漢医薬誌，1990, 7, 506-507.

【嘔吐を主訴に来院した小児 34 例に二重盲検法で五苓散坐薬と補中益気湯坐薬を投与し，30 分後に水分を与え，はきけ・嘔吐の有無により有効性を判定した．その結果，五苓散坐薬 16 例では有効 12 例（75％），補中益気湯坐薬 18 例では有効 5 例（28％）であり，両群間には有意差（$p < 0.05$）があった．】

- Kori, K. *et al.*, *J Alternat. Complement. Med.*, 2013, 19, 946-950.

【婦人科疾患に対する腹腔鏡手術前に五苓散を投与する群 50 例と非投与群 50 例を比較する前向き単盲検ランダム化試験を実施した．投与群は非投与群に比べて有意に悪心・嘔吐を軽減した．】

③ 起立性低血圧症

- 中村宏志 他，*Diabetes Fronti.*, 2000, 11, 561-563.

【起立性低血圧症を有する糖尿病患者 10 例に対し，単施設交叉式ランダム化比較試験（くじ引き）にて五苓散またはプラセボを 1 か月投与した．その結果，五苓散投与後では立ちくらみの自覚症状は 10 例中 9 例で改善を認めたが，プラセボでは 10 例全員で変化がなかった．また，起立前血圧は投与前，五苓散投与後，プラセボ投与後でいずれも有意な変化はなかった．起立後の血圧は五苓散投与後では収縮期，拡張期ともに有意（$p < 0.05$）に上昇したが，プラセボ投与では，有意な変化はなかった．】

④ 慢性硬膜下血腫

- Yasunaga, H., *Evid. Based Complement. Alternat. Med.*, 2015, p6, doi：10.1155/2015/817616.

【日本全国の入院患者データベースを用い，五苓散服用と慢性硬膜下血腫（CSDH）穿頭手術後の再手術率との関連性を調査した．五苓散服用 3,889 例と非服用患者を含む 36,020 例を特定し，五苓散を服用したときの傾向スコアを病院の特性と患者背景に基づいて計算し，1 対 1 の傾向スコアマッチングで，3,879 組を作成した．傾向スコアマッチング解析より，五苓散服用患者の再手術率は 4.8％で，非服用患者 6.2％より有意に低かった（P=0.001）．】

- 松田尚也 他，脳神経外科と漢方講演記録集，2012, 65-67.

【症候性慢性硬膜下血腫手術（穿頭ドレナージ術）症例 113 例（両側 22 例）を無作為に五苓散投与群 54 例（両側 12 例），非投与群 59 例（両側 10 例）に振り分け，投与群では術後 3 日以内に内服を開始し，3 か月間投与した．その結果，片側症例の投与群においてとくに再発率が低かったが，両群間で有意差は認めなかった．また，手術翌日を 100％として比較した CT 上の血腫量平均値は，7，14，28，56，84 日後で，いずれも投

五苓散　69

与群において血腫量が少ない結果となり，84 日後では有意差を認めた（p = 0.046）.】

⑤ 血小板減少

- 関正威，和漢医薬誌，1990, 7, 510-511.

【胆嚢結石症または胆嚢ポリープのため胆嚢切除術を行った患者 47 例を五苓散（手術前日まで）投与群 14 例，小柴胡湯（手術前日まで）投与群 12 例，コントロール群（病棟内安静のみ）21 例にランダムに分けた．その結果，血小板数は術後 1 日目に五苓散，小柴胡湯投与群がコントロール群に対して有意に高値であった．尿中 PGE_1 排泄量は五苓散群で術後 1, 5, 6, 7 日目に有意に高値であり，小柴胡湯群は術後 1 日目のみ高値であった．$PGF_1\alpha$ 排泄量は，五苓散群で術後 1, 5～7, 8～14 日目にコントロール群と比較して高値であった．小柴胡湯群では術後 1 日目のみ高値であった.】

⑥ 術後低ナトリウム血症

- 関正威 他，日東洋医誌，1992, 42, 313-322.

【胆石症または胆嚢ポリープの手術をした女性 58 例（炎症所見のあるものを除く）を五苓散（手術前日まで）投与群 17 例，小柴胡湯（手術前日まで）投与群 13 例，コントロール群（病棟内安静のみ）28 例にランダムに分けた．その結果，五苓散投与群で術後 0, 1 日目に群間比較で血中 Na は有意に高かった．K と Cl にはその傾向はなかった．白血球数では群間差はないが，赤血球数は術後 8～14 日にコントロール群に比較し五苓散投与群で低下，血小板数は五苓散投与群，小柴胡湯投与群がコントロール群に比べ術後 1 日目に高値であった．PGE_1 は群間差なし，6 ケト $PGF_1\alpha$ は五苓散投与群のみ有意な上昇が術後 14 日まで持続した.】

主なエビデンス　症例報告

- 三浦陽子 他，産婦漢方研のあゆみ，2011, 28, 102-104.

【水様性下痢で受診し，糞便をサンプルとした迅速検査でノロウイルスによる感染性胃腸炎と診断された 33 例を封筒法により，ランダムに五苓散投与群 11 例，五苓散 + 芍薬甘草湯投与群 11 例，非投与群 11 例に分け，嘔吐，下痢，腹痛の消失時間を評価した．その結果，非投与群に比較して，五苓散投与群および五苓散 + 芍薬甘草湯投与群では，いずれも消失時間が短縮された.】

- 鹿井博文，日東洋心身医研会誌，1991, 6, 73-78.

【頭痛を主訴とした外来患者のうち，東洋医学的診断で五苓散証と判断した 15 例において著効 4 例，有効 9 例で，有効以上は 13/15 例（86.7%）であった.】

- 佐藤泰昌 他，痛みと漢方，2008, 18, 58-61.

【脊椎麻酔下帝王切開 11 例の術後の頭痛に対して有効な例が多かった.】

- 森本昌宏 他，東洋医とペインクリニック，1994, 24, 7-10.

【カルバマゼピンの服薬を主体にした治療を受けている特発性三叉神経痛患者 62 例に対して，26 例には柴苓湯を，36 例には五苓散を投与した．その結果，柴苓湯投与群では著明改善 6 例，改善 8 例で改善以上が 53.8%，五苓散投与群では著明改善 4 例，改善 13 例で改善以上が 47.2% であった.】

- 村松正俊 他，*Neurol. Surg.*, 2005, 33, 965-969.

【80 歳以上（超高齢者）の慢性硬膜下血腫 11 例（再発 4 例，初発 7 例）に投与し，6 例有効であった.】

- 宮上光祐 他，*Neurol. Surg.*, 2009, 37, 765-770.

【慢性硬膜下血腫 22 例，27 血腫に投与し，血腫の縮小または消失を含む有効例は 23 血腫（85%）であり，そのうち 17 血腫（74%）は投与後 4 週以内に血腫が縮小し始め，その後も漸次縮小または消失した．消失

した 12 血腫のうち 10 血腫は消失までの期間が 14 週以内であった.】

- 吉川朋成 他, 脳神経外科と漢方講演記録集, 2010, 16.
【症候性慢性硬膜下血腫手術（穿頭術）を施行した 70 歳以上の 43 例を, ランダムに五苓散投与群 22 例, 非投与群 21 例とした. その結果, 血腫の減少率は非投与群に比較し投与群でより大きく, とくに 7-14 日の間で減少が著明であった（統計学的に有意差に関する記載は無し）. 再手術が必要となった症例は, 投与群では 2/22 名（9%）, 非投与群では 5/21 名（24 %）にみられたが, 両群間で有意差は認めなかった.】

- 林明宗, 漢方と最新治療, 2008, 17, 226-231.
【頭蓋内悪性脳腫瘍に伴う脳浮腫 25 例（30 件）において, 五苓散の臨床効果を自覚的改善度について VAS で評価した. その結果, 著効 7 件, 有効 12 件, 無効 11 件で改善率は 19/30 件（63%）であった.】

- 福富梯 他, 漢方と最新治療, 2000, 9, 281-283.
【伝染性軟属腫患児 45 例に五苓散合薏苡仁湯を投与し, 効果判定可能症例 24 例では, 著効 16 例（66.7%）, 有効 1 例（4.1%）であった.】

- 木村容子 他, 日東洋医会誌, 2010, 61, 722-726.
【夏季の冷飲食後に生じた心窩部痛を訴えた患者 19 例に投与し, 16 例が有効であった.】

主なエビデンス　基礎研究系

① アルコール代謝改善作用

- 原中瑠璃子 他, 和漢医薬会誌, 1984, 1, 38-39.
【エタノール投与マウス群にヘマトクリット減少, 白血球減少, 臓器内電解質（Na, K, Mg, Ca, Zn）減少が認められたが, エタノールと本剤併用マウス群では, いずれも正常対照群に近い値を示した.】

- 岡田奈緒子 他, 和漢医薬会誌, 1984, 1, 170-171.
【高脂肪食エタノール投与マウス群では還元型 glutathione 低値, 酸化型 glutathione 低値, AST（GOT）, ALT（GPT）, LDH, OCT 高値が認められたが, エタノールと本剤併用マウス群では, いずれも改善された.】

② 利尿作用

- 原中瑠璃子 他, *Proc. Symp. WAKAN-YAKU*, 1981, 14, 105-110.
【経口投与により, 西洋薬の利尿剤（フロセミドなど）に比べ K 喪失傾向の少ない利尿作用を示した.】

- 桑原道雄 他, 腎と透析, 1996, 41, 251-255.
【イヌ腎臓由来の遠位尿細管の皮質部集合管由来細胞（MDCK 細胞）において, ナトリウムチャネルを阻害した（*in vitro*）.】

- 礒濱洋一郎, 漢方と最新治療, 2008, 17, 27-35.
【細胞膜を貫通する水の移動速度を低下させ, 腎尿細管で電解質の再吸収に伴う受動的な水の再吸収を阻害する. 血中の電解質濃度への影響の少ない利尿効果を示した（*in vitro*）. 構成生薬のうち猪苓, 蒼朮, 茯苓がアクアポリン（AQP）阻害作用を有し, 細胞膜の水透過性を濃度依存的に抑制する. 蒼朮による AQP 阻害作用は蒼朮に含有される Mn イオンに依存している. 猪苓も EDTA 感受性を有し, 含有する金属が AQP 阻害作用の主たる成分である.】

- Kurita, T. et al., *J. Med. Sci.*, 2011, 11, 30-38.
  【ラット腎および前脳におけるアクアポリン 1, 2, 3, 4 および V2R mRNA 発現に及ぼす五苓散の影響を検討した．経口投与による低用量五苓散はラットにおいて尿排泄量を増加させた．腎髄質の AQP2 mRNA および AQP3 mRNA 発現を低下させると同時に前脳の AQP3 mRNA 発現を低下させるが，バソプレシン 2 受容体 mRNA には変化がなかった．】

③ 消化管運動亢進作用
- 田代眞一，*Prog. Med.*, 1995, 15, 2597-2614.
  【マウスに経口投与したところ，消化管運動が亢進した．】

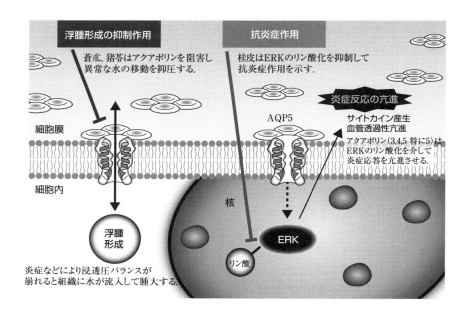

【五苓散の浮腫・炎症抑制に対する作用メカニズム（推察）】
　　五苓散はアクアポリン（aquaporin：AQP）による異常な水の移動を抑制し，浮腫形成の抑制作用を示す．また，ERK（細胞外シグナル調節キナーゼ）のリン酸化を抑制して，AQP5 による炎症反応の亢進を抑える．

名前の由来

猪苓が主薬であることから古くは「猪苓散」と呼ばれていたが，猪苓，茯苓，白朮の 3 生薬からなる同名異方の「猪苓散」があり，混同を避けるために「五味猪苓散」と称するようになって，後にそれがつまって「五苓散」と名付けられた．

柴胡加竜骨牡蛎湯
(さいこかりゅうこつぼれいとう)

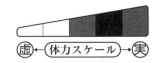
虚 ←体力スケール→ 実

比較的体力がある人の精神不安，不眠，煩悶，イライラ，心悸亢進などの症状を目標に用いる．

効能または効果

比較的体力があり，心悸亢進，不眠，いらだちなどの精神症状のある人の次の諸症：
高血圧症，動脈硬化症，慢性腎臓病，神経衰弱症，神経性心悸亢進症，てんかん，ヒステリー，小児夜啼症，陰萎

使用目標＝証

比較的体力のある人で，精神不安，不眠，イライラなどの精神神経症状があり，胸脇苦満*のある場合．
1) 頭痛，頭重，肩こりなどを伴う場合
2) 臍傍に腹部大動脈の拍動の亢進を認める場合
　　*胸脇苦満（きょうきょうくまん）：心窩部より季肋部にかけて苦満感を訴え，抵抗・圧痛の認められる症状をいう．

臨床応用

- 神経症患者の精神症状（不安・不眠・焦燥感など）
- 男性更年期障害の身体症状，性機能症状，精神症状
- 夜驚症（睡眠時驚愕症）
- チック障害
- 高血圧症
- 動脈硬化症
- 脳血管障害後遺症
- 不眠症
- うつ状態
- 慢性腎炎
- 気管支喘息
- 更年期障害
- 男性不妊症
- 塩酸リトドリンの副作用
- 外傷性頸部症候群

味

わずかに苦い

構成生薬

- 柴胡（サイコ） 5.0 g　　サイコサポニン A,C,D,E，α-スピナステロールなど
- 半夏（ハンゲ） 4.0 g　　ホモゲンチジン酸，アラビノガラクツロナン，エフェドリンなど
- 桂皮（ケイヒ） 3.0 g　　ケイヒアルデヒド，ケイヒ酸，エピカテキンなど
- 茯苓（ブクリョウ） 3.0 g　　エブリコ酸，パヒマン，エルゴステロールなど
- 黄芩（オウゴン） 2.5 g　　バイカリン，バイカレイン，オウゴノシドなど
- 大棗（タイソウ） 2.5 g　　ジジフスサポニン，オレアノール酸，ジジフスアラビナンなど
- 人参（ニンジン） 2.5 g　　ギンセノシド Rg,Rb$_{1\sim3}$,Rc,Rd，β-エレメン，パナキシノールなど
- 牡蛎（ボレイ） 2.5 g　　炭酸カルシウム $CaCO_3$，リン酸カルシウム $Ca_3(PO_4)_2$，アミノ酸類など
- 竜骨（リュウコツ） 2.5 g　　炭酸カルシウム $CaCO_3$，リン酸カルシウム $Ca_3(PO_4)_2$
- 生姜（ショウキョウ） 1.0 g　　6-ショーガオール，6-ジンゲロール，α-ジンギベレンなど

副作用

（1）重大な副作用

1) 間質性肺炎：発熱，咳嗽，呼吸困難，肺音の異常（捻髪音）などがあらわれた場合には，本剤の投与を中止し，速やかに胸部 X 線などの検査を実施するとともに副腎皮質ホルモン剤の投与などの適切な処置を行うこと．また，発熱，咳嗽，呼吸困難などがあらわれた場合には，本剤の服用を中止し，ただちに連絡するよう患者に対し注意を行うこと．

2) 肝機能障害，黄疸：AST（GOT），ALT（GPT），Al-P，γ-GTP の上昇などを伴う肝機能障害，黄疸があらわれることがあるので，観察を十分に行い，異常が認められた場合には投与を中止し，適切な処置を行うこと．

（2）その他の副作用

過敏症[注1]：発疹，発赤，搔痒，じんま疹など（頻度不明）

消化器：胃部不快感など（頻度不明）

注1）このような症状があらわれた場合には投与を中止すること．

主なエビデンス　臨床系

① 男性更年期

- Tsujimura, A. *et al.*, *Aging Male.*, 2008, 11, 95-99.

【男性更年期患者 22 例に 2 か月以上投与したところ，aging males' symptoms スコアと King's Health Questionnaire スコアの排尿に関する全般的健康度，生活への影響の 2 項目で有意な改善を認めた．】

② 男性不妊症

- 平松正義 他，漢方医，1993, 17, 246-248.

【乏精子症あるいは精子無力症の患者（28 例）を，柴胡加竜骨牡蛎湯群（12 例）と補中益気湯群（16 例）で比較すると，両群ともに精子運動率が有意に増加した．全般改善度は改善以上が柴胡加竜骨牡蛎湯群で 75.0%，補中益気湯群で 37.5% であった．】

③ 塩酸リトドリンの副作用

- 宗像正寛 他，産と婦，2004, 71, 119-123.

【妊娠 16 週以降の切迫流・早産の患者に対しリトドリンを点滴静注し，柴胡加竜骨牡蛎湯をリトドリンの投与開始から終了まで投与した．リトドリン単独投与 23 例と柴胡加竜骨牡蛎湯との併用投与 199 例を比較した結果，リトドリンの平均最大投与量は単独投与に比べ併用投与で有意に増加していた．また投与期間は単独投与が 3〜48 日間，平均 17.2 日間に対し，併用投与では投与中止がほとんどなかったことから 4〜150 日間，平均 47.8 日間と長期間の投与が可能で，両群間に有意差が認められた．（p ＜ 0.01）】

④ 外傷性頸部症候群

- 金井成行，漢方診療，1992, 11, 26-27.

【外傷性頸部症候群（むちうち損傷）37 例に投与し，投与しなかった 293 例と比較した．その結果，投与群では 3 か月以上の長期通院患者はなく，Kaplan-Meier 法により推定非治癒率を調べたところ，両群間に明らかな有意差がみられ，投与群が低かった．症状別改善度では，鎮痛に関しては効果は弱いが，軽度改善以上が不眠は 97.0%，全身倦怠感・易疲労は 96.7%，イライラ感・不安感は 92.9%，動悸は 100% と効果がみられた．】

主なエビデンス　症例報告

- 日下美穂 他，臨床と研，1991, 68, 3881-3884.
  【心悸亢進を訴える患者 19 例に 8〜12 週間投与して自覚症状に対する効果を調べた．その結果，9 例（47%）において心悸亢進の自覚症状が改善した．そのうち，2 例は完全に消失し，効果がなかった 10 例に悪化したものはなかった．有効であった 9 例では，治療後拡張期血圧が有意に低下し（81.8 ± 3.9 to 75.1 ± 5.0 mmHg, p < 0.05），平均血圧は低下傾向を示した（97.0 ± 3.8 to 92.6 ± 3.8 mmHg, p < 0.1）.】

- 柴田昌雄 他，腎と透析，1991, 31, 779-787.
  【原発性の慢性糸球体腎炎（ネフローゼ症候群を含む）患者 63 例を対象とし，問診表により処方を選択し，柴胡加竜骨牡蛎湯 12 例，牛車腎気丸 11 例，柴苓湯 40 例に，それぞれ 24 週間投与した．その結果，やや改善以上の有効率は全般改善度で柴胡加竜骨牡蛎湯群 36%，牛車腎気丸群 28%，柴苓湯群 50% であり，尿蛋白改善度で柴胡加竜骨牡蛎湯群 50%，牛車腎気丸群 38%，柴苓湯群 43% と改善を認めた．腎機能改善度については，一部の例で改善が認められたが（15%），大部分は不変のものが多く（81%），悪化を認める例は少なかった（4%）.】

- 小沼富男，第 11 回臨床東洋医学研究会，1995, 16, 4401-4405.
  【インスリン非依存性糖尿病患者 12 例に柴胡加竜骨牡蛎湯，8 例に大柴胡湯を，それぞれ 12 週間投与した．その結果，投与前と比較し柴胡加竜骨牡蛎湯群では血清総コレステロール値が投与 4 週および 12 週後に有意に低下し，LDL-コレステロール値が投与 4 週，8 週，12 週後に有意に低下した．一方，大柴胡湯群では投与後変化がなかった.】

- 小川勇，漢方診療，1993, 12, 28-29.
  【高血圧症で精神過敏症状を有し，実証と診断された 31 例に投与したところ，全症例で血圧の改善と精神過敏症状の改善を認めた．なお，併用薬として収縮期血圧 170 mmHg 以上のものには，ニフェジピン（20 mg/日）またはジルチアゼム（60 mg/日）を，拡張期血圧のみ 100 mmHg 以上のものにはジルチアゼム（60 mg/日）を使用した.】

- 長谷川元治，*Clinic Magazine*，1996, 23, 61-64.
  【動脈硬化症患者 54 例に柴胡加竜骨牡蛎湯を投与し，3 年間観察した．非侵襲的血管機能検査である脈波速度法（PWV）で，大動脈全体の機能を動脈壁を伝播する波動の速度から調べた結果，加齢により増加する PWV の増加が動脈硬化症群 57 例では 0.192/ 年であるのに対し，投与群では 0.051/ 年であり，対照群 254 例の 0.072/ 年を下回っていた.】

- 更井啓介，漢方医，1986, 10, 26-29.
  【神経症患者 32 例（男性 14 例，女性 18 例）に投与したところ，全般改善度は，軽度改善以上の改善率は男性 71.4%，女性 88.8% であった．併用薬（向精神薬）がある場合は 85.7% だが，柴胡加竜骨牡蛎湯単独の場合でも 77.7% であった．症状別の改善度は，不安 79.3%，不眠 79.2%，不機嫌 76.9%，焦燥 73.3%，緊張 72.4%，易疲労感 66.7% であった.】

- 篠崎徹，漢方医，2000, 24, 122-124.
  【イライラを主訴とする実証の神経症患者 15 例（男性 10 例，女性 5 例）において（11 例で向精神薬の併用あり），著効 2 例，有効 6 例で有効率は 53.3% であった.】

- 大橋正和 他，泌外，1996, 9, 209-211.

【特発性男子不妊症患者 30 例（乏精子症 4 例，無力精子症 17 例，乏・無力精子症 9 例）に，3 か月以上投与した結果，精子濃度，運動率における有効率はそれぞれ 46％，65％であった．投与前後において血清ホルモン値に変動を認めなかった．】

- 山際幹和 他，耳鼻臨床，1991, 84, 555-563.

【咽喉頭異常感（疼痛や嚥下障害は除く）を訴えた患者 141 例に 14 日間投与した．その結果，経時的に異常感の強さを示すスコアは低下した．】

主なエビデンス　基礎研究系

① 血圧降下作用

- Okano, H. *et al., in vivo*, 1999, 13, 333-338.

【ウサギに混餌にて前投与したところ，ノルアドレナリンによる血管収縮および血圧上昇を抑制した．】

② 抗動脈硬化作用

- 山田勉 他，動脈硬化，1988, 16, 999-1007.

【高血圧自然発症ラットに経口投与したところ，大動脈内膜肥厚度が低下し，病変部の内膜肥厚の進行が抑制された．】

- 長谷川元治，日経メディカル（別冊），1996, 25, 31-35.

【ウサギに経口投与と同時に，熱処理高デンプン・高塩分・低タンパク食で飼育し大動脈波速度法（PWV 法）にて推移を観察したところ，PWV の増加が抑制された．また，組織所見においても胸部大動脈中膜における変性が少ないことが認められた．】

- Chung, H. J. *et al., Biol. Pharm. Bull.*, 2003, 26, 56-60.

【頚動脈を擦過したラットに高コレステロール食とともに混餌前投与したところ，血管内皮肥厚が抑制され，血管平滑筋細胞の増殖が抑制された．】

- 原中瑠璃子 他，和漢医薬会誌，1986, 3, 51-57.

【マウスに高コレステロール食とともに 12 か月飲水投与したところ，肝臓におけるトリグリセリドおよびリン脂質の低下，心臓におけるリン脂質の低下が認められた．】

- Yoshie, F. *et al., Pharmacol. Res.*, 2001, 43, 481-487.

【遺伝性高コレステロール血症（KHC）ウサギに高コレステロール食とともに混餌投与したところ，総コレステロールおよび LDL が減少し，肝臓組織における apoE および LDL 受容体 mRNA 量が増加した．また，胸部大動脈弓部の粥状動脈硬化病変が抑制された．】

- 古川誠一 他，和漢医薬会誌，1994, 11, 236-240.

【ヒト肝細胞モデル HepG2 細胞において，細胞内コレステロールエステルおよびトリグリセリドの合成を抑制し，apoB の分泌を低下させた（*in vitro*）．】

③ 向精神作用

- Iizuka, S. *et al., Meth. Find. Exp. Clin. Pharmacol.*, 1998, 20, 19-26.

【El マウスに混餌にて前投与したところ，明期の運動量が減少し，明期のペントバルビタール誘発睡眠が延長した．】

- Mizoguchi, K. *et al., Pharmacol. Biochem. Behav.*, 2003, 75, 419-425.

【慢性的に水浸拘束を負荷したラットに経口投与したところ，回転棒における運動量の減少が改善され，前頭前野におけるセロトニンおよびドパミンの放出量減少が改善された．】

- Mizoguchi, K. et al., *Life Sci.*, 2002, 72, 67-77.
 【慢性的に水浸拘束を負荷したラットに経口投与したところ，副腎重量の増加が抑制され，グルココルチコイドによるネガティブフィードバック反応の減弱が改善された．】
- Mizoguchi, K. et al., *Pharmacol. Biochem. Behav.*, 2007, 86, 55-61.
 【ラットに投与したところ，前頭前野と海馬において，グルココルチコイド受容体減少を改善することにより，慢性ストレス（浸水または拘束）誘起性のフィードバック機能の低下を有意に抑制した．】
- Mizoguchi, K. et al., *J. Nat. Med.*, 2009, 63, 69-74.
 【ラットを用いた実験で，単回投与では抗不安作用を示さなかったが，繰り返し投与で慢性ストレス誘起性不安を有意に改善した．一方，ジアゼパムは単回投与で抗不安作用を示したが，繰り返し投与しても慢性ストレス誘起性不安は改善しなかった．】

④ 抗痙攣作用

- 伊藤忠信 他，漢方と最新治療，1992, 1, 274-278.
 【マウスに経口投与したところ，電気刺激による間代性痙攣の持続時間が短縮し，ペンテトラゾール，ピクロトキシンによる死亡までの時間が延長した．】

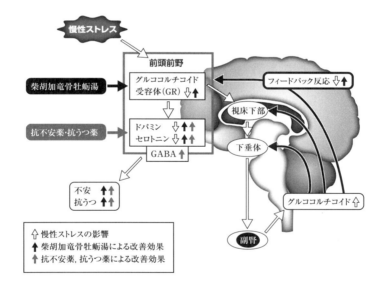

【基礎研究から推測されるストレスが関与する精神神経症状に対する柴胡加竜骨牡蛎湯の作用メカニズム】
　慢性ストレス下では，前頭前野のグルココルチコイド機能の低下がドパミンやセロトニン神経系の機能低下を招くと考えられている．柴胡加竜骨牡蛎湯は前頭前野のグルココルチコイド受容体量の減少を抑制し，ドパミンおよびセロトニンの放出量減少を改善すると推察されている．

名前の由来

　本方は，柴胡湯（小柴胡湯から甘草を除いた処方）に竜骨と牡蛎など（他に桂皮，茯苓を含む）の生薬を加味したことをもって処方名としている．原典である『傷寒論』には，竜骨，牡蛎以外に桂皮，茯苓，鉛丹，大黄も加味されているが，鉛丹（Pb_3O_4）は毒性があるために除かれ，大黄は便秘がなくても本方の適応する証が多いために除かれている．

柴胡桂枝湯 甘

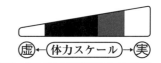

小柴胡湯と桂枝湯との合方である．急性疾患では，発熱数日後に交互に起こる悪寒と発熱（往来寒熱）がある場合に用いる．

効能または効果

発熱汗出て，悪寒し，身体痛み，頭痛，はきけのある人の次の諸症：
感冒・流感・肺炎・肺結核などの熱性疾患，胃潰瘍・十二指腸潰瘍・胆嚢炎・胆石・肝機能障害・膵臓炎などの心下部緊張疼痛

使用目標＝証

熱性疾患では，急性期を経てなお，頭痛，悪寒，関節痛，食欲不振などのある場合に用いる．慢性疾患では，心窩部より季肋部にかけて苦満感を訴え，抵抗・圧痛が認められ（胸脇苦満），腹直筋の攣急を伴う場合に用いる．

1) 心窩部の苦満感，食欲不振，腹痛などを伴う場合
2) 精神不安，不眠などの精神神経症状を伴う場合

臨床応用

- 感冒
- インフルエンザ
- 肺炎
- 肺結核
- 胃潰瘍
- 十二指腸潰瘍
- 機能性ディスペプシア
- 胃炎
- 過敏性腸症候群
- 膵臓炎
- 胆嚢炎
- 胆石
- 肝機能障害
- 頭痛
- 神経症
- 不眠症
- 反復性臍疝痛
- 三叉神経痛（小柴胡湯との併用も含む）
- 耳鳴り

味

わずかに甘くて渋い

構成生薬

- 柴胡（サイコ），5.0 g　　サイコサポニン A,C,D,E，α-スピナステロールなど
- 半夏（ハンゲ），4.0 g　　ホモゲンチジン酸，アラビノガラクツロナン，エフェドリンなど
- 黄芩（オウゴン），2.0 g　　バイカリン，バイカレイン，オウゴノシドなど
- 甘草（カンゾウ），2.0 g　　グリチルリチン，イソフラボン，クマリンなど
- 桂皮（ケイヒ），2.0 g　　ケイヒアルデヒド，ケイヒ酸，エピカテキンなど
- 芍薬（シャクヤク），2.0 g　　ペオニフロリン，アルビフロリン，ペオニフロリゲノンなど
- 大棗（タイソウ），2.0 g　　ジジフスサポニン，オレアノール酸，ジジフスアラビナンなど
- 人参（ニンジン），2.0 g　　ギンセノシド $Rg, Rb_{1～3}, Rc, Rd$，β-エレメン，パナキシノールなど
- 生姜（ショウキョウ），1.0 g　　6-ショーガオール，6-ジンゲロール，α-ジンギベレンなど

副作用

副作用発生状況の概要

使用成績調査（1993 年 10 月～1994 年 2 月）2,641 例中，20 例（0.76％）24 件の副作用が報告された．本項には頻度が算出できない副作用報告を含む（承認時～1998 年 7 月）．

（1）重大な副作用

1）間質性肺炎（頻度不明）：発熱，咳嗽，呼吸困難，肺音の異常（捻髪音）などがあらわれた場合には，本剤の投与を中止し，速やかに胸部 X 線などの検査を実施するとともに副腎皮質ホルモン剤の投与などの適切な処置を行うこと．また，発熱，咳嗽，呼吸困難などがあらわれた場合には，本剤の服用を中止し，ただちに連絡するよう患者に対し注意を行うこと．

2）偽アルドステロン症（頻度不明）：低カリウム血症，血圧上昇，ナトリウム・体液の貯留，浮腫，体重増加などの偽アルドステロン症があらわれることがあるので，観察（血清カリウム値の測定など）を十分に行い，異常が認められた場合には投与を中止し，カリウム剤の投与などの適切な処置を行うこと．

3）ミオパチー（頻度不明）：低カリウム血症の結果としてミオパチーがあらわれることがあるので，観察を十分に行い，脱力感，四肢痙攣・麻痺などの異常が認められた場合には投与を中止し，カリウム剤の投与などの適切な処置を行うこと．

4）肝機能障害，黄疸（頻度不明）：AST（GOT），ALT（GPT），Al-P，γ-GTP の上昇などを伴う肝機能障害，黄疸があらわれることがあるので，観察を十分に行い，異常が認められた場合には投与を中止し，適切な処置を行うこと．

（2）その他の副作用

過敏症[注1]：発赤，じんま疹（頻度不明），発疹，掻痒（0.1％未満）

消化器：下痢（0.1～5％未満），消化不良，便秘（0.1％未満）

泌尿器[注2]：膀胱炎（頻度不明），膀胱炎様症状（頻尿，排尿痛，血尿，残尿感など）（0.1～5％未満）

注 1）このような症状があらわれた場合には投与を中止すること．

注 2）このような症状があらわれることがあるので，観察を十分に行い，異常が認められた場合には投与を中止し，適切な処置を行うこと．

主なエビデンス　臨床系

① 慢性肝炎

• 堀江義則 他，漢方医，2002, 26, 170-174.

【慢性ウイルス性肝炎患者のうちインターフェロン投与を受けていない症例 25 例に 8 週間投与した．ほかの併用薬を変更した 1 例は除外した．AST（GOT），ALT（GPT），γ-GTP は投与前に比べて有意に低下し，プロトロンビン時間は有意に増加した（いずれも $p < 0.05$）．ALP，アルブミン，血小板数，ヘモグロビン量にはそれぞれ有意な変化を認めなかった．HCV のウイルス量は 6 例で検討され，すべての例で投与前値より低下し，1 例は検出感度以下になった．】

② 慢性膵炎

• 周東寛 他，医と薬学，2013, 70, 817-820.

【上腹部痛や背部痛を主訴とし慢性膵炎と考えられた患者で，西洋薬治療を行うが改善が認められない 11 例に 3 か月投与した．使用中の西洋薬はそのまま継続使用した．その結果，3.2 ± 1.9 か月の投与で血清トリ

プシンおよび血清リパーゼが有意に低下した．（それぞれ p＜0.01，p＜0.05）】

③ *Helicobacter pylori* 除菌

- 瓜田純久 他，和漢医薬誌，2000, 17, 12-16.

【ランソプラゾール 30 mg/ 日＋クラリスロマイシン 600 mg/ 日を 2 週間投与する 2 剤療法を行った 60 例を 2 群に分け，A 群：30 例は除菌治療開始から 6 か月間投与し，B 群：30 例は 2 剤療法のみとした．その結果，除菌成功は A 群 68.0％，B 群 28.7％であり，脱落例を除菌失敗としても A 群 56.7％，B 群 16.7％と，除菌率が有意に向上した（p＜0.01）．】

④ 三叉神経痛

- 大野健次 他，日ペインクリニック会誌，1996, 3, 92-96.

【特発性三叉神経痛患者 13 例に，朝夕食前に小柴胡湯と柴胡桂枝湯を 1/3 日量ずつ服用させた．投与前と 2 週後に発作痛の強さを visual analog scale（VAS）で評価し，痛みの頻度および自覚症状の総合的な強さは，服用開始前を 10 として数字で回答を求めた．また食事と洗顔時の痛みについて 4 段階で評価した．その結果，2 週後の VAS は有意に低下し（p＝0.0030），食事・洗顔に際しての 4 段階評価も有意に改善した（それぞれ p＝0.0158，p＝0.0021）．痛みの頻度，自覚症状の総合的な強さも低下した．】

主なエビデンス　症例報告

- 甲賀正聰，第 1 回日本東洋医学会・和漢医薬学会合同シンポジウム，2002, 15-16.

【反復気道感染の幼児（2～6 歳）36 例に 0.15 g/kg/ 日（分 2）を 1 年間投与し，中止後 2 年間の経過も考慮して，その効果判定を行った．気道感染が 1 年間で 7 回以上であったものが 1/2 以下になったものを有効，1/3 以下となったものを著効とした．その結果，著効 8 例（22.2％），有効 20 例（55.6％），不変 6 例（16.7％），無効 1 例（2.8％）であり，著効と有効を合わせた有効率は 77.8％（28 例）であった．保護者からみた改善結果では，発熱回数の改善が最もはっきりしており，29 例（80.6％）に改善がみられた．】

- 中野逸郎 他，臨と研，1997, 74, 1875-1878.

【上腹部痛，背部痛などの自覚症状を有する慢性膵炎患者 15 例に，併用薬は継続として 12 週間投与した．その結果，腹痛を訴えた 13 例中有効 4 例，やや有効 4 例，背部痛を訴えた 13 例中有効 4 例，やや有効 5 例であった．15 例中 13 例で腹部圧痛，背部叩打痛のいずれかの他覚所見を有し，有効 4 例，やや有効 3 例であった．】

- 石井史 他，*Prog. Med.*, 1993, 13, 2893-2900.

【臨床的に過敏性腸症候群と診断された患者 46 例を対象とし，A 群：柴胡桂枝湯 23 例，B 群：桂枝加芍薬湯 23 例とに分け，それぞれ 2 週間投与した．その結果，A 群は 39％，B 群は 74％が有効であった．また，A 群では心窩部痛に 50％の改善率を認め，ほかの症状は 20～30％であった．B 群は交代制便通異常，下腹部痛，下痢，便秘，腹部膨満感において 50％以上の改善率であった．】

- 岩間正文 他，日小児東洋医会誌，2013, 26, 84-87.

【筋緊張性頭痛 12 例（8～16 歳）に，0.15 g/kg/ 日を投与したところ，2～3 週から 1 か月で効果があらわれ，頭痛が消失した著効例は 67％，軽減したやや有効を含めると有効率は 100％であった．起立性調節障害 3 例，チック 5 例，反復性腹痛 3 例，反復性下肢痛 2 例に投与し，効果が認められたが，夜尿症 12 例，神経性頻尿はあまり好転しなかった．】

- 岡田まゆみ 他，*LISA*, 1996, 3, 1136-1140.

【三叉神経痛患者のうち，薬物療法が適応であると思われた 10 例に投与した．カルバマゼピン（CBZ）が投

与されていた患者については投与を継続し，自覚症状の改善により漸減した．その結果，4週後では4例で CBZ服用中止，5例でCBZの減量が可能となった．また，痛みが当初の4〜7/10となった有効例が2例，0〜3/10となった著効例が7例であり，有効と著効を合わせた有効率は90％であった．約2年間の追跡調査でも，柴胡桂枝湯により良好な鎮痛効果が得られている．】

- 水田啓介 他，耳鼻臨床，1998，補98, 31-34.

【耳鳴り発症から3か月以上経過した13名に4週間以上継続投与した．患者の自己評価により治療前の耳鳴りを10として治療後の耳鳴りを点数で表し，4点以下を著効，5〜6点を有効，7〜8点をやや有効，9〜10点を無効，11点以上を悪化とし5段階で評価した．その結果，有効以上は23.1％，やや有効以上は38.5％であった．また，キシロカイン静注試験を9例に施行し，キシロカイン試験陽性例7例での効果は，やや有効以上57.1％であり，全例に対する有効率より高かった．なお，キシロカイン無効であった2例は柴胡桂枝湯は無効であった．】

主なエビデンス　基礎研究系

① 抗潰瘍作用

- 樽崎義一 他，診断と治療，1984，72, 2344-2348.

【ラットに経口投与したところ，システアミンによるペプシン分泌亢進及び血漿セクレチン値低下が抑制された．】

- Kamata, T. *et al.*, *Recent advances in traditional medicine in East Asia*, Excerpta Medica, 1985, 211.

【水浸拘束負荷ラットに経口投与したところ，胃粘膜障害発生および胃粘膜血流量減少が抑制された．】

- Fukutomi, H. *et al.*, *Recent advances in traditional medicine in East Asia*, Excerpta Medica, 1985, 195.

【ラットに経口投与したところ，インドメタシンによる胃粘膜血流量減少が抑制された．】

- 小野耕一 他，*Prog. Med.*, 1993, 13, 2832-2835.

【ブタ胃粘膜より精製したH^+, K^+-ATPaseの酵素活性が抑制された（*in vitro*）．】

② 肝障害抑制作用

- 岡田一乗 他，日大医誌，1995, 54, 584-590.

【ラットに経口投与したところ，肝部分切除による血清AST（GOT），ALT（GPT），γ-GTPおよび肝TG値の上昇がそれぞれ抑制された．また，肝DNA量が増加した（*in vitro*）．また，フローサイトメトリーによる肝再生過程細胞周期の分析では，肝部分切除後28時間目でS期が増加した（*in vitro*）．】

- Okada, K. *et al.*, *Nihon Univ. J. Med.*, 1995, 37, 193-202.

【マウスに経口投与したところ，D-ガラクトサミンによる血清AST（GOT）上昇および肝臓中の過酸化脂質（LPO）上昇が抑制された．また，肝臓中のグルタチオン（GSH・GSSG）上昇が亢進した．】

- 太田好次 他，和漢医薬誌，1997, 14, 143-148.

【α-naphthylisothiocyanate（ANIT）惹起肝胆道障害ラットに経口投与したところ，肝細胞障害，胆道障害及び血清LPO値上昇がそれぞれ抑制された．】

③ 膵炎抑制作用

- 船越顕博 他，臨と研，1992, 69, 2992-2994.

【ラットに混餌投与したところ，セルレインによる血清アミラーゼ値上昇が抑制された．また，組織学的には膵臓間質における炎症細胞浸潤ならびに腺房細胞における空胞の出現が抑制された．】

- 木村寿成 他，臨と研，1994, 71, 1115-1118.

【ラットに混餌投与したところ，水浸拘束ストレス負荷とセルレイン同時投与による膵内アミラーゼ含有量の減少が抑制された．】

- 平野鉄也 他，漢方医，1995, 19, 115-118.

【ラットに経口投与したところ，セルレインによる膵水分量増加，膵トリプシン含有量増加，膵LPO含有量増加および膵SOD含有量減少がそれぞれ抑制された．また，カテプシンBの膵細胞内再分布が抑制された．】

- 平野鉄也 他，漢方医，1996, 20, 184-186.

【ラットに経口投与したところ，組織学的には膵管内圧上昇による interstitial edema, acinar cell vacuolization 変化が抑制された．】

- 元雄良治 他，*JAMA*, 1997, 18, 22-23.

【自然発症慢性膵炎モデルラットに経口投与したところ，膵炎の発症が抑制され，膵の茶褐色ヘモジデリン沈着ならびに膵の萎縮が抑制された．また，血清アミラーゼ値の上昇ならびに膵組織中の pancreatitis-associated protein（PAP）mRNA の発現が抑制された．】

- 若杉英之 他，医療，1996, 50, 18-21.

【ラット膵腺細胞において，高濃度のカルシウム添加による細胞中の DNA 量，タンパク量および LDH 量の減少並びにアミラーゼ量の増加が抑制された（*in vitro*）．】

④ **免疫調整作用**

- Yamashiki, M. *et al.*, *J. Clin. Lab. Immunol.*, 1992, 37, 83-90.

【ヒト末梢血単核球において，顆粒球コロニー刺激因子（G-CSF）産生能が増強した（*in vitro*）．】

- Yamashiki, M. *et al.*, *Drug Dev. Res.*, 1994, 31, 170-174.

【ヒト末梢血単核球において，TNF-α 産生能が増強した（*in vitro*）．】

⑤ **消化管ホルモンに対する作用**

- 船越顕博 他，臨と研，1995, 72, 1291-1292.

【ラットに混餌投与したところ，小腸内のセクレチン mRNA が増加した．】

名前の由来

本方は9種類の生薬から構成されており，小柴胡湯の7味と桂枝湯の5味の構成生薬のみからなるので，両処方の合方と考えられている．そこで両処方から柴胡と桂枝の名を取って名付けられた．

柴朴湯 （さいぼくとう） 甘

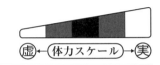

気管支喘息の薬物治療は西洋医学的治療が基本であるが，西洋医学的に十分な治療を施行しても，咳嗽，喀痰，軽度喘息，息苦しさが残るときにしばしば用いられる．

効能または効果

気分がふさいで，咽喉，食道部に異物感があり，ときに動悸，めまい，嘔気などを伴う次の諸症：
小児喘息，気管支喘息，気管支炎，咳，不安神経症

使用目標＝証

体力中等度の人で，軽度の胸脇苦満*，心窩部の膨満感があり，咳嗽，喘鳴，精神不安，抑うつ傾向，食欲不振，全身倦怠感などを訴える場合に用いる．
＊胸脇苦満（きょうきょうくまん）：心窩部より季肋部にかけて苦満感を訴え，抵抗・圧痛の認められる症状をいう．

臨床応用

- 気管支喘息
- アトピー性喘息
- 不安神経症
- 放射線粘膜炎
- アトピー性皮膚炎
- 慢性咳嗽（気管支炎，気管支喘息）
- 慢性肺気腫
- 咽喉頭異常感症
- 甲状腺，上皮小体手術後の愁訴
- 舌痛症

味

わずかに甘くて渋い

構成生薬

- 柴胡（サイコ），7.0 g　　サイコサポニン A,C,D,E，α-スピナステロールなど
- 半夏（ハンゲ），5.0 g　　ホモゲンチジン酸，アラビノガラクツロナン，エフェドリンなど
- 茯苓（ブクリョウ），5.0 g　　エブリコ酸，パヒマン，エルゴステロールなど
- 黄芩（オウゴン），3.0 g　　バイカリン，バイカレイン，オウゴノシドなど
- 厚朴（コウボク），3.0 g　　α-オイデスモール，β-オイデスモール，マグノロールなど
- 大棗（タイソウ），3.0 g　　ジジフスサポニン，オレアノール酸，ジジフスアラビナンなど
- 人参（ニンジン），3.0 g　　ギンセノシド Rg,Rb$_{1～3}$,Rc,Rd，β-エレメン，パナキシノールなど
- 甘草（カンゾウ），2.0 g　　グリチルリチン，イソフラボン，クマリンなど
- 蘇葉（ソヨウ），2.0 g　　ペリルアルデヒド，シソニン，アピゲニンなど
- 生姜（ショウキョウ），1.0 g　　6-ショーガオール，6-ジンゲロール，α-ジンギベレンなど

副作用

（1）重大な副作用

1）間質性肺炎：発熱，咳嗽，呼吸困難，肺音の異常（捻髪音）などがあらわれた場合には，本剤の投与を中止し，速やかに胸部X線などの検査を実施するとともに副腎皮質ホルモン剤の投与などの適切な処置を行うこと．また，発熱，咳嗽，呼吸困難などがあらわれた場合には，本剤の服用を中止し，ただちに連絡するよう患者に対し注意を行うこと．

2）偽アルドステロン症：低カリウム血症，血圧上昇，ナトリウム・体液の貯留，浮腫，体重増加などの偽アルドステロン症があらわれることがあるので，観察（血清カリウム値の測定など）を十分に行い，異常が認められた場合には投与を中止し，カリウム剤の投与などの適切な処置を行うこと．

3）ミオパチー：低カリウム血症の結果としてミオパチーがあらわれることがあるので，観察を十分に行い，脱力感，四肢痙攣・麻痺などの異常が認められた場合には投与を中止し，カリウム剤の投与などの適切な処置を行うこと．

4）肝機能障害，黄疸：AST（GOT），ALT（GPT），Al-P，γ-GTPの著しい上昇などを伴う肝機能障害，黄疸があらわれることがあるので，観察を十分に行い，異常が認められた場合には投与を中止し，適切な処置を行うこと．

（2）その他の副作用

過敏症[注1]：発疹，じんま疹など（頻度不明）

消化器：口渇，食欲不振，胃部不快感，腹痛，下痢，便秘など（頻度不明）

泌尿器[注2]：頻尿，排尿痛，血尿，残尿感，膀胱炎など（頻度不明）

注1）このような症状があらわれた場合には投与を中止すること．

注2）このような症状があらわれることがあるので，観察を十分に行い，異常が認められた場合には投与を中止し，適切な処置を行うこと．

主なエビデンス 臨床系

① 気管支喘息

• 江頭洋祐 他，漢方免疫アレルギー，1990, 4, 128-144.

【ステロイド依存性気管支喘息に対する，柴朴湯の有効性，安全性および有用性を封筒法によりA群（柴朴湯投与）64例，B群（非投与）48例に分けた2群間比較試験によって検討した．柴朴湯は12週間投与した．全般的改善度で中等度以上の改善は柴朴湯群で32.8%，非投与群で10.4%，軽度以上の改善は柴朴湯群で60.9%，非投与群で18.8%であった（p < 0.001）．50%以上ステロイドを減量できたのは柴朴湯群17.2%，非投与群6.3%と柴朴湯群が有意に優れていた（p < 0.01）．】

• 伊藤節子 他，基礎と臨，1992, 26, 3993-3998.

【小児科に通院中の軽症および中等症の気管支喘息児43例を対象とした．観察期間を4週間とし，観察期間終了時に封筒法により投与薬剤を決定し，柴朴湯群22例とトラニラスト群21例の2群に分けた．柴朴湯は7歳未満1/3日量，7歳以上2/3日量を分2で，トラニラストは5 mg/kg/日を分2または分3で投与した．観察期間および試験期間中は喘息日記の記載を義務づけ，発作の重症度と回数，服薬内容などを記載した．患児あるいは保護者の印象，全般改善度，安全性および有用度についての評価を，投薬開始後4，8，12週後に行った．両群とも5週以降，大発作はみられなかった．中発作の回数も全期間を通じて両群間に有意差

は認められなかった．小発作はトラニラストに比べて柴朴湯の発現回数が多かった．発作の状況では4～6週ではトラニラストが投与開始時比べ有意に発作点数の減少を示した（p < 0.05）．11～12週では柴朴湯が投与開始時に比べ有意に発作点数の減少を示した（p < 0.05）．】

② アトピー性喘息

• Urata, Y. *et al., Respir. Med.*, 2002, 96, 469-474.

【成人のアトピー性喘息患者33例を対象として，柴朴湯またはプラセボを4週間投与し，最低4週間のwashout期間の後，入れ替えて再度4週間投与した．自覚症状スコアは，治療前は柴朴湯で1.65 ± 0.38，プラセボで1.66 ± 0.43であったが，治療後に柴朴湯では0.73 ± 0.25，プラセボで1.63 ± 0.39と有意（p = 0.001）に柴朴湯が優れていた．1秒率（FEV1.0）は柴朴湯が軽度改善したが有意ではなかった．メサコリンに対する反応性も柴朴湯が有意に改善した．血中・喀痰中好酸球数，血中・喀痰中 eosinophil cationic protein（ECP）は柴朴湯で有意に減少したが，好中球数は変化しなかった．】

③ 慢性肺気腫

• 下田照文 他，和漢医薬誌，1991, 8, 426-427.

【対象は選択的肺胞気管支造影で確定診断した慢性肺気腫14例で，投与前4週間を観察期間とし，引き続き24週間柴朴湯を経口投与し，効果は観察期間と比較した．自覚症状では，内服2か月目より痰の回数と量が有意に減少した．ピークフローメーター値は柴朴湯内服4か月目と6か月目に上昇傾向にあり，5か月目には有意の上昇が認められた．気道反応性（SGrs/Grs cont）は投与前0.387 ± 2.30，投与6か月後0.192 ± 0.08と有意に低下（p < 0.05）していた．臨床症状では，有効4例，やや有効4例，無効6例であった．著効例はなかった．気道過敏性では，アストグラフを施行した11例中，気道感受性の改善7例，悪化4例，SGrs/Grs cont の改善9例，悪化2例であった．】

④ 放射線粘膜炎

• 斉藤吉弘 他，*Biotherapy*, 1992, 6, 1899-1906.

【頸部または縦隔が照射された悪性腫瘍患者のうち，何らかの粘膜刺激症状を発症した患者を対象とした．柴朴湯投与群20例，非投与群31例の2群に分けて柴朴湯は照射開始後何らかの粘膜刺激症状が発現した時点より4週間以上連続経口投与した．個々の自覚症状の比較では，柴朴湯の有効性は明らかではなかった．全般有用度は投与群で著効6例，有効6例であった．一方，非投与群では著効例はなく有効例が10例のみで，両群間に有意差が認められた（p < 0.01）．】

⑤ 甲状腺，上皮小体手術後の愁訴

• 鈴木真一 他，*Prog. Med.*, 1994, 14, 2254-2258.

【甲状腺，上皮小体疾患で襟状切開にて手術を行った77例を対象とした．これを全摘群20例，亜全摘群57例の2群に分け，それぞれ術直後に封筒法で柴朴湯の投与群（40例）と非投与群（37例）に選別した．柴朴湯は第1病日昼より術後90日まで投与した．術後2か月目の頸部違和感，嚥下痛が柴朴湯投与群において有意に（p < 0.01，p < 0.05）改善効果が高かった．全身症状として，倦怠感と不眠が柴朴湯投与群において改善効果が高い傾向がみられた．この改善効果の両群の差は術後3か月目には消失した．亜全摘以下の群では投与群で術後4, 7日後の皮弁血流量が有意に（p < 0.05）増加していた．非投与群では，全身性血流の影響を除外した flow index が90日目に増加傾向がみられた．全摘群では皮弁血流量，flow index ともに，術後に柴朴湯投与群と非投与群間に有意差はなかった．】

⑥ 舌痛症

• 山田剛也 他，歯科物療，1998, 17, 18-22.

【舌の器質的変化を伴うことなく舌の疼痛を主訴とするいわゆる舌痛症患者 104 例を対象として，無作為に 2 群に分け，柴朴湯群として 62 症例には柴朴湯，対照群として 42 症例にジアゼパム（6 mg/ 日），混合ビタミン B 製剤をそれぞれ 3 か月間投与した．疼痛に関する患者の自覚症状の評価に加え，灼熱感，違和感についても同時に評価した．有効性の判定は，疼痛，灼熱感，違和感すべての症状が完全に消失した症例を著効，疼痛の改善が認められた症例を有効，疼痛の改善が認められなかった症例を無効とした．有効率は，著効例と有効例を合計し算出した．有効率は，柴朴湯投与群では 1 か月後で 75.8%，2 か月後 87.1%，3 か月後 88.7% であった．一方，対照群では，1 か月後 73.8%，2 か月後 71.4%，3 か月後 69.0% であった．両群間の有効率の比較では 3 か月後の有効率に有意差（p < 0.05）がみられ柴朴湯群で高い有効率がみられた．】

主なエビデンス　症例報告

- 真栄城守克，漢方医，1990, 14, 318-322.

【① 鎮咳剤を内服しているのに 2 週間以上持続している咳の患者，② 喘息患者で非発作期に慢性的に咳を繰り返す患者，③ 長期に咳をして抑うつ傾向にある患者で，小児外来で柴朴湯を投与した患者 50 例（喘息様気管支炎 12 例，咳 16 例，気管支炎 6 例，気管支喘息 16 例）を対象とした．柴朴湯は 0.2 g/kg/ 日とした．喘息様気管支炎：有用性 67%（著効 3，有効 4，やや有効 1，無効 4）．咳患者：有用性 75%（著効 1，有効 7，やや有効 4，無効 4）．気管支炎患者：有用性 67%（著効 0，有効 3，やや有効 1，無効 2）．気管支喘息患者：有用性 81%（著効 3，有効 7，やや有効 3，無効 3）．全体として 70% の有用性が認めた．】

- 渡辺登 他，漢方医，1991, 15, 272-274.

【不安神経症 30 例を対象とした．柴朴湯の服用期間は 56〜306 日で，効果判定は「著明改善」「改善」「やや改善」「不変」「悪化」の 5 段階評価とした．治療効果は著明改善 5 例（16.7%），改善 17 例（56.7%），やや改善 7 例（23.3%），不変 1 例（3.3%）であり，30 例中 29 例（96.7%）で症状を改善した．不安症状は，不安発作で 80.0%，浮動性不安で 69.0%，予期不安で 66.7% が中等度改善以上で，3 分の 2 以上で効果を認めた．精神症状は，緊張感，焦燥感，心気症状で 60% 前後が中等度改善以上で効果を認めた．身体症状では，のどのつかえ感や心悸亢進が 70% 以上，易疲労感，倦怠感，頭重・頭痛，筋緊張・肩こり，呼吸困難，多汗，嘔吐・嘔気，むかつきが 50% 以上中等度改善以上で効果を認めた．】

- 川本浩子 他，耳鼻臨床，1995, 88, 543-549.

【咽喉頭異常感症 149 例を対象として柴朴湯を 4 週間の連続投与した．総合改善度は，検討できなかった 17 例を除いた 132 例のうち中等度改善以上は 64 例（48.5%），軽度改善以上が 90 例（68.2%）であった．異常感の症状としては，異物感が 93 例，ひっかかる感じが 77 例と多くみられた．精神症状としては，不安感がやや多くみられた．異常感の症状は軽度改善以上がいずれも 50% を超えたのに対し，精神症状はいずれも 50% 未満であった．】

- 山際幹和 他，耳鼻臨床，1991, 84, 837-851.

【咽喉頭異常感症と診断された 100 例を治療対象として柴朴湯を 2 週間投与した．咽喉頭異常感スコアは，1 週目では，14% で咽喉頭異常感が完全に消失し，有効以上と評価された例は 54% に達した．2 週目では，1 週目に比べ，著効率の上昇と無効率の減少が目立ち，とくに著効＋有効率は 68% に増加した．】

- 荻野仁 他，口腔咽頭科，1994, 6, 103-111.

【咽喉頭異常感症に対する柴朴湯の臨床試験を多施設で行った．柴朴湯は 2 週間以上投与した．144 例に対する 2 週間後の臨床効果は，著効 27.8%，有効 22.9% で，やや有効 26.4%，無効 22.9% で，やや有効以上の有効率は 77.1% であった．粘膜発赤を認める例や，心理テスト（CMI：Cornell Medical Index）においてⅢ，

Ⅳ領域（不安障害の可能性がより高い）例で臨床効果が優れていた．2週間以内で無効な場合，その後継続投与しても有効性は高まらなかった．】

- 永江祥之介，皮膚科における漢方治療の現況，1992, 79-87.

【アトピー性皮膚炎患者74症例を対象とした．柴朴湯は，12歳以上の患者には1日量分3，12歳未満の患者には2/3量分2で，連続8週投与を原則とした．皮膚所見は，皮疹，搔痒，搔破痕ともに経時的に軽快していた．最終全般改善度は，著明改善で14例（18.9％），中等度改善以上で39例（52.7％），軽度改善以上で62例（83.8％）であった．有用度はきわめて有用11例（14.9％），かなり有用以上で35例（47.3％），やや有用以上で53例（71.6％）であった．】

主なエビデンス　基礎研究系

① 抗炎症作用

- Toda, M. *et al.*, *Ann. New York Acad. Sci.*, 1993, 685, 561-571.

【卵白アルブミン感作喘息モルモットに経口投与したところ，気道組織の二相性の好酸球浸潤ならびに気道過敏性亢進が抑制された．】

- Tohda, Y. *et al.*, *Meth. Find. Exp. Clin. Pharmacol.*, 1999, 21, 449-452.

【卵白アルブミン感作喘息モルモットに経口投与したところ，遅発相において抗原誘発の気道収縮が抑制された．また，肺胞洗浄液中の細胞数（好酸球，好中球，マクロファージ，リンパ球）の増加ならびに肺組織中のT-リンパ球浸潤が抑制された．】

- Tanno, Y. *et al.*, *Int. J. Immunopharmac.*, 1995, 17, 923-930.

【Ascaris抗原によって感作されたモルモットに経口投与したところ，遅発型気道反応における呼吸抵抗亢進が抑制された．また，肺胞洗浄液中のヒスタミン量が抑制され，肺組織中の好酸球，顆粒球浸潤が抑制された．】

- Tamaoki, J. *et al.*, *Jpn. J. Pharmacol.*, 1993, 62, 155-159.

【イヌ気管支平滑筋において，β-アドレナリン受容体刺激（イソプロテレノール刺激）による筋弛緩を亢進した．また，単独では細胞内cyclic AMP濃度には変化を認めなかったが，イソプロテレノールとの併用ではさらに増強した（*in vitro*）．】

② 気道粘膜線毛輸送の改善作用

- 武山　廉 他，アレルギー，1992, 41, 43-48.

【ウサギ気管粘膜上皮細胞において，線毛運動の亢進及びcyclic AMPを増加させた（*in vitro*）．】

③ 抗不安様作用

- 栗原久 他，神精薬理，1996, 18, 179-190.

【マウスに経口投与したところ，改良型高架式十字迷路実験において抗不安様作用を示した．】

- Yuzurihara, M. *et al.*, *Pharmacol. Biochem. Behav.*, 2000, 67, 489-495.

【マウスに経口投与したところ，明暗試験法において抗不安様作用を示した．また，Compound 48/80およびチオペラミド刺激による脳内ヒスタミン遊離により誘発された不安様行動を抑制した．】

④ ケミカルメディエーターの産生・遊離抑制作用

- 江田良輔，岡山医会誌，1990, 102, 1323-1332.

【重症難治性喘息患者末梢血好中球において，カルシウムイオノフォアおよびカンジダ刺激によるLTC_4産生能を抑制し，O_2^-産生能を抑制した．】

- 小林育子 他, アレルギー, 1996, 45, 577-583.

【ラット好塩基性白血病細胞において, レチノイン酸およびカルシウムイオノフォアによる pLTs (LTC_4, LTD_4, LTE_4) および LTB_4 の産生を抑制した (*in vitro*).】

- Hirai, K. *et al.*, *Allergol. Int.*, 1998, 47, 279-283.

【健常人好酸球において, カルシウムイオノフォアおよび fMLP 刺激による LTC_4 産生を抑制した (*in vitro*).】

⑤ 血小板活性化因子 (PAF) 産生抑制作用

- 栗山基朗 他, 漢方免疫アレルギー2, メディカルトリビューン, 1988, 8-14.

【ヒト好中球において, カルシウムイオノフォアによる PAF 産生を抑制した (*in vitro*).】

⑥ ヒスタミン遊離抑制作用

- Ikarashi, Y. *et al.*, *Phytomedicine*, 2001, 8, 8-15.

【ラット腹膜肥満細胞において, Compound 48/80 刺激による脱顆粒反応およびヒスタミン遊離を抑制した (*in vitro*).】

⑦ アラキドン酸代謝物抑制作用

- Watanabe, K. *et al.*, *J. Ethnopharmacol.*, 1994, 43, 191-196.

【ブタ肺動脈内皮培養細胞において, シクロオキシゲナーゼ代謝産物およびリポオキシゲナーゼ代謝物産生を抑制した (*in vitro*).】

⑧ IgE 産生抑制作用

- Nakajima, S. *et al.*, *Ann. New York Acad. Sci.*, 1993, 685, 549-560.

【ダニ抗原陽性喘息患者由来リンパ球において, ダニ抗原刺激による IgE-Fc 受容体 (IgE-Fc εR/CD23) の発現増強および IgE 産生を抑制した (*in vitro*).】

⑨ サイトカイン産生に対する作用

- Tohda, Y. *et al.*, *Clin. Drug Invest.*, 1999, 17, 461-466.

【ハウスダスト抗原陽性喘息患者由来末梢血単球において, 抗原刺激による IL-3, IL-4 の産生を抑制し, IFN-γ 産生を亢進した (*in vitro*).】

- 江田良輔, 岡山医会誌, 1990, 102, 1323-1332.

【重症難治性喘息患者由来末梢血単核球において, カンジダ刺激による IL-2 産生および IL-2 受容体発現を抑制した (*in vitro*).】

⑩ 好酸球に対する作用

- Tohda, Y. *et al.*, *Meth. Find. Exp. Clin. Pharmacol.*, 1999, 21, 327-330.

【ヒト好酸球において, サイトカイン (IL-3, IL-5, GM-CSF) 刺激による好酸球生存時間の延長を短縮した (*in vitro*).】

⑪ NO 産生に対する作用

- Tamaoki, J. *et al.*, *Jpn. J. Pharmacol.*, 1995, 69, 29-35.

【イヌ気管上皮細胞において, 気道運動亢進に関与する NO 産生を増加させた (*in vitro*).】

⑫ 接着分子発現抑制作用

- 大久保喜雄 他, 日東洋医誌, 1996, 46, 747-752.

【ヒト好酸球において, 好酸球上の接着分子 CD54 および HLA-DR の発現を抑制しなかったが, 遊走に関与する CD4 の発現を抑制した (*in vitro*).】

⑬ **ステロイド受容体に対する作用**

- Nakajima, S. *et al., Ann. New York Acad. Sci.*, 1993, 685, 549-560.
  【モルモット肺組織において，デキサメタゾンによるグルココルチコイド受容体の減少を抑制した（*in vitro*）.】

名前の由来

小柴胡湯と半夏厚朴湯の合方であり，両方の処方から1文字ずつ取って名付けられた.

柴苓湯 (さいれいとう) 甘

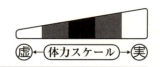

口渇，尿量減少，浮腫，悪心・嘔吐，下痢などの症状があるときに用いられる処方である．小柴胡湯の抗炎症作用と五苓散の水分代謝改善作用を併せ持つとされる処方である．

効能または効果

はきけ，食欲不振，のどの渇き，排尿が少ないなどの次の諸症：
水瀉性下痢，急性胃腸炎，暑気あたり，むくみ

使用目標＝証

体力中等度の人で，心窩部より季肋部にかけての苦満感，ならびに抵抗・圧痛があり（胸脇苦満(きょうきょうくまん)），尿量減少，浮腫，口渇などを伴う場合に用いる．

臨床応用

- 慢性糸球体腎炎，ネフローゼ症候群
- 潰瘍性大腸炎
- 下痢
- 小児のウイルス性胃腸炎
- 線維化疾患
- 切迫早産
- 滲出性中耳炎
- メニエール病
- 脳梗塞急性期
- 透析関節症
- リンパ浮腫
- IgA腎症
- 肝硬変症
- 小児急性下痢
- 特発性血尿
- 乾癬
- 妊娠浮腫
- ぶどう膜炎
- 低音障害型感音難聴
- 顔面神経麻痺
- 慢性関節リウマチ
- 糖尿病性腎症
- 乳幼児感冒性消化不良症
- ロタウイルス感染症
- 無症候性血尿（小柴胡湯・五苓散併用）
- 不育症
- 多嚢胞性卵巣症
- 黄斑浮腫
- 慢性硬膜下血腫
- 三叉神経痛
- 放射線治療後の浮腫

特記事項

経口投与困難な場合は，医師の判断により経直腸投与（注腸）が用いられることがある．
〔小児における注腸〕
1回量0.1～0.3 g/kgをおおよその目安とし，微温湯10～20 mLに溶解してカテーテルチップ注射器内に移し，ゴムネラトンカテーテルのような柔らかいカテーテルに接続して注腸する（参考：主なエビデンス・臨床系⑥の文献）．

味

わずかに渋い

構成生薬

- 柴胡（サイコ），7.0 g　　　　サイコサポニン A,C,D,E，α-スピナステロールなど
- 沢瀉（タクシャ），5.0 g　　　アリソール A,B,C，アリスモール，カリウム塩など
- 半夏（ハンゲ），5.0 g　　　　ホモゲンチジン酸，アラビノガラクツロナン，エフェドリンなど
- 黄芩（オウゴン），3.0 g　　　バイカリン，バイカレイン，オウゴノシドなど
- 蒼朮（ソウジュツ），3.0 g　　アトラクチロジン，ヒネソール，β-オイデスモールなど
- 大棗（タイソウ），3.0 g　　　ジジフスサポニン，オレアノール酸，ジジフスアラビナンなど
- 猪苓（チョレイ），3.0 g　　　エルゴステロール，多糖類，ビオチンなど
- 人参（ニンジン），3.0 g　　　ギンセノシド Rg,Rb$_{1\sim3}$,Rc,Rd，β-エレメン，パナキシノールなど
- 茯苓（ブクリョウ），3.0 g　　エブリコ酸，パヒマン，エルゴステロールなど
- 甘草（カンゾウ），2.0 g　　　グリチルリチン，イソフラボン，クマリンなど
- 桂皮（ケイヒ），2.0 g　　　　ケイヒアルデヒド，ケイヒ酸，エピカテキンなど
- 生姜（ショウキョウ），1.0 g　6-ショーガオール，6-ジンゲロール，α-ジンギベレンなど

副作用

（1）重大な副作用

1）間質性肺炎：発熱，咳嗽，呼吸困難，肺音の異常（捻髪音）などがあらわれた場合には，本剤の投与を中止し，速やかに胸部 X 線などの検査を実施するとともに副腎皮質ホルモン剤の投与などの適切な処置を行うこと．また，発熱，咳嗽，呼吸困難などがあらわれた場合には，本剤の服用を中止し，ただちに連絡するよう患者に対し注意を行うこと．

2）偽アルドステロン症：低カリウム血症，血圧上昇，ナトリウム・体液の貯留，浮腫，体重増加などの偽アルドステロン症があらわれることがあるので，観察（血清カリウム値の測定など）を十分に行い，異常が認められた場合には投与を中止し，カリウム剤の投与などの適切な処置を行うこと．

3）ミオパチー：低カリウム血症の結果としてミオパチーがあらわれることがあるので，観察を十分に行い，脱力感，四肢痙攣・麻痺などの異常が認められた場合には投与を中止し，カリウム剤の投与などの適切な処置を行うこと．

4）劇症肝炎，肝機能障害，黄疸：劇症肝炎，AST（GOT），ALT（GPT），Al-P，γ-GTP などの著しい上昇を伴う肝機能障害，黄疸があらわれることがあるので，観察を十分に行い，異常が認められた場合には投与を中止し，適切な処置を行うこと．

（2）その他の副作用

過敏症[注1]：発疹，発赤，掻痒，じんま疹など（頻度不明）

消化器：口渇，食欲不振，胃部不快感，悪心，嘔吐，腹部膨満感，腹痛，下痢，便秘など（頻度不明）

泌尿器[注2]：頻尿，排尿痛，血尿，残尿感，膀胱炎など（頻度不明）

その他：全身倦怠感（頻度不明）

注1）このような症状があらわれた場合には投与を中止すること．

注2）このような症状があらわれることがあるので，観察を十分に行い，異常が認められた場合には投与を中止し，適切な処置を行うこと．

主なエビデンス　臨床系

① 慢性糸球体腎炎・ネフローゼ症候群

- 秋山雄次 他, 日東洋医誌, 1996, 47, 405-410.

  【糸球体腎炎を対象にメシル酸カモスタット・柴苓湯併用療法10例, 柴苓湯単独療法10例に分け, 投与前, 2週後, 4週後, 6週後, 8週後の24時間尿タンパク量を測定した. メシル酸カモスタット・柴苓湯併用療法は, 投与開始2週後以降, 有意にタンパク尿の改善が認められた（$p < 0.03$）. 柴苓湯単独療法は, 投与8週後に有意にタンパク尿の改善が認められた（$p < 0.05$）.】

② IgA 腎症

- 吉川徳茂 他, 日腎会誌, 1997, 39, 503-506.

  【巣状・微小メサンギウム増殖を示すIgA腎症患者を対象として封筒法により, 柴苓湯治療群50例と対照群51例に無差別に割り振った. 柴苓湯治療群は柴苓湯を体重40 kg以上：1日量分3, 体重40～20 kg：2/3日量分2, 体重20 kg未満：1/3日量分2で2年間投与し, 対照群は薬物治療を行わず, 2年間経過観察した. 治療効果の評価は, 各症例の治療または観察開始時と終了時の血尿の程度, 1日尿中タンパク量, 腎機能で行った. 柴苓湯治療群の46例, 対照群の48例が2年間の治療・経過観察を完了した. 柴苓湯治療群では, 治療終了時, 1日尿中タンパク量, 早朝尿潜血の程度ともに有意に減少した. 一方対照群では, 2年間の経過観察終了時にも, 経過観察開始時と同程度のタンパク尿, 血尿が持続していた. 柴苓湯治療群の尿所見正常化率は46%であったが, 対照群では10%にすぎなかった（$p < 0.001$）.】

- 佐藤祐造 他, 和漢医薬誌, 1990, 7, 436-437.

  【糖尿病性腎症22例を対象として柴苓湯を投与し, 最高24か月, 糖代謝および腎機能の推移を観察した. 糖尿病性腎症に対し柴苓湯投与後, 随時尿にて経過観察を行った. 尿中微量アルブミン／クレアチニン比はやや増加傾向を示すも, 投与12か月後に血清尿素窒素は有意に（$p < 0.05$）低下し, 糖代謝も改善傾向を示した.】

③ 潰瘍性大腸炎

- 松生恒夫 他, 現代医療学, 1995, 10, 83-90.

  【ステロイド剤による治療を6か月間以上必要とし, 大腸内視鏡検査で活動期と診断された慢性型の潰瘍性大腸炎のうち, 2年以上柴苓湯を継続投与した70例を対象とした. 全例にステロイド剤およびサラゾスルファピリジンを併用した. 下痢・軟便が認められた症例は, 柴苓湯投与前の51例から柴苓湯投与後には16例に減少し, 排便回数も投与前の2.8 ± 1.3回から投与後には1.2 ± 0.6回へと有意（$p < 0.001$）に減少した. 下血が認められた症例は投与前の57例から投与後には12例に減少し, 腹痛・腹部膨満感が認められた症例も投与前の19例から投与後には5例へと減少した. 柴苓湯投与前には発赤が69例, 出血が40例, びらん・潰瘍が51例に認められたが, 投与後には発赤が認められた症例は30例に, 出血は6例に, びらん・潰瘍は9例に減少した. プレドニゾロンの投与量は柴苓湯投与前の12.5 ± 4.3 mg/日から投与後には5.8 ± 5.7 mg/日へと有意（$p < 0.01$）に減少した. またベタメタゾンの投与量も柴苓湯投与前の0.93 ± 0.48 mg/日から投与後には0.42 ± 0.35 mg/日へと有意（$p < 0.01$）に減少した.】

④ 肝硬変症

- 大久保仁 他, 漢方と最新治療, 1996, 5, 247-252.

  【無作為に選定された肝硬変66例に対し, 柴苓湯で5年間長期治療を行い, 通常の肝庇護薬のみで治療中の50症例の肝硬変患者をコントロール群として比較検討した. 柴苓湯治療を開始し12週後までの自覚症状の

改善は，とくに全身倦怠感，悪心嘔気，腹部膨満感，心窩部不快感および浮腫においてコントロール群に比較して有意な改善が認められた．治療開始24週後までの他覚所見の改善は，とくに女性化乳房と下腿浮腫においてコントロール群に比較して有意な改善が確認された．AST（GOT）では治療開始3年目より終了5年目まで2年間にわたって，プロリルヒドロキシラーゼ（PH）では，治療1.5年目までコントロール群に比較して上昇が抑制され有意な改善が確認された．レシチンコレステロール・アセチルトランスフェラーゼとコリンエステラーゼでは，柴苓湯治療開始当初より終了5年目までコントロール群に比較して明らかに直線的に低下傾向の抑制が顕著であり，特徴的な著明改善が確認された．累積肝がん発生率は，柴苓湯群では1年4.5%，2年12.1%，3年16.1%，4年18.2%，5年終了時で24.2%であったが，一方，コントロール群では1年10%，2年20%，3年30%，4年38%，5年終了時で48%であり，統計学的に有意に累積肝がん発生率は柴苓湯群において抑制されていた．】

⑤ 乳幼児感冒性消化不良症

- 伊藤仁 他，小児診療，1992, 55, 2089-2092.

【乳幼児の感冒性消化不良症87例をA）柴苓湯投与群，B）柴苓湯および整腸剤（タンニン酸アルブミン，天然ケイ酸アルミニウム，耐性乳酸菌）投与群，C）整腸剤投与群，D）無投与群の4群に無作為に分別した．柴苓湯は1/3量を分2，整腸剤は各々0.1 g/kg/日分3で投与した．消化不良の重症度は，便の性状と回数をスコア化して検討を行った．結果は，投与1日目でB：C，2日目でA：C，B：C，3日目でA：C，に各々$p < 0.05$の有意差をもって，柴苓湯投与群の有用性を示した．】

⑥ ロタウイルス感染症

- 吉矢邦彦 他，日小児東洋医会誌，1993, 9, 20-23.

【対象は，ロタレックスにてロタウイルス感染症と診断した乳幼児40例を受診順に交互に，柴苓湯注腸群20例（柴苓湯投与群）と，柴苓湯非注腸群20例（以下コントロール群）に分けた．柴苓湯注腸は，乳鉢にて粉砕した柴苓湯を体重当たり0.3 g/kgを，温めた生食水20 mLにて溶解し，ネラトンカテーテルにて注腸した．総嘔吐回数に関しては，柴苓湯投与群では，柴苓湯注腸の前後で平均嘔吐回数は3.6回から0.6回と著明に減少したが，コントロール群では3.3回から2.8回であり，柴苓湯投与群で有意に嘔吐回数の減少を認めた．下痢の日数および輸液施行例は両群間に差は認めなかった．】

⑦ 特発性血尿

- 鈴木康之 他，泌外，1994, 7, 325-327.

【血尿を主訴に外来を受診した患者で，特発性血尿と診断された患者82例を対象として無作為に柴苓湯投与群50例とコントロール群（無治療群）32例に分けた．柴苓湯を28日間投与し，初診時と28日後の尿沈渣中の赤血球数，尿タンパクを2群間で比較した．脱落した1例を除く柴苓湯群49例は，著明改善が16例（33%），改善17例（35%），不変11例（22%），悪化5例（10%）であった．一方，コントロール群では，著明改善が4例（13%），改善3例（9%），不変17例（53%），悪化8例（25%）であった（$p < 0.01$）．】

⑧ 乾癬

- 岡部省吾 他，臨医薬，1991, 7, 927-936.

【15歳以上の乾癬の患者93例を対象とした．A群（ステロイド外用単独群）45例，B群（ステロイド外用＋柴苓湯内服併用群）48例に封筒法による比較試験を行った．全般改善度（かなり改善以上）では，4週後には傾向差（$p < 0.1$）で，12週後には有意差（$p < 0.01$）でB群がA群より優れていた．また最終全般改善度（かなり改善以上）でも，A群：52.5%，B群：73.9%であり，B群が傾向差（$p < 0.1$）で優れるという結果であった．】

⑨ **滲出性中耳炎**

- 佐藤宏昭 他，耳鼻臨床，1988, 81, 1383-1387.

【小児滲出性中耳炎 42 例を対象とした．これらの症例よりティンパノグラムが B 型かつ平均聴力（500 Hz, 1000 Hz, 2000 Hz；3 分法）が 20 dB 以上の 64 耳を効果判定の対象とした．柴苓湯投与群（21 例 32 耳，3/2 日量，分 2）とセファランチン投与群（21 例 32 耳）を対照群として無作為に割付けして，各々 4 週間投与した．薬剤投与前の平均聴力は柴苓湯投与群が 30.1 dB ± 6.7 dB，セファランチン投与群が 31.9 ± 8.3 dB と両群の投与前聴力には有意差を認めなかった．投与後の聴力改善は柴苓湯投与群で平均 7.2 dB，セファランチン投与群では平均 3.8 dB とセファランチン投与群に比べ柴苓湯投与群の聴力改善が大きいが有意差は認められなかった．両群の聴力改善例の比率は柴苓湯投与群で 28.1％，セファランチン投与群で 15.6％と柴苓湯投与群の改善率が高かったが，両群の改善率には有意差が認められなかった．ティンパノグラムの改善は柴苓湯投与群で 18.8％，セファランチン投与群で 3.1％と柴苓湯投与群に高かったが，両群の改善率には有意差が認められなかった．有効例の比率は柴苓湯投与群で 43.8％，セファランチン投与群で 18.8％と柴苓湯投与群の有効率はセファランチン投与群に比べ有意に高かった．】

⑩ **低音障害型感音難聴**

- 金子達，漢方と最新治療，2010, 19, 233-239.

【耳閉感を主訴とした低音障害型感音難聴で柴苓湯投与群 51 例，イソソルビド投与群（90 mg/ 日）53 例を対象とした．方法は柴苓湯とイソソルビドを低音障害型感音難聴と診断した順に，証を考慮せずに交互に投与して，効果を自覚症状，聴力検査などで比較検討した．聴力検査上では，両者ともほぼ同様で柴苓湯の方で改善傾向がややよいようであった．自覚症状の改善では不変，悪化がイソソルビド群のほうが多い傾向があったが，両群間に統計学的有意差は認められなかった．初発か再発かで効果を比較したところ，再発の方が，柴苓湯群でもイソソルビド群でも同様に聴力が改善しにくい傾向がみられたが，両群ともにとくに有意差は認められなかった．自覚症状は柴苓湯群で，再発群において改善しやすい傾向があり，これは統計学的に有意であった．めまい症状の有無での効果を比較すると，めまい症状が有る方が柴苓湯，イソソルビド群とも治りにくい傾向がみられたが，聴力検査，自覚症状とも両群間に統計学的有意差は認められなかった．両耳か片耳かで同様に有効性を比較したが，聴力検査，自覚症状とも両群間に有意差は認められなかった．】

⑪ **慢性硬膜下血腫**

- Utsuki, S. *J. Trad. Med.*, 2012, 29, 137-142.

【慢性硬膜下血腫を対象としてコントロール群は 58 例，柴苓湯投与群は 49 例で検討した．患者全員に手術が行われた．柴苓湯投与群には，術後に柴苓湯が投与された．柴苓湯投与群の 20 例の慢性硬膜下血腫外膜には，アクアポリン 4（AQP4）が免疫染色された．柴苓湯投与群に慢性硬膜下血腫の再発はなかったが，コントロール群では 6 例が再発した（p = 0.03）．術後の血腫消失までの期間は，柴苓湯投与群でコントロール群より有意に短かった（p = 0.0047）．また，全ての慢性硬膜下血腫外膜は，AQP4 が免疫陽性であり，炎症細胞浸潤は，AQP4 の陽性が強い組織でとくに著しかった．】

⑫ **脳梗塞急性期**

- 中江啓晴，漢方と最新治療，2013, 22, 329-332.

【対象は National Institutes of Health Stroke Scale（NIHSS）が 2 点以上の急性期脳梗塞患者とした．通常の脳梗塞治療に加えて柴苓湯を投与する柴苓湯投与群 43 例と非投与群 56 例で NIHSS と modified Rankin Scale（mRS）を比較した．柴苓湯は 2 週間投与した．入院時 NIHSS は投与群 8.33 ± 8.52，非投与群 10.00 ± 9.76 と有意差はなかったが，2 週間後は投与群 4.77 ± 8.42，非投与群 8.63 ± 10.58 と投与群で有意に改善

を認めた（p = 0.020）．入院時 mRS は投与群 3.40 ± 1.24，非投与群 3.52 ± 1.32 と有意差はなかったが 1 週間後は投与群 2.42 ± 1.67，非投与群 3.20 ± 1.65（p = 0.020），2 週間後は投与群 2.21 ± 1.70，非投与群 3.09 ± 1.70 と投与群で有意に改善を認めた（p = 0.011）．】

⑬ 顔面神経麻痺

- 小幡英章 他，ペインクリニック，1995, 16, 49-52.

【末梢性特発性顔面神経麻痺（ベル麻痺）患者 99 例を対象に，柴苓湯投与群 22 例，ステロイド投与群 43 例，非投与群 34 例の 3 群で比較して検討した．全症例に星状神経節ブロック（SGB）を施行し，治療開始後 60 日以内に治癒した患者を早期治癒群とした．各群における早期治癒群の割合は，3 群間で有意差を認めなかったが，早期治癒群について比較すると，治療日数は柴苓湯投与群がほかの 2 群と比較して有意に短かった．】

⑭ 慢性関節リウマチ（RA）

- 大野修嗣，リウマチ科，2002, 27, 418-424.

【1987 年改定慢性関節リウマチ診断基準にて RA と診断されている 40 例を対象とした．これらをブシラミン単独群，ブシラミンと柴苓湯の併用群の 2 群に分けて，赤沈値，ランスバリー活動性指数などの指標について群間比較を 6 か月間検討した．柴苓湯単独群は，レトロスペクティブな検討として，6 か月間投与した 15 例について同様に追加検討した．赤沈値の 3 か月後の検討では，ブシラミン単独群が平均値 71.5 mm/h から 42.2 mm/h と有意（p < 0.01）に改善した．柴苓湯単独群は平均値 63.9 mm/h から 49.8 mm/h と有意（p < 0.05）に改善した．ブシラミン柴苓湯併用群では平均値 76.9 mm/h から 47.9 mm/h と有意（p < 0.001）に改善した．3 群とも同様の改善が認められた．赤沈値の 6 か月後の検討では，ブシラミン単独群が平均値 46.7 mm/h となり，試験開始日との比較では有意（p < 0.05）に改善したものの 3 か月後より悪化傾向が認められた．柴苓湯単独群は平均値が 58.2 mm/h と試験開始日と有意な変動が認められなかった．ブシラミン柴苓湯併用群では，3 か月後より赤沈値の改善が認められ，平均値 36.9 mm/h と著明な改善（p < 0.001）が得られた．ランスバリー活動性指数は，1 か月後にはブシラミン柴苓湯併用群では平均で 52.3 ％から 40.4 ％と有意（p < 0.002）の改善が得られたが，ブシラミン単独群，柴苓湯単独群では有意の変動は認められなかった．3 か月後の検討では，柴苓湯単独群では有意の改善は得られなかったが，ブシラミン単独群が平均で 53.3 ％から 42.5 ％と有意（p < 0.05）の改善が得られ，ブシラミン柴苓湯併用群では 52.3 ％から 29.8 ％と有意（p < 0.001）の改善が得られた．6 か月後の検討は柴苓湯単独群では有意の改善が得られなかったが，ブシラミン単独群およびブシラミン柴苓湯併用群でそれぞれ有意（p < 0.05, p < 0.001）の改善が得られた．】

⑮ 放射線治療後の浮腫

- 北原慶幸，JAMA 日本語版，1997, 18, 42-43.

【婦人科がんに対する手術または放射線治療後に下肢・外陰部に浮腫が生じた患者 23 例を対象とした（子宮頸がん 18 例，子宮体がん 4 例，卵巣がん 1 例）．柴苓湯投与群 16 例と非投与群 7 例に分け，柴苓湯を 12 週間投与して，大腿部，下腿部および外陰部の浮腫に関して比較検討した．大腿部の周囲径の変化は，非投与群では有意な変化が認められなかったが，柴苓湯投与群では 4 週以降に有意な減少が認められた．最も著明に減少した症例では，11 週後に 15.5 cm 減少していた．下腿部では，大腿部ほどの変化は認められなかったが，やはり柴苓湯投与群において 2 週以降に有意な減少が認められた．浮腫の程度は，柴苓湯投与群において大腿部，外陰部ともに明らかな改善が認められたのに対して，非投与群では有意な変化は認められなかった．柴苓湯投与群における有効性については，極めて有効 2 例（12.5 ％），有効 4 例（25.0 ％），やや有効 7 例（43.8 ％），どちらともいえない 2 例（12.5 ％），有用でない 1 例（6.2 ％）となり，やや有効以上が 81.3 ％

という良好な成績となった. また, 柴苓湯投与群における有用性については, 極めて有用2例 (12.5%), 有用7例 (43.8%), やや有用4例 (25.0%), どちらともいえない2例 (12.5%), 有用でない1例 (6.2%) となり, やや有用以上が81.3%という結果になった.】

主なエビデンス　症例報告

● 伊藤克己 他, 腎と透析, 1994, 36, 1237-1246.

【小児の慢性糸球体腎炎101例, ネフローゼ症候群129例を対象として, 柴苓湯を7歳未満は1/3日量, 7歳以上15歳未満は2/3日量, 15歳以上は1日量, あるいは1日0.18/kgで1年間経口投与した. 効果判定は投与12週後および24週後に5段階評価を行った. 投与開始日と投与期の比較による全般改善度は, 「やや改善」以上で慢性糸球体腎炎63.8%, ネフローゼ症候群61.5%であった. 有用度もほぼ同様な結果であった. 投与48週後の組織病型別では, 慢性糸球体腎炎の増殖性変化46例において, 「やや改善」以上で65.2%, 特にIgA腎症28例について, 「やや改善」以上で67.9%であり, ネフローゼ症候群の微少変化94例において「やや改善」で61.7%であった. 慢性糸球体腎炎では, 尿タンパク排泄量の減少がみられ, ネフローゼ症候群では, 尿タンパク再発回数の減少がみられた.】

● 東條静夫 他, 腎と透析, 1991, 31, 613-625.

【1次性の慢性糸球体腎炎157例, ネフローゼ症候群70例を対象とした. 柴苓湯は, 15歳以上は1日量, 15歳未満は2/3日量を6か月以上投与した. 主治医判定による診断名別全般改善度は, やや改善以上で, 慢性糸球体腎炎40.3% (このうち, IgA腎症46.1%), ネフローゼ症候群56.1%であった. 尿タンパク%改善度は, やや改善以上で, 慢性糸球体腎炎46.8% (このうち, IgA腎症51.7%), ネフローゼ症候群53.7%であった. 組織病型別にみると, 微小変化群, 膜性腎症, 増殖性糸球体腎炎の順に効果がみられた. この3病型については尿タンパク排泄量の減少, 腎機能の維持効果が認められた.】

● 津田謹輔 他, 腎と透析, 1998, 45, 335-339.

【糖尿病患者の中で, 血糖コントロールが著しく悪くなく, 尿アルブミン指数が30 mg/g・creat以上を呈したことのある84例を対象として, 柴苓湯を1年間投与し, 尿アルブミン指数の推移を検討した. 投与期間最終3回の尿アルブミン指数の平均値を, 投与前3回の平均値で除して変化率を求め, 前値に比して25%以上減少したものを改善, 25%以上増加したものを悪化, それ以外のものを不変とした. 84例全体でみると, 改善は24例 (28.6%), 不変は38例 (45.2%), 悪化は22例 (26.2%) であった. 尿アルブミン指数30以下を除いた61例で検討すると, 24例 (39.3%) が改善, 20例 (32.8%) は不変, 残りの17例 (27.9%) が悪化例であった.】

● 岡進 他, 和漢医薬誌, 1989, 6, 350-351.

【下痢を主訴として来院した60例を対象として柴苓湯を投与した. 判定は著効(投与後3日以内で下痢が治ったもの), 有効 (10日以内で下痢が治ったもの), 無効 (10日以上かかったもの, 悪化したもの) の3段階で判定した. 著効は60例中35例で58%, 有効13例22%, 無効12例20%であった. 著効と有効を合わせた有効率は80%であった.】

● 橋本浩 他, 漢方医, 1992, 16, 318-320.

【急性下痢に対し柴苓湯を投与した小児50例 (感冒性胃腸症37例, 急性胃腸炎4例, キャンピロバクター腸炎3例, 消化不良症6例) を対象とした. 柴苓湯の投与量は乳児から3歳までは3.0〜4.0 g/日, 4歳以上は4.0〜6.0 g/日であり, 投与期間は3〜8日であった. 有効性は各症状 (便性, 排便回数, 嘔気・嘔吐, 食欲不振) のそれぞれの改善度を総合的にみて, 重症度が3段階以上軽快したものを1:著効, 2段階軽快し

たものを 2：有効，1 段階軽快したものを 3：やや有効，不変または増悪したものを 4：無効として判定した．有効性 50 例中 41 例（82%）に認められた．疾患別の有効率をみてみると，症例数が少ないために断定はできないが，感冒性胃腸症に対し有効性が認められた．】

● 橋本浩，漢方医，2001, 25, 73-75.

【嘔吐を主訴として来院し，臨床経過や所見からウイルス性胃腸炎と診断した患児に対し，五苓散または柴苓湯の注腸投与を行った例を対象とした．五苓散および柴苓湯の注腸は，五苓散または柴苓湯を 1/6 日量を 37℃ の微温生理食塩水 10 mL の割合で溶解して用いた．使用量は 5 歳以上または体重 20 kg 以上では各 1/3 日量，それ以下では 1/6 日量を用いた．五苓散投与例は 297 例，柴苓湯投与例は 263 例であった．注腸投与により嘔吐が止まった場合を「有効」，注腸投与後も数回の嘔吐があったものの 1 日以内に嘔吐が止まった場合を「やや有効」とし，1 日以内で嘔吐が止まらないか嘔吐が止まらずに脱水に対する点滴治療を必要とした場合を「無効」と判定した．全体での有効率は 85.6% であった．】

● 片山喬 他，日泌会誌，1987, 78, 714-719.

【86 例の無症候性血尿患者を 3 群に分けた．第 I 群は 64 例で，小柴胡湯・五苓散を連日経口投与した．第 II 群は 10 例で，小柴胡湯・五苓散，カルバゾクロムスルホン酸ナトリウム水和物，トラネキサム酸を連日経口投与した．第 III 群は 12 例で，小柴胡湯・五苓散を連日経口投与し，絶対圧 2 気圧の高圧酸素治療（OHP）を施行した．小柴胡湯・五苓散投与群（第 I 群）では血尿の程度が ±～＋と軽微であると 20.9% が有効，18.8% が改善であるが，＋＋ 以上の血尿では 7.7% が有効であるにすぎない．第 II 群では，血尿の程度が ±～＋であると第 I 群と同等の効果を示すが，＋＋ 以上だと有効例は認められない．第 III 群では血尿に対する治療成績は良好で，血尿の程度が ＋＋＋ でも，有効率は 40% であった．】

● 志田圭三 他，泌紀，1994, 40, 1049-1056.

【対象は後腹膜線維化症 18 例，形成性陰茎硬化症 77 例，硬化性脂肪肉芽腫 5 例，出血性膀胱炎 67 例である．柴苓湯は単独 4 週以上投与した．硬化性脂肪肉芽腫と形成性陰茎硬化症において効果が最も顕著で，前者で 80%，後者で 77.9% の全般改善率であった（やや有効以上に改善した症例数比率）．また，後腹膜線維化症の全般改善率は 61.1% であった．出血性膀胱炎においても優れた効果が認められ，放射線の照射性と非照射性とに分けてみると全般改善率はそれぞれ 77.8%，82.8% で非照射性群が少し勝っていた．】

● 假野隆司，産婦の世界，1998, 50, 227-234.

【1）分娩の既往がなく，2 回以上の連続した 12 週以内の初期流産の既往を有する，2）免疫的不育症治療を受けたことがない，3）最低 1 周期は妊娠周期の各種不妊因子が妊娠可能な範囲内にあることを確認している，4）子宮筋腫，子宮奇形，頸管無力症などの子宮器質疾患ないし甲状腺機能障害の合併がない，4 条件を満たす 97 例を対象とした．自己免疫異常例ならびに膠原病関連 HLA 抗原（B27，B51，B52，DR2，DR4）保有例には柴苓湯療法を，同種免疫異常例には夫リンパ球移植術を，自己免疫異常・同種免疫異常合併例はリンパ球移植禁忌であるため，柴苓湯療法を行った．同種免疫異常においては診断基準を HLA クラス II 抗原 sharing 2 個以上とした場合，夫リンパ球移植による生児獲得率は 41.3%，流産阻止率は 76.7% であり，自己免疫異常合併のため柴苓湯療法を行わざるを得なかった症例では，それぞれ 33.3%，62.5% であった．HLA クラス II 抗原 sharing 2 個以下では，夫リンパ球移植の生児獲得率は 35.0%，流産阻止率は 80.0%，柴苓湯療法はそれぞれ 25.0%, 57.1% であった．自己免疫異常はファーストチョイスとして柴苓湯療法を行ったが，ANA（anti-nuclear antibody；抗核抗体）陽性例における流産阻止率は 44.4%，ACA IgG 陽性例では 40.0%，ACA IgM 陽性例は 55.5% であった．膠原病関連 HLA 抗原保有者の柴苓湯療法では不育症において高い生児獲得率が認められ，DR2，B52 では 50% 以上であった．】

- 高田杏奈 他, 産婦漢方研のあゆみ, 2014, 31, 40-44.

  【妊娠22週から34週に, 切迫早産の診断で入院した妊婦を対象とした. その中で, 入院時に採取した子宮頸管粘液中の顆粒球エラスターゼが陽性, かつ1週間以上, 妊娠継続ができたものについて検討した. 柴苓湯投与群10例と入院し, 妊娠期間中に一度も柴苓湯を内服していない妊婦を非投与群8例とした. 顆粒球エラスターゼが陰性化した妊婦は投与群で6例（60%）, 非投与群で3例（37.5%）であった. 早産に至った症例は投与群で0例（0%）, 非投与群で1例（12.5%）であった. 投与群における頸管粘液中のIL-8減少症例は9例（90%）であり, 投与前の測定値平均が20761.9 pg/mLに対し, 投与2週間で3336.0 pg/mLに低下し, 低下率は65.57%（29.0〜94.6）であった.】

- Okamoto, M. *et al.*, *Reprod. Med. Biol.*, 2010, 9, 191-195.

  【柴苓湯の嚢胞性卵巣症（PCOS）を呈する女性の排卵誘発, 内分泌状態に対する作用を検討した. 24例のPCOSを呈する女性に柴苓湯を3か月間投与し, 血中の種々のホルモンを投与前後で測定するとともに, 排卵を評価した. 柴苓湯3か月投与により, 24例のうち, 21例（87.5%）で排卵が回復した. 排卵群では, 治療1か月目で血清黄体形成ホルモン（LH）レベルが有意に減少したが, 非排卵群ではわずかな減少であった. 非肥満群の排卵率は94.4%であり, 肥満群の排卵率66.7%よりも高いものであった. 血清LHレベルは非肥満群では低下したが, 肥満群では低下はわずかであった.】

- 三木聡 他, あたらしい眼科, 1990, 7, 601-604.

  【ぶどう膜炎（ベーチェット病8例, 原田病3例, サルコイドーシス2例, 病型分類不能12例）25例を対象とした. 投与方法は, ベーチェット病に対してはコルヒチンまたはシクロスポリンとの併用療法, もしくは柴苓湯の単独投与を行い, そのほか, ぶどう膜炎に対してはステロイド剤との併用または柴苓湯単独投与を行った. ベーチェット病の視力の変動は改善6眼, 変化なし4眼, 悪化6眼で, 眼症状のスコアは改善7眼, 変化なし4眼, 悪化5眼であった. 投与前3か月の間に眼発作があったのは7眼で, 投与後では減少3眼, 変化なし4眼, 増加0眼であった. 原田病は, 視力の変動は改善5眼, 悪化1眼と改善傾向で, 眼症状のスコアは全例改善した. サルコイドーシス, 病型分類不能のぶどう膜炎は, 視力の変動は改善11眼, 変化なし13眼, 悪化4眼で, 眼症状のスコアは改善14眼, 変化なし8眼, 悪化6眼であった. 柴苓湯単独投与が9例（ベーチェット病1例, 原田病1例, サルコイドーシス1例, 病型分類不能のぶどう膜炎が6例）あり, 眼症状のスコアは改善10眼, 変化なし7眼, 悪化1眼と改善傾向にあった.】

- 岩下憲四郎 他, 臨眼, 2000, 54, 1247-1251.

  【1年以上経過観察できた黄斑浮腫の患者を対象として, 柴苓湯投与群22例と非投与群29例に分けて検討した. 1年後の視力は, 非投与群で55%が改善し21%に悪化がみられたのに対して, 投与群では77%が改善し悪化はなかった. また, 1年後の黄斑浮腫に関しては, 非投与群で76%が改善, 17%が不変, 7%が悪化であったが, 投与群では96%に改善が認められ, 4%は不変であったが, 悪化はなかった.】

- 石田孝 他, *Equilibrium Res.*, 1995, 54, 458-463.

  【対象は日本平衡神経科学会の診断基準に基づき診断されたメニエール病確実例のうち, 柴苓湯を6か月以上内服し, かつ経過観察期間が1年以上の患者32例とした. 日本平衡神経科学会案を用いてめまい発作と聴力障害に対する柴苓湯の効果を判定した. めまい発作については月平均めまい発作の頻度を算定し, 治療前6か月と治療開始後12か月目と24か月目で比較した. めまい発作の変動をみると1か月目には発作は著明に軽減しており, 2か月以降12か月にかけて大きな変動を認めなかった. さらに24か月, 36か月と対象の患者数は減少しているが, 月平均のめまい発作回数には変動を認めなかった. 一方, 聴力障害に対しての評価をみると, 投与前後の最悪聴力レベルの比較では有意に投与後の聴力レベルが低下していた. さらに

12か月目と24か月目での効果の差をみると，いずれも不変・悪化例が多く，12か月目と24か月目では差を認めなかった.】

- 森本昌宏 他，東洋医とペインクリニック，1994, 24, 7-10.

【カルマゼピンの服薬を主体とした治療を受けている特発性三叉神経痛患者62例を対象とし，26例には柴苓湯を4週間連続投与し，また36例に対しては五苓散を同様の用法で投与した．患者自身の5段階評価によれば，柴苓湯処方群では著明改善6例，改善8例，やや改善10例，不変2例であり，悪化したとするものはなく，改善以上が53.8％であった．五苓散処方群では著明改善4例，改善13例，やや改善15例，不変4例で改善以上が47.2％であった．なお，両群において，カルマゼピンの減量が可能となったものが多くみられた.】

- 岡良成 他，日透析医学会誌，2000, 33, 1371-1376.

【血液透析を受けている透析歴8年以上の慢性腎不全患者で，慢性の関節痛を訴えるもののうち，透析関節症と診断された23例を対象とした．柴苓湯は2/3量分2で最低1か月以上投与し，65歳以上の小柄な患者では1/5～1/3日量に減量した．投与1か月後に関節痛の改善の程度を患者の自己評価で判定した．効果判定対象23例中，有効14例，無効9例（有効率60.9％）．有効例では，その多くが1週間以内に効果を認めた．肩関節痛21例中12例で有効（57.1％），膝関節痛10例中5例で有効，股関節痛6例中6例で有効，手関節痛4例中3例で有効，肘関節痛3例中3例で有効，手指関節痛3例中1例で有効であった．とくに股関節外側部の疼痛に有効であった.】

- 浦山博 他，漢方医，1993, 17, 135-137.

【四肢のリンパ浮腫症例10例11肢を対象とした．全例に柴苓湯を投与し，併用療法としてエア・マッサージと弾力包帯着用を2例に施行した．柴苓湯の投与期間は56～1000日，平均328.8日であった．腫脹の経過は上腕の中央もしくは下腿の最大周径部位にて周径を計測した．柴苓湯の投与中に症状の悪化した症例はなかった．四肢の周径は2肢で不変，9肢で減少した．周径の平均値±標準偏差値では32.1 ± 5.1（cm，n = 11）から30.8 ± 4.5へと変化した．上肢（n = 5）では平均27.9から27.1へと減少し，下腿では平均35.7から33.9（n = 6）へと減少した.】

主なエビデンス　基礎研究系

① むくみ改善作用

- Tada, K. *et al.*, *J. Trad. Med.*, 2004, 21, 125-129.

【抗糸球体基底膜腎炎マウスに経口投与したところ，細胞外液量と同様に尿量が増加した.】

② 利水作用

- 原中瑠璃子 他，*Proc. Symp. WAKAN-YAKU*, 1981, 14, 105-110.

【ラットに飲水投与したところ，チアジド，アセタゾラミド等の利尿剤と同様に尿量が増加した.】

- 大西憲明 他，和漢医薬誌，2000, 17, 131-136.

【酢酸デスモプレシン前処置と生理食塩液の前負荷により作製した水負荷モデルマウスに経口投与したところ，尿量が増加した．一方，絶食・絶水下で放置した絶水モデルマウスでは，尿量は変化しなかった.】

- Fujitsuka, N. *et al.*, *J. Pharmacol. Sci.*, 2004, 94, 185-191.

【ペントバルビタール麻酔ラットに経口投与したところ尿量が増加した．また，この作用はNO合成阻害剤であるNG-nitro-L-arginine methyl ester（L-NAME）の腹腔内投与により抑制された.】

柴苓湯　99

③ **利尿作用**

- 桑原道雄，腎と透析，1996, 41, 251-255.
  【イヌ腎臓由来の遠位尿細管細胞（MDCK 細胞）において，ナトリウムチャネルを阻害した（*in vitro*）.】
- 福士靖江 他，医と薬学，1995, 33, 389-396.
  【尿細管と同様の水吸収機能を有するカエル膀胱膜において，ナトリウム能動輸送量を反映する短絡電流を粘膜側及び漿膜側で減少させた（*in vitro*）.】

④ **抗炎症作用**

- Iwai, I. *et al.*, *Neurosci. Lett.*, 1993, 157, 37-40.
  【ラットに経口投与したところ，血中副腎皮質刺激ホルモン（ACTH）が上昇した.】
- 岩井泉 他，ホルモンと臨床，1992, 40, 745-748.
  【ラットに経口投与したところ，血中副腎皮質刺激ホルモン（ACTH）およびコルチコステロンの濃度が上昇した.】
- 長田道夫 他，日腎会誌，1989, 31, 713-721.
  【馬杉腎炎モデルラットに混餌投与したところ，糸球体における Ia 陽性細胞浸潤および T 細胞浸潤が抑制された.】
- 服部智久 他，日腎会誌，1995, 37, 373-383.
  【抗糸球体基底膜腎炎ラットに経口投与したところ，炎症初期において ICAM-1 および LFA-1 などの接着分子発現亢進ならびに半月体形成が抑制された.】
- 服部智久 他，日腎会誌，1997, 39, 121-128.
  【SD ラットに経口投与したところ，腎炎の慢性期において，糸球体からのエンドセリン-1 産生亢進が抑制され，尿中タンパク排泄および高血圧が改善された.】
- 菊川忠裕 他，炎症，1995, 15, 129-133.
  【Ⅱ型コラーゲン関節炎マウスに混餌投与したところ，関節炎発症率が低下し，血清中では抗Ⅱ型コラーゲン抗体産生が抑制され，組織では滑膜細胞の重層化や滑膜下軟部組織の浮腫変化が抑制された. また，同動物より摘出した脾臓において，Ⅱ型コラーゲン，結核死菌刺激によるリンパ球幼若化反応を抑制した（*ex vivo*）.】
- Kanauchi, H. *et al.*, *J. Dermatol.*, 1994, 21, 935-939.
  【ループス皮膚炎モデルである MRL/lpr マウスに混餌投与したところ，抗核抗体およびリウマチ因子が低下し，リンパ節腫脹が抑制された.】
- Nakano, Y. *et al.*, *Neurosci. Lett.*, 1993, 160, 93-95.
  【ラットに経口投与したところ，血漿 ACTH 濃度および下垂体前葉中の ACTH 前駆体であるプロオピオメラノコルチン mRNA 発現が増加し，これらの作用は ACTH 放出因子の抗血清により抑制された.】

⑤ **細胞増殖抑制作用**

- Awazu, M. *et al.*, *Nephron*, 2002, 92, 652-659.
  【ラットメサンギウム細胞において，血清，血小板由来増殖因子および上皮細胞増殖因子による DNA 合成を抑制した. また，cAMP 産生を増加させ，血清による細胞増殖シグナル Raf-1 および ERK のリン酸化（活性化）を抑制した（*in vitro*）.】

名前の由来

小柴胡湯と五苓散の合剤であり，それぞれの方剤名より 1 文字ずつ取って命名された.

酸棗仁湯 甘

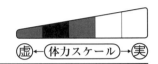

虚弱体質傾向の不眠症や不安感が強い場合に用いられる.

効能または効果

- 心身が疲れ弱って眠れないもの

使用目標＝証

体力の低下した人で，心身ともに疲労して，不眠を訴える場合に用いる．
1) 慢性疾患患者や，老人などで夜間眼がさえて眠れない場合
2) 精神不安，神経過敏などを伴う場合

臨床応用

- 精神疾患の睡眠障害
- 不眠症
- 夜間頻尿
- 中途覚醒

味

- わずかに甘くて苦い

構成生薬

- 酸棗仁（サンソウニン），10.0 g　　ジジベオシドⅠ，Ⅱ，ジュジュボシドA，B，スピノシンなど
- 茯苓（ブクリョウ），5.0 g　　エブリコ酸，パヒマン，エルゴステロールなど
- 川芎（センキュウ），3.0 g　　クニジリド，センキュノリド，リグスチリドなど
- 知母（チモ），3.0 g　　チモサポニン類，マンギフェリンなど
- 甘草（カンゾウ），1.0 g　　グリチルリチン，イソフラボン，クマリンなど

副作用

(1) 重大な副作用

1) 偽アルドステロン症：低カリウム血症，血圧上昇，ナトリウム・体液の貯留，浮腫，体重増加などの偽アルドステロン症があらわれることがあるので，観察（血清カリウム値の測定など）を十分に行い，異常が認められた場合には投与を中止し，カリウム剤の投与などの適切な処置を行うこと．
2) ミオパチー：低カリウム血症の結果としてミオパチーがあらわれることがあるので，観察を十分に行い，脱力感，四肢痙攣・麻痺などの異常が認められた場合には投与を中止し，カリウム剤の投与などの適切な処置を行うこと．

(2) その他の副作用

消化器：食欲不振，胃部不快感，悪心，腹痛，下痢など（頻度不明）

主なエビデンス　臨床系

① 精神疾患の睡眠障害

- Miyaoka, T. *et al.*, *Altern. Integr. Med.*, 2015, 4, 1.

【DSM-IV-TR で何らかの精神疾患と診断され，かつ中等度以上の睡眠障害を有する 81 名を対象とし，酸棗仁湯 1 日 1 回眠前 2.5〜7.5 g を 4 週間投与し，投与開始時，投与開始 4 週間後に治療効果と副作用についてオープン試験で検討し，それぞれ評価尺度（PSQI, ISI, AIS, CGI-I），試験前後でのベンゾジアゼピン系薬の用量変化を用いて評価した．酸棗仁湯投与開始 4 週間後，PSQI 評価ではすべての下位尺度で有意な改善を認めた．下位尺度の改善度は，睡眠の質 30%，入眠時間 22%，睡眠時間 27%，睡眠困難 9.3%，日中覚醒困難 27% であった．副次評価項目である，ISI，AIS，CGI，ベンゾジアゼピン系睡眠薬の投与量も有意に減少した．】

主なエビデンス　症例報告

① 不眠症

- 筒井末春 他，臨床精神医学，1988, 17, 541-545.

【不眠症と診断された 31 例に，酸棗仁湯エキス顆粒 1 日 7.5 g を 4 週間投与し，その効果を判定した．最終全般改善度（5 段階とした）は，著名改善 1 例，中等度改善 7 例，軽度改善 12 例，不変 8 例，悪化 3 例であった．全般的有用度（5 段階とした）は，きわめて有用 2 例，かなり有用 6 例，やや有用 12 例，無用 11 例，好ましくないは皆無であった．副作用は 2 例にみられ，1 例は胃部不快感で中止，もう 1 例は吐き気が生じ中止となった．

　睡眠状況の推移を 7 項目で比較したところ，「寝つき」「熟眠感」は投与 2 週後で有意な改善（p＜0.001）が認められ，その効果は 4 週後も持続した．「途中覚醒」「覚醒時の気分」「日中の気分」は投与 2 週後および 4 週後とも有意な改善を示した．「夢」は投与前後で差が認められなかった．「覚醒時刻」は投与 2 週後で有意な改善を認めたが，4 週後では差は認められなかった．】

② 酸棗仁湯とゾピクロン併用による睡眠時間の延長

- 尾崎崇 他，漢方医学，1998, 22, 158-159.

【12 例の健常者を対象に，休日前夜の同時刻に日を異にして，ゾピクロン錠 7.5 mg 単独投与，同剤とツムラ酸棗仁湯エキス顆粒（医療用）5 g を併用投与し比較検討した．寝つき，途中覚醒，熟眠度，夢，覚醒時の気分，翌日の日中気分については，ゾピクロン単独投与と酸棗仁湯併用時で顕著な差が認められなかった．睡眠時間に関しては併用により 12 例中 8 例に睡眠時間の延長が確認された．】

③ 夜間頻尿

- 大口尚基，漢方医学，2015, 39, 93-96.

【夜間頻尿を訴えて受診した患者のうち，国際前立腺症状スコア（IPSS）調査で夜間頻尿回数が 2 回以上あり，かつ尿流量検査（UFM）および残尿検査（RU）で，残尿が 50 mL であることが確認された患者で，男性患者には α_1-blocker を投与し（投与期間は症状に応じて異なる），その後抗コリン薬を 4 週間投与し，また，女性患者には抗コリン薬を 4 週間投与し，夜間頻尿の改善がみられなかった 18 名（男性 10 名，女性 8 名）を対象として，酸棗仁湯 1 日 1 眠前 2.5 g を 4 週間にわたり投与した．投与前後の夜間頻尿 QOL 質問票（N-QOL）を用いてスコア比較した．全症例において，N-QOL 総スコアが有意に改善した．】

④ 不眠に対する酸棗仁湯の検討

- 石山淳一, 中医臨床, 1988, 9, 32-35.

【不眠を主訴とする21例を対象とし, ツムラ酸棗仁湯エキス散を昼食と夕食の間に2.5 g, 夕食から就寝までの間あるいは就寝前に5.0 gを投与した. 投与期間は, 経過良好な場合患者が自分で満足できる睡眠が1週間持続するまで, 経過不良の場合2か月間とした. 有効性の判定は, 酸棗仁投与後2か月間以内に患者が自分で満足できる睡眠が1週間持続的に得られた場合有効とした. 21例中"積極的に投与医学的治療を求めて来院した者"は14例, "消極的投与医学的治療の了承者"は7症例で, 不眠改善率は, "積極的に投与医学的治療を求めて来院した者"群では7/14 (50%), "消極的投与医学的治療の了承者"群では4/7 (57.1%)であった.】

⑤ 中途覚醒

- 小林永治, 漢方の臨床, 2011, 58, 2434-2440.

【中途覚醒に悩む44症例 (男性12例, 女性32例) を対象として, 酸棗仁湯を1日2包, 夕方と眠前に投与した. 44例中33例 (75%) が有効であった (本人が確かに効いたというものを有効とした). 有効であった33例中, 目が覚めるが眠れるようになったのが17例 (52%), 目が覚めなくなったのが11例 (33%), 覚醒回数が減少したのが5例 (15%) であった. 眠剤を服用している者の有効率は64%, 眠剤を服用していない者の有効率は94%であった.】

主なエビデンス　基礎研究系

① ストレス下における睡眠時間延長作用

- Saito, K. *et al.*, *Biol. Pharm. Bull.*, 2000, 23, 76-79.

【酸棗仁湯を低温ストレスマウスおよびSART (Specific Stress State Caused by Alternating Rhythm in Temperature) ストレスマウスに投与したところ, 睡眠時間が延長した.】

② ノンレム睡眠増加作用

- Pei-Lu, Y. *et al.*, *Journal of Biomedical Science*, 2007, 14, 829-840.

【高用量酸棗仁をラットに投与したところ, ノンレム睡眠が増加した. 一方, レム睡眠は不変だった.】

③ 酸棗仁湯の薬理作用

- 牧野利明, 脳21, 2015, 18, 85-88.

【酸棗仁湯は正常動物, 各種ストレス負荷動物モデルにおいて, 脳内におけるNO産生の亢進や, $GABA_A$受容体, NMDA型グルタミン受容体を介して, 各種カテコールアミン濃度を変化させることにより, 抗不安作用, 鎮静作用, 抗うつ作用, 記憶改善作用を示した.】

④ 不眠改善

- Kira, K. *et al.*, 福岡大医紀, 2015, 42, 55-61.

【1つのケージに1匹のみで入れたマウスの群 (独居群) および1つのケージに複数入れたマウスの群 (同居群) に, 酸棗仁を水に溶解したものを7日間与え, EEG/EMG (electroencephalogram/electromyogram) および血漿中コルチコステロン濃度により睡眠状況を分析した. この研究において, 独居群では不眠を引き起こしていることがわかった. 酸棗仁投与により, 独居群の照明下の活動量は減少し, ノンレム睡眠時間は延長した. さらに, 血漿中コルチコステロン濃度は同居群と同じレベルに低下した.】

⑤ 催眠延長, 興奮抑制作用

- 柴田丸 他, 薬学雑誌, 1975, 95, 465-469.

【酸棗仁の数種のメタノール可溶・水可溶分画につき，マウスを用いて毒性試験ならびに鎮静作用の検索を行った．すべての分画は得られなかったが，複数の分画腹腔内投与により，症状体重変化ともに著変なく，1例の死亡もみられなかったが，いくらかの運動抑制がみられた．ヘキソバルビタール投与による催眠の有意な延長がみられた．カフェイン投与による運動性興奮作用が有意に抑制された．】

⑥ ジアゼパムと組み合わせ，ジアゼパム初回投与での著しい延長作用をむしろ抑制し，連続投与によって起こる急性耐性の出現を消失させる

• 渋谷健 他，東医大誌，1986, 44, 1018-1024.

【マウスにジアゼパム（DZP）を単独投与した群，酸棗仁湯（SZR）を単独投与した群，DZP と SZR を組み合わせ投与した群で，クロスオーバー試験により，酸棗仁湯の催眠作用を検討した．単独投与群の対照は CMC0.5％溶液とした．睡眠導入時間は DZP の初回投与により著名に短縮したが，この効果は，連投によって徐々に減弱した．しかし，SZR では，投与後，CMC とほぼ同様な結果を示した．また，DZP と SZR との組み合わせ投与によっても著名な効果は得られなかった．

睡眠持続時間においては，導入時間と同様，SZR の単独では，単回，連続投与のいずれにおいても著名な睡眠延長効果は得られなかったが，DZP と SZR を組み合わせることにより，DZP 初回投与での著しい延長作用をむしろ抑制し，連続投与によって起こる急性耐性の出現を消失させる効果が得られた．】

⑦ 不安作用

• 渋谷健 他，東医大誌，1987, 45, 176-182.

【嗅球摘出ラットを用いて馴化作用を検討したところ，酸棗仁湯 500 mg/kg 投与では連投するにつれ徐々に馴化作用があらわれた．】

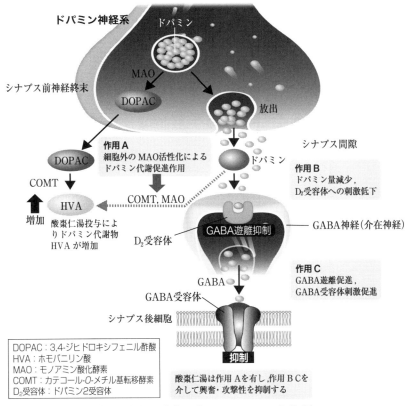

（岩崎克典，漢方医学，2018, 42, 25 を改変）

【酸棗仁湯の睡眠に対する作用】

酸棗仁湯は，中枢神経系において，細胞外のMAO活性化によるドパミン代謝を促進し，また，ドパミン量減少，および，D_2受容体への刺激を低下させて，興奮攻撃性を抑制すると考えられている．

名前の由来

本方は，5種の生薬からなり，その主薬である酸棗仁の名を取って処方名としたものである．

紫雲膏
しうんこう

体力スケールなし（外用薬）

火傷，切り傷，痔，肛門裂傷のほか，皮膚炎にも用いられる．

効能または効果

- 火傷，痔核による疼痛，肛門裂傷

使用目標＝証

比較的体力の低下した人で，分泌物の少ない場合に用いる．
火傷，痔核による疼痛，肛門裂傷に用いる．

臨床応用

- 熱傷，帯状疱疹，褥瘡
- 痔
- アトピー性皮膚炎の顔面・首，皮疹
- 頭皮皮膚炎，放射線もしくは抗がん剤による皮膚炎，放射線誘発頭皮皮膚炎および分子標的薬による皮膚障害
- 尋常性疣贅改善

味（におい）

- 特異なにおい

構成生薬

100 g 中

- ゴマ油，100.0 g　　　　リノール酸，オレイン酸など
- 紫根（シコン），10.0 g　　シコニン，アセチルシコニンなど
- 当帰（トウキ），10.0 g　　リグスチリド，パルミチン酸，ベルガプテンなど
- 上記の割合で得た油製エキス 71.2 g とサラシミツロウ，27.0 g
- 豚脂，1.8 g　　　　　　オレイン酸，パルミチン酸など

副作用

本剤は使用成績調査などの副作用発現頻度が明確となる調査を実施していないため，発現頻度は不明である．
過敏症[注1]：発疹，掻痒など（頻度不明）
　注1）このような症状があらわれた場合には投与を中止すること．

特記事項

- 患部を清潔にしたのち，1日数回適量を直接患部に塗布，あるいはガーゼにのばして貼付する．
- 目には使用しないこと．

主なエビデンス **症例報告**

① **がん診療における，放射線皮膚炎および抗がん剤による末梢神経障害改善**
- 星野惠津夫，大和証券ヘルス財団研究業績集，2011, 34, 163-168.
【放射線皮膚炎の 13 例および抗がん剤による末梢神経障害 11 例に，紫雲膏を塗布もしくは内服したところ，前者では 12 例で，後者では 3 例で有効性が確認された.】

② **疣贅改善**
- 前田学，*MB Derma.*, 2012, 193, 9-17.
【各種疣贅患者 27 例に，紫雲膏を塗布したところ，24 症例において有効性が認められた.】

③ **熱傷，帯状疱疹，褥瘡など各種皮膚疾患改善**
- 関口直男，新薬と臨牀，1992, 41, 91-100.
【熱傷，帯状疱疹，褥瘡など各種皮膚疾患患者 39 例に，紫雲膏を塗布したところ，25 症例において有効性が認められた.】

④ **痔疾患改善**
- 白水倶弘 他，*Prog. Med.*, 1993, 13, 1108-1110.
【痔疾患患者 21 例に，紫雲膏を 1 日 2 回塗布したところ，痛みのあった 11 例中 8 症例において軽減効果が認められた.】

⑤ **褥瘡創傷治癒促進効果**
- 守山聖美，漢方医学，2010, 109, 195-197.
【褥瘡患者 22 例に，紫雲膏を塗布したところ，18 症例において有効性が認められた.】

⑥ **アトピー性皮膚炎の顔面・首，皮疹改善**
- 大熊守也，和漢医薬学雑誌，1996, 13, 390-391.
【アトピー性皮膚炎患者 22 例に，紫雲膏を塗布したところ，19 症例において有効性が認められた. 3 か月以上の継続で有効性を認める場合が多かった.】

⑦ **頭皮皮膚炎，放射線もしくは抗がん剤による皮膚炎，放射線誘発頭皮皮膚炎および分子標的薬による皮膚障害改善**
- Hayashi, A., *J. Trad. Med.*, 2013, 30, 27-30.
【頭皮皮膚炎患者 31 例，放射線もしくは抗がん剤による皮膚炎患者 9 例，放射線誘発頭皮皮膚炎患者 4 例および分子標的薬による皮膚障害患者 6 例に，紫雲膏を塗布したところ，すべての症例において有効性が認められた.】

⑧ **尋常性疣贅改善**
- 前田学，日本東洋医学雑誌，2000, 51, 261-267.
【尋常性疣贅患者 27 例に，紫雲膏を塗布したところ，15 症例において有効性が認められた.】

⑨ **頭皮放射性皮膚炎改善**
- 林明宗 他，日東医誌，2011, 62, 142-146.
【頭皮放射性皮膚炎患者 22 例に，放射線照射終了後に紫雲膏を塗布したところ，すべての症例において有効性が認められた.】

主なエビデンス　基礎研究系

① 抗炎症作用

- 小野浩二 他，聖マリアンナ医科大学雑誌，2002, 30, 439-445.

  【*in vitro* 実験系において，紫雲膏ヒスタミンなどの炎症メディエイター放出抑制作用を示し，創傷部位における発赤や掻痒感の改善作用を発揮することが示唆された.】

② 創傷治癒作用

- 金子紗希，新薬と臨牀，2015, 64, 29-33.

  【背部に人工的に創傷を作製したラットにおいて，紫雲膏を塗布したところ，治癒の促進が認められた.】

③ EB ウイルス抑制作用，発がんプロモーター抑制作用

- 木島孝夫 他，薬学雑誌，1989, 109, 843-846.

  【*in vitro* 実験系において，紫雲膏は EB ウイルスの活性化抑制作用を示した．また．マウスを用いた実験で発がんプロモーターである TPA による腫瘍発現作用に対して，紫雲膏は抑制作用を示した.】

④ EB ウイルス抑制作用，発がんプロモーター抑制作用

- 浜野朋子 他，東京都立衛生研究所研究年報，1992, 43, 46-50.

  【*in vitro* 実験系において，紫雲膏の EB ウイルスの活性化抑制作用に関わる成分の分析を行った結果，紫根と豚脂の関与が示唆された.】

⑤ 創傷治癒作用

- 高野邦夫 他，*Prog. Med.*, 1996, 16, 1200-1202.

  【創傷ラットにステロイド（2 mg/kg）を投与し創傷治癒障害モデルを作製し，紫雲膏の効果を検討した結果，ステロイドによる創傷治癒障害に対して有効性が確認された.】

⑥ 抗菌作用

- 浜田正明，皮膚科紀要，1998, 93, 313-314.

  【患者から採取した *P.acnes* への，紫雲膏の抗菌作用を検討した．0.01％もしくは 0.1％紫雲膏の存在により，*P.acnes* の発育と lipase 活性の有意な抑制が認められた.】

⑦ 抗菌作用，創傷治癒作用

- K.-F. Huang *et al.*, *The American Journal of Chinese Medicine*, 2004, 32, 389-396.

  【創傷ラットに *P.acnes* を移植したモデルを用いて，紫雲膏の効果を検討した．紫雲膏の塗布により感染抑制と皮膚上皮化促進が認められた.】

⑧ 創傷治癒作用

- P.-J. Lu *et al.*, *The American Journal of Chinese Medicine*, 2008, 36, 115-123.

  【創傷ラットに *P.acnes* もしくは *S.acnes* を移植したモデルを用いて，紫雲膏の効果を検討した．紫雲膏の塗布により再上皮化，血管新生，肉芽組織形成の促進が観察された.】

名前の由来

本方は，江戸時代の医家である華岡青洲の創製によるもので，主薬である紫根の「紫」の文字と，創製者の幼名である雲平の「雲」の字を用いている．本軟膏を塗布した皮膚表面が紫色になることから，これを紫雲（古来中国で，盛徳の君子のいる所にたなびくとされた雲）になぞらえて処方名にしたものと思われる.

四逆散 (しぎゃくさん) 甘

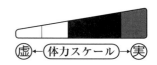

ストレスなどによる鬱々とした気分を晴れやかにするための処方である．

効能または効果

比較的体力のあるもので，大柴胡湯証と小柴胡湯証との中間証をあらわす人の次の諸症：
胆嚢炎，胆石症，胃炎，胃酸過多，胃潰瘍，鼻カタル，気管支炎，神経質，ヒステリー

使用目標＝証

体力中等度もしくはそれ以上の人で，胸脇苦満＊，腹直筋の攣急があり，イライラ，不眠，抑うつ感などの精神神経症状を訴える場合に用いる．

1) 腹痛，腹部膨満感，動悸などを伴う場合

　＊胸脇苦満：心窩部より季肋部にかけて苦満感を訴え，抵抗・圧痛の認められる症状をいう．

臨床応用

- 胃潰瘍
- 局所多汗症
- 月経困難症
- 月経前症候群（PMS）
- 糖尿病神経障害患者の胃運動障害
- 乳腺症
- 育児ストレス
- 慢性鼻副鼻腔炎

味

苦い

構成生薬

- 柴胡（サイコ） 5.0 g　　サイコサポニン A,C,D,E，α-スピナステロールなど
- 芍薬（シャクヤク） 4.0 g　　ペオニフロリン，アルビフロリン，ペオニフロリゲノンなど
- 枳実（キジツ） 2.0 g　　ナリンギン，d-リモネン，シネフリンなど
- 甘草（カンゾウ） 1.5 g　　グリチルリチン，イソフラボン，クマリンなど

副作用

重大な副作用

1) 偽アルドステロン症：低カリウム血症，血圧上昇，ナトリウム・体液の貯留，浮腫，体重増加などの偽アルドステロン症があらわれることがあるので，観察（血清カリウム値の測定など）を十分に行い，異常が認められた場合には投与を中止し，カリウム剤の投与などの適切な処置を行うこと．
2) ミオパチー：低カリウム血症の結果としてミオパチーがあらわれることがあるので，観察を十分に行い，脱力感，四肢痙攣・麻痺などの異常が認められた場合には投与を中止し，カリウム剤の投与などの適切な処置を行うこと．

主なエビデンス 　臨床系

① 糖尿病性神経障害患者の胃運動障害

- 姫井孟，日経メディカル，1992, 21, 22-23.

  【上腹部不快感，あるいは膨満感など，何らかの上部消化管症状を有する糖尿病性神経障害患者 11 例に，四逆散を 12 週間以上経口投与した．胃電図記録を比較したところ，内服前に冷水負荷で変化を示さなかった活動電位の周波数は 12 週後では 3.01 ± 0.10 cpm から 2.78 ± 0.07 cpm と有意に徐波化した（p < 0.05）.】

主なエビデンス 　症例報告

- 松下文雄，漢方医，1992, 16, 278-280.

  【内視鏡検査で白苔を有する活動期(A_1)〜治癒期(H_2)stage の潰瘍を確認し，H_2 ブロッカーとスクラルファートの 2 者またはこれに四逆散を加えた 3 者併用にて潰瘍治療を行い，4 週毎に内視鏡検査を施行し，白苔の消失した瘢痕期（S_1 または S_2 stage）を確認した後，28 例に四逆散を単独服用し，3 か月毎に内視鏡によって潰瘍再発の有無を検討した．再発症例は 9 例（32.1%）で，再発月数は 3 か月以内が 7 例で，stage は A_1 3 例，A_2 1 例，H_2 3 例であった．6 か月と 9 か月にそれぞれ 1 例ずつ A_2 stage の再発を認めた．再発症例はすべて再発の既往歴を持つ症例で 16 例中 9 例の再発であった．初発症例 12 例には再発は認めなかった．】

- 水野修一 他，漢方医，1987, 11, 26-30.

  【胃造影鏡検査で長径 10 mm 以上の潰瘍があり，胃内視鏡検査で崎田・大森分類の A_1〜A_2 期の活動性潰瘍を認めた患者 28 例を対象とした．四逆散単独による治療例が 22 例，多剤併用例が 6 例であった．胃内視鏡検査による効果判定の成績は，全症例中著効 9 例（32.1%），有効以上 20 例（71.4%）であったので，28 例中 20 例が 8 週間で瘢痕化した．多剤併用例を除いた 22 例の成績は，著効 8 例（36.4%），有効以上 17 例（77.3%）で，四逆散のみで 22 例中 17 例が 8 週間で瘢痕化していた．自・他覚症状の改善度をみると，疼痛に対する効果は改善以上が 9 割以上という最終判定を得た．】

- 二宮文乃，東方医，1990, 6, 47-52.

  【発汗抑制作用を検討する目的で，局所多汗症があり，続発して湿疹，膿庖症皮膚炎などを併発している症例 23 例を対象とした．発汗抑制後 3 か月以上発生せず皮疹にもよい結果をもたらした著効は 5 例（21.7%），発汗は抑制されたが皮疹は略治程度の有効は 13 例（56.6%），服用後短期でも発汗は抑制されるが中止すると再び発生するやや有効は 5 例（21.7%）であった．】

- 井上雅晴，漢方医，1990, 14, 132-136.

  【乳腺症で治療を要すると診断された 220 例を対象とし，桂枝茯苓丸を対照として四逆散の治験を行った．8 週間後の治験群の有効率は，乳房痛については 57 例中 39 例（68%），腫瘤については 82 例中 25 例（30%）であり桂枝茯苓丸群と有意差はなかった．四逆散群では腫瘤について有効とされるまでの期間が桂枝茯苓丸群よりも短かった．】

- 梅川宏司，産婦漢方研のあゆみ，2001, 105-107.

  【内診および超音波検査で器質性病変を認めなかった機能性月経困難症患者 19 例を対象とした．効果判定は visual analog scale（VAS）を用い，投与前，翌日，5 日目の状態を患者自身に記入してもらった．VAS 値が 4 以上低下したのを著効，3 から 1 低下したのを有効，変化がないのは無効，VAS 値が上昇したのを悪化とした．19 例中著効 5 例，有効 9 例，無効 5 例で著効と有効を合わせた有効率は 73.7% であった．】

- 志馬千佳 他, 産婦漢方研のあゆみ, 2011, 60-65.

【不妊症の患者で，ストレスに伴う手掌の発汗，筋緊張，イライラや，腹痛・下痢などの消化器症状を認めた女性 37 例を対象としてストレスによる症状に対して VAS を全般的評価「著効・有効・無効・増悪」の 4 段階に置き換えて判定した．手掌の発汗を認める症例は 29 例（78％），精神的緊張の自覚 18 例（49％），筋緊張 18 例（49％），イライラ 12 例（32％）など，ストレスによると考えられる症状を高率で認め，実際には治療のストレス，仕事のストレス，家族関係のストレスなどを 34 例 92％が自覚していた．四逆散の内服による効果は，著効 11 例，有効 20 例，無効 6 例であった．著効と有効を合わせると 84％であった．】

- 中井恭子 他, 産婦漢方研のあゆみ, 2012, 97-102.

【月経前症候群（premenstrual　syndrome：PMS）や更年期障害を疑われて受診した，器質的原因を見出せない不定愁訴を有する女性 20 例を対象とした．2 週後の変化を，VAS を簡略化した数値的評価スケール（mumerical rating scale：NRS）を用いて判定した．① 著効：NRS　0〜3/10，② 有効：NRS　4〜6/10，③ やや有効：NRS　7〜9/10，④ 無効：NSR　10/10，⑤ 増悪：症状悪化，に分類した．2 週間の服用で，著効 7 例（35％），有効 9 例（45％），やや有効 1 例（5％），無効 3 例（15％），増悪例はなく，有効以上が 16 例（80％）であった．】

- 桜田隆司 他, 耳鼻臨床, 1992, 85, 1341-1346.

【慢性鼻副鼻腔炎患者に対して辛夷清肺湯と四逆散を用いて比較検討した．効果判定は薬剤投与前後の自覚症状，鼻腔所見，鼻汁中好中球，鼻腔通気度によって行った．総合判定の結果，軽度改善以上は辛夷清肺湯で 55.3％，四逆散で 59.3％であり，改善以上は辛夷清肺湯で 31.6％，四逆散で 33.3％であった．各項目および総合判定とも両薬剤間の効果発現に有意な差は見出せなかった．自覚的鼻閉と鼻腔通気度の関係を調べると，辛夷清肺湯では自覚的鼻閉の改善に伴い総合鼻腔抵抗値は減少し両者に相関を認めたが，四逆散では相関を認めなかった．】

主なエビデンス　基礎研究系

① 抗潰瘍作用

- 鎌田悌輔, 漢方医, 1989, 13, 13-16.

【水浸拘束負荷ラットに経口前投与したところ，胃粘膜および粘液中のヘキソサミン量の減少が抑制された．】

- Yoshikawa, T. et al., J. Clin. Biochem. Nutr., 1991, 10, 189-196.

【ラットに経口前投与したところ，虚血再灌流惹起性胃粘膜障害が抑制され，胃粘膜の TBA-RS（thiobarbituric acid-reactive substances）の増加が抑制された．】

- 太田好次 他, 漢方医, 1995, 19, 148-152.

【Compound 48/80 惹起胃粘膜障害ラットに経口投与したところ，腺胃部の粘膜障害部位の面積が縮小した．】

② 肝・胆道障害抑制作用

- 太田好次 他, 和漢医薬誌, 1997, 14, 143-148.

【α-naphtylisothiocyanate 惹起肝・胆道障害ラットに経口投与したところ，血清 AST（GOT），ALT（GPT），LDH および Al-P の活性上昇が抑制された．また，血清中総胆汁酸，総コレステロールおよび過酸化脂質濃度の増加が抑制され，血清 T-Bil，D-Bil 濃度の増加が抑制された．】

③ プロトンポンプ阻害作用

- 小野耕一 他, Prog. Med., 1995, 15, 2188-2191.

【ブタ胃粘膜より精製した H^+,K^+-ATPase の酵素活性を抑制した（in vitro）．】

名前の由来

四逆とは四肢の冷えのことで，その病態より名付けられた．

四物湯
しもつとう

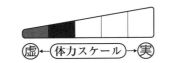

貧血を伴う月経不順や自律神経失調症が主なターゲットだが，四物湯としてではなく，病態や患者体質に合わせてほかの処方と合わせたりいくつかの生薬を加減したりして別の名前の処方として用いられることが多い．例えば，五苓散と合わせた当帰芍薬散，複数の生薬を加減した当帰飲子や温清飲などである．慢性に起こるこむら返りにも用いる．

効能または効果

皮膚が枯燥し，色つやの悪い体質で胃腸障害のない人の次の諸症：
産後あるいは流産後の疲労回復，月経不順，冷え症，しもやけ，しみ，血の道症

使用目標＝証

比較的体力の低下した人で，手足が冷え，諸種の出血や貧血の徴候があり，皮膚の枯燥傾向のある場合に用いる．
1) 月経不順，自律神経失調症状などを伴う婦人
2) 腹部軟弱で臍傍に動悸を触れる場合

臨床応用

- こむら返り

味

- わずかに甘味を帯びて特異である

構成生薬

- 地黄（ジオウ），3.0 g　　カタルポール，アクテオシド，マンニトールなど
- 川芎（センキュウ），3.0 g　　クニジリド，センキュノリド，リグスチリドなど
- 芍薬（シャクヤク），3.0 g　　ペオニフロリン，アルビフロリン，ペオニフロリゲノンなど
- 当帰（トウキ），3.0 g　　リグスチリド，パルミチン酸，ベルガプテンなど

副作用

消化器：食欲不振，胃部不快感，悪心，嘔吐，下痢など（頻度不明）

主なエビデンス　臨床系

① こむら返り
- 伊藤隆 他，日東医誌，2015, 66, 244-249.
【2010年8月から2011年12月までに慢性的に繰り返すこむら返り患者26例（平均年齢70.7±12.1歳，男性5例，女性21例）に対し四物湯を投与した効果を後ろ向きに調査した．1日の服用回数は2回17例，1回7例，3回2例（平均1.8±0.6回），服用期間（中央値）61.8（7〜1452）日であった．症状の変化より有

効 18 名（69%），無効 8 例（31%）であった．副作用は認めなかった．】

主なエビデンス　基礎研究系

① 間葉幹細胞に対する作用

- H.-P. Zeng *et al.*, *Bioorg. Med. Chem.*, 2008, 16, 5109-5114.

【12 の四物湯成分がラット間葉幹細胞の増殖能を示した．ligstilide が最もその作用が強かった．】

② 遅延型アレルギーに対する作用

- 斎藤昭和，医会誌，2006, 66, 360-369.

【マウスに塩化ピクリルおよびオキサゾロンで誘発した遅延型過敏性皮膚炎に対する影響を検討した．どちらのモデルにおいても臨床用量に近い低用量の経口投与で耳介腫脹率の抑制を認めた．】

③ 行動薬理学的作用

- 渡邉裕司，薬理と治療，2008, 36, 702-704.

【行動薬理学的研究として熱水抽出エキスの効果を検討した．ラットのスコポラミン投与における学習障害を 0.5 および 1.0 g/kg/day の 1 週間投与において有意に抑制した．1 g/kg の単回投与でも同様の効果を示した．また，両側総頸動脈を一時的に結紮して作成した脳虚血惹起マウスの条件回避行動の悪化を有意に抑制した．】

④ アポトーシス抑制作用

- Lee GW, *Korean J. Physion. Pharmacol.*, 2009, 113, 139-145.

【四物湯水抽出物は，SK-N-MC 細胞における過酸化水誘発アポトーシスを抑制した．】

⑤ エストロゲン類似作用

- Hongyue Ma LL *et al.*, *Bioorg. Med. Chem.*, 2012, 22, 154-163.

【エストロゲン依存性の MCF-7 乳がん細胞を用いて，四物湯の 38 成分についてテストを行った．うち，22 成分がエストロゲン類似活性を有していた．】

⑥ 抗血栓症作用

- Y. Ijiri *et al.*, *HEALTH*, 2010, 2, 493-498.

【1% の漢方方剤（四物湯，十全大補湯，温清飲）を含有する高脂肪食を与えたマウスにおいてレーザー刺激による血栓形成防止効果を検討したところ，3 剤とも有意な抗血栓作用を示した．】

名前の由来

本方は，4 種類の生薬から構成されており，そのことを四物と表現し，これを処方名としたものである．

芍薬甘草湯 甘

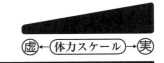

急激に起こる筋肉の痙攣を伴う疼痛に使用する．有痛性筋痙攣（こむら返り）や筋肉痛などに効果があり，頓服で即効性がある．

効能または効果

急激に起こる筋肉の痙攣を伴う疼痛，筋肉・関節痛，胃痛，腹痛

使用目標＝証

急激に起こる筋肉（主に下肢）の痙攣性疼痛ならびに腹部仙痛を訴える場合に用いる．
頓服あるいはほかの処方と併用されることが多い．

臨床応用

- 肝硬変，糖尿病性神経障害，血液透析に伴う有痛性筋痙攣
- 腰部脊柱管狭窄症や変形性腰椎症などに伴う有痛性筋痙攣
- 眼瞼痙攣
- 尿管結石症（発作時）の疼痛
- タキサン系抗がん剤による末梢神経障害（筋肉痛・関節痛）
- 化学療法による吃逆
- 消化管内視鏡検査時における消化管平滑筋異常収縮（挿入困難例，ブチルスコポラミン臭化物禁忌例）

禁忌（次の患者には投与しないこと）

1. アルドステロン症の患者
2. ミオパシーのある患者
3. 低カリウム血症のある患者

[1〜3：これらの疾患および症状が悪化するおそれがある．]

特記事項

原則として，頓服で使用する．
本剤の使用にあたっては，治療上必要な最小限の期間の投与にとどめること．

味

わずかに甘い

構成生薬

- 芍薬（シャクヤク），6.0 g　　ペオニフロリン，アルビフロリン，ペオニフロリゲノンなど
- 甘草（カンゾウ），6.0 g　　グリチルリチン，イソフラボン，クマリンなど

副作用

(1) 重大な副作用

1) 間質性肺炎：咳嗽，呼吸困難，発熱，肺音の異常などがあらわれた場合には，本剤の投与を中止し，速や

かに胸部 X 線，胸部 CT などの検査を実施するとともに副腎皮質ホルモン剤の投与などの適切な処置を行うこと．

2) 偽アルドステロン症：低カリウム血症，血圧上昇，ナトリウム・体液の貯留，浮腫，体重増加などの偽アルドステロン症があらわれることがあるので，観察（血清カリウム値の測定など）を十分に行い，異常が認められた場合には投与を中止し，カリウム剤の投与などの適切な処置を行うこと．

3) うっ血性心不全，心室細動，心室頻拍（Torsades de Pointes を含む）：うっ血性心不全，心室細動，心室頻拍（Torsades de Pointes を含む）があらわれることがあるので，観察（血清カリウム値の測定など）を十分に行い，動悸，息切れ，倦怠感，めまい，失神などの異常が認められた場合には投与を中止し，適切な処置を行うこと．

4) ミオパチー：低カリウム血症の結果として，ミオパチー，横紋筋融解症があらわれることがあるので，脱力感，筋力低下，筋肉痛，四肢痙攣・麻痺，CK（CPK）上昇，血中および尿中のミオグロビン上昇が認められた場合には投与を中止し，カリウム剤の投与などの適切な処置を行うこと．

5) 肝機能障害，黄疸：AST（GOT），ALT（GPT），Al-P，γ-GTP の上昇などを伴う肝機能障害，黄疸があらわれることがあるので，観察を十分に行い，異常が認められた場合には投与を中止し，適切な処置を行うこと．

(2) その他の副作用

過敏症[注1]：発疹，発赤，搔痒など（頻度不明）

消化器：悪心，嘔吐，下痢など（頻度不明）

注1) このような症状があらわれた場合には投与を中止すること．

薬物動態

ラットに芍薬甘草湯エキス末（ペオニフロリン含量2.7%）を 100 mg あるいは 500 mg 経口投与した際の血漿中において，シャクヤクの成分であるペオニフロリンおよびペオニフロリンの代謝物であるペオニメタボリンI の濃度は下図のように推移した．

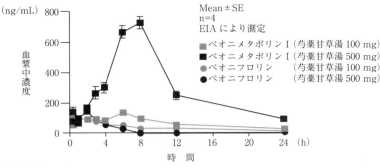

薬物速度論的パラメーター

	投与量 (mg/rat)	C_{max} (ng/mL)	t_{max} (min)	$t_{1/2}$ (min)	AUC_{0-24h} (ng·min/mL)
ペオニフロリン	100	128.5	5	921.2	48857
	500	153.5	5	69.1	32518
ペオニメタボリンI	100	141.7	360	508.7	102136
	500	726.5	480	325.8	469305

(Meselhy, R. *et al.*, *Natural Med.*, 1998, 52, 265-268)

主なエビデンス 臨床系

① 筋痙攣

- 戸田佳孝, 整形外科, 2015, 66, 521-254.

【83 例の患者を来院した順番にしたがって交互に尺甘草湯を投与する芍薬甘草湯群（42 例, うち脱落例 4 例）とそれを投与しない対照群（41 例, うち脱落例 3 例）に割り付け, 4 週間治療中にこむら返りが起こったか否かを患者に質問しこむら返りが起こった患者の割合を比較した. 臨床評価は治療前と 4 週間治療後に Lequesne の重症度指数の質問票を用いて患者自身に評価させ, 治療前の点数から治療後の点数を引いて改善点数を求め, 2 群間で比較したところ, 芍薬甘草湯群で 5.7 ± 4.7 点であり, 対照群の 3.9 ± 4.2 点に比べて優れている傾向があったが有意差はなかった（p = 0.093）. 1 週間後の筋硬度変化率は芍薬甘草湯では 96.1 ± 9.9% であり, 対照群の 102.8 ± 14.9% に比べて有意に低下していた（p = 0.12）. 4 週間後の筋硬度変化率は両群間で有意差はなかった.】

- 熊田卓 他, 臨床医薬, 1999, 15, 499-523.

【筋痙攣を有する肝硬変症患者 126 例を対象とした, 筋痙攣回数改善度, 痙攣持続時間や痛みの程度を加味した最終全般改善度において, 芍薬甘草湯群 65 例がプラセボ群 61 例に比べて有意に優れていた.】

② パクリタキセル投与に伴う筋肉痛

- 長谷川幸清 他, 癌と化学療法, 2002, 29, 569-574.

【婦人科悪性腫瘍（卵巣癌, 子宮頸癌, 外陰部癌）でパクリタキセルを含む化学療法を受けて（第 1 コース）, grade 2 以上の筋肉痛・関節痛が出現した症例（15 例）において, クロスオーバー試験にて比較した結果, 対照群（第 1 コース）に比べて, 芍薬甘草湯投与群と L-glutamine 投与群では grade 2 以上の筋肉痛・関節痛の持続時間が有意に短縮した. 芍薬甘草湯投与群と L-glutamine 投与群では有意差はなかった.】

- 藤井和之 他, 癌と化学療法, 2004, 31, 1537-1540.

【上皮性卵巣癌に対するパクリタキセル併用化学療法で関節痛, 筋肉痛を呈した 21 例に, 次コースの開始前日より芍薬甘草湯（8 日間）を投与した結果, 投与前後の疼痛スコアは, 初回化学療法施行例では有意な低下を認め（p < 0.0005）, second line 以降では低下傾向を認めた.】

- Yoshida, T. et al., Support Care Cancer, 2009, 17, 315-320.

【パクリタキセル＋カルボプラチンによる化学療法を行った切除不能非小細胞肺癌患者 50 例を無作為に芍薬甘草湯（3 週間）投与群 25 例と非投与群 25 例に分けて検討した. その結果, 筋肉痛・関節痛のグレードは, 非投与群のほうが有意に高く（p = 0.018）, 痛みの持続期間の平均値は, 芍薬甘草湯投与群のほうが有意に短かった（p = 0.002）. また, NSAIDs 追加投与症例数は, 非投与群のほうが有意に多かった（p = 0.036）.】

- 米澤理可 他, 産婦漢方研のあゆみ, 2011, 28, 40-45.

【パクリタキセル＋カルボプラチンによる化学療法を開始した漿液性卵巣癌患者で, 第 1 コースで NSAIDs を使用しても grade 2 以上の筋肉痛を認めた 20 例に, 第 2 コースの初日から芍薬甘草湯（7 日間）を投与した. その結果, 芍薬甘草湯を投与した第 2 コースでは, 投与しなかった第 1 コースより筋肉痛の程度および持続日数が有意に改善した（p = 0.015）.】

③ 消化管内視鏡検査の前処置

- 岸知恵 他, 人間ドック, 2015, 30, 588-592.

【上部消化管内視鏡検査を実施した 78 例を, 前処置として, ガスコン水 100 mL のみ服用する群（ガスコン群）と, これに芍薬甘草湯 2.5 g を溶解させた群（芍薬甘草湯群）に割り付け, 胃前庭部の蠕動を丹羽分類で,

全道による検査の支障の程度を VAS で評価し数量化した．ガスコン群 61 例，芍薬甘草湯 17 例の間に統計学的有意差は認められなかったが，ガスコン群に比べ，芍薬甘草湯に蠕動運動を抑制する傾向がみられた．】

- Ai, M. et al., *World J. Gastroenterol.*, 2006, 12, 760-764.

  【大腸内視鏡によるスクリーニング検査を受けた 101 症例を芍薬甘草湯投与群と生食水投与群で比較した結果，S 状結腸における痙攣部位は芍薬甘草湯投与群のほうが有意に少なかった．】

④ 大腸内視鏡検査の苦痛

- 新井信 他，日東洋医誌，1994, 44, 385-390.

  【全大腸内視鏡検査を受けた 38 例を芍薬甘草湯投与群と非投与群で比較した結果，ビジュアルペインスコア（VPS）は投与群のほうが有意に低かった．】

⑤ 尿管結石による仙痛発作

- 井上雅 他，日東洋医誌，2011, 62, 359-362.

  【尿管結石患者 25 例を，芍薬甘草湯投与 11 例と NSAIDs 投与 14 例で比較検討した結果，芍薬甘草湯は尿路結石の仙痛発作に即効性があり，鎮痛効果においても NSAIDs よりも有意に優れていた．】

⑥ 内視鏡的逆行性胆道膵管造影（ERCP）時の疼痛軽減

- Fujinami, H. et al., *Chin. Med.*, 2017, 12.

  【2008 年 6 月から 2010 年 12 月の間に，ERCP 施行時，十二指腸へ直接，芍薬甘草湯 100 mg/mL の溶液（芍薬甘草湯群）または温水（対照群）を噴霧し，十二指腸蠕動の範囲，総胆管からカニューレを挿入することの難しさ，十二指腸蠕動の抑制までの時間（RT）と蠕動が停止した時間（DT）により，有効性を評価した．副作用は，ERCP 後の血清カリウム値によって評価した．RCT により割り付けられた芍薬甘草湯群 8 例の平均 RT ± SD は 76.0 ± 23.9 分，平均 DT ± SD は 11.3 ± 4.2 分だった．対照群 9 例では蠕動運動が抑制されなかったため RT，DT のデータはなかった．】

⑦ 錐体外路症状

- Ota, T. et al., *J. Clin. Psychopharmacol.*, 2015, 35, 304-307.

  【抗精神病薬による治療を受けており錐体外路症状を呈した 22 名の日本人の患者に，無作為に芍薬甘草湯 1 日 7.5 g（芍薬甘草湯群），または，ピペリデン 1 日 3 mg（ピペリデン群）を 2 週間投与した．芍薬甘草湯群 10 名とピペリデン群 10 名の両群において，DIEPSS（Drug-Induced Extrapyramidal Symptoms Scale, 薬原性錐体外路症状評価尺度）や BAS（Barnes Akathisia Rating Scale, アカシジアの評価スケール）は有意に減少した（$p < 0.01$）．】

⑧ 疼痛

- 櫻井貴敏 他，日東医誌 *Kampo Med.*, 2015, 66, 34-39.

  【平成 23 年 8 月から 11 月までの間，救急外来に搬送され疼痛を主訴とする患者 30 症例に，芍薬甘草湯 2.5 g を投与し，30 分後に疼痛の改善の有無を VAS を用いて投与前後で評価した．全症例の投与前後の VAS 平均値が投与前 71.03 ± 19.42 から投与後 34.86 ± 34.89（$p < 0.01$）に有意に変化した．】

- 福田ゆり 他，日本大腸肛門病会誌，2014, 67, 324-329.

  【平成 23 年 4 月から平成 24 年 9 月までの間，痔核に対して結紮切除術を施行した患者 10 例を対象とし，芍薬甘草湯 1 回 2.5 g 毎食前を術後 7 日間のみ投与した術後群，術前 7 日および術後 7 日の計 14 日間投与した術前術後投与群，未使用群に分け，術後 7 日間の VAS を比較した．術前術後投与群は手術当日をはじめ，手術翌日を除く 6 日間において未使用群と比較し有意差をもって疼痛緩和を認めた．また，術前術後投与群は手術当日における若年者の VAS が未使用群のみならず術後投与群と比較しても有意差をもって低下した．

疼痛緩和までの期間も術前術後投与群未使用群より有意に短縮した.】

主なエビデンス 症例報告

- 岩田康男, 日臨整誌, 2014, 39, 16-21.

【腰痛発症から来院まで1か月以内の103例（男性65例, 女性38例）に, 芍薬甘草湯7.5gを一度に服用させて, 服用後30分の時点で自覚的な腰痛が軽減したかどうか判定した. 腰痛の消失を著効, 腰痛の軽減を有効, 変化なしを無効とした. 腰痛の内訳は, 腰椎椎間板ヘルニア7例, 腰椎椎間板症48例, 筋筋膜性腰痛症48例であった. 有効以上の効果があった症例は, 腰椎椎間板ヘルニアでなし（0%）, 筋筋膜性腰痛症では32例（66.7%）, 腰椎椎間板症では16例（33.3%）であった.】

- Seungwon K., *Explore*, 2017, 13, 344-347.

【足底筋膜炎の兵士10名に, 21 ± 5.72日間, 芍薬甘草湯を投与した. カーフレイズ（直立した状態から踵をゆっくりと上げ下げし下腿三頭筋を持ち上げる運動）も並行して行っていた. 投与前後でfoot function index（FFI）は41.11 ± 7.86点から1.65 ± 3.60点に低下した. 平均フェイススケール（facial rating scale：FRS）は5.65 ± 0.88から0.40 ± 0.70に低下した.】

- 吉田麻美 他, 神経治療学, 1995, 12, 529-534.

【血糖コントロールが比較的良好な糖尿病患者で, 週2回以上筋痙攣を訴える患者15例を対象とした. 封筒法により芍薬甘草湯群10例と塩酸エペリゾン群5例の2群に分け, 芍薬甘草湯, 塩酸エペリゾン150mgを4週間投与した. 試験薬剤投与前観察期間中に起こったこむら返りの回数および程度と試験薬投与期間中のこむら返りの回数比で評価したところ, 芍薬甘草湯投与群の方が有効であった.】

- 三浦義孝, 日東洋医誌, 1999, 49, 865-869.

【糖尿病患者で筋痙攣を訴える12例を対象として芍薬甘草湯を1/3〜1日量を4週間投与した. 発現頻度の改善以上は9例, 痛みの程度が消失したのは10例だった. 全般改善度は12例すべてが改善以上だった.】

- Hyodo, T. *et al.*, *Nephron. Clin. Pract.*, 2006, 104, 28-32.

【血液透析患者61症例に芍薬甘草湯を投与して有痛性筋痙攣に対する即効性を検討した. その結果, 透析中の筋痙攣は54例で平均5.3 ± 3.9分で消失した. 自宅での服薬を希望した10症例ではすべてが10分以内に筋痙攣が消失した.】

- 熊倉美由貴 他, 透析ケア, 2000, 6, 179-183.

【血液透析中に筋痙攣を起こした患者（23例）に頓用して, 疼痛消失有効率が88.5%, 疼痛消失までの平均時間が5.4 ± 3.9分であった. 1透析当たりの生理食塩水の使用量が1/3に減少した.】

- Yamamoto, K. *et al.*, *Gynecol. Oncol.*, 2001, 81, 333-334.

【パクリタキセル＋カルボプラチン併用療法を行った卵巣癌患者10例において筋肉痛の著明改善5例, 改善2例, 有効率70.0%（7/10）であった.】

- Sakai, Y. *et al.*, *J. Nat. Med.*, 2009, 63, 200-203.

【内視鏡的逆行性胆道膵管造影法を行って蠕動（十二指腸スパスム）を訴えた50例に, 十二指腸壁へ芍薬甘草湯を直接散布した結果, 38例（76%）で十二指腸スパスムが抑えられた.】

- 松波馨士 他, 漢方医, 2012, 36, 50-53.

【化学療法を実施した肺がん患者のgrade 2〜3の吃逆に対して, 芍薬甘草湯の投与により改善傾向を示した.】

- 永田勝太郎 他, 痛みと漢方, 1992, 2, 30-37.

【腹部の疼痛を主訴とする 45 例（過敏性腸症候群 29 例，胆道ディスキネジー7 例，膀胱結石 2 例，腎結石 3 例，薬物服用後の腹痛 4 例）において，有効以上の有効率は全体で 73.3%（33 例）であった.】

- 遠藤剛，新薬と臨，2000, 49, 712-719.

【保存療法の適応と考えられた裂肛患者 100 例を，軟膏剤単独群 50 例と軟膏剤＋芍薬甘草湯併用群 50 例で比較した．その結果，痛みの程度は併用群の方が早期の改善効果が認められた．全般改善度では改善以上の有効率は単独群が 24%，併用群が 78% であった.】

主なエビデンス　基礎研究系

① 筋弛緩作用

1）神経筋シナプス遮断作用

- Kimura, M. *et al., Jpn. J. Pharmacol.,* 1984, 36, 275-282.

【芍薬の成分ペオニフロリンと甘草の成分グリチルリチンの臨床的な神経障害に対する効果は，カエルの坐骨神経筋とマウスの横隔膜上の横隔神経による実験において，両者の相乗効果あるいはブレンド効果によることが示唆された.】

2）消化管平滑筋弛緩作用

- Kurosawa, S. *et al., Gastroenterology.,* 2000, 118, A221.

【芍薬甘草湯はモルモットの胃平滑筋を弛緩させ，回腸平滑筋の収縮を阻害する．回腸平滑筋収縮の阻害作用はコリン作動性経路を介すると考えられる.】

② 抗侵害受容（鎮痛）作用

- Omiya, Y. *et al., J. Pharmacol. Sci.,* 2005, 99, 373-380.

【芍薬甘草湯を 5% アラビアゴム溶液に懸濁してストレプトゾトキシン誘発糖尿病マウスに経口投与した．芍薬甘草湯の抗侵害受容作用は，オピオイド系を介するものではなく，脊髄下行性のノルアドレナリン作動性神経を活性化することで示される.】

③ 筋疲労抑制作用

- 中井由佳 他，和漢医薬学雑誌，1996, 13, 356-357.

【筋痙縮モデルラットに芍薬甘草湯を経口投与したところ，筋疲労耐性能の亢進傾向が認められた．すなわち，筋肉の反復収縮に対して，収縮力を維持し，弛緩度を一定に保つ傾向が認められた.】

④ パクリタキセル投与に伴う末梢神経障害を緩和

- Hidaka, T. *et al., Euro J. Pain.,* 2009, 13, 22-27.

【パクリタキセル誘発有痛性末梢神経障害マウスに誘発前日から芍薬甘草湯を 6 日間経口投与したところ，アロディニアの発生および痛覚過敏が抑制された.】

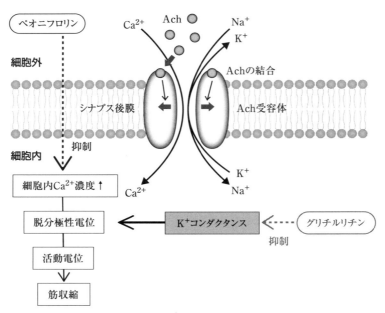

芍薬甘草湯の筋弛緩機序

【基礎研究から推察される効果発現の説明】
　芍薬の成分であるペオニフロリンは，神経筋接合部位における Ca^{2+} の流入を抑制する．また，甘草の成分であるグリチルリチンは，K^+ コンダクタンスを制御して K^+ の細胞外流出を抑制する．それぞれの作用は弱いが，相乗効果によって強力な筋弛緩作用を示すと推察されている．

名前の由来

芍薬甘草湯は芍薬と甘草の2生薬で構成されていることから名付けられた．芍薬甘草湯は古くから腓腹筋の痙攣（こむら返り）に対する速効性が知られており，普段，あまり運動をしない人がゴルフ・テニスなど，激しい運動をする機会には1包持参するという人もいる．

十全大補湯 甘

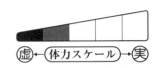

病後，術後，慢性疾患などで，体力，気力ともに衰弱した患者の状態改善に用いる．

効能または効果

病後の体力低下，疲労倦怠，食欲不振，ねあせ，手足の冷え，貧血

使用目標＝証

病後，術後あるいは慢性疾患などで，疲労衰弱している場合に用いる．
1) 全身倦怠感，食欲不振，顔色不良，皮膚枯燥，貧血などを伴うことが多い
2) 盗汗，口内乾燥感などを伴う場合

臨床応用

- COPD の2次感染予防
- 痔瘻
- 肝硬変
- 食欲不振
- 貧血
- 術前自己血貯血による貧血
- アトピー性皮膚炎
- 皮膚潰瘍
- 盗汗
- 褥瘡
- 肛門周囲膿瘍
- 乳汁分泌不足
- 中耳炎（反復性）
- がん化学療法時の骨髄抑制
- がん化学療法に伴う食欲不振
- 術後の貧血，食欲不振，全身倦怠感など
- 放射線療法による副作用
- がん転移・再発
- 疼痛
- 口内乾燥感
- 免疫能低下
- 皮膚障害（爪囲炎）
- 重症熱傷の創傷
- MRSA 感染症
- カテーテル関連血流感染症

特記事項

化学療法や放射線治療の合併症軽減には，治療開始前から服用させたほうがよい．

味

わずかに甘い

構成生薬

- 黄耆（オウギ），3.0 g　　ホルモノネチン，アストラガロシド I〜Ⅷ，γ-アミノ酪酸など
- 桂皮（ケイヒ），3.0 g　　ケイヒアルデヒド，ケイヒ酸，エピカテキンなど
- 地黄（ジオウ），3.0 g　　カタルポール，アクテオシド，マンニトールなど
- 芍薬（シャクヤク），3.0 g　　ペオニフロリン，アルビフロリン，ペオニフロリゲノンなど
- 川芎（センキュウ），3.0 g　　クニジリド，センキュノリド，リグスチリドなど
- 蒼朮（ソウジュツ），3.0 g　　アトラクチロジン，ヒネソール，β-オイデスモールなど
- 当帰（トウキ），3.0 g　　リグスチリド，パルミチン酸，ベルガプテンなど
- 人参（ニンジン），3.0 g　　ギンセノシド Rg,Rb$_{1〜3}$,Rc,Rd，β-エレメン，パナキシノールなど
- 茯苓（ブクリョウ），3.0 g　　エブリコ酸，パヒマン，エルゴステロールなど
- 甘草（カンゾウ），1.5 g　　グリチルリチン，イソフラボン，クマリンなど

副作用

（1）重大な副作用

1) 偽アルドステロン症：低カリウム血症，血圧上昇，ナトリウム・体液の貯留，浮腫，体重増加などの偽アルドステロン症があらわれることがあるので，観察（血清カリウム値の測定など）を十分に行い，異常が認められた場合には投与を中止し，カリウム剤の投与などの適切な処置を行うこと．

2) ミオパチー：低カリウム血症の結果としてミオパチーがあらわれることがあるので，観察を十分に行い，脱力感，四肢痙攣・麻痺などの異常が認められた場合には投与を中止し，カリウム剤の投与などの適切な処置を行うこと．

3) 肝機能障害，黄疸：AST（GOT），ALT（GPT），Al-P，γ-GTP の上昇などを伴う肝機能障害，黄疸があらわれることがあるので，観察を十分に行い，異常が認められた場合には投与を中止し，適切な処置を行うこと．

（2）その他の副作用

過敏症[注1]：発疹，発赤，掻痒，じんま疹など（頻度不明）

消化器：食欲不振，胃部不快感，悪心，嘔吐，下痢など（頻度不明）

注1）このような症状があらわれた場合には投与を中止すること．

主なエビデンス 臨床系

① 肝硬変

- 樋口清博 他, *Methods in Kampo Pharmacology*, 2000, 5, 29-33.

【B 型および C 型肝炎ウイルスによる肝硬変の患者 72 例（B 型 14 例，C 型 58 例）について，封筒法により 26 例（B 型 8 例，C 型 18 例）に十全大補湯を投与し，非投与群 45 例（B 型 6 例，C 型 39 例）と比較した．累積生存曲線は両群で有意差を認めなかったが，投与群では生命予後が良好な傾向が認められた．全体での肝細胞癌発生の累積ハザード曲線では，投与群が非投与群に比べて有意に低かった（p = 0.0157）．C 型肝硬変のみでも投与群が非投与群に比べて有意に低かった（p = 0.0405）．】

- 樋口清博 他, 肝胆膵, 2002, 44, 341-346.

【肝細胞癌を合併していない肝硬変 52 例（B 型，C 型，B ＋ C 型）を封筒法により 2 群に分け，十全大補湯投与群 24 例と非投与群 26 例で比較した結果，投与群のほうが有意に生命予後が良好であり，肝細胞癌の発生が少なかった．】

② 貧血

- Nakamoto, H. *et al.*, *Hemodial. Int.*, 2008, 12, S9-14.

【エリスロポエチン抵抗性の貧血を有する透析患者 42 例に対し，無作為に十全大補湯投与群 22 例と非投与群 20 に分けてヘモグロビン値を比較したところ，非投与群では有意な変化は認めなかったが，十全大補湯投与群では Hb 8.4 ± 1.1 g/dL から 9.5 ± 1.3 g/dL と有意な増加がみられた．（p = 0.0272）】

- Sho, Y. *et al.*, *J. Gastroenterol.*, 2004, 39, 1202-1204.

【インターフェロン＋リバビリン療法を受けた C 型慢性肝炎 67 例を十全大補湯投与群 32 例と非投与群 35 例で比較した結果，投与群のほうが有意にヘモグロビン濃度が改善された．】

③ 術前自己血貯血による貧血

- 青江尚志, *Pharma. Medica.*, 2007, 25, 11-14.

【婦人科悪性腫瘍のために術前に自己血貯血をした症例（120 例）を，鉄剤投与群（17 例），鉄剤＋エリスロポエチン（EPO）投与群（52 例），鉄剤＋ EPO ＋十全大補湯投与群（51 例）で比較した．その結果，貯血による赤血球数とヘマトクリット値の減少幅が，鉄剤単独群に比べて EPO 併用群のほうが有意に少なく，さらに十全大補湯併用群のほうが EPO 併用群に比べて少なかった．】

④ 褥瘡

• 永井弥生 他，漢方と最新治療，2009, 18, 143-149.

【慢性期褥瘡患者 28 例を封筒法により十全大補湯投与群 16 例と非投与群 12 例で比較した結果，十全大補湯投与群で褥瘡面積が縮小する傾向を示した．十全大補湯投与群ではプレアルブミン値と予後栄養判定指数の改善傾向を示し，MRSA が検出された症例の比較では，菌量が有意に減少した．】

⑤ 乳汁分泌不足

• 河上祥一 他，産婦漢方研のあゆみ，2003, 20, 140-143.

【産後 4〜6 日で乳汁分泌不足感を訴えた褥婦 72 例に対し，無作為に葛根湯，十全大補湯，芎帰調血飲，葛根湯＋十全大補湯，葛根湯＋芎帰調血飲，桔梗湯，乳房マッサージ施行に分けて母乳量，乳緊度，ミルク補充，満足度を 10 段階評価で比較した．その結果，十全大補湯単独投与群は，投与 3 週間後で芎帰調血飲単独投与群，葛根湯＋十全大補湯群，桔梗湯群に比べて有意に高得点であった．しかし，乳房マッサージ群との有意差はなかった．】

⑥ がん化学療法時の骨髄抑制

• 藤原道久 他，産婦漢方研のあゆみ，1998, 15, 86-89.

【婦人科悪性腫瘍の術後に化学療法（カルボプラチン＋シクロホスファミド）を受けた症例（10 例，子宮内膜癌 3 例，卵巣癌 7 例）において，各 2〜6 クールの計 40 クールを対象に奇数症例の奇数コース・偶数症例の偶数コースには十全大補湯を投与する一方，奇数症例の偶数コース・偶数症例の奇数コースには投与しなかった（クロスオーバー試験）．その結果，十全大補湯投与群では，非投与群に比べて，白血球（$p < 0.01$），好中球（$p < 0.05$），赤血球（$p < 0.01$），ヘモグロビン（$p < 0.05$）の減少数が有意に少なく，G-CSF の使用本数も有意に少なかった（$p < 0.05$）．】

• 藤原道久 他，産婦漢方研のあゆみ，2006, 23, 24-27.

【術後化学療法（ドセタキセル＋カルボプラチン）を行った婦人科悪性腫瘍（子宮頸癌 1 例，子宮体癌 3 例）において，各 2〜6 コースの計 20 コースを対象に奇数症例の奇数コース・偶数症例の偶数コースには十全大補湯を投与する一方，奇数症例の偶数コース・偶数症例の奇数コースには投与しなかった（クロスオーバー試験）．その結果，十全大補湯投与群は非投与群に比べて白血球（$p < 0.01$），好中球数（$p < 0.01$），赤血球数（$p < 0.05$），ヘモグロビン（$p < 0.01$），血小板数（$p < 0.05$）の減少幅を有意に抑制した．G-CSF の使用本数も有意に軽減した（$p < 0.01$）．】

• 山縣俊之 他，*Ther. Res.*, 1998, 19, 705-708.

【ステージⅢ〜Ⅳの原発性肺癌患者 36 例に抗癌剤（カルボプラチン day 1 ＋エトポシド, day 1-5）を投与し，封筒法により十全大補湯併用群 20 例と抗癌剤単独群 16 例に分けて比較したところ，血小板数および白血球数の治療後の減少が，併用群で有意に少なかった（血小板数 $p < 0.01$，白血球数 $p < 0.05$）．赤血球数の減少は併用群で有意に少なかったが（$p < 0.05$），ヘモグロビン値の減少には両群間で有意差はなかった．】

⑦ がん化学療法に伴う白血球減少

• Adachi, I., *Biomed. Res.*, 1990, 11, 25-31.

【進行乳癌患者（評価可能症例 119 例）を封筒法により，ホルモン療法＋化学療法＋十全大補湯群（58 例）

とホルモン療法＋化学療法群（61例）に分け比較した結果，生存曲線では両群に有意差はなかったが，十全大補湯併用群では白血球（とくにリンパ球）の減少が有意に改善された．】

- 鈴木眞一 他，*Prog. Med.*, 1995, 15, 1968-1971.
【癌化学療法を施行した90例を封筒法により十全大補湯投与群47例（胃癌17例，大腸癌20例，乳癌10例）と非投与群43例（胃癌16例，大腸癌19例，乳癌8例）に分けて比較した．その結果，白血球減少症例は投与群30例，非投与群38例で，投与群が有意に少なかった（$p < 0.05$）．各臓器別にみると，大腸癌では白血球減少症例数が減少したが（$p < 0.05$），胃癌と乳癌では両群間に有意な差はなかった．】

⑧ 術後の免疫・栄養状態改善

- 吉行俊郎 他，*Prog. Med.*, 2002, 22, 1358-1359.
【胃全摘術または胃切除術を予定している胃癌患者21例を十全大補湯投与群（11例）と対照群（10例）で比較した結果，術後3日目の予後栄養指数は十全大補湯投与群が対照群に比べて有意に高く保たれ，術後1日目のNK活性も十全大補湯投与群が有意に高く保たれた．】

- 山田輝司，和漢医薬会誌，1992, 9, 157-164.
【治癒切除が施行された食道癌46例，大腸癌35例，胃癌亜全摘術53例，胃癌全摘術40例（合計174例）を十全大補湯投与群（75例，うち抗癌剤使用49例）と非投与対照群（99例，うち抗癌剤使用55例）の2群に分けて検討した．その結果，胃癌全摘術の抗癌剤使用で十全大補湯投与群は対照群に比べてヘモグロビン値と赤血球数の有意な増加がみられた．胃癌全摘術で対照群は明らかな白血球数の低下がみられたが，十全大補湯投与群は低下が防止されていた．食道癌および胃癌全摘術の抗癌剤使用で十全大補湯投与群は対照群に比べてNK活性が維持されていた．】

- 今野弘之 他，*Biotherapy*, 1997, 11, 193-199.
【肉眼的治癒切除（ステージⅠ～Ⅲ）の胃癌術後患者23例を封筒法によりUFT 300 mg/日＋十全大補湯11例とUFT 300 mg/日単独群，12例に分け，術後2週間後から14週後まで投与した．その結果，ヘモグロビン，白血球数，リンパ球数には有意な差がなく，サプレッサーT細胞％は1か月後でのみ投与群のほうが有意に低値（$p < 0.05$），細胞障害性T細胞％は1か月後でのみ投与群の方が高値の傾向（$p = 0.076$），自覚症状は投与群で改善傾向であった．】

⑨ 放射線療法による副作用

- 橋本省三 他，産婦の世界，1990, 42 suppl, 176-184.
【胸部または腹部に放射線照射を施行した83例を封筒法により，十全大補湯投与群43例と非投与群40例で比較した．投与群では食欲不振は4～6週で改善傾向，5週で有意差を認め，全身倦怠感は4週で，悪心・嘔吐は5週で，下痢は3～5週で差を認めた．白血球数，赤血球数，血小板数，血液生化学検査に差を認めなかった．】

⑩ がん患者の生存期間延長

- 山田卓也，*Prog. Med.*, 2004, 24, 2746-2747.
【胃癌術後の患者94例を封筒法により5-FU 200 mg/日のみ51例と十全大補湯併用群43例に分け，5年生存率，臨床病期別の生存率を比較した．その結果，5年生存率は非併用群74.3％，併用群73.5％と両群間に有意差はなかった．臨床病期別に評価すると，Stage Ⅰおよび Stage Ⅱの患者の2年および5年生存率は非併用群と併用群で有意差を認めなかった．Stage ⅢおよびStage Ⅳの患者では，非併用群（$n = 9$）22％と0％，併用群（$n = 8$）87％と25％で，生存期間中央値はそれぞれ14.2か月，35.1か月となり，十全大補湯群に生存期間の有意な延長が認められた．】

- 竹川佳宏 他，*Biotherapy*, 2006, 20, 61-69.
  【放射線治療に十全大補湯を併用した子宮頸癌患者 74 例と，同時期に十全大補湯を併用しなかった 231 例を比較した結果，併用群の 5，10，15 年生存率が 62.2%，47.6%，38.3% であったのに対して，非併用群の 5，10，15 年生存率は 47.2%，32.0%，16.5% であった．併用群のほうに有意な延命効果が認められた．】

主なエビデンス 　症例報告

- Ohya, T. *et al.*, *Pediatr. Int.*, 2004, 46, 72-76.
  【乳児の肛門周囲膿瘍・痔瘻 22 例に十全大補湯 0.1〜0.2 g/kg を 2〜5 mL の温湯に溶解して 2 回／日，2〜3 か月経口投与したところ，12 例が寛解に至った．】

- 村松俊範 他，小児外科，2005, 37, 311-315.
  【肛門周囲膿瘍・痔瘻の男児（5 歳以下）のうち，十全大補湯投与（0.2〜0.65 g/kg/ 日，分 3）群 49 例は，十全大補湯＋切開排膿併用群 13 例および十全大補湯非投与群（切開排膿のみ）に比べて短期の治療成績が最も優れていた．】

- 夏秋優，皮膚の科学，2010, 9, 76-80.
  【成人アトピー性皮膚炎患者 7 例の冷水負荷サーモグラフィによる手指皮膚温の 15 分回復率が 50% 以下であったものが，十全大補湯投与 3 か月後には，5 例において 70% 以上に改善し，皮膚症状や冷えの自覚症状も改善した．】

- 吉田政己，日本小児東洋医学会誌，2006, 21, 65-67.
  【小児アトピー性皮膚炎 30 例において改善 12 例，やや改善 6 例であった．】

- Maruyama, Y. *et al.*, *Acta. Otolaryngol.*, 2009, 129, 14-18.
  【中耳炎になりやすい小児 24 例に 0.10〜0.14 g/kg/ 日，分 2 で 3 か月投与した．その結果，急性中耳炎の頻度，発熱期間，抗生剤の服用，受診回数および救急受診回数が有意に減少した．】

- 黒川胤臣 他，*Biotherapy*, 1989, 3, 789-795.
  【悪性腫瘍患者（88 例）に対する術後の抗癌剤療法による消化器症状のうち，とくに食欲不振が高率に改善された（88%）．それ以外では，悪心・嘔吐の減少，倦怠感・胃部不快感の改善もみられた．胃癌術後抗癌剤使用患者 23 例における免疫学的検討では非特異的免疫抑制因子の働きを低下させた．】

- 中永士師明 他，日東洋医誌，2007, 58, 1127-1131.
  【重症熱傷（火災熱傷）に合併した MRSA 感染症 2 例に十全大補湯を使用して良好な結果を得た．すなわち，バンクスキンを利用した植皮術を行った後に MRSA が検出されたため，抗生物質を投与したが制御できず，十全大補湯投与によって MRSA が消失し，熱傷部位も上皮化した．】

- 北原正和 他，*Biotherapy*, 2003, 17, 287-290.
  【高齢者脳梗塞症例 28 例を，十全大補湯を早期投与した 17 例と非投与 11 例で比較した結果，早期投与群では感染症の併発は 17 例中 5 例で，いずれも尿路感染症であった．非投与群では 11 例中 9 例に感染症が出現した．9 例中 4 例が肺炎で，うち 3 例が MRSA 肺炎，5 例が尿路感染症であった．】

主なエビデンス 　基礎研究系

① 免疫増強作用

- Fujiki, K. *et al.*, *Int. J. Mol. Sci.*, 2008, 9, 1142-1155.
  【マウスに混餌投与したところ IL-12，IL-18 の誘導に引き続いて NKT 細胞を誘導した．】

② **免疫抑制状態改善作用**

- 李愛麗 他, 感染症学雑誌, 1996, 70, 717-726.

  【MMC による老齢マウスの末梢血白血球数の低下, 幼若マウスの白血球貪食活性の低下が十全大補湯経口投与により改善された. 】

③ **感染予防効果**

- Abe, S. *et al.*, *Immunopharmacol. Immunotoxicol.*, 1998, 20, 421-431.

  【シクロホスファミドで免疫を抑制したマウスに致死量の *C.albicans* を感染させたところ, 十全大補湯の経口投与により生存期間が延長した. 】

④ **発がん抑制作用**

- Tagami, K. *et al.*, *Biol. Pharm. Bull.*, 2004, 27, 156-161.

  【マウスに経口投与することにより, エストロゲン刺激で発現する COX-2 および c-jun, IL-1α, TNF-α を阻害し, 子宮内膜の発癌を抑制した. また, estradiol-17β および *N*-methyl-*N*-nitrosourea で誘発されるマウス子宮内膜の発癌を抑制した. 】

⑤ **がんの増殖抑制効果**

- Ohnishi, Y. *et al.*, *Jpn. J. Cancer Res.*, 1996, 87, 1039-1044.

  【マウスに経口投与することにより, ネズミ線維肉腫の悪性クローン細胞の増殖を減少させて生存期間を延長した. 】

- Takahashi, H. *et al.*, *Int. J. Immunother.*, 1995, 11, 65-69.

  【悪性グリオーマ移植マウスに混餌投与したところ, 悪性グリオーマ増殖が抑制され, 生存期間が延長した. 】

⑥ **がんの転移抑制効果**

- Ohnishi, Y. *et al.*, *Jpn. J. Cancer Res.*, 1998, 89, 206-213.

  【マウスに経口投与したところ, 肝臓に高転移する結腸癌細胞 colon 26-L5 の肝転移が抑制された. 】

- Saiki, I., *Biol. Pharm. Bull.*, 2000, 23, 677-688.

  【マウスに経口投与したところ癌細胞の進展と転移を抑制した. 】

- Chino, A. *et al.*, *Int. Immunopharmacol.*, 2005, 5, 871-881.

  【マウスに経口投与したところ, Toll-like 受容体を介した腹腔滲出性マクロファージの IL-12 産生を増強した. これにより癌の転移を抑制することが示唆される. 】

⑦ **抗がん剤の副作用軽減**

- Sugiyama, K. *et al.*, *Biol. Pharm. Bull.*, 1995, 18, 544-548.

  【経口投与により, マウス肉腫に対するカルボプラチン投与による骨髄抑制を防御した. 】

- Kiyohara, H. *et al.*, *Planta. Med.*, 1995, 61, 531-534.

  【マウスに経口投与したところ, シスプラチンによる腎臓の尿細管変性, 壊死, 円柱形成が抑制された. また, BUN 上昇が抑制され, 生存期間が延長した. 】

⑧ **貧血改善作用**

- 池原進 他, 和漢医薬会誌, 1991, 8, 203-206.

  【MMC による免疫抑制マウスに経口投与したところ, CFU-S 数の減少が改善された. 】

⑨ **肝切除後の血中アンモニア濃度上昇抑制**

- 栗原直人 他, 漢方と最新治療, 2008, 17, 99-104.

  【肝部分切除マウスにおいて, 十全大補湯の投与により腸内細菌叢の増殖を抑制して血中アンモニア濃度の

上昇を抑制した.】

名前の由来

十全大補湯の「十全」とは万全，完全を意味する．「気血，陰陽，表裏，内外，共に虚したるを大いに補うもので十全の効あり」とのことで処方名が付けられた.

潤腸湯 じゅんちょうとう 甘 大

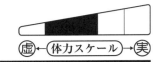

虚弱傾向の高齢者や透析患者などの便秘，また裂肛に用いる．

効能または効果

- 便秘

使用目標＝証

体力中等度あるいはやや低下した人の弛緩性または痙攣性便秘に用いる．

1) 老人あるいは胃腸機能の低下した人の便秘
2) 皮膚枯燥，腹壁弛緩し糞塊が触知される場合

臨床応用

- 便秘
- 裂肛

味

- 甘くてえぐい

構成生薬

- 地黄（ジオウ），6.0 g　　カタルポール，アクテオシド，マンニトールなど
- 当帰（トウキ），3.0 g　　リグスチリド，パルミチン酸，ベルガプテンなど
- 黄芩（オウゴン），2.0 g　　バイカリン，バイカレイン，オウゴノシドなど
- 枳実（キジツ），2.0 g　　ナリンギン，d-リモネン，シネフリンなど
- 杏仁（キョウニン），2.0 g　　アミグダリン，プルナシン，マンデロニトリル，エストロンなど
- 厚朴（コウボク），2.0 g　　$α$-オイデスモール，$β$-オイデスモール，マグノロールなど
- 大黄（ダイオウ），2.0 g　　センノシド，レイン，ラタンインなど
- 桃仁（トウニン），2.0 g　　アミグダリン，24-メチレンシクロアルタノール，$β$-シトステロールなど
- 麻子仁（マシニン），2.0 g　　パルミチン酸，ペントサン，トリゴメリンなど
- 甘草（カンゾウ），2.0 g　　グリチルリチン，イソフラボン，クマリンなど

副作用

(1) 重大な副作用

1) 間質性肺炎：発熱，咳嗽，呼吸困難，肺音の異常（捻髪音）などがあらわれた場合には，本剤の投与を中止し，速やかに胸部 X 線などの検査を実施するとともに副腎皮質ホルモン剤の投与などの適切な処置を行うこと．また，発熱，咳嗽，呼吸困難などがあらわれた場合には，本剤の服用を中止し，ただちに連絡するよう患者に対し注意を行うこと．
2) 偽アルドステロン症：低カリウム血症，血圧上昇，ナトリウム・体液の貯留，浮腫，体重増加などの偽ア

ルドステロン症があらわれることがあるので，観察（血清カリウム値の測定など）を十分に行い，異常が認められた場合には投与を中止し，カリウム剤の投与などの適切な処置を行うこと.

3) ミオパチー：低カリウム血症の結果としてミオパチーがあらわれることがあるので，観察を十分に行い，脱力感，四肢痙攣・麻痺などの異常が認められた場合には投与を中止し，カリウム剤の投与などの適切な処置を行うこと.

4) 肝機能障害，黄疸：AST（GOT），ALT（GPT），Al-P，γ-GTP の上昇などを伴う肝機能障害，黄疸があらわれることがあるので，観察を十分に行い，異常が認められた場合には投与を中止し，適切な処置を行うこと.

（2）その他の副作用

消化器：食欲不振，胃部不快感，悪心，嘔吐，腹痛，下痢など（頻度不明）

主なエビデンス 症例報告

① 便秘

• 若杉直俊 他，診療と新薬，1993, 30, 1236-1239.

【常習的に便秘をきたす重症心身障害者 18 名（男 9 名，女 9 名，年齢 15 歳〜39 歳）を対象にした. 18 名は便秘に対して，塩類下剤が常時処方されており，その処方は潤腸湯投与前後で変わっていない. それぞれ男女 6 名ずつ，3 群にわけ，潤腸湯単独投与群，天然繊維単独投与群，両者併用群とした. 3 群間には，年齢，便秘の重症度に差はみられなかった. 潤腸湯は 7.5 g/日で投与し，それぞれ 3 群の投与前，投与 2 か月後の排便回数，便性の変化，刺激性緩下剤・グリセリン浣腸の使用頻度，その他の効果について比較検討した. 各群 6 例中，投与前 3 か月平均の排便回数が投与後 10% 以上増加した例が，漢方単独で 3 例，繊維単独で 2 例，両者併用で 6 例にみられ，緩下剤や浣腸の使用頻度が 5% 以上減少した例が，それぞれ 1，1，5 例にみられた. また介護者の実際の経験から，便秘回数や便性，便量などを総合的に考慮して，有効例を指摘させたところ，それぞれ 3，3，6 例に効果ありという結果が得られた（すべて有意差なし）.】

• 松生恒夫 他，第 2 回腸管機能研究会記録集 "下痢と漢方"，1998, 1-13.

【潰瘍性大腸炎 9 例に潤腸湯を 7.5 g/日で投与し，投与前と投与後の自覚症状，トータルコロノスコピー所見を比較検討した.
いずれの症例においても便秘，硬便の改善が認められた. さらに潤腸湯を 45 週間以上投与した症例で，自覚症状および内視鏡検査所見で潰瘍性大腸炎の悪化は認められず，緩解期の維持に有効である可能性が示唆された.】

• 福原慎也 他，日東医誌，2015, 66, 296-301.

【維持透析患者で排便困難を自覚し，虚証と判断した 14 名を対象とした. それまで服用していた便秘薬に加えて潤腸湯を 5〜7.5 g/日投与し，排便状態判定には生活状態を constipation scoring system（以下 CSS），便形状をブリストル分類の 2 方法を用いた. 不安感は漢方医学的に気鬱スコアを用いた. 投与前と投与後平均 25.8 日目に調査した. CSS は服用前後で中央値 14 から 4 点へと有意に低下した. ブリストル分類も平均 1.4 から 4.3 点へと有意に便形状改善を示した. 精神面では，気鬱スコアが中央値 38 から 6 点へと有意に改善した.】

• 高橋利通 他，日本医師会雑誌，1994, 1121, 381-384.

【直腸がんまたは S 状結腸がんの手術を受け，便秘もしくは排便異常を訴えた 30 例（年齢 46〜80 歳，平均 60.4 歳，性別は男性 14 例，女性 16 例）を対象とした. S 状結腸 10 例，直腸がん 20 例で，潤腸湯は 7.5 g/日，

あるいは 5 g/日投与した．緩下剤の併用はセンナエキスの 1 例とピコスルファートナトリウムの 2 例のみ
であった．30 例に対してアンケートと面談により排便機能を調査し，その結果を検討した．投与前の結腸
がん患者 10 例の排便回数は 3 日に 1 回が 1 例，1 日 1〜3 回が 7 例，3〜5 回が 2 例であった．直腸がん患者
20 例では 2，3 日に 1 回が 2 例あったが，1 日 2〜10 回とかなりのばらつきがあり，とくに 7 回以上の頻回
の排便が 3 例に認められたが，3〜4 回の患者が多かった．全症例における残便感は軽度のものも含むと 20
例（66.7％）に認められた．投与後の排便回数は，結腸がんでは 1 日に 1〜3 回，直腸がんでは 1 日に 1〜6
回と減少した．また，残便感がなくなったと答えたのは全症例中 16 例（53.3％）であった．服用後排便状
態が改善したと答えたのは，結腸がん 10 例（100％），直腸がん 15 例（75％），合計 25 例（83.3％），不変
は直腸がん 3 例，悪化は直腸がん 2 例，合計 5 例（16.7％）であった．有用性の評価は 30 例に対して行い，
きわめて有用 6 例（20％），有用 12 例（40％），やや有用 7 例（23.3％），有用でない 5 例（16.7％）で，や
や有用以上は，83.3％という結果が得られた．】

- 中井恭子 他，産婦人科漢方研究のあゆみ，33, 67-70.

【便通異常（毎日排便がないまたは毎日排便はあるが残便感があるなど）を訴える不妊治療患者 20 例（平均
年齢 35.5 歳）を対象とした．潤腸湯（2.5〜7.5 g/日）を 1 か月間投与し，1 か月後にアンケート方式で，便
通の改善状況や副作用等について調査した．なお，初回は全例 7.5 g/日投与し，腹痛や下痢傾向を認めた際
には，減量や中止を指示した．また，投与 1 か月後とその後は半年ごとに血液検査（肝機能，腎機能検査）
を行った．服用前は，毎日排便はあるが残便感が残る症例 3 例，2〜3 日ごとに排便がある症例 12 例，4 日
間以上排便がない症例 5 例であった．残便感の有無では 19 例で残便感を認めた．便の性状では兎糞 17 例，
普通便 2 例，細い便 1 例であった．服用後の排便状態は，毎日快便になった症例 12 例，減量し毎日快便となっ
た症例 4 例，改善したがまだ毎日排便はなく残便感が残る症例 4 例であった．これらの全症例で強い下痢で
服用中断した例はなかった．全例，兎糞は普通便〜やや軟便に改善し，便量が増え，血液検査での異常は認
めなかった（有意差なし）】

- 石岡忠夫，漢方の臨床，1996, 43, 1431-1437.

【弛緩性便秘症患者 32 例（年齢 61〜92 歳，平均 78.2 歳）を対象とした．潤腸湯または麻子仁丸エキス顆粒
を 7.5 g/日で 2 週間投与後薬剤を交代し，従前から投与されていた緩下剤投与回数および洗腸の施行回数の
減少を効果判定基準として両薬剤の効果を比較した．1 例が連日の排便のために中止，この 1 例を除く 31
例で潤腸湯の有効率 61.3％，麻子仁丸の有効率 74.1％で麻子仁丸の有効率が高い傾向を認めた．体力中程度
の症例に対しては両薬剤間の有効率に有意差はなかったが，体力の劣る例では麻子仁丸の有効率が有意に高
かった．】

② 裂肛

- 小林中，漢方医学，2008, 32, 28-29.

【肛門科外来を訪れた患者において，保存的治療を希望し，なおかつ漢方製剤の服用を了承した患者を対象に，
裂肛に潤腸湯を外用剤と併用する様式で使用した．対象症例数は裂肛 100 例で，このうち 1 年間の経過観察
可能症例は約 30 例であった．潤腸湯使用量は各症例とも一律 7.5 g/日を投与した．外用剤はいずれもステ
ロイド含有軟膏であった．有効症例 10 症例において検討した．効果発現までの時間は，急性裂肛で 1〜2 週
以内と早期に改善する一方，慢性裂肛では 4 週以上とやや長期化する傾向がみられた．また，副作用は特に
みられなかった．（有意差なし）】

主なエビデンス　基礎研究系

① 小腸液分泌促進作用

- 前村和也 他，薬理と治療，2014, 42, 915-921.
【コントロールおよびリン酸コデイン誘発便秘モデルラットに潤腸湯を経口投与し，排便効果とクロライドチャネルに対する影響について検討した．潤腸湯は正常ラットおよびリン酸コデイン誘発便秘モデルラット双方に対して，糞便個数および糞便の乾燥重量について用量依存的に増加した．潤腸湯は小腸内水分分泌量を増加させ，腸管輸送能を活性化させた．NHBE 細胞を用いて CFTR（嚢胞性線維症膜コンダクタンス制御因子）に対する潤腸湯の作用について検討したところ，潤腸湯は CFTR 活性化作用があることが確認されたが，ClC-2 クロライドチャネル活性化作用は認められなかった．すなわち，潤腸湯は小腸で CFTR に直接的あるいは間接的に作用し，腸管内にクロライドイオンなどとともに水分子を引き寄せ，蠕動運動を惹起し，排便を促していることが示唆された．】

② UGT1A1 の活性低下作用

- M. Katoh *et al.*, *Drug Metab. Pharmacokinet.*, 2009, 24, 226-234.
【潤腸湯存在下で，ヒト UGT1A1 の基質である β-estradiol もしくは SN-38 をヒト肝ミクロソームとともにインキュベートした．その結果，代謝物の生成が抑制されたことから，潤腸湯は UGT1A1 の活性を低下させることが示唆された．】

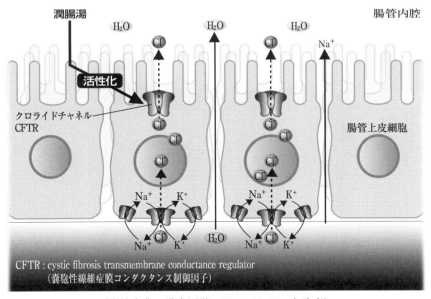

（岩崎克典，漢方医学，2017, 41, 25. を改変）

【潤腸湯の便秘に対する作用】
潤腸湯は小腸でクロライドチャネルの 1 つである CFTR（嚢胞性線維症膜コンダクタンス制御因子）を活性化し，腸管内にクロライドイオンなどとともに水分子を引き寄せ，便を膨張化して排便を促進していると考えられている．

名前の由来

本方は，多種の緩下作用を有する生薬を含有しており，便秘を腸内が乾燥した状態とみなした上で，腸内を潤すことにより排便を促すという薬効より名付けられた．

小柴胡湯 甘

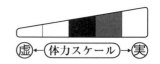

慢性肝炎における肝機能障害，気管支炎などの炎症性疾患，慢性胃腸障害などに用いる．

効能または効果

1. 体力中等度で上腹部が張って苦しく，舌苔を生じ，口中不快，食欲不振，ときにより微熱，悪心などのある人の次の諸症：
   諸種の急性熱性病，肺炎，気管支炎，気管支喘息，感冒，リンパ腺炎，慢性胃腸障害，産後回復不全
2. 慢性肝炎における肝機能障害の改善

使用目標＝証

体力中等度の人で胸脇苦満*のある場合に用いる．
1）熱性疾患では食欲不振，口中不快感などを伴う場合
2）胸脇苦満*の認められる諸種慢性疾患
3）食欲不振，全身倦怠感などを伴う諸種慢性疾患
4）虚弱な小児に用いる

＊胸脇苦満：心窩部より季肋部にかけて苦満感を訴え，抵抗・圧痛の認められる症状をいう．

臨床応用

- 慢性肝炎
- 術後肝障害
- ダナゾール療法による肝機能障害
- 小児 IgA 腎症
- 口腔乾燥症
- 気管支喘息
- 感冒
- 湿疹・皮膚炎
- 術後の非特異的熱発
- 特発性血小板減少性紫斑病（ITP）
- 抗がん剤・放射線治療による口内炎
- 放射線治療による唾液腺障害
- 輸血後慢性肝炎
- 向精神薬による肝障害
- インターフェロン不応 C 型慢性肝炎
- 咽喉頭異常感症
- メニエール病
- 気管支炎
- アトピー性皮膚炎
- 産後回復不全（母乳栄養率の改善）
- 反復性の感染症
- 慢性関節リウマチ
- 抗がん剤に伴う血小板減少症
- 放射線治療による口内乾燥症

警告

1. 本剤の投与により，間質性肺炎が起こり，早期に適切な処置を行わない場合，死亡などの重篤な転帰に至ることがあるので，患者の状態を十分観察し，発熱，咳嗽，呼吸困難，肺音の異常（捻髪音），胸部 X 線異常などがあらわれた場合には，ただちに本剤の投与を中止すること．
2. 発熱，咳嗽，呼吸困難などがあらわれた場合には，本剤の服用を中止し，ただちに連絡するよう患者に対し注意を行うこと．（「重大な副作用」の項参照）

禁忌（次の患者には投与しないこと）

1. インターフェロン製剤を投与中の患者

> **併用禁忌（併用しないこと）**
> インターフェロン製剤，インターフェロン-α，インターフェロン-β などとの併用で間質性肺炎があらわれることがある．作用機序は不明である．

2. 肝硬変，肝がんの患者［間質性肺炎が起こり，死亡などの重篤な転帰に至ることがある］．
3. 慢性肝炎における肝機能障害で血小板数が 10 万 /mm³ 以下の患者［肝硬変が疑われる］．

特記事項

口内炎のときはうがいでも使用可

• 含嗽液の作成方法

小柴胡湯 1 包を細かく砕き，60℃の湯 100 mL で溶解し，含嗽しやすしよう冷蔵庫で 1 時間冷やす．

• 含嗽方法

毎食後，口腔内のブラッシングとヨード含嗽を行ったあと，作成した含嗽液を 1 分間口に含み含嗽する（ヨード含嗽は治療が終了するまで毎日施行）．

（参考：山口智子 他，泌ケア，2006, 11, 1089-1092.）

味

わずかに甘い

構成生薬

• 柴胡（サイコ），7.0 g	サイコサポニン A,C,D,E，α-スピナステロールなど
• 半夏（ハンゲ），5.0 g	ホモゲンチジン酸，アラビノガラクツロナン，エフェドリンなど
• 黄芩（オウゴン），3.0 g	バイカリン，バイカレイン，オウゴノシドなど
• 大棗（タイソウ），3.0 g	ジジフスサポニン，オレアノール酸，ジジフスアラビナンなど
• 人参（ニンジン），3.0 g	ギンセノシド Rg,Rb$_{1\sim3}$,Rc,Rd，β-エレメン，パナキシノールなど
• 甘草（カンゾウ），2.0 g	グリチルリチン，イソフラボン，クマリンなど
• 生姜（ショウキョウ），1.0 g	6-ショーガオール，6-ジンゲロール，α-ジンギベレンなど

副作用

副作用発生状況の概要

使用成績調査（1995 年 10 月〜1997 年 3 月）において，2,495 例中，69 例（2.8 ％）88 件に臨床検査値の異常を含む副作用が報告された．本項には頻度が算出できない副作用報告を含む（承認時〜1998 年 7 月）．

（1）重大な副作用

1）間質性肺炎（0.1 ％未満）：発熱，咳嗽，呼吸困難，肺音の異常（捻髪音）などがあらわれた場合には，本剤の投与を中止し，速やかに胸部 X 線などの検査を実施するとともに副腎皮質ホルモン剤の投与などの適切な処置を行うこと．また，発熱，咳嗽，呼吸困難などがあらわれた場合には，本剤の服用を中止し，ただちに連絡するよう患者に対し注意を行うこと．

2）偽アルドステロン症（0.1％未満）：低カリウム血症，血圧上昇，ナトリウム・体液の貯留，浮腫，体重増加などの偽アルドステロン症があらわれることがあるので，観察（血清カリウム値の測定など）を十分に行い，異常が認められた場合には投与を中止し，カリウム剤の投与などの適切な処置を行うこと．

3）ミオパチー（頻度不明）：低カリウム血症の結果として，ミオパチー，横紋筋融解症があらわれることがあるので，脱力感，筋力低下，筋肉痛，四肢痙攣・麻痺，CK（CPK）上昇，血中および尿中のミオグロビン上昇が認められた場合には投与を中止し，カリウム剤の投与などの適切な処置を行うこと．

4）肝機能障害，黄疸（頻度不明）：AST（GOT），ALT（GPT），Al-P，γ-GTP の著しい上昇などを伴う肝機能障害，黄疸があらわれることがあるので，観察を十分に行い，異常が認められた場合には投与を中止し，適切な処置を行うこと．

（2）その他の副作用

過敏症[注1]：発疹，掻痒，じんま疹（発生頻度0.1％未満）

消化器：便秘（頻度不明），食欲不振，胃部不快感，嘔吐，下痢（発生頻度0.1〜5％未満），悪心，腹痛（発生頻度0.1％未満）

泌尿器[注2]：血尿，残尿感，膀胱炎（頻度不明），頻尿，排尿痛（発生頻度0.1％未満）

注1）このような症状があらわれた場合には投与を中止すること．

注2）このような症状があらわれることがあるので，観察を十分に行い，異常が認められた場合には投与を中止し，適切な処置を行うこと．

薬物動態

健常人に単回投与したときの血漿中濃度推移から得られた薬物動態学的パラメーターは次のとおりである．

平均値 ± S.D.

血中濃度パラメーター		甘草由来グリチルレチン酸* （n = 5）	黄芩由来バイカリン （n = 6）
最高血中濃度到達時間 t_{max}（hr）	2.5 g 投与群	14.8 ± 0.5	7.3 ± 1.4
	7.5 g 投与群	13.2 ± 1.4	7.3 ± 0.8
最高血中濃度 C_{max}（ng/mL）	2.5 g 投与群	34.0 ± 7.3	16.7 ± 3.9
	7.5 g 投与群	119.4 ± 13.3	54.2 ± 9.4

＊グリチルレチン酸は，甘草に含まれる配糖体であるグリチルリチン酸が体内で分解されてできたアグリコン部（非糖部）である．

　　グリチルレチン酸（非糖部）＋糖部＝グリチルリチン酸（配糖体）

である．グリチルリチン酸は主に腸で腸内細菌の働きにより糖とグリチルレチン酸に分解され，このグリチルレチン酸が吸収されて血中にあらわれると考えられている．

主なエビデンス 　臨床系

① 慢性肝炎

●平山千里 他, 肝胆膵, 1990, 20, 751-759.

【慢性肝炎患者の内，肝生検により慢性活動性肝炎と診断された症例222例を対象とした．小柴胡湯群116例，プラセボ群106例に分け，プラセボは小柴胡湯を1/10日量含有したものを12週間投与した．自覚症状，他覚所見ならびに臨床検査所見を評価した．小柴胡湯は活動性肝炎の血清アミノトランスフェラーゼ活性を有意に低下させた（p < 0.05）．対象症例をB型，非B型，組織学的に軽症，重症の亜群に分けると，小柴胡

湯はB型，軽症群に有用性がみられた．しかし，B型のHBマーカーを改善する所見は得られなかった．】

- 佐藤俊一 他，消化器科，1991, 15, 39-49.

【B型慢性肝炎と診断された患者のうち，原則として1年以内に肝生検が施行され，HBe抗原が陽性でかつ試験開始前のALT（GPT）値が異常を示し治療が必要な患者を対象とした．無作為割り付けによる封筒法により小柴胡湯群と対照薬群（通常の肝庇護剤使用）に分け，小柴胡湯は24週間投与を原則とした．HBe抗原価の低下に関して24週後で両群間に有意差はなかった．HBe抗体価は，4週後（p < 0.05），24週後（p < 0.01）に小柴胡湯群はコントロール群に対して有意に高値を呈した．ALT（GPT）値は両群間で24週後，48週後に有意差はみられなかった．HBe抗原・抗体系では，24週後に，不変およびHBe抗原価悪化を含んだ全体，およびHBe抗原価減少以上で両群を比較すると，小柴胡湯群がよりHBe抗原価を低下させる傾向（p < 0.1）を認めた．48週後には両群間に有意差はなかった．】

- 平山千里 他，消化器科，1991, 15, 50-56.

【輸血後慢性肝炎患者40例に対し，小柴胡湯を6か月投与し，肝機能，HCV抗体，末梢血T細胞の変動を観察した．試験前値に比べ，血清AST（GOT），ALT（GPT），γ-GTPは有意に低下し，血清アルブミンは有意に増加した．しかし，HCV抗体，末梢T細胞に変動はみられなかった．小柴胡湯による肝機能の改善は輸血後3年未満の症例に有意に多くみられた．】

② 術後肝障害

- 岡林孝弘 他，*Prog. Med.*, 1989, 9, 851-855.

【術前肝機能異常を認めない肝，胆，膵疾患以外の全麻手術症例で，術後2〜8週の間に肝機能異常，すなわちAST（GOT），ALT（GPT），のいずれかが正常値上限の1.25倍以上の上昇を生じた症例を対象とした．封筒法により，小柴胡湯投与群20例とグリチルリチン製剤群26例の2群に分け，小柴胡湯，グリチルリチン製剤は4週間以上8週間まで投与した．総合評価では，自覚症状改善度をみると，有症状例の小柴胡湯投与群13例，グリチルリチン製剤投与群15例のうち，軽度改善以上の改善率は，小柴胡湯投与群8/13（62%），グリチルリチン製剤投与群10/15（67%）で両群とも60%以上であり，有意差は認めなかった．肝機能検査では，AST（GOT），ALT（GPT），ALPの改善が小柴胡湯投与群でより早期に現れる傾向がみられ，術後肝障害に対する小柴胡湯の有用性が認められた．】

- 薄場彰 他，漢方医，1990, 14, 207-211.

【手術を受けた49例を無作為に抽出し対象として，2群に分類し，小柴胡湯2/3日量を術前のみ投与した16例をI群，投与しなかった33例をII群（対照群）とした．術前（投与前），術直後，術後第2週，4週，6週に臨床症状と血液生化学所見で評価した．AST（GOT），ALT（GPT），LAP，γ-GTPではI群の方がII群よりも統計学的に有意に術後の回復が速やかであった．LDHやTBでも一部有意差がないもののI群の方が，回復が速やかな傾向を示した．ALP，TTT，ZTT，DB，TP，ALBでは両群間に全く有意差を認めなかった．】

③ 感冒

- 加地正郎 他，臨と研，2001, 78, 2252-2268.

【発症後5日間以上が経過し，咳嗽，口中不快，食欲不振，倦怠感のいずれかを伴う患者を対象としてプラセボを用いた多施設共同二重盲検比較試験で検討した．小柴胡湯は1週間投与した．評価項目には，有効性の主要評価項目として全般改善度，副次評価項目として症状改善度，有用性は5段階で評価した．全般改善度は，群間比較の結果，小柴胡湯群（131例）はプラセボ群（119例）に対して有意に優れていた（p = 0.001）．改善以上の率は小柴胡湯群64.1%，プラセボ群43.7%で，同様に小柴胡湯群が有意に優れていた（p = 0.001）．

症状別改善度は，投与 3〜4 日後に咽頭痛，倦怠感が，投与終了後には痰の切れ・食欲不振・関節痛・筋肉痛が小柴胡湯群で有意に改善した．改善以上の率は全症状で小柴胡湯群がプラセボ群に比して高値であった．】

④ 産後回復不全（母乳栄養率の改善を含む）

- 橋本正淑 他，産婦漢方研のあゆみ，1991, 8, 85-90.

【小柴胡湯を投与した対象症例は，正常分娩した合併症のない褥婦 64 例とした．コントロール群は正常分娩した 83 例とした．退院までの産褥 6 日間小柴胡湯を投与した．全症例にルーチンの産後薬としてマレイン酸メチルエルゴメトリン，メシル酸アドレノクロムヒドラゾン，ブロメライン，胃粘膜保護剤を投与した．全症例に産褥 1 日目から 6 日間，産業疲労研究会による「眠気とだるさ」，「注意集中の困難」，「YG 性格検査のうつ尺度」を自分でチェックさせた．各項目とも「はい」を 2 点，「いいえ」を 0 点，「？」は 1 点とした．小柴胡湯投与群と非投与群において，「眠気とだるさ」，「注意集中の困難」とも産褥 6 日間を通じて有意な差は認められなかった．YG 性格検査のうつ尺度において産褥 2 日目に小柴胡湯投与群が非投与群より高得点を示した（p＜0.05）ことから小柴胡湯にはもともと精神的な作用は少ないが，体力のない症例にとっては心身両面でストレスになった可能性がある．】

- 内野美知子 他，漢方診療，1987, 6, 32-34.

【小柴胡湯の投与対象群は，1,000 mL 以上の出血，24 時間を超えた難産，会陰 3 度裂傷，36 歳以上の高年初産の条件を満たした症例 25 例と，コントロール群は条件を満たし，なおかつ小柴胡湯の投与を行なわなかった 25 例とした．また，同時期に正常の分娩産褥経過をたどった 200 例をとり，両者と比較検討した．小柴胡湯は産褥 1 日目より 4 週間投与した．母乳栄養率の判定としては，人工栄養を全く必要としないか，あるいは 1 日 1 回程度加えれば足りるものを母乳栄養可能群とした．産褥，7 日目の母乳栄養率の検討では，小柴胡湯群はコントロール群と比較し有意に高く（p＜0.05），一般群と比較しても高い傾向を示した．産褥 1 か月目の母乳栄養率の検討では，小柴胡湯群はコントロール群，一般群と比較し，高い傾向を示した．】

⑤ 術後の非特異的熱発

- 落合和徳 他，日産婦東京会誌，1986, 35, 279-282.

【対象は，産婦人科良性疾患で腹式子宮単純全摘手術を受ける患者を無作為に抽出した．術前 5 日目より 5 日間，さらに術後 4 日目から 5 日間，小柴胡湯を投与し，非投与群と比較した．投与群，非投与群はそれぞれ 25 例で，生体反応のパラメーターとして白血球数，血沈値，CRP 値，AST（GOT），ALT（GPT），LDH などのほかに，術後 1〜2 日の間に認められる非特異的熱発，いわゆる吸収熱を客観的に評価するために，fever index を用い，発熱面積を degree-hour で表した．fever index で示すと，非投与群 9.2 ± 0.8 であるのに対し，投与群は 7.8 ± 0.9 と若干低い傾向にあった．術後 2 日目はそれぞれ 5.8 ± 0.8，5.3 ± 0.9 であった．しかし第 1，第 2 病日の fever index を合計して比較すると，非投与群 15.0 ± 0.9，投与群 13.1 ± 0.9 と，p＜0.1 であった．血沈値（60 分値）は術後 4 日目に約 50 mm と亢進し 10 日目もほぼ同様の値であるが，投与群では 10 日目に有意の低下をみた（p＜0.05）．】

⑥ 慢性関節リウマチ

- 大萱稔 他，和漢医薬誌，1987, 4, 388-389.

【対象症例はアメリカリウマチ学会診断基準で classical または definite RA と診断された 45 例である．小柴胡湯は併用投与し，その臨床経過を投与前後で評価した．小柴胡湯投与 6 か月未満，1 年未満，1 年以上に層別して評価した．ランスバリー活動性指数の変動をみると 6 か月投与で著しく改善され，しかもその効力は長く持続していた．朝のこわばり持続時間は各群とも著しい短縮がみられ，その効力は長く持続していた

（p ＜ 0.05）．活動性関節数は各群とも減少傾向を示した（p ＜ 0.01）．血沈値は 1 年以上投与群で良好な改善がみられた（p ＜ 0.1）．】

⑦ 抗がん剤・放射線治療による口内炎

● 松岡均 他，癌と化療，2004, 31, 2017-2020.

【対象は入院患者 25 例で，自己末梢血幹細胞移植患者 4 例を含む急性骨髄性白血病 4 例，急性リンパ球性白血病 2 例，成人 T 細胞白血病 3 例，悪性リンパ腫 13 例，慢性リンパ性白血病 1 例，多発性骨髄腫 2 例であった．化学療法開始日から小柴胡湯含嗽を使用したときの口内炎の発症頻度を非含嗽時の口内炎の発症頻度と比較した．小柴胡湯含嗽液は，1/3 量を温湯 100 mL に溶解かし，電子レンジで完全に溶解したものを 1 回量とし 1 日 3 回食後に使用した．1 回の含嗽は最低 1 分間とし，含嗽後すべて吐き出した．なお，含嗽は白血球 1,000/μL 以上に回復あるいは口内炎回復まで行った．小柴胡湯含嗽併用化学療法 23 回中，口内炎が発症したのは 4 回，17.4％であった．一方，小柴胡湯含嗽を併用せずに化学療法を行った 71 回中，口内炎発症は 29 回，40.8％であった（p ＝ 0.04）．】

⑧ 抗がん剤に伴う血小板減少症

● 森崇英 他，産婦人科治療，1992, 65, 102-105.

【抗癌剤を投与された婦人科癌患者 89 例（卵巣癌 68 例，子宮体癌 16 例，子宮頸癌 5 例，絨毛癌 1 例，子宮肉腫 1 例）を対象とした．投与群 49 例は，白血球数が 3,000 以下になった時点から，小柴胡湯は 14 日間投与し，非投与群 40 例は白血球数が 3,000 以下になった時点から，14 日間比較した．白血球数が 3,000 以上に回復するまでの日数は投与群と非投与群で有意差はなかった．血小板数の 14 日間での増加量は非投与群に比べて投与群は有意に増加した（p ＜ 0.05）．】

主なエビデンス　症例報告

● 白木和夫 他，小児臨，1991, 44, 2146-2151.

【対象は HBe 抗原陽性慢性 B 型肝炎の小児 43 例であった．これらの症例を無作為に 2 群に分け，23 例に小柴胡湯を投与（投与群）し，ほかの 20 例を対照群（非投与群）とした．小柴胡湯は患児の年齢に応じて 2/3 日量で食前に投与した．投与群，非投与群とも経過観察期間を 6 か月以上とした．ALT（GPT），AST（GOT）は投与群で前値に比して漸次低下傾向があったが，非投与群にはみられなかった．HBe 抗原から HBe 抗体への seroconversion（SC）あるいは HBe 抗原が陰性化 seronegative は，投与群で 6 か月後 30.4％，12 か月後 34.8％，最終観察時 43.5％，非投与群では 6 か月後 5.0％，12 か月後 10.0％，最終観察時 25.0％であった．SC は，投与群で 6 か月後 17.4％，12 か月後 17.4％，最終観察時 30.4％，非投与群では 6 か月後 0％，12 か月後 10.0％，最終観察時 20.0％であった．】

● 宜保行雄，漢方医，1994, 18, 396-399.

【非 A 非 B 型慢性肝炎と組織学的に診断され，小柴胡湯を投与されており，保存血清より慢性 C 型肝炎（CH-C）と診断された 40 例を対象とした．CPH（chronic persistent hepatitis）20 例，CAH-2A（chronic aggressive hepatitis）6 例，CAH-2B 14 例である．コントロール群は小柴胡湯を投与しなかった CH-C の中から，無作為に組織学的診断をマッチさせ，それぞれ CPH 20 例，CAH-2A 6 例，CAH-2B 14 例を選択した．7 年間の観察期間で小柴胡湯投与群は，40 例中 5 例（12.5％）に肝機能の正常化，コントロール群は，40 例中 1 例（2.5％）に正常化がみられた．また，HCV 抗体の陰性化は小柴胡湯群の 5 例中 1 例にみられたが，コントロール群では 1 例も認められなかった．】

● 田畑修 他，九州神精医，1987, 33, 225-229.

【対象とした症例は，向精神薬投与中に，血清トランスアミナーゼの AST（GOT），ALT（GPT）値に異常を呈して，入院加療した精神神経疾患患者 29 例で，あらかじめ肝障害がなかったことを確認した．小柴胡湯は 2/3～1 日量を 12 週以上投与した．全症例は，小柴胡湯単独投与群 18 例と，肝臓治療薬との併用投与群 11 例とに分けた．小柴胡湯単独投与群では，著効 6 例（33.4％），有効 8 例（44.4％），無効 4 例（22.2％），有効以上は 14 例（77.8％）で高い改善度が認められた．併用投与群では，著効 1 例（9.1％），有効 6 例（54.5％），無効 4 例（36.4％），有効以上は 7 例（63.6％）で比較的高い改善度が得られた．両群合わせると 29 例中 21 例（72.4％）が有効と判定された．】

- 毛利裕之 他，産婦漢方研のあゆみ，1988, 29-32.

【内診，超音波断層法，手術後の組織検査など，臨床的に子宮内膜症と診断された患者 46 例を対象として，ダナゾール単独投与群，小柴胡湯 2/3 日量併用群，小柴胡湯併用群の 3 群に分類して，AST（GOT），ALT（GPT），および LDH 値を一定の間隔で測定し，その推移を観察した．ダナゾール単独投与群では，AST（GOT）は 16 例中 13 例（81.3％），ALT（GPT）は 17 例中 14 例（82.4％）に異常高値が認められたのに対し，小柴胡湯 2/3 日量併用群では，AST（GOT）は 13 例中 6 例（46.2％），ALT（GPT）は 12 例中 5 例（41.7％）に異常高値が認められた．これに対し小柴胡湯 1 日量の併用群では，AST（GOT）は 17 例中 2 例（11.8％），ALT（GPT）は 17 例中 5 例（29.4％）と明らかに低率に異常値が認められた．一方，LDH においては，3 群間で差は認められなかった．】

- 熊田博光，臨成人病，1994, 24, 1103-1109.

【インターフェロン不応 C 型慢性活動性肝炎 45 例に対し，小柴胡湯を 24 週間投与した．血清 AST（GOT），ALT（GPT），γ-GTP 値の有意な低下を認めた．総合評価において ALT（GPT）改善効果は，著明改善 7 例（15.6％），改善 13 例（28.9％），やや改善 7 例（15.6％）であり，改善以上 44.5％であった．厚生省難治性肝炎調査研究班治療分化会基準による評価は，著効 7 例（15.9％），有効 11 例（25.0％）であり，有効以上 40.9％であった．】

- 津留徳，第 2 回小児腎臓病漢方研究会記録集，1991, 36-39.

【対象は 23 例で，診断の内訳は，IgA 腎症が 17 例，紫斑病性腎炎が 6 例であった．4 か月以上経過観察したのちに，小柴胡湯を 12 か月連続投与した．小柴胡湯は 12 歳未満が 2/3 日量，12 歳以上が 1 日量でいずれも食間に投与した．観察項目は ① 自覚症状，② 上気道炎の罹患頻度，③ 尿所見，④ 血液形態，⑤ 血液生化学検査，⑥ 血清学的検査，⑦ 腎機能検査の 7 項目を検討した．自覚症状はそれほど多くなく，IgA 腎症の 5 例に食欲不振，全身倦怠感，その他の不定愁訴が認められたが，投与後改善した．上気道感染症は，上気道感染症の罹患回数の有意な減少がみられた（p = 0.0002）．発熱も有意の減少がみられた（p = 0.008）．血尿は，著効が 3 例，有効が 3 例，やや有効が 4 例，無効が 7 例，悪化は 3 例で，やや有効以上は 13 例（56.5％）の有効率を示した．】

- 荻野仁 他，*Prog. Med.*, 1995, 15, 1550-1554.

【咽喉頭異常感症患者 40 例を対象として，小柴胡湯は 2 週間の単独投与とした．臨床効果の判定は，初診時の異常感の程度を 10 点とした場合の 2 週間後の異常感の程度を自己評価させ，0～2 点を著効，3～5 点を有効，6～8 点をやや有効，9 点以上を無効とし，やや有効以上を有効率とした．40 例中 14 例が 10 点のままであったが，症状が消失した例も 4 例認めた．これら全例の臨床効果は著効 20.0％，有効 27.5％，やや有効 17.5％，無効 35.0％で，有効率は 65.0％であった．】

- 吉武一貞 他，日口腔外会誌，1987, 33, 2053-2062.

【対象は，入院中で，症状を有する口腔乾燥単一患者（口腔乾燥症）12 例，シェーグレン症候群患者 5 例，

放射線性口腔乾燥患者2例の計19例とした．小柴胡湯は4週間投与を原則とした．投与開始時および投与終了時に，それぞれ症状の調査および唾液分泌量の測定を行った．症状の調査は自覚症状，他覚症状について行った．自他覚症状の結果は口腔乾燥症においては自覚症状，他覚症状のいずれの項目においても有所見者数の減少を認めた．シェーグレン症候群においては自覚症状の口腔乾燥感，舌痛，食物摂取困難，他覚症状の口腔内乾燥，舌乳頭萎縮，歯牙・口腔の汚染，口腔内発赤の11項中7項目において症状の減少を認めた．放射線性口腔乾燥症においては自覚症状の口腔乾燥感，口腔内灼熱感，舌痛，他覚症状の歯牙・口腔の汚染，口腔内発赤，口内潰瘍・亀裂の6項目において症状の減少を認めた．多くの症例において分泌量の増加を認めた．自覚症状，他覚症状，唾液分泌検査の結果を判定基準に当てはめ有効性を判定し，「著明改善」，および「改善」の割合をみると口腔乾燥症では各々，50％，42.7％，41.7％であり，シェーグレン症候群ではいずれも40％，放射線性口腔乾燥症では50％，50％，0％であった．】

- 木村貴昭 他，漢方医，1993, 17, 281-284.

【対象は，メニエール病患者17例で，内訳は完全型5例，蝸牛型9例，前庭型3例であった．小柴胡湯の投与期間は症例に応じて決定したが，とくに事情がない限り最終発作後8週間以上とした．耳鳴・難聴・めまいの3症状に対して投与終了時の改善状況を調べ，A（消失または著明改善），B（改善），C（不変または悪化）の3段階で評価した．また発症時にみられなかった症状はD（判定不能）とした．小柴胡湯の効果判定はステロイド剤の離脱と再発作の予防という点について注目し，投与後ステロイド剤を使用することなく発作が全く起こらなかったものを非常に有用，発作間隔が2倍以上に延長したものならびに発作程度が著明に軽減したものを有用，症状の改善のみられなかったものを有用でないとした．小柴胡湯の平均投与期間は13.3週であった．各症状の改善率は耳鳴が14例中A6例（42.9％），B4例（28.6％），C4例（28.6％）であった．また難聴は17例中A6例（35.3％），B6例（35.3％），C5例（29.4％）であり，めまいは8例中A3例（37.5％），B3例（37.5％），C2例（25.0％）であった．小柴胡湯の効果判定では17例中非常に有用4例（23.5％），有用11例（64.7％）で，有用以上の効果があった症例は15例（88.2％）であった．】

- 谷崎勝朗 他，臨と研，1991, 68, 2173-2178.

【小柴胡湯を1年間投与し，その臨床効果を検討した気管支喘息患者28例を対象とした．その内21例（75.0％）が，ステロイド依存性重症難治喘息であった．小柴胡湯の臨床効果は，著効4例，有効14例であり，著効を含めた有効率は64.3％であった．また，これらの症例のうち，ステロイド依存性重症難治性喘息21例では，著効2例，有効11例で，その有効率は61.2％であった．】

- 川合満 他，*Ther. Res.*, 1991, 12, 3029-3038.

【気管支炎患者35例を対象に，小柴胡湯を4週間投与した．投与前薬物治療有効群と投与前薬物治療無効群および前治療なく単独投与した群との間には治療効果に差が認められなかった．自覚症状の改善度ならびに全般改善度では，著明改善，改善を合わせると62.9％，軽度改善以上では82.9％の成績を示した．有用度では，極めて有用，かなり有用を合わせると60.0％，やや有用以上では85.7％の成績を示した．】

- 下田祥由 他，皮膚科における漢方治療の現況，1991, 15-21.

【対象は12歳以上のアトピー性皮膚炎患者で，小柴胡湯投与群（A群）41例と非投与群（B群）24例に分けた．併用薬剤として，副腎皮質ステロイド外用剤である吉草酸ベタメタゾンを用いた．副腎皮質ステロイド外用剤の減量を試みた症例における減量効果は，A群においては23例のうち離脱可能だった症例は2例（8.7％），減量効果あり（50％以上減量）は5例（21.8％），減量効果少しあり（50％以下減量）は13例（56.5％），効果なし3例（13.0％）であり，減量効果少しあり以上は20例（87.0％）であった．B群は，16例中離脱症例はなく，減量効果ありは4例（25.0％），減量効果少しありは6例（37.5％），効果なしは6例（37.5％）

であり，減量効果少しあり以上は 10 例（62.5％）であった．全般改善度は，A 群，B 群とも，搔痒，紅斑，丘疹，水疱，びらん，鱗屑，浸潤の 7 項目について，治療前と 4 週，6 週，8 週について検討した結果，A 群は 4 週，6 週，8 週において，B 群より 10％ほど多く改善された．有用度は A 群ではやや有用以上は 95.1％で，B 群は 88.3％であった．】

- 須藤学，漢方診療，1987, 6, 38-40.

【対象は慢性の湿疹・皮膚炎患者として小柴胡湯を投与した．効果判定は 2 週間毎とし，8 週間後に最終的効果判定を行った．症例数は 56 例で慢性湿疹が 28 例と半数を占めていた．56 例中著効 10 例（17.9％），有効 20 例（35.7％），やや有効 17 例（30.4％），無効 9 例（16.1％）であった．有効以上の有効率では 53％を示した．慢性湿疹では 28 例中 14 例が有効以上で有効率 50％，アトピー性皮膚炎では 16 例中 9 例が有効以上で有効率 56％，痒疹は 5 例中 2 例で 40％，貨幣状湿疹は 3 例全例，脂漏性湿疹は 3 例中 2 例で 66％の有効率であった．】

- 岩間正文 他，漢方医，2001, 25, 115-117.

【年間 5 回以上，または最近 2～6 か月間に頻回に上気道感染を起こした 1～13 歳の 13 例を対象とした．小柴胡湯を 6 か月～2 年，多くは 1 年前後服用させた．10 例で易感染性が軽減し，発熱頻度が 1/2～1/3 に低下し，服用 2～3 か月後から落ち着いた．】

- 飯尾寛治 他，漢方診療，1987, 6, 49-51.

【乳幼児の反復性中耳炎で，小柴胡湯の内服期間が 100 日を超えた 23 例を対象とした．小柴胡湯は 0.1～0.14 g/kg を 1 日量として分 2，食前で内服させた．内服開始後の鼓膜切開減少数が 10 以上のものを著効，5～9 のもの，およびそれ以下でも以後全く中耳炎に罹患しないものを有効，1～4 をやや有効，0 またはかえって切開の回数が増えたものを無効とした．切開の回数は左右別々に数えた．著効 5 例（23％），有効 7 例（30％），やや有効 7 例（30％），無効 4 例（17％）であった．著効と有効を加えると 12 例（53％）であり，過半数に認めるべき効果があった．】

- 大迫茂人，漢方診療，1992, 11, 9.

【対象は，発熱，鼻漏，咽頭痛，扁桃発赤などを示す非常に易感染性で，2～3 か月に 1 回以上の発熱を起こし，発熱時の期間も 3～4 日以上の患児 18 例とした．小柴胡湯は 2 歳以上 4 歳未満 2.0 g，4 歳以上 7 歳未満 2.5 g，7 歳以上 15 歳未満 4.0 g を 1 日分 2 とし，原則として 8～12 週投与した．著明改善 3 例（16.7％），改善 6 例（33.3％），やや改善 7 例（38.9％），不変 2 例（11.1％）であった．】

- 米倉修司 他，臨と研，1995, 72, 981-984.

【特発性血小板減少性紫斑病患者 40 例を対象とした．副腎皮質ステロイド剤反応例では，これに小柴胡湯を追加投与し，一方各種治療に抵抗した不応例では，小柴胡湯を単独投与した．小柴胡湯は 2 か月間継続経口投与した．副腎皮質ステロイド剤反応性患者は 15 例，各種治療抵抗性の不応性患者は 25 例の合わせて 40 例のうち，著効 10 例，有効 15 例，やや有効 13 例，不変 2 例で，有効以上の効果を示したのは 25 例（62.5％）で，やや有効を含め何らかの形で効果を示したのは 38 例（95％）であった．】

- 山口智子 他，泌ケア，2006, 11, 1089-1092.

【入院し，M-VAC* 療法または BEP** 療法を受ける膀胱癌・精巣腫瘍患者 25 例を対象とした．小柴胡湯の含嗽期間により A・B・C の 3 つの方法を設定し，A・B・C のうちの一法を患者自身に選択してもらい，

  * M-VAC：methotrexate（MTX），vinblastine（VLB），doxorubicin（DXR，旧名 adriamycin），cisplatin（CDDP）

 ** BEP：bleomycin（BLM），etoposide（VP-16），cisplatin（CDDP）

実施した．小柴胡湯は1包を細かく砕き，60℃の湯100 mLで溶解し，含嗽しやすいように冷蔵庫で1時間冷やし，毎食後口腔内のブラッシングとヨード含嗽を行った後，小柴胡湯含嗽液を1分間口に含み含嗽する．A法：化学療法開始から終了するまで毎日（28日間），B法：抗癌剤投与開始から抗癌剤投与終了後，薬剤がほぼ体内から排泄される3日間，C法：B法の中で好中球が1,000個/μL以下の場合は含嗽を再開し，好中球が1,000個/μL以上保持できれば含嗽を終了とした．A法は13例中2例の患者が口内炎を発症した．B法10例，C法2例は口内炎を発症した患者はいなかった．】

- 三苫藤吉郎，口腔・咽頭科，1990, 2, 59-60.

  【頭頸部悪性腫瘍で主病巣とともに頬部・口腔を含む広い照射野で30 Gy以上の線量を照射され唾液腺障害の発来が予想される例10例を5例ずつのA，B，2群に分け両群とも照射開始前にガムテストによる唾液分泌量の測定と照射野内の小唾液腺（主に頬腺）生検を行った．A群では照射開始から30 Gy照射まで小柴胡湯を投与し，B群では非投与とした．照射前の唾液分泌量に比し30 Gy照射後はA群で減少の程度が軽度な傾向が認められた．組織検査では，腺組織の萎縮，線維化，炎症細胞浸潤等が認められたが，A群で軽微であった．】

- 三苫藤吉郎，口腔・咽頭科，1990, 2, 59-60.

  【口内乾燥感を訴える外来患者23例（うち頭頸部悪性腫瘍にて46 Gy以上の照射を受け6か月以上経過している5例を含む）に対し小柴胡湯を4週間連続投与し，投与前，投与2週目，投与4週目に問診による自覚症状のチェックとガムテストによる唾液分泌量測定を行った．投与4週目に自覚症状，唾液分泌量ともに改善した例は約40％であったが，放射線治療後の口内乾燥症で長く人口唾液を使用していた例で唾液量が著増し，自覚症状も著明に改善し，人口唾液の使用が不要になった例も認められた．】

主なエビデンス　基礎研究系

① 肝障害抑制作用

- Araki, N. *et al., Acta. Histochem. Cytochem.*, 1988, 21, 439-453.

  【ラットに経口投与したところ，D-ガラクトサミンによる肝細胞膜および小胞体酵素の障害が抑制された．】

- Ohta, Y. *et al., Am. J. Chin. Med.*, 1997, 25, 333-342.

  【ラットに経口投与したところ，血清AST（GOT）およびALT（GPT）の上昇，血清総タンパクおよびアルブミンの低下が抑制された．】

- 戸田隆 他，アルコール代謝と肝，1988, 7, 371-375.

  【アルコール性脂肪肝モデルラットに経口投与したところ，肝内の脂肪滴増加が抑制された．】

- Shiota, G. *et al., Hepatology*, 2002, 35, 1125-1133.

  【ラットに混餌投与したところ，ジエチルニトロサミンによる肝臓8-ハイドロキシ-2'-デオキシグアノシンの上昇が抑制された．】

- 溝口靖紘 他，肝・胆・膵，1983, 6, 947-951.

  【ラット分離肝細胞において，抗体依存性細胞傷害反応および活性化マクロファージ培養上清による障害を抑制した（*in vitro*）．】

- 山内克巳 他，*Prog. Med.*, 1993, 13, 2857-2862.

  【HBV特異的キラー細胞活性による障害を抑制した（*in vitro*）．】

② 肝血流量低下抑制作用

- 栗原毅 他，診断と治療，1993, 81, 740-745.

【エチオニン添加コリン欠乏食による慢性肝障害モデルラットに経口投与したところ，肝組織血流量低下が抑制された．】

③ **肝再生促進作用**

- 宇佐美真 他，漢方医，1990, 14, 121-127.

  【ラットに経口投与したところ，全肝虚血再灌流（Pringle 法）併用による肝部分切除後の肝再生が促進された．】

- Miyamura, M. *et al.*, *J. Pharm. Pharmacol.*, 1998, 50, 97-105.

  【ジメチルニトロサミン（DMN）肝障害ラットに肝部分切除後経口投与したところ，肝における再生率および再生細胞数が増加した．】

- Ono, M. *et al.*, *J. Pharm. Pharmacol.*, 2000, 52, 111-118.

  【DMN 肝障害ラットに肝部分切除後混餌投与したところ，肝臓において HGF 値が上昇し，TGF-β 値が減少した．】

④ **肝線維化抑制作用**

- Shimizu, I. *et al.*, *Hepatology*, 1999, 29, 149-160.

  【DMN またはブタ血清による肝線維化モデルラットに混餌投与したところ，肝臓のⅠ型コラーゲンの沈着が抑制された．また，α 平滑筋アクチン陽性肝星細胞数が減少し，肝臓のレチノイド濃度の減少が抑制された．】

- Sakaida, I. *et al.*, *J. Hepatol.*, 1998, 28, 298-306.

  【choline-deficient L-amino acid-defined 食による肝線維化モデルラットに経口投与したところ，肝ハイドロキシプロリン，血清ヒアルロン酸の増加，肝組織中のⅢ型プロコラーゲン $\alpha1$ mRNA 発現および活性化星細胞増殖が抑制された．】

- 飯田吉隆 他，診断と治療，1987, 75, 2985-2987.

  【四塩化炭素肝線維化モデルラットに経口投与したところ，肝組織の線維化が抑制された．】

- Kayano, K. *et al.*, *J. Hepatol.*, 1998, 29, 642-649.

  【ラット肝星細胞において，増殖および筋線維芽細胞様細胞への形態転換を抑制し，Ⅰ型およびⅢ型プロコラーゲン mRNA 発現を抑制した（*in vitro*）．】

⑤ **免疫調整作用**

- 伊藤均 他，癌と化療，1985, 12, 2149-2154.

  【Ehrlich 腹水癌マウスに経口投与したところ，貪食能および網内系機能が亢進した．】

- 丸山博文 他，炎症，1988, 8, 65-66.

  【マウスに経口投与したところ，*Candida parapsilosis* に対する貪食活性が亢進した．】

- Kaga, H. *et al.*, *Acta. Med. Biol.*, 1991, 39, 161-167.

  【マウスに経口投与したところ，マクロファージが活性化された．】

- Fujiwara, K. *et al.*, *J. Ethnopharmacol.*, 1995, 46, 107-114.

  【ラットに経口投与したところ，肝マクロファージが活性化された．】

- 溝口靖紘，消化器科，1990, 12, 143-151.

  【マウス肝類洞内皮細胞の IL-1 産生を増加し，ヒト末梢血単核細胞の IL-2 産生能を増強した（*in vitro*）．】

- 恩地森一 他，漢方医，1989, 13, 77-82.

  【マウス肝類洞内皮細胞の可溶性 IL-2 レセプターを増加した（*in vitro*）．】

- Yamashiki, M. *et al.*, *Environ. Toxicol. Pharmacol.*, 1996, 2, 301-306.

【健常人および慢性肝炎患者末梢血単核細胞において，IL-1β，IL-6，GM-CSF，G-CSF および TNF-γ の産生を誘導した（*in vitro*）.】

- Yamashiki, M. *et al.*, *Hepatology.*, 1997, 25, 1390-1397.
  【C 型慢性肝炎患者の末梢血単核細胞において，IL-1，IL-10，TNF-α および G-CSF の産生を誘導し，IL-4 および IL-5 の過剰産生を抑制した（*in vitro*）.】
- Kakumu, S. *et al.*, *Int. J. Immunopharmacol.*, 1990, 13, 141-146.
  【健常人および HBe 抗原陽性慢性活動性肝炎患者の末梢血単核細胞において，IFN-γ の産生量を増加した（*in vitro*）.】
- 池本吉博 他，和漢医薬誌，1984, 1, 235-242.
  【ヒト末梢血単核細胞において，抗体産生細胞数を増加した（*in vitro*）.】
- 溝口靖紘 他，アレルギー，1986, 35, 1119-1121.
  【ヒト末梢血単核細胞において，リンホカイン活性化キラー細胞細胞活性を増強した（*in vitro*）.】
- 溝口靖紘 他，和漢医薬誌，1986, 3, 184-188.
  【ヒト末梢血単核細胞において，NK 細胞活性を増強した（*in vitro*）.】
- 田中正俊 他，消化器科，1991, 15, 2-11.
  【ラットに経口投与したところ，ピット細胞活性が増強した.】

⑥ **免疫複合体除去作用**
- 田中盛久 他，和漢医薬誌，1987, 4, 406-407.
  【B/W F1 マウスに経口投与したところ，リポ多糖による血中免疫複合体除去能低下が抑制された.】

⑦ **抗アレルギー作用**
- 江原久夫 他，基礎と臨床，1987, 21, 4596-4600.
  【結晶細菌性 α-アミラーゼ喘息モデルモルモットに経口投与したところ，IgG 抗体価および発作誘発状態が抑制された.】
- Toda, S. *et al.*, 和漢医薬誌，1987, 4, 77-81.
  【Compound 48/80 惹起マウス腹腔内肥満細胞において，ヒスタミン遊離および脱顆粒を抑制した（*in vitro*）.】
- 谷崎勝朗 他，臨と研，1991, 68, 2173-2178.
  【ハウスダストおよび抗ヒト IgE 添加時の好塩基球からのヒスタミン遊離を抑制した（*in vitro*）.】

⑧ **抗炎症作用**
- 久保道徳 他，漢方医，1984, 8, 11-14.
  【ラットに経口投与したところ，カゼイン抗原注入アジュバント関節炎が抑制された.】
- 大倉靖史 他，炎症，1987, 7, 287-288.
  【モルモット腹腔滲出マクロファージにおいて，ホルミルメチオニルロイシルフェニルアラニン（fMet-Leu-Phe）刺激によるアラキドン酸遊離を抑制し，ホスホリパーゼ A2 活性を抑制した（*in vitro*）.】

⑨ **胃粘膜障害に対する作用**
- Kase, Y. *et al.*, *Biol. Pharm. Bull.*, 1997, 20, 1155-1159.
  【ラットに経口投与したところ，エタノールおよび水浸拘束ストレスによる胃粘膜病変を抑制した.】

⑩ **胃酸・ペプシンの分泌抑制作用**
- Kase, Y. *et al.*, *Biol. Pharm. Bull.*, 1997, 20, 1155-1159.

【ラットに十二指腸内投与したところ，胃液分泌量，胃酸分泌量およびペプシン分泌量が抑制された.】

⑪ **活性酸素抑制作用**

- Sakaguchi, S. *et al., Biol. Pharm. Bull.,* 1993, 16, 782-786.

【マウスに経口投与したところ，エンドトキシンによるスーパーオキシドジスムターゼおよびグルタチオンペルオキシダーゼ活性の低下を改善した.】

名前の由来

柴胡を主薬とする柴胡剤の1つである．体力の充実したものに用いる大柴胡湯に比べると，やや体力が低下したものに用いられることから小柴胡湯と名付けられたといわれている.

小青竜湯 甘 ▲

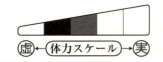

アレルギー性鼻炎による鼻水・鼻閉に対しては，副作用として眠気が出現せずにアレルギー反応を抑制し得る．また，感冒時，くしゃみ・鼻水が主のときにも用いられる．

効能または効果

下記疾患における水様の痰，水様鼻汁，鼻閉，くしゃみ，喘鳴，咳嗽，流涙：
気管支炎，気管支喘息，鼻炎，アレルギー性鼻炎，アレルギー性結膜炎，感冒

使用目標＝証

体力中等度の人で，喘鳴，咳嗽，呼吸困難，鼻症状などを訴える場合に用いる．
1) 泡沫水様性の痰，水様性鼻汁，くしゃみなどを伴う場合
2) 心窩部に振水音を認める場合

臨床応用

- 鼻アレルギー
- 気管支喘息
- 慢性副鼻腔炎
- アレルギー性結膜炎
- 気管支炎
- 慢性肺気腫
- 妊婦の感冒

禁忌（次の患者には投与しないこと）

1. アルドステロン症の患者
2. ミオパチーのある患者
3. 低カリウム血症のある患者
［1～3：これらの疾患および症状が悪化するおそれがある．］

味

わずかに酸味があって甘い

構成生薬

- 半夏（ハンゲ），6.0 g　　ホモゲンチジン酸，アラビノガラクツロナン，エフェドリンなど
- 乾姜（カンキョウ），3.0 g　6-ショーガオール，6-ジンゲロール，α-ジンギベレンなど
- 甘草（カンゾウ），3.0 g　　グリチルリチン，イソフラボン，クマリンなど
- 桂皮（ケイヒ），3.0 g　　　ケイヒアルデヒド，ケイヒ酸，エピカテキンなど
- 五味子（ゴミシ）3.0 g　　　シザンドリン，α-チャミグレン，β-チャミグレン，クエン酸など
- 細辛（サイシン），3.0 g　　メチルオイゲノール，ヒゲナミン，ペリトリンなど
- 芍薬（シャクヤク），3.0 g　ペオニフロリン，アルビフロリン，ペオニフロリゲノンなど
- 麻黄（マオウ），3.0 g　　　エフェドリン，プソイドエフェドリン，エフェドラジンAなど

副作用

（1）重大な副作用

1) 間質性肺炎：発熱，咳嗽，呼吸困難，肺音の異常（捻髪音）などがあらわれた場合には，本剤の投与を中止し，速やかに胸部 X 線などの検査を実施するとともに副腎皮質ホルモン剤の投与などの適切な処置を行うこと．また，発熱，咳嗽，呼吸困難などがあらわれた場合には，本剤の服用を中止し，ただちに連絡するよう患者に対し注意を行うこと．

2) 偽アルドステロン症：低カリウム血症，血圧上昇，ナトリウム・体液の貯留，浮腫，体重増加などの偽アルドステロン症があらわれることがあるので，観察（血清カリウム値の測定など）を十分に行い，異常が認められた場合には投与を中止し，カリウム剤の投与などの適切な処置を行うこと．

3) ミオパチー：低カリウム血症の結果としてミオパチーがあらわれることがあるので，観察を十分に行い，脱力感，四肢痙攣・麻痺などの異常が認められた場合には投与を中止し，カリウム剤の投与などの適切な処置を行うこと．

4) 肝機能障害，黄疸：AST（GOT），ALT（GPT），Al-P，γ-GTP の上昇などを伴う肝機能障害，黄疸があらわれることがあるので，観察を十分に行い，異常が認められた場合には投与を中止し，適切な処置を行うこと．

（2）その他の副作用

過敏症[注1]：発疹，発赤，搔痒など（頻度不明）

自律神経系：不眠，発汗過多，頻脈，動悸，全身脱力感，精神興奮など（頻度不明）

消化器：食欲不振，胃部不快感，悪心，嘔吐，腹痛，下痢など（頻度不明）

泌尿器：排尿障害など（頻度不明）

注1）このような症状があらわれた場合には投与を中止すること．

主なエビデンス　臨床系

① 鼻アレルギー

- 馬場駿吉 他，耳鼻臨床，1995, 88, 389-405.

【通年性鼻アレルギーを対象としてプラセボを対照とした二重盲検比較臨床試験を実施した．小青竜湯は投与期間を 2 週間とした．小青竜湯群の最終全般改善度は著明改善 12.0 %（11/92），中等度改善 32.6 %（30/92）であり，これに対しプラセボ群は著明改善 5.3 %（5/94），中等度改善 12.8 %（12/94）で，小青竜湯群が有意に優れていた（p ＜ 0.001）．1 週後および 2 週後の全般改善度については，ともに小青竜湯群が有意に優れていた（p ＜ 0.001）．3 大徴候であるくしゃみ発作，鼻汁，鼻閉などの症状は，くしゃみ発作，鼻汁は有意（p ＜ 0.001）に改善した．】

- 新川光俊 他，漢方免疫アレルギー，2005, 18, 70-76.

【アレルギー性鼻炎に対する小青竜湯とベシル酸ベポタスチンの単独投与および併用投与の効果と眠気に及ぼす影響について検討した．対象患者は小青竜湯群が 39 例，ベポタスチン群が 19 例であった．くしゃみ，鼻汁に対しては小青竜湯，ベシル酸ベポタスチンともに単独投与で同等の有意な改善効果を示したが，鼻閉に対しては小青竜湯が有意な改善効果を示し，ベシル酸ベポタスチンは改善傾向を示した．眠気に関しては小青竜湯のみが，有意な改善効果を示した．】

小青竜湯　147

② **気管支炎**

- 宮本昭正 他, 臨医薬, 2001, 17, 1189-1214.

【小青竜湯の有効性と安全性の客観的評価を目的に, 気管支炎に対し, プラセボを対照とした二重盲検比較試験を実施した. 小青竜湯は投与期間を1週間として投与した. 有効性解析対象は192例, 安全性解析対象は200例, 有用性解析対象は178例であった. 全般改善度は, 小青竜湯群はプラセボ群に比して優れる傾向にあった. 症状別では, 咳の回数, 咳の強さ, 喀痰の切れ, 日常生活の改善が小青竜湯群において有意であった. 有用度評価では, 小青竜湯群はプラセボ群に比して有意に優れていた (p = 0.033). 有用以上の率は同様に小青竜湯群が有意であった (p = 0.035).】

③ **気管支喘息**

- 江頭洋祐 他, 日東洋医誌, 1995, 45, 859-876.

【成人気管支喘息75例の患者を対象とした. 2週間の観察期間を設け, 病状を十分に観察し, その後小青竜湯は4週間 (可能であればさらに4週間) 経口投与した. 小青竜湯を気管支拡張剤などとともに4～8週間の長期投与を行ったところ発作点数, 治療点数および喘息点数は投与前の観察期間に比べて経過とともに有意の改善が認められた. 症状別には痰の量や切れ, 日常生活点数, 夜間睡眠点数, くしゃみ, 鼻水は投与前に比べていずれも有意の改善が認められた. 最終全般改善度は著明改善13例 (18.8%), 中等度改善23例 (33.3%), 軽度改善19例 (27.5%) で, 中等度改善以上で52.2%, 軽度改善以上で79.7%であった. 主治医の使用印象として, 鼻症状 (くしゃみ, 鼻水) の改善, β-刺激剤吸入回数の減少, かぜの予防効果, ステロイド減量・離脱などが挙げられた.】

主なエビデンス　症例報告

- 大屋靖彦, 漢方診療, 1991, 10, 42-48.

【投与前の重症度が軽度以下の鼻アレルギー患者43例を対象とした. 対象患者29例を小青竜湯群15例, ケトチフェン群14例の2群に無作為に分類した. スギ花粉飛散開始日を2月20日前後と想定し, その2週間前より投与を開始し, 4月4日まで継続投与した. 自覚的鼻症状について試験期間中「鼻アレルギー日記」を記載させ, 1週間ごとに診察して経過を観察し, 試験終了時に回収した. 鼻アレルギー日記による症状別効果判定では, くしゃみ発作, 鼻汁, 鼻閉のいずれの鼻症状もケトチフェンと同程度の効果が認められた. 鼻症状全般に対する中等度以上の改善率は, 小青竜湯群66.7%, ケトチフェン群64.3%で同程度の効果が認められた. 患者アンケートによる全体の印象では「よかった」以上が小青竜湯群73.3%, ケトチフェン群71.4%で同程度であった.】

- 小田嶋博 他, 日小児アレルギー会誌, 1988, 2, 36-40.

【対象は小児科の男子12例, 女子14例, 計26例の喘息患者であった. 重症度別では軽症10例, 中等症10例, 重症6例であった. 季節との関係で分類すると季節型9例, 通年型15例, 不定2例であった. また全例がアトピー型であった. 3か月以上投与し, 喘息日誌による自他覚症状の変化と副作用について総合的に検討し極めて有用, 有用, やや有用, どちらともいえない, 好ましくない, の5段階に分けて評価した. 中止脱落が5例あり残り21例について検討した. 有用以上66.7%, やや有用以上85.7%であった. 中ないし軽症例に有用であるという結果であった.】

- 江頭洋祐, 第2回日本漢方治療シンポジウム講演内容集, 1990, 108-114.

【慢性肺気腫患者18例に対して, 小青竜湯を3か月以上投与し, その併用効果を検討した. 肺気腫患者 (重症度：Hugh-Jones分類Ⅲ～Ⅳ度) の自・他覚症状は, 併用投与により著明改善1例 (5.6%), 中等度改善

4例（22.2％），軽度改善8例（44.4％），不変4例（22.2％），悪化1名（5.6％）で，軽度改善以上で72.2％の併用効果が認められた．併用効果の内容としては，自覚的には息切れ，呼吸困難，咳，痰，易疲労性などの改善，他覚的には動脈血ガスおよび肺機能値の改善が多少とも認められた．】

- 前山忠嗣 他，耳鼻と臨，1993, 39, 581-588.

  【慢性副鼻腔炎患者20例を対象とした．小青竜湯は小児は2/3日量分2で3か月以上，最長12か月まで投与した．有効率（やや有効以上）は短期（3～6か月）投与群では75％，長期（7～12か月）投与群では92％であり，全体としては85％であった．他覚所見より自覚症状の改善率のほうが高く，とくに鼻閉，鼻汁，後鼻漏の改善率が優れていた．】

- 金倉洋一，漢方医，1992, 16, 244-245.

  【小青竜湯を投与した妊婦11例を対象とした．鼻汁を訴えていたもの8例（72.7％），くしゃみを訴えていたもの3例（27.3％），鼻閉感を訴えていたもの2例（18.2％），頭痛を訴えていたもの2例（18.2％）であった．服用期間は，4例が14日間，3例が10日間，4例が7日間であった．著効6例（54.5％），有効3例（27.3％），やや有効2例（18.2％）で無効例はなかった．すべての症例が妊娠経過は順調であった．】

- 安藤文隆，医薬ジャーナル，1990, 26, 1847-1850.

  【アレルギー性結膜炎患者32例を対象とした．小青竜湯は，成人2/3日量，小児1/3日量を朝夕2回食前に投与した．局所には原則として2％クロモグリク酸ナトリウム点眼液を1日4回，1回1～2滴点眼させた．治療効果の判定は角膜および結膜の他所見を主にして行い，季節変動のある疾患であることを考慮して治療開始と同じ月に行うことを原則とした．角膜および結膜所見の改善の著しいもの（瞼結膜乳頭増殖はほぼ消失したもの）を著効，角膜および結膜所見が小青竜湯投与前に比し改善されているものを有効とし，本剤を投与しても角結膜所見が変化しないか，むしろ悪化しているものを無効とした．その結果，著効，有効は84.4％の症例に認められ，無効であったものは32例中5例（15.6％）であった．】

主なエビデンス　基礎研究系

① 抗アレルギー・抗炎症作用

- Sakaguchi, M. *et al., Methoods Find. Exp. Clin. Pharmacol.*, 1996, 18, 41-47.

  【ラットに経口投与したところ，48時間受動皮膚アナフィラキシー反応（PCA）が抑制された．また，ヒスタミンによる皮膚毛細血管透過性の亢進が抑制された．】

- 大山勝 他，漢方免疫アレルギー，1988, 2, 81-93.

  【トリレン・ジイソシアネート感作アレルギー性鼻炎モデルモルモットに経口投与したところ，鼻粘膜の血管透過性が抑制された．】

- 梅里義博 他，アレルギー，1982, 31, 297-303.

  【モルモット摘出腸管において，ヒスタミンによる平滑筋の収縮を抑制した（*in vitro*）．】

- 竹内良夫 他，漢方医，1982, 6, 12-17.

  【卵白アルブミン IgE 血清感作モルモット摘出腸管において，ヒスタミンによる平滑筋の収縮を抑制した（*in vitro*）．】

- 梅里義博 他，アレルギー，1984, 33, 1047-1052.

  【ヒト摘出気管平滑筋において，ヒスタミンによる平滑筋の収縮を抑制した（*in vitro*）．】

- 曽根秀子 他，漢方免疫アレルギー，1988, 2, 94-101.

  【モルモット肺切片において，ヒスタミン，ロイコトリエン（LT）D_4，血小板活性化因子（PAF）による

収縮を抑制した（*in vitro*）.】

- Sakaguchi, M. *et al., Methods Find. Exp. Clin. Pharmacol.,* 1999, 21, 303-308.
【回虫抗原感作アレルギー性鼻炎モデルモルモットに経口投与したところ，抗原点鼻によるくしゃみ・鼻掻き行動の増加，鼻粘膜への好酸球浸潤，鼻腔容積の減少および鼻腔への色素漏出量の増加がそれぞれ抑制された.】

- 田中宏幸 他，和漢医薬誌，1997, 14, 380-381.
【卵白アルブミン感作アレルギー性鼻炎モデルモルモットに経口投与したところ，抗原点鼻による即時型および遅延型の鼻腔抵抗の上昇が抑制された.】

② ケミカルメディエーター産生・遊離抑制作用

- Nyunt, A. K. *et al.,* アレルギー，1995, 44, 503-512.
【ラット腹腔肥満細胞から肥満細胞を分離し，Compound 48/80 刺激によるヒスタミンの遊離を抑制し，カルシウムイオノフォアによる LTC_4 の産生誘導を抑制した（*in vitro*）.】

- Sakaguchi, M. *et al., Methoods Find. Exp. Clin. Pharmacol.,* 1997, 19, 707-713.
【ラット腹腔肥満細胞において，抗原刺激によるヒスタミンの遊離を抑制した（*in vitro*）.】

- 栗山基朗 他，漢方免疫アレルギー，1988, 2, 8-14.
【ヒト好中球において，カルシウムイオノフォアによる PAF 産生を抑制した（*in vitro*）.】

- 渡辺憲太朗 他，炎症，1993, 13, 389-393.
【ブタ気管由来平滑筋細胞において，シクロオキシゲナーゼ代謝産物，リポキシゲナーゼ代謝産物の産生を増加させた（*in vitro*）.】

③ 炎症細胞に対する作用

- 大久保喜雄 他，日東洋医誌，1994, 44, 501-507.
【ヒト好酸球において，卵白アルブミン，ヒト IgG，ヒト分泌型 IgA による脱顆粒を抑制した．また，rhIL-5 による生存率延長を抑制した（*in vitro*）.】

- Okubo, Y. *et al., Phytother. Res.,* 1997, 11, 485-489.
【ヒト好酸球において，GM-CSF および PAF による脱顆粒を抑制し，好酸球上の接着分子である CD11b/CD18 の発現を抑制した．また，rhIL-5 による生存率延長を抑制した（*in vitro*）.】

- Tanno, Y. *et al.,* 和漢医薬誌，1994, 11, 95-99.
【ヒト好塩基球性白血病細胞株 KU812F において，増殖分化を抑制した（*in vitro*）.】

④ サイトカインに対する作用

- Ikeda, Y. *et al., Jpn. J. Pharmacol.,* 2002, 90, 328-336.
【経口投与したマウスの脾臓細胞において，卵白アルブミン誘発 IL-4 産生が抑制されたが，IFN-γ 産生は影響されなかった．また，IL-4 産生 $CD4^+T$ 細胞（Th2 細胞）増加が抑制されたが，IFN-γ 産生 $CD4^+T$ 細胞（Th1 細胞）は影響されなかった（*in vitro*）.】

⑤ アセチルコリン刺激に対する作用

- Ikeda, K. *et al., Am. J. Chin. Med.,* 1994, 22, 191-196.
【モルモット鼻腺細胞において，アセチルコリン刺激による細胞内 Ca^{2+} および細胞内 Na^+ 濃度の上昇を抑制した．また，アセチルコリンによるイオン電流増加を抑制した（*in vitro*）.】

⑥ ウイルス感染に対する作用

- 永井隆之 他，和漢医薬誌，1996, 13, 328-329.

【気道炎症モデルマウスにインフルエンザウイルスを感染させ経口投与したところ，腸管パイエル板の T 細胞が増加し，鼻腔領域リンパ球における IgA 抗体価が上昇した.】

名前の由来

青竜は中国の神話に出てくる四神の 1 つで，東方を守護する神である. 青竜の青は麻黄の色の青さから名付けられた.

真武湯 (しんぶとう) [附]

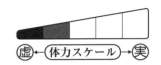

「少陰病*の葛根湯」ともいわれ，太陽病**対応の葛根湯のように広く応用される．日頃からあまり元気のない人に用いられる処方である．

　＊少陰病：生命力は弱まり，熱は出ず，ずっと寝ていたい状態
　＊＊太陽病：発病の初期で悪寒・発熱・頭痛・身疼痛などがある状態

効能または効果

新陳代謝の沈衰している人の次の諸症：
胃腸疾患，胃腸虚弱症，慢性腸炎，消化不良，胃アトニー症，胃下垂症，ネフローゼ，腹膜炎，脳溢血，脊髄疾患による運動ならびに知覚麻痺，神経衰弱，高血圧症，心臓弁膜症，心不全で心悸亢進，半身不随，リウマチ，老人性掻痒症

使用目標＝証

新陳代謝が低下して体力虚弱な人で，全身倦怠感や四肢の冷感があり，下痢，腹痛などを訴える場合に用いる．
1) 本方適用の下痢は，裏急後重*を伴わない
2) めまい，身体動揺感，心悸亢進などを伴う場合

＊裏急後重(りきゅうこじゅう)：しきりに便意を催し，排便はごく少量で肛門部の急迫性の痛みに苦しむ状態．

臨床応用

- 脳血管障害後遺症
- めまい
- 意欲向上（ブシ末併用）
- 小児急性疾患

特記事項

- 小児などには慎重に投与すること［本剤にはブシ末が含まれている］．

味

辛い

構成生薬

- 茯苓（ブクリョウ），4.0 g　　エブリコ酸，パヒマン，エルゴステロールなど
- 芍薬（シャクヤク），3.0 g　　ペオニフロリン，アルビフロリン，ペオニフロリゲノンなど
- 蒼朮（ソウジュツ），3.0 g　　アトラクチロジン，ヒネソール，β-オイデスモールなど
- 生姜（ショウキョウ），1.5 g　6-ショーガオール，6-ジンゲロール，α-ジンギベレンなど
- 附子（ブシ），0.5 g　　　　　ベンゾイルアコニン，アコニチン，ヒゲナミンなど

副作用

過敏症[注1]：発疹，発赤，掻痒，じんま疹など（頻度不明）

その他：心悸亢進，のぼせ，舌のしびれ，悪心など（頻度不明）

　注1）このような症状があらわれた場合には投与を中止すること．

主なエビデンス　症例報告

- 伊藤栄一 他，臨と研，1994, 71, 562-568.

  【脳血管障害後遺症患者で「胃腸虚弱，神経衰弱，半身不随，皮膚瘙痒，体力虚弱，下痢，腹痛，めまい，心悸亢進，浮腫，冷え，寒気，疲れやすい」などの症状のうち，いくつかを有する患者で，全身状態の安定している者21例を対象とした．真武湯投与4週後，8週後の重症度を4段階で評価した．8週後の評価では自覚症状全般改善度は中等度改善度が20%，軽度改善度が20%であった．精神症候全般改善度は5%程度であった．自覚症候では疲労倦怠感，めまい，頭重，肩こりが比較的改善した．全般改善度では，女性が男性に比べて有意（p < 0.05）に改善していた．診断名では慢性脳循環不全症がほかに比べて有意（p < 0.01）に効果が認められた．真武湯の脳血管後遺症に対する有用度を総合評価したところ，やや有用以上が38.2%になった．】

- 木附康，日東洋心身医研，2012, 27, 34-37.

  【めまいおよび身体動揺感のある患者14例を対象とした．真武湯投与前後のめまいおよび身体動揺感の主観的自覚改善度を用いて有効性を評価した．14例中12例（85.7%）で症状の改善を認めた．1例は無効で，1例は増悪して中断した．改善例のうち2例が著効（めまいの消失），6例が有効（自覚改善度5以上），やや有効が4例であった．】

- 岡本尭，第2回日本漢方治療シンポジウム講演内容，1990, 41-52.

  【胃癌の胃切除後の患者に対する術後の漢方医学的ケアとして，術前から虚証傾向のある患者28例を対象とした．胃全摘除後，真武湯とブシ末を投与して仕事に対する意欲を調査した．意欲が減退した患者は，真武湯と附子末投与群で28例中4例（14%），対照群では397例中104例（26.3%）であった．】

- 石井アケミ，日小児東洋医会誌，2013, 25, 90-97.

  【1年間に真武湯を使用したのは100例で，急性疾患98例，慢性疾患2例であった．急性疾患のみ98例（延144例）の疾患別投与人数は，急性胃腸炎が55人と大半を占め，急性扁桃炎30例，呼吸器疾患19例，インフルエンザ13例，ほかのウイルス疾患13例，その他18例であった．真武湯は0.1～0.2 g/kg/日で投与した．効果は，著効95例66%，有効29例20%，著効，有効合わせて86%であった．不変9例6%，無効1例1%，不明10例7%であった．】

- 坂本登治，漢方診療，1986, 5, 45-47.

  【全身衰弱が強く，全く食事摂取不能となり，余命わずかしかないと判断された老人16例に真武湯を投与した．9例は平均生存月数6か月以上の延命効果をみた．】

主なエビデンス　基礎研究系

① 血圧降下作用

- 丁宗鐵 他，和漢医薬誌，1990, 7, 556-557.

  【メチラポン投与と熱ストレス負荷で作製された高血圧モデルラットの血圧上昇期にあたるインダストリー

高血圧モデルラットに飲水投与したところ，血圧の上昇が抑制された.】

② **抗酸化作用および抗高脂血症作用**

• 石川斉 他，和漢医薬誌，1995, 12, 408-409.

【ddY マウスを用いて非投与対照群，真武湯投与群に分け 6 か月 1000 mg/kg/day を飲料水に混ぜて自由投与した．真武湯投与群において脳・肝臓にマンガン含有量の上昇，かつ脳ヒポキサンチングアニンホスホリボシルトランスフェラーゼおよび肝スーパーオキシドジスムターゼ活性の上昇を認めた．真武湯投与群は血清・肝臓過酸化脂質および血清コレステロール・中性脂肪の低値傾向も認められた.】

③ **リウマチ因子（RF）抑制作用**

• 菊川忠裕 他，痛みと漢方，2002, 12, 18-24.

【コラーゲン誘発関節炎モデルマウスである DBA/1J マウス血清中のリウマチ因子を測定し，右前肢を病理学的に評価した．6 日後から 21 日まで連日経口投与した．治療開始後 12 日目のマウスでは，対照に比較して RF-IgM 産生は抑制され，21 日目の RF-IgG 産生も同様な結果であった．病理学的にも有効性が認められた.】

名前の由来

真武湯は元の名前を玄武湯といい，北方の守護神である玄武神の名を借りて命名したものである.

清心蓮子飲 甘
せいしんれんしいん

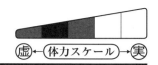

慢性の前立腺炎や残尿感，頻尿，排尿痛など泌尿器のトラブルに用いられる．

効能または効果

- 全身倦怠感があり，口や舌が乾き，尿が出しぶるものの次の諸症：
  残尿感，頻尿，排尿痛

使用目標＝証

平素より胃腸虚弱で比較的体力の低下した人が，排尿困難，残尿感，排尿痛などを訴える場合に用いる．
1) 冷え症で神経質の人
2) 慢性の泌尿器疾患に伴う場合

臨床応用

- 残尿感，頻尿，排尿困難，排尿痛
- 慢性前立腺炎
- 慢性尿道炎
- 耐糖能異常

味

- 甘くてわずかに渋い

構成生薬

- 麦門冬（バクモンドウ），4.0 g　　オフィオポゴニン，オフィオポゴノン，β-シトステロールなど
- 茯苓（ブクリョウ），4.0 g　　エブリコ酸，パヒマン，エルゴステロールなど
- 蓮肉（レンニク），4.0 g　　ロツシン，ジメチルコクラリン，でんぷんなど
- 黄芩（オウゴン），3.0 g　　バイカリン，バイカレイン，オウゴノシドなど
- 車前子（シャゼンシ），3.0 g　　プランタゴ-ムチラゲ A，アウクビン，アクテオシドなど
- 人参（ニンジン），3.0 g　　ギンセノシド Rg, $Rb_{1\sim3}$, Rc, Rd，β-エレメン，パナキシノールなど
- 黄耆（オウギ），2.0 g　　ホルモノネチン，アラビノ-3,6-ガラクタン，γ-アミノ酪酸など
- 地骨皮（ジコッピ），2.0 g　　クコアミン A，ベタイン，シトステロールなど
- 甘草（カンゾウ），1.5 g　　グリチルリチン，イソフラボン，クマリンなど

副作用

(1) 重大な副作用

1) 間質性肺炎：発熱，咳嗽，呼吸困難，肺音の異常（捻髪音）などがあらわれた場合には，本剤の投与を中止し，速やかに胸部 X 線などの検査を実施するとともに副腎皮質ホルモン剤の投与などの適切な処置を行うこと．また，発熱，咳嗽，呼吸困難などがあらわれた場合には，本剤の服用を中止し，ただちに連絡す

るよう患者に対し注意を行うこと.

2) 偽アルドステロン症:低カリウム血症,血圧上昇,ナトリウム・体液の貯留,浮腫,体重増加などの偽アルドステロン症があらわれることがあるので,観察(血清カリウム値の測定など)を十分に行い,異常が認められた場合には投与を中止し,カリウム剤の投与などの適切な処置を行うこと.

3) ミオパチー:低カリウム血症の結果としてミオパチーがあらわれることがあるので,観察を十分に行い,脱力感,四肢痙攣・麻痺などの異常が認められた場合には投与を中止し,カリウム剤の投与などの適切な処置を行うこと.

4) 肝機能障害,黄疸:AST(GOT),ALT(GPT),Al-P,γ-GTP の著しい上昇などを伴う肝機能障害,黄疸があらわれることがあるので,観察を十分に行い,異常が認められた場合には投与を中止し,適切な処置を行うこと.

(2)その他の副作用

過敏症[注1]:発疹,じんま疹など(頻度不明)

注1)このような症状があらわれた場合には投与を中止すること.

主なエビデンス　臨床系

① 慢性前立腺炎

- 佐野克行,漢方の臨床,2003, 50, 115-118.

【慢性前立腺炎患者にセルニルトン投与 16 例と,実証の患者で竜胆瀉肝湯 15 例,虚証の患者で清心蓮子飲投与(1 回 2.5 g 1 日 3 回)13 例において 28 日後の効果を比較したところ,それぞれ 7 例,14 例,11 例で有効性が観察されたが,有意な差はなかった.】

② 耐糖能異常

- 我妻恵 他,日本東洋医学雑誌,1994, 45, 339-344.

【インスリン非依存型糖尿病患者 18 名を,清心蓮子飲を 1 回 2.5 g,1 日 3 回投与群 12 名と非投与群 6 名に分けて糖負荷試験を実施した.投与群では 4 名改善,4 名軽度改善,4 名不変であったのに対し,非投与群では 6 名とも改善が認められず,両群間で有意な差が認められた.】

- 我妻恵 他,日本東洋医学雑誌,1997, 48, 37-41.

【耐糖能異常が認められる 20 例の男性に,清心蓮子飲 2.5 g 投与 30 分後と通常時の糖負荷試験の比較を行った.投与後の血糖値の上昇は,投与なしと比較して有意に低い値となった.】

主なエビデンス　症例報告

- 金木英輔,長寿科学総合研究,1994, 8, 48-52.

【無症候性細菌尿を呈する高齢者 4 症例に対して清心蓮子飲を投与した結果,尿中分泌型 IgA の有意な上昇などの有効性を示唆する結果が得られた.】

- 荒川創一 他,泌尿器科疾患と漢方,1993, 6, 23-33.

【下腹部尿路不安定愁訴を持つ女性 47 例に,清心蓮子飲 1 回 2.5 g 1 日 3 回を 28 日間投与したところ,55.6%に有効性が認められた.】

- 我妻恵 他,和漢医薬学雑誌,1996, 13, 322-323.

【耐糖能異常が認められる 20 例の男性に,清心蓮子飲 2.5 g 投与有無においてグルコース負荷試験を行った結果,肝機能正常群の 12 例では清心蓮子飲投与により糖負荷試験の値が改善したのに対し,肝機能異常群

では改善しなかった.】

主なエビデンス　基礎研究系

① インスリン抵抗性改善

- M. Tominaga, *et al., Diabetes Research and Clinical Practice*, 1995, 29, 11-17.
  【ストレプトゾトシン誘発糖尿病ラットにおいて，800 mg/kg の清心蓮子飲を 7 日間経口投与することにより，インスリン投与下での肝臓でのグルコース取り込みが改善した.】

名前の由来

本方は，9種類の生薬から構成されており，その主薬である蓮子（蓮の種子）が清心という薬能（経験的に知られた作用）を持っていることから処方名とされた．清心の作用とは，上焦（横隔膜より上部）の心熱（心火）を冷ます働きのことで，発熱による煩躁，脱水による顔面紅潮，イライラ，不眠，胸の暑苦しさ，口渇などの症状を改善することを意味している.

清心蓮子飲　157

大黄甘草湯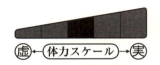
だいおうかんぞうとう

便秘症に対して広く用いられる．

効能または効果

便秘症

使用目標＝証

常習便秘に広く用いる．

臨床応用

- 便秘症
- 透析患者の便秘
- 大腸内視鏡検査前処置法など
- 向精神薬の便秘
- 重症心身障害児（者）に伴う難治性便秘

味

わずかに甘くて渋い

構成生薬

- 大黄（ダイオウ），4.0 g　　センノシド，レイン，ラタンインなど
- 甘草（カンゾウ），2.0 g　　グリチルリチン，イソフラボン，クマリンなど

副作用

(1) 重大な副作用

1) 偽アルドステロン症：低カリウム血症，血圧上昇，ナトリウム・体液の貯留，浮腫，体重増加などの偽アルドステロン症があらわれることがあるので，観察（血清カリウム値の測定など）を十分に行い，異常が認められた場合には投与を中止し，カリウム剤の投与などの適切な処置を行うこと．
2) ミオパチー：低カリウム血症の結果としてミオパチーがあらわれることがあるので，観察を十分に行い，脱力感，四肢痙攣・麻痺などの異常が認められた場合には投与を中止し，カリウム剤の投与などの適切な処置を行うこと．

(2) その他の副作用

消化器：食欲不振，腹痛，下痢など（頻度不明）

主なエビデンス　臨床系

① 便秘症
- 三好秋馬 他，消化器科，1994, 18, 299-312．
【排便回数が週3回以下（3回も含む）で便秘による愁訴を伴い，治療を必要とするものを対象とした．大黄甘草湯常用量群53例，低用量群（1/3日量）49例，プラセボ群54例とした．各薬剤はいずれも1日量に

調整し，2週間，患者が希望するときは4週間まで継続服用とした．服用1週後，2週後に排便回数，便性，自覚症状を5段階評価した．有効性は効きすぎ，著効，有効の比率は，それぞれ常用量群45.4%，25.0%，15.9%，低用量群17.1%，22.0%，22.0%，プラセボ群6.4%，25.5%，12.8%で群間に有意差を認めた（p＜0.001）．Dunnettの多重比較検定では低用量群とプラセボ群との間に有意差を認めず，一方，常用量群とプラセボ群との間に有意差を認めた（p＜0.001）.】

② 重症心身障害児(者)の難治性便秘

- 青木宏明 他，漢方医，1997, 21, 55-58.

【重症心身障害児施設に入所中であり，自然排便の少ない難治性習慣性便秘症30例を2群に分け，それぞれ麻子仁丸，大黄甘草湯使用群とした．麻子仁丸，大黄甘草湯はいずれも1/3～1日量を投与した．両群ともに，男性8例，女性7例の計15例ずつとした．両漢方製剤使用前後のそれぞれ1か月，計2か月間を検討期間とし，3日間排便のみられなかった場合にのみ浣腸を施行することとした．排便回数（回／月）は麻子仁丸群で使用前9.2 ± 0.4に対して使用後25.5 ± 2.1と有意に増加した（p＜0.001）．大黄甘草湯群でも使用前11.3 ± 1.2に対して，使用後22.0 ± 2.4と有意に増加した（p＜0.001）．浣腸依存度は，麻子仁丸群で使用前値0.66 ± 0.05に対して後値0.06 ± 0.02と有意に低下した（p＜0.001）．大黄甘草湯群においても使用前値0.47 ± 0.08に対して後値0.18 ± 0.06と有意な低下が見られた（p = 0.007）.】

③ 大腸内視鏡検査前処置法

- 横田広夫 他，カレントテラピー，1990, 8, 805-810.

【入院および外来患者で下部消化管の愁訴を訴えて受診し，大腸内視鏡を受けた被検者60例につき無作為に大黄甘草湯を2日前より服用させた群（DK群）と対照群で比較検討した．対照群ではマグコロール250 mLに対し，飲みにくいが飲んだと答えた人が30例中22例（73%）であり，飲みやすかったと答えた人は6例（20%）であり，しかも全量は飲めなかったと答えた人は2例（7%）であった．一方，DK群では，30例中26例（87%）が飲みやすかったと答え，飲みにくいと答えた人は4例（13%）であり，両群の間には統計学的に有意差が認められた（p＜0.01）．下剤服用後の症状についてみると，対照群では嘔気6例（20%），嘔吐2例（7%）および腹部膨満感1例（3.3%），および腹痛6例（20%）で，この点についても統計学的に有意差があり（p＜0.01），DK群はマグコロールにみられるような腹部症状は皆無であった．DK湯の大腸前処置法としての総合評価を検査医の印象から，大変良好，良好，やや良好，不良の4段階に分けて検討すると，DK群30例における評価は大変良好25例（83.3%），良好2例（6.7%），やや良好3例（10%），不良0例であり，全例がやや良好以上になった.】

④ 慢性腎不全

- 赤松明 他，腎と透析，1989, 26, 128-132.

【対象は長期観察が可能であった慢性腎不全患者11例であった．慢性腎不全の原因疾患は慢性腎炎によるものが8例，残り3例は糖尿病性腎症であった．患者観察は少なくとも4週間に1度行い，一般状態，臨床所見の検討を行った．血清尿素窒素値（BUN），クレアチニン（Cr）などの血液生化学的検査は1～2か月毎に適宜行った．大黄甘草湯の投与期間は，最長のもので44.7か月，最短のもので18.4か月（平均投与期間：31.3 ± 13.4か月）であった．研究期間中，人工透析に導入された症例は4例であった．BUN/Crについては，大黄甘草湯投与前19.6 ± 8.6に比べ，投与後13.8 ± 5.9と有意（p＜0.05）に低下した.】

主なエビデンス 症例報告

- 山川正 他, 神奈川県医師会報, 1994, 83-85.

【長期入院中の 28 例の精神病患者（分裂病 23 例, 非定型精神病 3 例, てんかん 2 例）を対象とした. 大黄甘草湯は, 単独または瀉下薬と併用して投与した. 大黄甘草湯投与後, 便通がほぼ整腸になったものを著明改善, 便の回数は増えたがまだ整腸といえないものを中等度改善, 便の回数は不変だが, 頓服で使用していたほかの瀉下薬の使用頻度が減少した場合を軽度改善とし, 投与前後で便通に変化のないものを不変, 逆に便秘がよりひどくなったものを悪化とした. 1 週間後, 1 か月後, 3 か月後に効果判定を施行した. 投与 1 週間後は, 大黄甘草湯単独投与群, 西洋薬との併用群ともに, 軽度改善を含めるとほぼ全例に改善を認めた. 投与 1 か月後においては単独投与群の 12％, 併用群の 25％が不変を示し, 投与 3 か月後においても, 単独投与群の 25％, 併用群の 25％が不変を示した.】

- 長野公紀 他, 漢方診療, 1992, 22-25.

【血液透析患者 47 例を対象とした. 原疾患は慢性糸球体腎炎 39 例, 糖尿病性腎症 8 例であった. 投与方法は 2/3 日量を初回量として就寝前に 100 mL の水とともに投与し, 軟便となるよう 1/3～1 日量で適宜増減した. 47 症例についての 12 か月後のアンケート調査比較で便秘, 腹満感を訴えた患者は明らかに減少し, 便の状態もほとんど改善した. 放屁は投与前に「臭い」と回答していたのは 90％で, 投与後 36％に減少した. 全般改善度は 47 例中 46 例が投与 48 時間以内に便通があり, 期間中持続でき十分に改善したと考えられた.】

主なエビデンス 基礎研究系

① 全般的薬理学的特性

- Takeda, S. *et al.*, 応用薬理, 2002, 63, 79-91.

【大黄甘草湯は, マウスに対する 2 g/kg の経口投与では一般症状に影響を与えず, また, 自発運動量, 痙攣, 鎮痛, 体温およびヘキソバルビタール睡眠時間などの中枢神経系にも影響を及ぼさなかった. さらに, 麻酔犬を使った大黄甘草湯 2 g/kg の十二指腸内投与でも, 呼吸, 平均血圧および拡張期血圧に影響を与えなかった. しかし, 心拍数, 収縮期血圧および大腿部血流量を用量依存的に抑制した.】

② P 糖タンパク質に対する阻害作用

- Watanabe, Y. *et al.*, eCAM., 2012, 2012, 1-7. doi：10.1155/2012/361516.

【薬剤輸送体である P 糖タンパク質に対する最も強力な阻害作用が認められた. その大黄甘草湯の阻害作用は主に大黄によると考えられる（*in vitro*).】

③ 消化管運動機能調節作用

- Yagi, T., *J. Trad. Med.*, 2001, 18, 191-196.

【ウイスターラットの結腸にフォーストランスジューサーを縫着して結腸輪状筋収縮運動を検討した. 大黄単独投与群に比べ大黄甘草湯群は, 瀉下作用発現時にあらわれる強収縮運動の増加を有意に抑制した.】

名前の由来

大黄の強力な瀉下作用に, 腹痛を抑えるために甘草を加えたもので, それが由来となっている.

大建中湯
だいけんちゅうとう

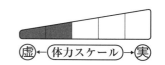

術後の麻痺性・単純性イレウスや排便異常の改善および発症予防などに使用される．

効能または効果

腹が冷えて痛み，腹部膨満感のあるもの

使用目標＝証

体力が低下した人で四肢や腹部が冷え，腹痛，腹部膨満，鼓腸のある場合に用いる．
1）腹壁がうすく軟弱無力で腸の蠕動不安を認める場合
2）冷えにより症状の悪化する場合
3）開腹術後の腸管通過障害に伴う腹痛，腹部膨満感

臨床応用

- 開腹術後の消化管運動機能改善，イレウス（麻痺性，単純癒着性）
- 腹痛，腹部膨満感
- 便秘
- 肝切除術後の高アンモニア血症
- クローン病
- 虚血性大腸炎

特記事項

イレウスでは胃管・イレウス管からの投与も行われる．エキス製剤の場合は，簡易懸濁法によりシリンジ内でエキス顆粒 2.5 g に対し 55℃ の微温湯 20 mL の割合で数回振とうして懸濁させ，5 分間放置した後にチューブより投与するとよい．
（参考：倉田なおみ，Rp. レシピ，2010, 10, 66-72.）

味

甘くて辛い

構成生薬

- 乾姜（カンキョウ），5.0 g　　　6-ショーガオール，6-ジンゲロール，α-ジンギベレンなど
- 人参（ニンジン），3.0 g　　　　ギンセノシド $Rg, Rb_{1\sim3}, Rc, Rd$，β-エレメン，パナキシノールなど
- 山椒（サンショウ），2.0 g　　　リモネン，α-サンショオール，クエルシトリンなど
- 膠飴（コウイ），10.0 g　　　　麦芽糖，デキストリン，マルトースなど

副作用

副作用発生状況の概要

副作用発現頻度調査（2010 年 4 月～2012 年 3 月）において，3,284 例中，64 例（1.9％）72 件に臨床検査値の異常を含む副作用が報告された．

（1）重大な副作用

1) 間質性肺炎（頻度不明）：咳嗽，呼吸困難，発熱，肺音の異常などがあらわれた場合には，本剤の投与を中止し，速やかに胸部 X 線，胸部 CT などの検査を実施するとともに副腎皮質ホルモン剤の投与などの適切な処置を行うこと．
2) 肝機能障害，黄疸（頻度不明）：AST（GOT），ALT（GPT），Al-P，γ-GTP の上昇などを伴う肝機能障害，黄疸があらわれることがあるので，観察を十分に行い，異常が認められた場合には投与を中止し，適切な処置を行うこと．

（2）その他の副作用

過敏症[注1]：発疹，じんま疹など（0.1％未満）

肝　臓：肝機能異常（AST（GOT），ALT（GPT），Al-P，γ-GTP などの上昇を含む）（0.1～5％未満）

消化器：腹痛（頻度不明），悪心，下痢（0.1～5％未満），腹部膨満，胃部不快感，嘔吐（0.1％未満）

注1）このような症状があらわれた場合には投与を中止すること．

薬物動態

健常成人に大建中湯 5 g を単回経口投与したときの血漿中濃度推移および薬物動態学的パラメーターは以下のとおりである（n = 16）．

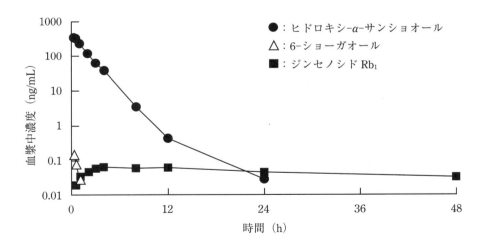

	ヒドロキシ-α-サンショオール	6-ショーガオール	ジンセノシド Rb$_1$
血中に移行した総化合物量 AUC（0-last）（ng・h/mL）	658 ± 223	0.0751 ± 0.0571	2.27 ± 0.839
最高血中濃度 C_{max}（ng/mL）	391 ± 136	0.142 ± 0.109	0.0744 ± 0.0229
半減期 $t_{1/2}$（h）	1.71 (1.04-3.26)	0.312 (0.286-0.793)	41.0 (21.3-330)
最高血中濃度到達時間 t_{max}（h）	0.258 (0.233-0.633)	0.242 (0.233-0.500)	4.02 (1.98-12.0)

主なエビデンス　臨床系

① 開腹術後の消化管運動機能改善，イレウス（麻痺性，単純癒着性）

- Yaegashi, M. *et al.*, *Hepato-gastroenterology*, 2014, 61, 85-89.

【腹腔鏡下結腸がん手術患者 54 例を無作為に大建中湯群（7.5 g/ 日）とコントロール群（乳酸菌製剤 3 g/ 日）に割り付け，大建中湯の腸管運動機能に対する効果を検討した．術後の排ガス，排便時間は大建中湯群がコントロール群と比較し，それぞれ 67.5 ± 13.6 hr vs 77.9 ± 11.8 hr，p ＜ 0.01，82.9 ± 17.8 hr vs 99.5 ± 18.9 hr，p ＜ 0.01 と有意に短縮した．経口摂取開始日は両群とも術後 3 日目で有意差はなかったが，結腸通過時間は大建中湯群ではコントロール群に比べて 91.9 ± 19.8 hr vs 115.2 ± 12.8 hr，p ＜ 0.05 と有意に短縮した．術後在院日数は大建中湯群 7 日，コントロール群 8 日で有意差はなかった．】

- Okada, K. *et al.*, *Hepato-gastroenterology*, 2015, 62, 466-471.

【膵十二指腸切除を予定する患者 45 例に対して，大建中湯の術前投与による術後麻痺性イレウスの発症頻度を比較した．最初の 15 例をコントロール群，次の 30 例を大建中湯群とし，大建中湯群に手術 3 日前から術後 7 日目までの 10 日間，1 日量 15 g を投与した．術後麻痺性イレウスの発症はコントロール群で 73.3%，大建中湯群で 20.0% であり，大建中湯群が有意に低かった．術後の排ガス時間は大建中湯群が有意に早かった．また，術後 1 日目のドレーン中の IL-9 と IL-10 量はコントロール群と比較して大建中湯群が有意に高かった．有害事象に差は認めなかった．】

- Okada, K. *et al.*, *Surgery*, 2016, 159, 1333-1341.

【膵十二指腸切除後の術後麻痺性イレウスに対する大建中湯の効果を検討するため，多施設共同プラセボ対照の二重盲検比較試験を実施した．112 例が大建中湯群，112 例がプラセボ群に割り付けられ，104 例と 103 例で解析が行われた．手術当日，翌日を除き，3 日前より術後 14 日まで大建中湯あるいはプラセボを 1 日量 15 g 投与された．術後 72 時間を超えて続く麻痺性イレウスの発症率は，大建中湯群 35 例（33.7%），プラセボ群 38 例（36.9%）であり，初回排ガス時間は大建中湯群で 2.25 日，プラセボ群で 2.50 日と差は認めなかった．】

- Osawa, G. *et al.*, *Hepato-gastroenterology*, 2015, 62, 807-810.

【結腸直腸癌手術を受けた合計 122 人の患者を，手術時期により大建中湯投与（DKT）群（n = 53）と非 DKT 群（n = 69）に分け，両群間の術後経過および抗炎症反応の差異を分析した．DKT 群は術後 1 日目から 3 日目まで大建中湯 2.5 g を 1 日 3 回投与した．平均初回排ガス時間は DKT 群 2.3 日，非 DKT 群 2.8 日と DKT 群が有意に短縮した．また術後 1 日目から 3 日目の経過において DKT 群が有意に心拍数の増加率を抑制した．体温，白血球，CRP の推移に有意差は認めなかった．これらの効果は術後 1 日目の体温が

37.5 度以上の患者においてより顕著であった.】

- Akamaru, Y. *et al.*, *J. Gastrointest. Surg.*, 2015, 19, 467-472.
【胃がんにより胃全摘術を受ける患者を術前に無作為に大建中湯投与群（41 例, 1 日量 7.5 g）と非投与群（40 例）に割り付けて, 胃腸運動, 糞便の属性, 腸ガスの量, 生活の質, および術後腸閉塞の発生率を調べた. 大建中湯は手術翌日から 3 か月間投与した. 入院中の 1 日あたりの便の回数は投与群と非投与群で 1.1 ± 0.6 vs 0.8 ± 0.4（p = 0.037）および便の形状（bristol scale ratings）はそれぞれ 3.7 ± 0.8 vs 3.1 ± 0.8（p = 0.041）と投与群が有意に改善を示した. また, 投与群は, 腹部 X 線写真から算出したガス量スコアが, 手術後 7 日, 1 か月および 3 か月で有意に減少した. 胃腸症状評価尺度に基づく生活習慣スコアまたは術後イレウスの発生率に有意差を示さなかった.】

- 上田順宏 他, 口腔腫瘍, 2014, 26, 37-44.
【進行口腔がんの切除後に生じる欠損部に対して遊離組織移植による即時再建術を施行した 40 例を対象に, 術後の消化管運動と栄養状態に対する大建中湯の効果をレトロスペクティブに検討した. 20 例には術翌日から大建中湯 1 日量 15 g を投与し, 20 例は対照群とした. 腸蠕動音, 排ガスの確認時期, 経腸栄養の開始時期, 排便確認時期は, 大建中湯群と対照群それぞれ, 2.3 ± 1.1 と 3.7 ± 0.9, 3.6 ± 0.8 と 5.1 ± 1.7 日, 4.3 ± 0.9 日と 5.3 ± 1.2 日, 5.6 ± 1.2 日と 7.1 ± 1.6 日であり, 大建中湯群が有意に短縮していた.】

- Katsuno, H. *et al.*, *Jpn. J. Clin. Oncol.*, 2015, 45, 7, 650-656.
【本探索的試験は大腸癌のため開腹結腸切除術を受けた患者の消化管機能回復を大建中湯が促進するかどうかを評価するために実施した. 結腸切除術を受けた 386 例が登録され, 術後 2 日目から 8 日目までの期間, プラセボもしくは大建中湯の投与を受けた. 主要評価項目は初回排便までの期間, 排便回数, 便性状であり, 術後の腸閉塞発症率や術後 8 日目までの大建中湯の安全性も合わせて評価した. その結果, 解析対象集団は 336 例（大建中湯群 174 例, プラセボ群 162 例）で, 初回排便までの期間は両群間で有意な差はなかった. 術直後においては, 全症例で下痢もしくは軟便がみられ, 便性状の正常化（50%値）は大建中湯とプラセボ群で, 各々 6 日, 7 日であった. プラセボ群では, 術後 8 日目の硬便数が有意に多く（p = 0.016）, 排便回数の増加が続いていた. 反対に, 大建中湯群では, 術後 6 日目までは排便回数が増加していたが, 術後 7 日目および 8 日目の排便回数はプラセボ群に比べ有意に少なかった（p = 0.024）.】

- Shimada, M. *et al.*, *Int. J. Clin. Oncol.*, 2015, 1, 95-104.
【プラセボを用いた多施設共同試験により, 肝癌患者の肝切除後に投与した大建中湯の効果を評価した. 231 例を試験に登録し, 手術日を除く術前 3 日目より術後 10 日目まで, 大建中湯またはプラセボ投与群のいずれかに無作為に割り付け, 最終的に 209 名の患者（大建中湯群：108 例, プラセボ群：101 例）で統計解析を行った. その結果, 初回排便までの平均時間は, 大建中湯群は 88.2 時間（95%信頼限界 74.0-94.1）で, プラセボ群 93.1 時間（95%信頼限界 83.3-99.4）であり, 大建中湯は初回排便までの時間を, プラセボ群より有意に早めた. 試験期間内において有意差はなかったものの, grade B の肝障害患者において, 大建中湯群の血清 CRP 値は, プラセボ群の血清 CRP 値より低い傾向であった. 一方, 2 群の血清アンモニア値は, 同レベルであった. 大建中湯に関係する重篤な有害事象は, 本試験中では発生しなかった.】

- Yoshikawa, K. *et al.*, *J. Am. Coll. Surg.*, 2015, 221, 2, 571-578.
【胃全摘術を受けた胃がん患者 195 例（大建中湯群 n = 96, プラセボ群 n = 99）を per-protocol 解析の対象とした. 対象患者は術後 1 日目から 12 日目までの期間, 大建中湯またはプラセボの投与を受けた. 初回排便までの中央値は大建中湯群のほうがプラセボ群より短く（94.7 時間 vs 113.9 時間；p = 0.051）, 高い服薬遵守を行った症例における中央値は, 大建中湯群のほうがプラセボ群より有意に短かった（93.8 時間 vs

115.1 時間；p = 0.014）．術後 12 日目において，消化管障害 ≧ 2 である症例は，大建中湯群のほうがプラセボ群に比べ有意に少なかった（p = 0.026）．胃全摘術直後からの大建中湯を投与により，術後腸管機能の回復が早くなることが示唆された．】

- Katsuno, H. *et al.*, *J. Gastroenterol.*, 2016, 51, 222-229.

【結腸切除術を受けた 88 例を対象に，術後 2 日目から 8 日目まで，プラセボまたは大建中湯を投与した．評価項目は，X 線非透過性マーカーを用いた消化管輸送能の評価と初回排ガス時間である．解析対象症例は 71 例（大建中湯群：38 例，プラセボ群：33 例）であった．6 時間の間に小腸の肛門側に移動した X 線非透過性マーカーの数は，大建中湯群のほうがプラセボ群より有意に多かった（15.19 vs 10.06，p = 0.008）が，腸管輸送能全体と初回排ガスまでの平均時間では両群間に有意差はなかった．】

- Yamada, T. *et al.*, *Surg.* Today, 2017, 47, 865-871.

【右原発大腸がん患者を対象に術後の腸の運動性に対する大建中湯の効果をレトロスペクティブに検討した．手術の 2 時間前に放射線不透過性マーカーを摂取し，腸の運動性を評価した．術後の腸運動は，大腸および小腸における残留マーカーの数を数えることによって放射線学的に評価された．大建中湯投与群 34 例（1 日量 7.5 g）と非投与群 54 例を比較した結果，小腸の総マーカー数または残存マーカー数に顕著な差は認められなかった．しかし，高齢者群では，投与群の残存マーカーの総数は非投与群より有意に少なかった．】

- Itoh, T. *et al.*, *J. Int. Med. Res.*, 2002, 30, 428-432.

【腹部外科手術後に術後イレウスを発症した 24 例を無作為に大建中湯群 13 例とプラセボ群 11 例に分け，大建中湯群は大建中湯エキス，プラセボ群はプラセボを 14 日間それぞれ投与した．術後イレウスに対して手術適応となった症例は大建中湯で 5 例（38.5%），プラセボ群で 10 例（90.9%）と再手術率は有意に大建中湯群で低かった．再発例は大建中湯群で 1 例（7.7%），プラセボ群で 4 例（36.4%）であり，大建中湯群で再発が少ない傾向であった（有意差なし）．】

- 久保宣博 他，*Prog. Med.*, 1995, 15, 1962-1967.

【外科手術後に単純性癒着性イレウスを発症し，医師がロングチューブを必要と判断した 30 例を，無作為に大建中湯投与群 18 例と大建中湯非投与群 12 例に割り付けた．大建中湯投与群には 1 日 3 回，1 回 5 g を微温湯 20 mL に溶解して，連続 5 日間ロングチューブより注入した．腹痛と悪心・嘔吐は投与 5 日目に有意差をもって大建中湯投与群が改善した．イレウス改善度に有意差はなかったが，大建中湯投与群の方は改善症例が多かった．】

- 今津嘉宏 他，*Prog. Med.*, 2004, 24, 1398-1400.

【大腸癌の手術を受けた 469 例（開腹手術 237 例，腹腔鏡下手術 232 例）を，大建中湯投与群 343 例（開腹手術 164 例，腹腔鏡下手術 179 例）と非投与群 126 例（開腹手術 73 例，腹腔鏡下手術 53 例）で比較検討した．その結果，平均術後在院日数は，開腹手術では非投与群 17.3 ± 6.0 日に比べて投与群は 15.2 ± 5.6 日，腹腔鏡下手術では非投与群 14.9 ± 7.3 日に比べて投与群は 10.6 ± 5.5 日とそれぞれ有意に短縮した．開腹手術と腹腔鏡下手術を合計した全体でも非投与群 16.3 ± 6.6 日に比べて投与群は 12.8 ± 5.5 日へと有意に短縮した．また，腹腔鏡下手術例で大建中湯投与により約 15 万円の有意な医療費節減効果が認められた．】

- 壁島康郎 他，日消外会誌，2005, 38, 592-597.

【大腸癌手術を施行した 98 例を，開腹手術症例（大建中湯投与群 24 例，非投与群 51 例）と腹腔鏡下手術症例（大建中湯投与群 16 例，非投与群 7 例）で解析した．投与群では第 1 または第 2 病日より 1/2 日量を開始し，術後 1 か月投与した．その結果，開腹手術症例の大建中湯投与群は術後の排ガス日と術後在院期間が有意に短縮し，術後早期の腸閉塞発生率は少ない傾向がみられた．腹腔鏡下手術症例では両群間に有意差は

認めなかった.】

- 古川良幸 他, 日消外会誌, 1995, 28, 956-960.

【術後癒着性イレウスで入院となった93例を対象に大建中湯投与群と非投与群でレトロスペクティブに比較検討した. 大建中湯は経口, 経鼻胃管またはイレウス管より, 1/2～1日量投与した. その結果, 大建中湯投与群では有意に在院日数, 経口摂取までの期間が短縮した. また, イレウス管の挿入期間も短縮した.】

- 永嶋裕司 他, *Prog. Med.*, 1998, 18, 903-905.

【直腸癌低位前方切除術を行った18例を大建中湯投与群8例と非投与群10例に無作為に割り付けて比較した. 大建中湯は1/2日量を微温湯20 mLに溶解して経鼻胃管より注入し, 胃管抜去後は経口投与した. 非投与群には腸管運動亢進作用のある薬剤は投与しなかった. その結果, 投与群で上部消化管通過時間が有意に短縮した. また, 排ガスまでの時間, 全腸通過時間が投与群で短縮傾向にあり, 全腸通過時間は約60時間（2.5日間）短縮していた.】

- Endo S, *et al.*, *Am. J. Surg.*, 2006, 192, 9-13.

【胃癌17例に対する胃全摘術後空腸嚢間置再建後の停滞症状に対して, 2群に分けてクロスオーバー法で比較した. 投与期間2週間では大建中湯を投与し, 非投与期間では中止した. その結果, 大建中湯投与期間のほうが有意に液体および固形食の停滞を改善した.】

② **便秘**

- Numata, T. *et al.*, *Evid. Based Complement. Alternat. Med.*, 2014, 1-8.

【機能性便秘を伴う脳血管障害後後遺症患者34例（男性17例, 女性17例, 平均年齢78.1 ± 11.6歳）をマッチドペアのランダム割り付け法により介入群と非介入群に割り付け, 両群ともに従来の便秘治療は継続した上で介入群には大建中湯を15 g/日4週間の投与を行った. 4週間の観察期間前後において腹部レントゲンから算出したgas volume scoreは介入群が16.3 ± 6.7%から9.9 ± 6.0%と有意に減少した（p < 0.01）が, 非介入群では有意な変化を認めなかった. また, 排便頻度, 残便感, 浣腸または摘便の必要性においても介入群において有意な改善が認められた.】

- Tsuda, H. *et al.*, *Taiwanese J. Obstetrics and Gynecology*, 2016, 55, 26-29.

【妊婦の便秘における大建中湯の有効性と安全性を検討した. 妊婦20例に7.5 g/日を28日間投与し, 便秘の程度をスコア化して評価した. 28日間の投与においてスコアは有意に低下（p < 0.019）し, 投与後1日より効果を認めた. 便秘に対する効果は2nd trimesterで最も大きかった. 妊娠に伴う高血圧症や未熟児出産の発生率は, 既知の報告との差は認めなかった.】

- Yuki, M. *et al.*, *Curr. Ther. Res.*, 2015, 77, 58-62.

【慢性便秘患者10例（男性3例, 女性7例, 平均年齢58.4歳）における腹部胃内ガス貯留に対する大建中湯の効果を検討した. 14日間の大建中湯投与（15 g/日）後の腹部ガス貯留をVASおよびJapanese version of the gastrointestinal symptoms rating scale（GSRS）で評価したところ, 小腸内細菌異常増殖症の有無に関わらず全例で有意な改善を示した.】

- Hirose, T. *et al.*, *International J. Chronic Diseases*, 2018, 1-7.

【便秘患者33例（7.5 g/日22例, 15 g/日11例）の大建中湯の効果をレトロスペクティブに比較した. 週ごとの平均排便回数は, 5, 5.5, 5, 8回と投与前の2回より有意に増加していた. 軟便, 水様便を認める例もあったが腹痛はなかった. また, 1日量7.5 gと15 gを比較すると, 1週後はそれぞれ4回と7回, 2週後はそれぞれ3回, 9回と15 gの例が平均排便回数が有意に増加していたが, 3, 4週後は有意な差がなかった. 臨床検査値に有意な変化は認めなかった.】

- Iwai, N. *et al.*, *Eur. J. Pediatr. Surg.*, 2007, 17, 115-118.

【小児の重症慢性便秘症 10 例および肛門直腸奇形術後の重症便秘症 5 例に大建中湯 0.3 g/kg/ 日を 3 か月〜 1 年投与した結果，重症慢性便秘症 10 例では投与前に比較して有意に臨床スコアが改善した．術後の重症便秘症 5 例でも有意ではないが改善した．】

③ クローン病

- Kominato, K. *et al.*, *Mol. Med. Rep.*, 2016, 14, 2264-2268.

【活動型クローン病患者 10 例を対象に，大建中湯を 1 日量 15 g で 8 週間投与し，投与前後の血漿アドレノメデュリン（ADM）量およびクローン病の活動性を国際炎症性腸疾患研究機関（IOIBD）スコアを用いて臨床的に評価した．大建中湯投与前後で total ADM（16.4 ± 1.1 vs 20.2 ± 1.7 fmol/mL，p = 0.0218）および mature ADM（1.7 ± 0.1 vs 2.2 ± 0.1 fmol/mL，p = 0.0284）の血漿レベルが上昇した．患者の IOIBD スコアも改善し，スコアは 0 週で 3.9 ± 0.5 から 8 週間で 2.4 ± 0.4 に有意に低下した（p = 0.0284）．また，IOIBD 採点システムの 10 の構成要素のうち，腹痛および圧痛スコアは有意に低下した（p = 0.014 および p = 0.046）.】

- Kanazawa, A. *et al.*, *Surg. Today*, 2014, 44, 1506-1512.

【クローン病で手術を行った患者 258 例を対象に，レトロスペクティブに大建中湯の寛解維持効果を検討した．術後 3 年目の再手術率は，術後大建中湯投与群 100 例では大建中湯非投与群 158 例より有意に低く（11.3 vs 24.5％，p = 0.01），術後 5-アミノサリチル酸投与群でも非 5-アミノサリチル酸投与群よりも有意に低かった（14.8 vs 29.6％，p = 0.0049）．多変量コックス解析では，クローン病患者の 3 年後の再手術率と手術後大建中湯投与（p = 0.035）および術後 5-アミノサリチル酸投与（p = 0.022）が有意に独立して関連していた．】

- 高添正和 他，厚生労働省難治性炎症性腸管障害調査研究班，平成 9 年度研究報告書，1998, 137-141.

【腸閉塞を生じたクローン病患者 53 例に大建中湯 1/3 日量を投与し，腸閉塞状態の改善に要する時間を，各患者が以前大建中湯を用いなかったときの状態を比較対照として検討した．腸閉塞解除に要する時間は，非投与時に比較して大建中湯投与後に有意に短縮した．手術の既往の有無，病型（小腸型，小腸大腸型）に関係なく，いずれも有意に短縮した．口側腸管の拡張を伴った例では，腸閉塞解除は 9/19 例であり，最終的に手術に至る例が多かったが，緊急手術ではなく，いったんは腸閉塞症状を軽減してからの待機的手術が可能であった．】

④ 肝切除術後の高アンモニア血症

- Kaiho, T. *et al.*, *Hepato-Gastroenterology*, 2004, 52, 161-165.

【肝切除症例 84 例を術後に大建中湯投与群 27 例，ラクツロース投与群 31 例，コントロール群 26 例（非投与）で比較した結果，大建中湯投与群はほかの 2 群に比べて血漿中アンモニア濃度が有意に減少した．】

- 石川義典 他，臨外，2008, 63, 497-500.

【腸管切除を伴わない肝切除症例 40 例を大建中湯群 16 例（1/2 日量，分 3），ラクツロース群 24 例（18 g，分 3）に分け，それぞれ手術翌日の飲水開始後から投与して比較した．その結果，非透過性マーカーの通過時間は，胃および左半結腸通過時間には 2 群間に差がなかったが，小腸-右半結腸の通過時間は大建中湯群が有意に短かった．また，術直後から術後 7 日まで血中アンモニア濃度は，大建中湯群のほうが低い傾向であった．】

⑤ 虚血性大腸炎

- 大滝正夫，漢方医，2003, 27, 165-168.

【大腸 X 線検査または大腸内視鏡にて虚血性大腸炎と診断された 25 例のうち，10 例に大建中湯を服用させ，残りは非投与とした．大建中湯群で腹痛，肉眼的下血消失までの期間，絶食期間の有意な短縮を認めた．白血球数，CRP（C-reactive protein）正常化までの期間には有意差を認めなかった．腸管壁厚は大建中湯群は 3.5 日で正常化したのに対し，非投与群では 5.6 日で，治療開始 3 日後から有意差が確認された．】

⑥ 腹痛，腹部膨満感

- Horiuchi, A. *et al.*, *Gastroentrol. Res.*, 2010, 3, 151-155.
  【センノシドを必要とする慢性便秘症患者 22 例を大建中湯 1/2 日量投与群 14 例と 1 日量投与群 8 例に割り当て，6 週間投与した．大建中湯を追加することにより，腹部膨満と腹痛は有意に改善し，腹痛の改善効果は用量依存的であった．また，ガス量は有意に減少した．便通の頻度とセンノシド使用量は変化がなかった．】

主なエビデンス　症例報告

- 村松俊範 他，小児外科，2000, 32, 285-290.
  【器質的疾患を持たない小児便秘症 72 例に大建中湯 0.3 g/kg/ 日で経口投与した．1 週後に治療効果不十分な症例に対しては，0.6 g/kg/ 日に増量した．年齢は 6 か月未満 11 例，1 歳未満 9 例，2 歳以下 12 例，6 歳以下 23 例，7 歳以上 17 例であった．投与開始 1 週後に有用と判定されたのは 50 例（69.4％）で，投与開始 2 週後には 57 例（79.2％）と，継続投与により有用率が増加した．また，1 週目で効果が不十分なため増量した群では，増量効果が認められた．便秘スコアは投与 1 週後に有意な低下を示した．臨床的重症度と投与前の便秘スコアに相関関係があり，重症群では治療効果が低い傾向がみられた．】
- 岩崎真三 他，*Prog. Med.*, 1998, 18, 1311-1315.
  【統合失調症患者で便秘のある 52 例に大建中湯 1/2～1 日量を 2 週間投与した．併用薬は平均クロルプロマジン換算量で 1864.6 mg/ 日であった．また，大建中湯投与前から投与されていた緩下剤はそのまま継続した．2 週間後の全般改善度は，中等度以上の改善 28 例（53.9％）であり，悪化例はなかった．治療効果，副作用および服薬コンプライアンスから評価した有用性は，やや有用以上が 70.0％であった．】
- 中辻隆徳 他，小児外科，2008, 40, 195-199.
  【ヒルシュスプルング病などの術後に併発した便秘症 28 例に大建中湯 0.3 g/kg/ 日で経口投与または，胃管およびイレウスチューブから経管投与した．その結果，有効 18 例，やや有効 2 例で，判定不能 2 例を除く 26 例中では 77％の有効率であった．また，非手術便秘症（慢性便秘症）11 例では有効 5 例，やや有効 1 例で，判定不能 2 例を除く 9 例中では 67％の有効率であった．】

主なエビデンス　基礎研究系

① 消化管運動促進作用

- Manabe, N. *et al.*, *Am. J. Physiol. Gastrointest. Liver Physiol.*, 2010, 298, G970-975.
  【米国健常成人に 7.5 g 経口投与したところ，上行結腸の輸送能が亢進した（シンチグラフィー法）．】
- Kikuchi, D. *et al.*, *Tohoku J. Exp. Med.*, 2013, 230, 197-204.
  【結腸運動に対する大建中湯胃内投与の有効性とその機序につき，イヌを用いて検討した．その結果，大建中湯を胃内投与すると，投与 10 分以内に大腸収縮を誘発し，以下に記載する各種受容体の拮抗薬の前投与により，大建中湯が誘発する大腸収縮を阻害した．よって，大建中湯は TRPV1，ムスカリン受容体，ニコチン受容体，5-HT$_3$受容体を介して大腸運動を促進すると考えられる．】
- Satoh, K. *et al.*, *J. Ethnopharmacol.*, 2003, 86, 37-44.

【マウスに経口投与したところ，クロルプロマジンによる小腸および遠位大腸輸送能低下が改善された．また，小腸輸送能低下の改善作用はアトロピンと CCKA（cholecystokinin A）受容体拮抗薬ロルグルミドの併用により抑制され，大腸輸送能低下の改善作用は，アトロピンにより抑制された．】

- Nakamura, T. *et al., Jpn. J. Pharmacol.*, 2002, 88, 217-221.
 【大建中湯はマウスでモルヒネによる小腸輸送能低下と直腸排泄時間延長を改善した．】
- Satoh, K. *et al., Dig. Dis. Sci.*, 2001, 46, 250-258.
 【大建中湯および山椒はモルモット回腸収縮を惹起し，アトロピン，テトロドトキシンおよび $5-HT_4$ 阻害剤で抑制された．また，小腸および大腸からのアセチルコリン遊離を促進した．大建中湯は，$5-HT_4$ を介しコリン作動性神経終末よりアセチルコリンを遊離することにより腸管を収縮させることが示唆された．】

② 消化管過剰運動抑制作用

- Satoh, K. *et al., Biol. Pharm. Bull.*, 2001, 24, 1122-1126.
 【経口投与したところ，大建中湯，乾姜および人参はカルバコール誘発性モデルマウスの小腸輸送亢進を改善した．大建中湯，乾姜，人参はそれぞれ，電気刺激（ESC；electrostimulation）による収縮を抑制したが，塩化カリウムあるいはアセチルコリンによる収縮には影響なかった．】

③ イレウス抑制作用

- Tokita, Y. *et al., J. Pharmacol. Sci.*, 2007, 104, 303-310.
 【ラット術後イレウスモデルに経口投与したところ，消化管輸送能低下が改善された．】
- Hayakawa, T. *et al., J. Smooth Muscle Res.*, 1999, 35, 47-54.
 【ラットに経口投与したところ，タルクを散布して作製した腸管癒着を抑制し，術後腸管運動不全および炎症性腸管運動不全モデルの腸管輸送能を改善した．大建中湯の癒着予防には，腸管運動亢進作用および抗炎症作用が関与していることが示唆された．】
- Satoh, K. *et al., Jpn. J. Pharmacol.*, 2001, 86, 32-37.
 【マウスに経口投与したところ，酢酸を腹腔内投与して作製した炎症性腸管通過障害モデルにて，腸管輸送の遅延が抑制された．また，大建中湯の腸管運動亢進作用は，山椒の成分であるヒドロキシ β-サンショオールが主に関与していることが明らかとなった．ヒドロキシ β-サンショオールによる収縮は，テトロドトキシンおよびカプサゼピンにより抑制された．さらにアトロピンとスパンタイド混合によりほぼ完全に抑制された．作用機序の 1 つとしてコリン作動性神経系以外に知覚神経系の関与が示唆された．】

④ 腸管血流改善作用

- Takayama, S. *et al., Forsch. Komplementmed.*, 2010, 17, 195-201.
 【健常成人に 5.0 g 経口投与したところ，上腸間膜動脈血流が増加した．】
- Kono, T. *et al., J. Surg. Res.*, 2008, 150, 78-84.
 【大建中湯をラット結腸内投与すると腸管血流量が増大した．同作用にはカルシトニン遺伝子関連ペプチド（calcitonin gene-related peptide：CGRP）とその受容体を構成する RAMP-1（receptor (G protein-coupled) activity modifying protein 1）の関与が示唆された．】
- Kono, T. *et al., Am. J. Physiol. Gastrointest. Liver Physiol.*, 2013, 304, G428-436.
 【腸管上皮細胞が TRPA1（transient receptor potential ankyrin 1）受容体を発現する事実を見出し，その刺激は血管拡張作用を有するアドレノメデュリン（ADM）の遊離を促し腸管血流を上方制御することがわかった．大建中湯は，腸管上皮細胞上の TRPA1 に作用することで，腸管血流を高める．主な活性成分は 6-ショウガオールであった．TRPV1 アゴニストのカプサイシンも腸管血流を高めるが，大建中湯や 6-ショ

ウガオールとは異なるプロファイルを示した.】
- Kono, T. *et al., J. Crohns. Colitis.*, 2010, 4, 161-170.
【マウスに経口投与したところ，TNBS（trinitrobenzene sulfonate）誘発クローン病モデルでの肉眼的評価スコアによる大建中湯の結腸炎抑制効果，TNF-α，IFN-γ および組織障害指標（SAA）の抑制を確認した．また大建中湯はラット IEC-6 細胞の ADM 産生を増加させた（*in vitro*）.】
- Murata, P. *et al., Life Sci.*, 2002, 70, 2061-2070.
【大建中湯の十二指腸投与によりラット腸管血流が増加し，血圧には影響なかった．乾姜とその構成成分 6-ショーガオールも同様の作用があり，CGRP 受容体拮抗薬により拮抗した．この作用は腸虚血関連疾患の治療に有用な可能性が考えられた.】

⑤ **消化管ホルモン分泌作用**
- Nagano, T. *et al., Biol. Pharm. Bull.*, 1999, 22, 1131-1133.
【健常成人に 7.5 g 経口投与したところ，投与 60，90 分後の血漿中モチリン濃度が上昇した.】
- Nagano, T. *et al., Biol. Pharm. Bull.*, 2000, 23, 352-353.
【健常成人に 7.5 g 経口投与したところ，血漿中の VIP およびセロトニン濃度が上昇した.】
- Sato, Y. *et al., Biol. Pharm. Bull.*, 2004, 27, 1875-1877.
【健常成人に 7.5 g 経口投与したところ，血漿中 CGRP およびサブスタンス P 濃度が上昇した.】

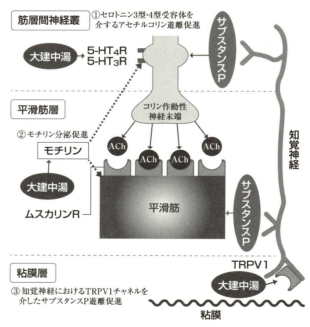

図 1　腸管運動亢進作用

【基礎研究から推察される効果発現の説明】

腸管運動亢進作用（図 1）
　大建中湯は，5-HT$_3$ および 5-HT$_4$ 受容体に作用し，アセチルコリンを遊離することでムスカリン受容体を刺激して腸管平滑筋を収縮させると考えられている．また，腸管収縮作用を有するモチリンの分泌を促進する

ことも報告されている．さらに知覚神経において，カプサイシンや熱，酸などの侵害刺激に応答して開口するチャネルであるTRPV1チャネルに作用し，サブスタンスPを放出させることで腸管収縮作用を示すと推察されている．

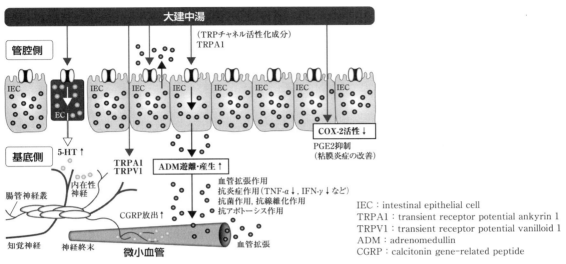

図2 腸管血流増加・抗炎症作用

腸管血流増加作用，抗炎症作用の説明（図2）

　大建中湯は，TRPA1，TRPV1チャネルに対してアゴニスト活性を有することから，血管拡張ペプチドであるADMの遊離・産生の促進およびCGRP放出を介しての腸管血流量増加作用を示すことが示唆されている．また，炎症性サイトカインTNF-αおよびIFN-γ抑制作用，COX-2活性阻害作用から抗炎症作用を有すると推察されている．

名前の由来

大建中湯の"中"は脾胃などの消化器系を意味し，漢方治療では消化器機能を建て直すことを重視している．小建中湯に対比させて大建中湯と名付けられた．

中国（中医学）で用いられている大建中湯は，山椒の代わりに花椒を含んでおり，日本の処方と異なる．米国FDAで臨床治験薬（TU-100）として承認された大建中湯は，わが国特有の処方といえる．

大柴胡湯 (だいさいことう) 大

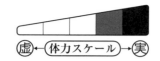

体力充実したがっちり体格の人の頭重・肩こり・便秘・胸脇部圧重感などを目標に用いられる．

効能または効果

比較的体力のある人で，便秘がちで，上腹部が張って苦しく，耳鳴り，肩こりなど伴う人の次の諸症：胆石症，胆嚢炎，黄疸，肝機能障害，高血圧症，脳溢血，じんま疹，胃酸過多症，急性胃腸カタル，悪心，嘔吐，食欲不振，痔疾，糖尿病，ノイローゼ，不眠症

使用目標＝証

体格・体力ともに充実した人で，胸脇苦満*が強く，便秘する場合に用いる．
1) 悪心，嘔吐，季肋部の苦満感などを伴う場合
2) 肩こり，頭痛，頭重，めまい，耳鳴りなどを伴う場合
＊胸脇苦満（きょうきょうくまん）：心窩部より季肋部にかけて苦満感を訴え，抵抗・圧痛の認められる症状をいう．

臨床応用

- 脂質代謝異常（高脂血症）
- 脂肪肝
- 高血圧症
- 胆石症
- 耳鳴り
- ダナゾールの副作用軽減
- じんま疹

味

苦い

構成生薬

- 柴胡（サイコ），6.0 g　　サイコサポニン A,C,D,E，α-スピナステロールなど
- 半夏（ハンゲ），4.0 g　　ホモゲンチジン酸，アラビノガラクツロナン，エフェドリンなど
- 黄芩（オウゴン），3.0 g　バイカリン，バイカレイン，オウゴノシドなど
- 芍薬（シャクヤク），3.0 g　ペオニフロリン，アルビフロリン，ペオニフロリゲノンなど
- 大棗（タイソウ），3.0 g　ジジフスサポニン，オレアノール酸，ジジフスアラビナンなど
- 枳実（キジツ），2.0 g　　ナリンギン，d-リモネン，シネフリンなど
- 生姜（ショウキョウ），1.0 g　6-ショーガオール，6-ジンゲロール，α-ジンギベレンなど
- 大黄（ダイオウ），1.0 g　センノシド，レイン，ラタンインなど

副作用

（1）重大な副作用
1) 間質性肺炎：発熱，咳嗽，呼吸困難，肺音の異常（捻髪音）などがあらわれた場合には，本剤の投与を中止し，速やかに胸部X線等の検査を実施するとともに副腎皮質ホルモン剤の投与などの適切な処置を行う

こと．また，発熱，咳嗽，呼吸困難等があらわれた場合には，本剤の服用を中止し，ただちに連絡するよう患者に対し注意を行うこと．

2) 肝機能障害，黄疸：AST（GOT），ALT（GPT），Al-P，γ-GTP の上昇などを伴う肝機能障害，黄疸があらわれることがあるので，観察を十分に行い，異常が認められた場合には投与を中止し，適切な処置を行うこと．

（2）その他の副作用

消化器：食欲不振，腹痛，下痢など（頻度不明）

主なエビデンス　臨床系

① 脂質代謝異常（高脂血症）

- 佐々木淳 他，臨と研，1991, 68, 3861-3871.

【空腹時血清総コレステロール 220 mg/dL，トリグリセライド 150 mg/dL 以上のいずれか，または両方を満たす高脂血症患者を対象とした．大柴胡湯単独投与群（D 群），クリノフィブラート単独投与群（C 群），大柴胡湯，クリノフィブラート併用群（DC 群）の 3 群に無作為に分け，2 週間の観察期間後に 16 週間投与した．評価採用症例は 40 例（D 群 19 例，C 群 9 例，DC 群 12 例）であった．トリグリセライドは D 群で 16 週後に有意な低下を認めた（p ＜ 0.05）が，群間には有意差を認めなかった．過酸化脂質は D 群において 8 週および 16 週後に有意な低下を認めた（p ＜ 0.05，p ＜ 0.01）が，群間には有意差を認めなかった．アポタンパクの変動では，アポ A-1 が D 群で 16 週後有意に低下した（p ＜ 0.05）．アポ E は D 群において 4 か月後有意な低下を認めた（p ＜ 0.05）．血清脂質改善度の判定基準に基づく脂質改善度は，軽度改善以上が D 群で 52.6％，C 群で 33.3％，DC 群で 25.0％であったが，統計学的には 3 群間に有意な差を認めなかった．】

- 高島敏伸 他，動脈硬化，1993, 21, 47-52.

【未治療の高脂血症患者 96 例を対象として，卵黄制限を主とする食事指導を行いながら，プロブコール 500 mg 単独投与（P 群：35 例），大柴胡湯単独投与（D 群：36 例），両者の併用投与（PD 群：25 例）の 3 群に分けた．WHO 分類上，Ⅱa 型 33 例，Ⅱb 型 26 例，Ⅳ型 37 例であった．総コレステロール（T-CHO）は P 群，PD 群で 4 週目以降，投与前に比して有意に低下（p ＜ 0.001）した．D 群は 4 週目以降低下の傾向（p ＜ 0.1）を示した．LDL コレステロール（LDL-C）とトリグリセリド（TG）はすべての群で低下傾向（p ＜ 0.1）を示した．HDL コレステロール（HDL-C）は P 群，PD 群で有意に低下（p ＜ 0.001）したが，D 群はほとんど変化がみられなかった．Ⅱa 型の高脂血症において，T-CHO は P 群，PD 群で投与前に比べて有意に低下（p ＜ 0.001）し，D 群は 4 週目以降低下傾向（p ＜ 0.1）を示した．LDL-C は，低下傾向（p ＜ 0.1）を示した．TG はすべての群で低下傾向（p ＜ 0.1）を示した．HDL-C は，D 群，PD 群は，ともに低下は認められなかった．Ⅱb 型およびⅣ型の高脂血症において，T-CHO は P 群，PD 群で有意に低下（p ＜ 0.01）し，D 群は低下傾向（p ＜ 0.1）を示した．LDL-C はすべての群で低下傾向（p ＜ 0.1）を示した．TG は P 群，D 群で，16 週目で低下傾向（p ＜ 0.1）を示し，PD 群は 4 週目以降有意に低下（p ＜ 0.01）した．HDL-C は，すべての群で同程度の低下を示した．】

- 石垣健一 他，静済医誌，1988, 6, 113-120.

【高脂血症 ［空腹時血清総コレステロール（TC）230 mg/dL 以上，かつ，またはトリグリセリド（TG）180 mg/dL 以上］65 例を対象に大柴胡湯を 16 週間連続投与した．自覚症状は，口渇と便秘は 100％に有効，めまい，手足のしびれ感，手足の冷感，のぼせ，頭痛などは 90％以上有効，腹部膨満感，動悸は 80％以上

有効, 皮膚のかゆみ, 肩こり, 耳鳴などは 50% 以上に有効であった. 血清 TC, LDH-C, ApoA I, ApoA II, ApoB の有意な増加がみられた (p < 0.001~p < 0.1). HDL-C/TC 比, ApoB/ApoA I 比, ApoA II / ApoA I 比は, いずれも明らかに改善していた. 最終改善度は, 改善が全体の 71% と高率であり, 全般安全度は 95% に認められ, 有用度は 70% と判定された.】

② 高血圧症

• 佐々木淳 他, 臨と研, 1993, 70, 1965-1975.

【不定愁訴を有する高血圧症患者, ほかの降圧剤で血圧コントロールが不十分な患者, 軽症高血圧の患者, その他医師が適当と判断した患者のいずれかに該当し, 本態性高血圧症と診断された患者を対象とした. 簡便な問診を行って実証か虚証かを判定し, 封筒法により実証の場合は大柴胡湯投与群 (15 例) と非投与群 (15 例), 虚証の場合は釣藤散投与群と非投与群に分けた. 大柴胡湯投与群および非投与群ともに血圧および脈拍数に有意な変動を認めなかったが, 群間比較では 8 週目において有意差を認めた (p < 0.05). 大柴胡湯投与群で Hb が 8 週後低下, 大柴胡湯非投与群の 0 週と 8 週において GPT, LDH, Na いずれも低下したが, いずれも正常範囲内での変動であった. 有用度は, 大柴胡湯投与群のほうが非投与群に比べ有用性が高かった (p < 0.01).】

主なエビデンス　症例報告

• 岡進 他, 和漢医薬誌, 1991, 8, 468-469.

【対象は高脂血症患者 107 人で, 6 群に分けた. A 群大柴胡湯投与 23 例, B 群プラバスタチンナトリウム投与 24 例, C 群クリノフィブラート投与 13 例, D 群ウルソデオキシコール酸投与 20 例, E 群大柴胡湯とウルソデオキシコール酸併用投与 12 例, F 群大柴胡湯とプラバスタチンナトリウム併用投与 15 例とした. A 群の大柴胡湯投与 23 例の総コレステロール (TC) は投与後, TC の下降したもの 23 例中 17 例 73.9% で投与前値に対しての下降率は 10.2% であった. 中性脂肪 (TG) は初回投与で下降したもの 23 例中 10 例 43.5% で下降率は 32.1% であった. HDL は 19 例中 7 例 38.9% が上昇を示した. LDL は 19 例中 12 例 63.2% が下降し, 下降率は 12.6% であった. TC では F 群大柴胡湯とプラバスタチンナトリウム併用が最も成績がよく 86.7% が下降し, 下降率は 22.8% であった. 次に B 群 E 群 D 群 A 群の順でいずれも 70% 以上が下降した. A 群大柴胡湯単独投与の長期観察症例の初回投与では TC は下降するが, その後上昇する症例もあるので, 18 か月間の観察では再上昇するものは 11 例中 3 例 27.3% であった. F 群も長期観察で 27% の再上昇率 B 群は 31.3% の再上昇率であった.】

• 永田宰 他, 臨と薬物治療, 2002, 21, 84-89.

【超音波検査でブライトリバーパターン, 肝腎コントラストの陽性化などで脂肪肝と診断された 22 例を対象とした. 大柴胡湯は 8 週以上 24 週まで投与した. 超音波ヒストグラム法による改善度は, 22 例中 7 例 (31.8%) に改善以上の改善率が認められた. GOT/GPT による脂肪肝の改善度では, 22 例 9 例 (40.9%) に改善以上の改善率が認められた. 超音波ヒストグラム法による改善度スコア + トランスアミナーゼ値の改善度スコア / 2 で算出した脂肪肝の改善度では, 22 例中 8 例 (36.4%) に改善以上の改善率が認められた.】

• Shoda, J. et al., Am. J. Gastroenterol., 1996, 91, 828-830.

【健診にて胆石症あるいは高トリグリセリド血症を指摘され, 画像診断にてコレステロール胆石症と診断された 22 例 (血清脂質正常 10 例：A 群, 高トリグリセリド血症 12 例：B 群) および高トリグリセリド血症と診断された 15 例：C 群の合計 37 例に大柴胡湯を 24 週間投与した. 大柴胡湯投与により血清総コレステロール濃度は各群において低下傾向を示した. 血清中性脂肪濃度は A 群 (p < 0.05), B 群 (p < 0.01), C

群（p ＜ 0.01）の各群において有意の低下を示した．肝コレステロールの合成の有用な血中指標であるメバロン酸濃度は，大柴胡湯投与後において，A 群（p ＜ 0.01），B 群（p ＜ 0.05），C 群（p ＜ 0.05）の各群とも有意の増加を認め，肝におけるコレステロール合成速度は増加した．胆汁中コレステロールはすべての群で有意な低下が認められ，特に胆石の有無にかかわらず高トリグリセリド血症の患者において顕著であった．】

- 池田勝久 他，*Prog. Med.*，1990, 10, 2468-2473.
 【対象は耳鳴（頭鳴）患者 22 例で，大柴胡湯を 12 週連続投与した．効果判定は，客観的に耳鳴の臨床的な変化を，治療前の症状の総得点に対する投与後の得点の割合を求めて，著効，有効，やや有効，無効とした．22 例の症状の得点は著効 16.7％，有効 6.7％，やや有効 26.7％と何らかの改善傾向が 50％の耳で認められた．脂質代謝が改善して治療効果が上がったのは 15 例中 10 例であった．】

- 安藤勝也 他，エンドメトリオージス研会誌，1989, 10, 186-189.
 【子宮内膜症と診断されダナゾール療法を行った 64 例を対象とした．48 例はダナゾール 400 mg/ 日 6 か月間単独投与例（A 群），16 例はダナゾール 400 mg/ 日と大柴胡湯服用 6 か月間併用投与例（B 群）とした．A 群 48 例中 47 例（97.9％）に体重増加を認め，大柴胡湯併用群の B 群に有意の差で体重増加抑制効果を認めた．A 群中 21 例と B 群中 10 例についてバスト，ウエスト，ヒップを投与週数ごとに正確に測定し両者を比較検討した．バストについて両者を比較すると有意の差は認めなかった．ウエストについて両者を比較してみると大柴胡湯併用群がダナゾール単独群に比べて有意の差でウエスト増加抑制効果を認めた．ヒップについて両者を比較してみると大柴胡湯併用群がダナゾール単独群に比べて有意の差でヒップ増加抑制効果を認めた．】

- 小林孝志，第 5 回臨床東洋医学研究会講演記録集，1989, 5, 35-37.
 【慢性じんま疹の患者を対象に体格，体力の充実と便秘を指標にして小柴胡湯と大柴胡湯の適用を大別して投与した．原則として 4 週間後に膨疹の出現，搔痒を指標にして「極めて有用」から「好ましくない」までの 5 段階に分けて行った．大柴胡湯を投与して効果判定できた症例は 24 例で，極めて有用が 10 例（42％），有用が 6 例（25％），やや有用が 3 例（13％），無用が 5 例（21％）で，有用以上は 24 例中 16 例で全体の 67％に認められた．】

主なエビデンス 基礎研究系

① 肝障害抑制作用

- Ohta, Y. et al., *Phytother. Res.*, 1998, 12, 5-8.
 【四塩化炭素肝障害ラットに経口投与したところ，血清中の AST（GOT），ALT（GPT）ならびに肝過酸化脂質（LPO）の上昇が抑制され，肝グルコース-6-ホスファターゼの低下が抑制された．】

② 肝の脂質代謝改善作用

- Nakayama, T. et al., *J. Ethnopharmacol.*, 2007, 109, 236-240.
 【ラットに高脂肪食とともに混餌投与したところ，血清中の総コレステロールおよびリン脂質の上昇が抑制された．】

- 古川誠一 他，和漢医薬誌，1994, 11, 236-240.
 【ヒト肝細胞モデル HepG2 細胞において，細胞内コレステロールエステル，トリグリセリドの合成を抑制し，ApoB の分泌を低下させた（*in vitro*）．】

- Iizuka, A. et al., *Res. Commun. Pharmacol. Toxicol.*, 2001, 6, 205-214.
 【ウサギに高コレステロール食とともに混餌投与したところ，肝臓組織における ApoB mRNA 量が抑制され，

apoE および LDL 受容体 mRNA 量が増加した. 】

③ 肝の脂質過酸化抑制作用

- Ohta, Y. *et al.*, *Am. J. Chin. Med.*, 1995, 23, 53-64.

【四塩化炭素肝障害ラットに経口投与したところ, 肝組織中のグルタチオン, アスコルビン酸の低下が抑制された. また, スーパーオキシドジスムターゼ, カタラーゼ, グルタチオン還元酵素活性の低下が改善された. 】

④ 胆石形成抑制作用

- 相原直樹 他, 胆道, 1994, 8, 9-13.

【ハムスターに, コレステロール胆石を形成するグルコース食とともに混餌投与したところ, 胆石形成が抑制された. 】

⑤ 抗アレルギー作用

- Toda, S. *et al.*, 和漢医薬誌, 1987, 4, 77-81.

【マウス腹腔内肥満細胞において, Compound 48/80 によるヒスタミン遊離および脱顆粒を抑制した (*in vitro*). 】

⑥ 循環系に対する作用

- 清水勝嘉 他, 漢方医, 1990, 14, 243-246.

【自然発症高脂血症ラットに混餌投与したところ, 血清総コレステロールの上昇が抑制された. 】

- Umeda, M. *et al.*, 和漢医薬誌, 1988, 5, 154-162.

【ウサギに高コレステロール食とともに混餌投与したところ, 血管弾性特性が改善され, 胸部大動脈中の脂質およびハイドロキシプロリン含量の上昇が抑制された. また, 胸部大動脈にける動脈硬化指数および病理組織学所見の悪化が抑制された. 】

- 山田勉 他, 動脈硬化, 1991, 19, 209-219.

【ウサギに高コレステロール食で血清脂質を上昇させた後, 普通食に変更して3および6か月混餌投与したところ, 血清トリグリセリドが改善され, 6か月投与では, 大動脈壁内膜・中膜細胞成分の遊離コレステロールが低下した. また, 大動脈における動脈硬化指数および病理組織学所見の悪化が抑制された. 】

- Iizuka, A. *et al.*, *J. Ethnopharmacol.*, 1998, 63, 209-218.

【自然発症高脂血症ウサギに混餌投与したところ, LDL の酸化が抑制され, 胸部大動脈弓部における粥状硬化病変の進展が抑制された. 】

名前の由来

柴胡を主薬とする柴胡剤の1つで, 小柴胡湯に対比して大柴胡湯を名付けられた. 小柴胡湯から人参と甘草を除き枳実, 芍薬, 大黄を加えた処方である.

釣藤散 (ちょうとうさん) 甘

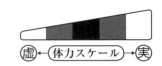

中年以降の人で，慢性に経過する頭痛・頭重，肩こり，めまいなどを訴える場合に用いる．緊張型頭痛が最もよい適応である．

効能または効果

慢性に続く頭痛で中年以降，または高血圧の傾向のある人

使用目標＝証

体力中等度あるいはやや低下した中年以降の人で，慢性に経過する頭痛，肩こり，めまいなどを訴える場合に用いる．

1) 朝方あるいはめざめ時に頭痛，頭重感のあることが多い
2) のぼせ，耳鳴り，不眠，眼球結膜の充血などを伴う場合

臨床応用

- 認知症
- 慢性頭痛（緊張型頭痛）
- 高血圧症
- 脳血管障害
- 耳鳴り
- 更年期障害

味

わずかに辛くて酸味がある

構成生薬

- 石膏（セッコウ），5.0 g　　含水硫酸カルシウム，無水硫酸カルシウム，二酸化ケイ素など
- 釣藤鈎（チョウトウコウ），3.0 g　　リンコフィリン，イソリンコフィリン，ヒルスチンなど
- 陳皮（チンピ），3.0 g　　d-リモネン，ヘスペリジン，シネフリンなど
- 麦門冬（バクモンドウ），3.0 g　　オフィオポゴニン，オフィオポゴノン，β-シトステロールなど
- 半夏（ハンゲ），3.0 g　　ホモゲンチジン酸，アラビノガラクツロナン，エフェドリンなど
- 茯苓（ブクリョウ），3.0 g　　エブリコ酸，パヒマン，エルゴステロールなど
- 菊花（キクカ），2.0 g　　ルテオリン，キッカノールなど
- 人参（ニンジン），2.0 g　　ギンセノシド $Rg, Rb_{1\sim3}, Rc, Rd$，β-エレメン，パナキシノールなど
- 防風（ボウフウ），2.0 g　　フラキシジン，5-O-メチルビサミノールグルコシド，サポシニコバン A〜C など
- 甘草（カンゾウ），1.0 g　　グリチルリチン，イソフラボン，クマリンなど
- 生姜（ショウキョウ），1.0 g　　6-ショーガオール，6-ジンゲロール，α-ジンギベレンなど

副作用

（1）重大な副作用

1) 偽アルドステロン症：低カリウム血症，血圧上昇，ナトリウム・体液の貯留，浮腫，体重増加などの偽アルドステロン症があらわれることがあるので，観察（血清カリウム値の測定など）を十分に行い，異常が認められた場合には投与を中止し，カリウム剤の投与などの適切な処置を行うこと．

2) ミオパチー：低カリウム血症の結果としてミオパチーがあらわれることがあるので，観察を十分に行い，脱力感，四肢痙攣・麻痺などの異常が認められた場合には投与を中止し，カリウム剤の投与などの適切な処置を行うこと．

（2）その他の副作用

過敏症[注1]：発疹，じんま疹など（頻度不明）

消化器：食欲不振，胃部不快感，軟便，下痢，便秘など（頻度不明）

注1）このような症状があらわれた場合には投与を中止すること．

主なエビデンス 臨床系

① 認知症

● Terasawa, K. *et al.*, *Phytomedicine*, 1997, 4, 15-22.

【DSM-Ⅲ-R 分類により脳血管性認知症と診断され，かつ Carlo Loeb 修正虚血スコア 5 点以上であり全身状態の安定している脳血管性認知症患者 139 例を無作為に釣藤散投与群（69 例）とプラセボ群（70 名）とに分け 12 週間被検薬を投与し評価した．効果判定は，治療開始時および 4 週後毎に，全般的な自覚症状，神経症状，精神症状，日常生活動作障害の重症度および改善度をスコア化するとともに，長谷川式簡易知能評価スケール（HDS-R）を用いて評価した．釣藤散は，全般改善度（8 週 $p < 0.01$，12 週 $p < 0.001$），自覚症状（8 週 $p < 0.05$，12 週 $p < 0.01$），精神症候（4 週 $p < 0.05$，8 週 $p < 0.001$，12 週 $p < 0.001$），日常生活動作（12 週 $p < 0.05$）と有意に改善した．】

● Shimada, Y. *et al.*, 和漢医薬誌, 1994, 11, 246-255.

【脳血管性認知症患者 60 例（原因疾患は脳梗塞 59 例，くも膜下出血 1 例）を封筒法により釣藤散群とプラセボ群に分け，12 週間投与した．投与前，4 週後，8 週後，12 週後に自覚症状，神経症候，精神症候，日常生活動作障害の重症度と「改訂長谷川式簡易知能評価スケール（HDS-R）」を評価し，全般改善度，安全度，有用度を判定した．釣藤散群はプラセボ群に比べて，自覚症状全般改善度は 4 週後（$p < 0.05$），8 週後（$p < 0.01$），12 週後（$p < 0.01$）に，精神症候全般改善度は 4 週後（$p < 0.05$），8 週後（$p < 0.01$），12 週後（$p < 0.01$）に，日常生活動作障害全般改善度は 8 週後（$p < 0.05$）と 12 週後（$p < 0.05$）に有意に優れていた．】

● 山本孝之, 現代医療学, 1989, 5, 96-102.

【アルツハイマー型認知症の患者 110 例を，治験開始時の長谷川式認知症評価（HDS）点数，罹病期間，年齢などがほぼ同じになるように 2 群に分け，1 群は釣藤散を 53 例に投与し，他方には，各種の脳循環代謝改善剤を 57 例に投与して，両者を比較検討した．投与前後の評価点数を各項目別に比較したところ，釣藤散群で最新の記憶，入浴動作，睡眠障害（以上 $p < 0.01$），俳徊多動，幻覚，独語，Gottfriea-Brane-Steen dementia rating scale（GBS スケール）の知的機能（以上 $p < 0.05$）などの点で，有意な改善を示した．】

② 慢性頭痛（緊張型頭痛）

● 田中俊英 他, 痛みと漢方, 2004, 14, 31-35.

【緊張型頭痛と診断された患者 435 例を対象とした. 釣藤散群 280 例と鎮痛剤(ロキソプロフェンナトリウム),筋弛緩剤（塩酸エペリゾン）,抗不安薬（エチゾラム）の 3 者併用療法の西洋薬群 155 例に分けて治療を行った. 治療期間は 14 日間とし, 7 項目の自覚症状についてアンケート調査し, 患者の満足度に従い 6 段階で評価した. 症状改善の度合いについては, 釣藤散群で, 頭痛 72.1%, 頭重感 68.8%, めまい 65.7%, 肩こり 53.1%, 首の張り 54.7%, 不安焦燥 61.3%, 睡眠障害 56.5%の改善度であった. 西洋薬群では, 頭痛 75.3%, 頭重感 71.8%, めまい 69.4%, 肩凝り 58.9%, 首の張り 50.8%, 不安焦燥 58.3%, 睡眠障害 58.5%の改善度であった. 頭痛, 頭重感, めまいの改善については, 釣藤散より優れていたものの改善の度合いに両群間に統計学的有意差は認められなかった.】

③ 高血圧症

• 佐々木淳 他, 臨と研, 1993, 70, 1965-1975.

【不定愁訴を有する高血圧症患者, ほかの降圧剤で血圧コントロールが不十分な患者, 軽症高血圧の患者, その他医師が適当と判断した患者のいずれかに該当し, 本態性高血圧症と診断された患者を対象とした. 簡便な問診を行って実証か虚証かを判定し, 封筒法により実証の場合は大柴胡湯投与群と非投与群, 虚証の場合は釣藤散投与群（26 例）と非投与群（30 例）に分けた. 釣藤散投与群で収縮期, 拡張期, 平均血圧ともに 4, 8 週において有意な低下を認めた. 非投与群には有意な血圧の変化を認めなかった. 群間の比較では有意差を認めなかった. また, 両群ともに脈拍数に有意な変動を認めなかった. 自覚症状項目別の改善度は, 耳鳴りの項目において釣藤散のほうが非投与群にくらべ有意に改善効果があった（p＜0.05）. 自覚症状全般の改善度は, 釣藤散の群内で改善がみられた（0 週と 8 週, p＜0.05）. 降圧効果は, 釣藤散投与群が, 非投与群に比べ有意な降圧効果を認めた（p＜0.01）. 有用度は, 釣藤散投与群のほうが非投与群に比べ有用性が高かった（p＜0.001）.】

④ 脳血管障害

• 松下哲 他, *Geriatr. Med.*, 1995, 33, 1333-1341.

【対象は 22 例で診断は高血圧症 9 例, 脳梗塞後遺症 8 例, 慢性脳循環不全 4 例, 脳卒中後遺症 1 例で, 封筒法により釣藤散群とジラゼプ塩酸塩群に分けた. 投与前, 4 週後, 8 週後, 12 週後に血圧, 精神症状と自覚症状の重症度を評価し, 症状別改善度, 全般改善度, 概括安全度, 有用度を評価した. 結果は, 全般改善度は釣藤散群が対照群に比べ 4 週（p＜0.05）, 8 週（p＜0.01）, 12 週（p＜0.01）で有意に優れていた. 12 週での症状別改善度では, 頭痛, 頭重, めまい, 肩こり, うつ状態, 不安・焦燥で, 釣藤散群が有意に改善した（p＜0.01）. 概括安全度は差がなかった. 有用度では, 「やや有用」以上が釣藤散群 90.9%, 対照群 18.2%で, 釣藤散群が有意に優れていた（p＜0.01）.】

⑤ 耳鳴り

• 鈴木敏幸, 第 28 回千葉東洋医学シンポジウム, 2001, 8-20.

【耳鳴りを主訴とする 58 名, 67 耳を対象に釣藤散とメコバラミンのクロスオーバー・コントロール・スタディを実施した. 4 週後の耳鳴り改善度は, 釣藤散投与群がメコバラミン投与群に比べ有意（p＜0.01）に優れていた. 釣藤散投与による全般改善度は, 消失 5 耳, 著明改善 8 耳, 改善 14 耳と, 改善以上 39.8%, やや改善以上 80.9%と優れた効果が認められた. 頭重・頭痛・肩こりを合併した耳鳴りに対しては, これらの合併のない耳鳴りと比べて, 耳鳴り改善効果が有意（p＜0.05）に高率であった.】

⑥ 更年期障害

• 西村公宏 他, 産婦漢方研のあゆみ, 2000, 125-127.

【更年期障害に基づく頭痛, 頭重感, 肩こり, めまい, 耳鳴りなどを主訴とした 19 例に釣藤散を 8 週間投与

した．投与内容は釣藤散単独8例，当帰芍薬散との併用2例，葛根湯・桂枝茯苓丸・黄連解毒湯の併用が各1例，降圧薬・鎮痛薬との併用6例であった．評価方法は頭痛，頭重感，肩こり，耳鳴り，めまい，のぼせ，不眠，イライラ，動悸，不安感の10項目について，0～3までの4段階にスコア化して評価し，同時に簡易更年期指数（SMI）も測定した．結果は，全体の症例では投与前 14.9 ± 5.4 から 6.7 ± 3.9 へ有意に改善した（p < 0.001）．頭痛・頭重感・肩こりでは，全体も閉経前・後の症例においても，投与前の点数は高く，改善度は著明であり，特に頭痛において顕著であった．SMI は，釣藤散投与前 52.1 ± 18.0 から，投与後 32.4 ± 14.6 と有意に改善した（p < 0.002）．】

主なエビデンス　症例報告

- 木村格 他, *Geriatr. Med.*, 1989, 27, 445-449.

【脳血管障害慢性期の患者の中から，慢性の頭痛と頭重感を主な自覚症状とする60例をランダムに抽出し，従来の脳代謝賦活剤，脳血管改善剤などの処方に釣藤散を加えて投与した．釣藤散投与開始後1, 2, 4, 6, 8, および16週間目に，頭痛と頭重感に対する効果を頭痛の起こった回数（回 / 週），1回の頭痛の程度（持続時間と強度から判定），慣用している鎮痛剤，精神安定剤の使用量変化の3項目について評価した．以前の鎮痛剤や安定剤の服用が不必要になった「著明に効果あり」と判定されたのは7症例（11.7%）であり，頭痛の発生頻度，持続時間と頭痛の強度がすべて投与前の状態に対して1/3以下になり，かつ鎮痛剤の使用頻度も30%以下に減量できた「効果あり」は29例（48.3%）で，頭痛の頻度，強さの程度，および鎮痛剤の使用量のいずれかがおよそ1/3以下に改善し「やや効果あり」と判定したのは11例（18.3%）であった．本剤の有効率は60例中47例（78.3%）であった．】

- 定藤章代 他, 脳外速報, 1992, 2, 171-176.

【対象は1か月以上の経過を有する，慢性頭痛患者54例とした．釣藤散は最低4週間連続投与した．診断別の自覚的症状改善度では，改善＋著明改善がおよそ70%であった．改善度は，著明改善 18.5%，改善 55.6% で合わせて 74.1% が有効であった．副作用を加味して医療サイドから判断した有用性は 68.5% であった．】

- 永田勝太郎 他, 和漢医薬誌, 1991, 8, 252-253.

【対象は，本態性高血圧患者（軽症）であり，かつ 30～74 歳未満，2週間を観察期間とし，後半2回の血圧の平均が収縮期血圧で 160 mmHg 以上，かつ拡張期血圧で 90 mmHg 以上，WHO の高血圧病期分類（1978）の第Ⅰ期，第Ⅱ期および重篤な臓器障害のない第Ⅲ期，東大3内科高血圧重症度分類（1984）による臓器重症度がそれぞれ2以下の条件を満たす72例とした．QOL 調査表を用い，投与前後の QOL を測定および血圧に与える影響を検討した．釣藤散は4週間投与し，原則として併用薬は認めなかった．QOL に関して，心理的とらわれ，食欲，睡眠，排便，疼痛，性生活，日常生活満足度，生活全体の充実感に改善が認められた．血圧に関しては，収縮期血圧は 171 mmHg から 162 mmHg，拡張期血圧は 96 mmHg から 90 mmHg と低下を認め，1回心拍出量，心係数に影響を認めず，末梢循環抵抗を低下させたと考えられた．】

- 岩崎紀子 他, 能登病医療誌, 2001, 12, 20-23.

【耳鳴り患者48例に対して釣藤散を4週間投与した．耳鳴り研究会作成による耳鳴り検査法に基づいたアンケート調査を用いて，投与4週間後に治療効果と有用性について判定した．結果は，全般改善度で著明改善 35.4%，改善 47.9%，不変 16.7% で悪化はなく，改善以上が全対象のうちの40例（83.3%）を占めた．】

主なエビデンス　　基礎研究系

① 血圧上昇抑制作用

- Ishii, K. *et al.*, 和漢医薬誌, 1987, 4, 107-115.

【高血圧自然発症ラット（SHR）に経口投与したところ，血圧上昇が抑制された.】

- 丁宗鐵 他, 和漢医薬誌, 1990, 7, 556-557.

【インダストリー高血圧モデルラットに短期間（7日間）経口投与したところ，血圧上昇抑制作用がコントロール群と比較して有意差が認められた. 長期間（22日間）投与したところ，短期投与の結果と同様に血圧上昇抑制作用が認められた.】

② 脳血流保持作用

- Sugimoto, A. *et al.*, *Jpn. J. Pharmacol.*, 2000, 83, 135-142.

【SHR に経口投与したところ，脱血による脳血流量の減少が抑制された. また，SHR において，NO 合成酵素阻害剤である NG-ニトロ-L-アルギニンメチルエステル（L-NAME）を処置したところ，経口投与で認められる脳血流保持作用が消失した.】

③ セロトニン 1A 受容体抑制作用

- 更井啓介 他, 和漢医薬誌, 1986, 3, 326-327.

【Wistar 系雄性ラットにセロトニン 1A 受容体アゴニストである 8-OH-DPAT をラットの皮下に投与した. 釣藤散は，急性は1回，慢性は1日1回14日間経口投与した. 釣藤散の急性投与は前肢足踏み運動，左右の首振運動および自発運動量増加を有意に抑制したが，腹ばい姿勢には影響しなかった. 釣藤散の慢性投与は，いずれの行動にも変化は認めなかった.】

④ 抗認知症作用

- Zhao, Q. *et al.*, *J. Phamacol. Sci.*, 2007, 122, 360-373.

【慢性脳循環不全モデルマウスで偽手術群に比較してコリンアセチルトランスフェラーゼの脳内遺伝子発現量の有意な低下認められたのに対して，釣藤散（750 mg/kg）やタクリン投与で認知機能が改善された慢性脳循環不全モデルマウスでは発現量が偽手術群レベルまで回復した.】

- Zhao, Q. *et al.*, *Chinese Medicine*, 2011, 6, 1-18.

【老化促進動物モデルマウス SAMP8 において，釣藤散投与により低不安行動と学習記憶障害を改善し，シナプス可塑性に関与する複数のメディエータ（NMDA1 受容体，CaMKII，CREB，BDNF）を活性化し，シナプス機能を改善した.】

- Kang, T. H. *et al.*, *Eur. J. Pharmacol.*, 2002, 455, 27-34.

【釣藤鈎（釣藤散の構成生薬）の成分であるリンコフィリンやイソリンコフィリンが NMDA 受容体の電流応答を非競合的に抑制した.】

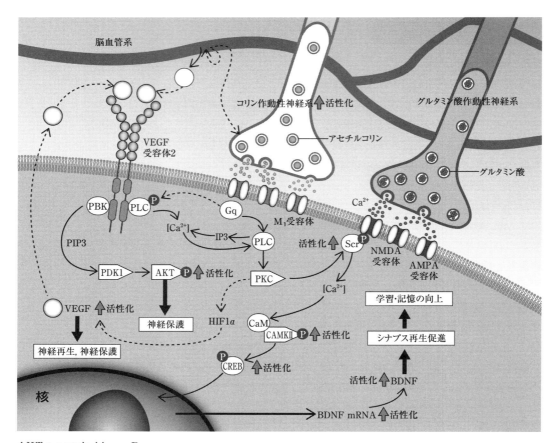

AKT：protein kinase B
AMPA 受容体：DL-α-amino-3-hydroxy-5-methylisoxazole-4-propionic acid receptor
BDNF：brain-derived neurotrophic factor
CaM：calmodulin
CAMK II：calmodulin-dependent protein kinase II
CREB：cAMP response element binding protein
Gq：G protein q（G タンパク質の1つで q の由来は不明）
HIF1α：hypoxia inducible factor1α
IP3：inositol 1,4,5-trisphosphate
NMDA 受容体：N-methyl-D-aspartate receptor
PDK1：phosphoinositide-dependent kinase-1
PIP3：phosphatidylinositol 3,4,5-trisphosphate
PKC：phosphokinase C
PLC：phospholipase C
Scr：scavenger receptor
VEGF：vascular endothelial growth factor

【基礎研究から推察される釣藤散の認知症に対する作用】

認知症の治療ではコリン作動性神経の伝達を促進することが有用とされている．釣藤散はムスカリン性 M_1 受容体への直接刺激により，コリン作動性神経を活性化することで，学習記憶障害の予防および改善に作用していると推察される．

また，過剰なグルタミン酸放出が神経細胞死を誘導すると考えられているが，釣藤散は NMDA（N-methyl-

D-aspartate）型グルタミン酸受容体を非競合的に阻害することで，興奮毒性を抑制し神経細胞障害を防止すると推察されている．

名前の由来

主薬である釣藤鈎の名前を取って処方名とした．釣藤鈎には，血圧降下作用，精神安定作用があるとされる．

猪苓湯
ちょれいとう

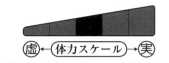

泌尿器疾患に用いられる代表的な処方であり，排尿障害または尿路不定愁訴のある場合に用いられる．

効能または効果

尿量減少，小便難，口渇を訴える人の次の諸症：
尿道炎，腎臓炎，腎石症，淋炎，排尿痛，血尿，腰以下の浮腫，残尿感，下痢

使用目標＝証

頻尿，残尿感，排尿痛，血尿などの排尿障害のある場合に用いる．

臨床応用

- 腎炎
- 尿道炎
- 淋炎
- 排尿痛
- 血尿
- 残尿感
- 尿路不定愁訴
- 膀胱炎
- 腎石症
- 尿管結石
- 体外衝撃波結石破砕術後の排石
- 前立腺肥大症
- 浮腫
- 下痢
- 口渇

味

わずかに苦い

構成生薬

- 滑石（カッセキ），3.0 g　　加水ハロサイト，カオリナイト
- 沢瀉（タクシャ），3.0 g　　アリソール A,B,C，アリスモール，カリウム塩など
- 猪苓（チョレイ），3.0 g　　エルゴステロール，多糖類，ビオチンなど
- 茯苓（ブクリョウ），3.0 g　　エブリコ酸，パヒマン，エルゴステロールなど
- 阿膠（アキョウ），3.0 g　　コラーゲン，グルチン，コンドリンなど

副作用

過敏症[注1]：発疹，発赤，搔痒など（頻度不明）
消化器：胃部不快感など（頻度不明）

注1）このような症状があらわれた場合には投与を中止すること．

主なエビデンス　臨床系

① 尿路不定愁訴

- 布施秀樹 他，泌外，1995, 8, 603-609.

【器質性排尿障害を除く尿路不定愁訴を訴える患者20例を封筒法により，猪苓湯群9例（全例が神経性頻尿）と八味地黄丸群11例（神経性頻尿9例，慢性前立腺炎2例）に分けて比較した．両群とも投与前に比べて昼間排尿回数は有意に減少し，夜間排尿回数も減少した．八味地黄丸群は猪苓湯群より早期に効果を示した．両群とも投与前に比べて排尿痛，残尿感，排尿時不快感も改善傾向をみせたが，両群に差はなかった．】

② 腎石症・尿管結石（体外衝撃波結石破砕術（ESWL）後の排石）

- Kobayashi, M. et al., Int. J. Urol., 2008, 15, 495-498.

【4 mm以上の尿管結石と診断されESWLを施された患者をランダムに，タムスロシン（0.2 mg/日）群38例，猪苓湯群34例，非投与群40例に分けて比較した．排石に要した期間はタムスロシン群15.55 ± 6.14日，猪苓湯群27.74 ± 25.36日，非投与群35.47 ± 53.70日であり，タムスロシン群は猪苓湯群（p = 0.0116）および非投与群（p = 0.0424）に比較して有意に排石に要した期間が短かったが，猪苓湯群と非投与群間には有意差は認められなかった（p = 0.4982）．】

- Wada, S. et al., Jpn. J. Endourol. ESWL, 2001, 14, 155-158.

【腎結石および尿管結石に対するESWL後に猪苓湯投与群（681例）と非投与群（126例）で比較した結果，最大径10～20 mm以下の結石の場合は排石の成功率が有意に高かった．】

- 高田昌彦 他，泌紀，1997, 43, 311-314.

【尿管結石に対するESWL後に猪苓湯群（74例）と非投与群（75例）で比較した結果，猪苓湯群では非投与群に比べて完全排石までの日数が短い傾向を認め，最大径20 mm以下の結石では有意に短かった．】

主なエビデンス　症例報告

- 菅谷公男 他，泌紀，1992, 38, 731-735.

【尿道症候群患者（71例）において，猪苓湯群（34例）では中等度改善以上の有効率が71%，猪苓湯合四物湯群（37例）では57%であった．】

- 大川順正 他，第23回日本医学会総会サテライトシンポジウム日本東洋医学会臨床漢方研究会講演内容集，1992, 22-39.

【下部尿路不定愁訴を有する患者364例を封筒法により，猪苓湯群150例，猪苓湯合四物湯群152例，プラセボ群61例に分け，4週間投与し残尿感，排尿後不快感，夜間頻尿，排尿痛などをスコア化して評価した．その結果，猪苓湯群はプラセボ群に比べ下部尿路不定愁訴に対し有意に有効であった（p < 0.02）．猪苓湯合四物湯群も同様にプラセボ群に比べ有意な有効性が認められた（p < 0.05）．猪苓湯群および猪苓湯合四物湯群の2群間には有意差は認められなかった．】

- 岩崎真三 他，漢方医，1996, 20, 153-158.

【向精神薬（ハロペリドール）による排尿障害を訴えて臭化ジスチグミンを投与されていた統合失調症患者40例に対して，猪苓湯単独投与33例では著明改善22例，中等度改善以上は75.8%であった．臭化ジスチグミン＋猪苓湯併用の7例では著明改善3例，中等度改善以上は57.1%であった．】

- 武島仁，現代医療学，1994, 9, 195-198.

【尿管結石に対するESWL後の延べ79例を猪苓湯群（19例），ウラジロガシエキス製剤群（16例），無処置

群（24例）に分けて排石効果を比較した結果，排石率は猪苓湯群 86.4％，ウラジロガシエキス製剤群 61.5％，無処置群 77.4％と，猪苓湯投与群で排石効果が高くなる傾向を認めた.】

- 酒本護 他，第 13 回泌尿器科漢方研究会講演集，1996, 7-14.
【前立腺肥大症患者（53例）を封筒法により 2 群に分け，八味地黄丸投与群 15例（解析例）と猪苓湯投与群 14例（解析例）で比較した. 八味地黄丸投与群は投与前後で排尿開始の遅れ，排尿時間の延長，尿線の勢いの低下，残尿感，2 時間以内の排尿を有意に改善した. 猪苓湯投与群は排尿時間の延長，残尿感を有意に改善した. 両群とも投与前後で平均尿流量率が有意に改善した.】

主なエビデンス　基礎研究系

① 結石形成抑制作用

- Buffington, C. A. *et al.*, *Am. J. Vet. Res.*, 1994, 55, 972-975.
【混餌投与したネコから得られた尿に水酸化アンモニウムを添加したところ，ストルバイト結石の形成が抑制された.】
- 吉岡俊昭 他，*Prog. Med.*, 1996, 16, 195-199.
【シュウ酸カルシウム結石形成モデルラットに経口投与したところ，結石形成および結石による水腎または水尿管の発症が抑制された.】
- Buffington, C. A. *et al.*, *Am. J. Vet. Res.*, 1997, 58, 146-149.
【マグネシウム添加飼料を摂取させたネコに混餌投与したところ，尿中のストルバイト結石量が減少した. また，血尿の頻度および重症度が改善された.】

② 抗腎炎作用

- 久保道徳 他，和漢医薬誌，1989, 6, 115-121.
【抗糸球体基底膜抗体腎炎ラットおよび免疫複合体腎炎ラットの両モデルに経口投与したところ，尿中タンパク排泄量，血清中総コレステロールおよび尿素窒素量の増加が抑制された.】
- 許慶友 他，漢方医，1993, 17, 237-240.
【ラットに経口投与したところ，尿中タンパク排泄量が減少した. また，ゲンタマイシンの皮下注射による近位尿細管由来逸脱酵素 N-アセチル-β-グルコサミダーゼの尿中排泄量増加および近位尿細管上皮細胞障害が抑制された.】

③ 利尿作用

- 油田正樹，泌紀，1981, 27, 677-682.
【経口投与により水負荷ラットに利尿作用が認められた. 通常ラットにおいても尿量が増加した.】

名前の由来

5 種類の生薬からなり，その主薬である猪苓を処方名とした.

通導散 甘 大

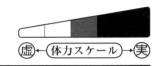

頑健で栄養状態がよく，のぼせ，便秘傾向がある人の婦人科疾患，めまい，肩こり，便秘，腰痛などに用いる．

効能または効果

比較的体力があり下腹部に圧痛があって便秘しがちな人の次の諸症：
月経不順，月経痛，更年期障害，腰痛，便秘，打ち身（打撲），高血圧の随伴症状（頭痛，めまい，肩こり）

使用目標＝証

体格，体力ともに充実した人で，心窩部が苦しく圧痛を訴え，瘀血*があり，便秘する場合に用いる．
1) 桃核承気湯に比べ，精神神経症状がより激しい場合
2) 頭痛，のぼせ，不眠，不安などの精神神経症状を伴う場合
3) 月経不順，月経困難症などのある婦人

　　*瘀血：漢方の一概念で，主として婦人科疾患，出血性疾患などに起こり，静脈系のうっ血，出血などに関連した症候群をいう（日本医師会発行，医薬品カードより）．

臨床応用

- 便秘
- 高血圧の随伴症状（頭痛，めまい，肩こり）
- 腰痛
- 月経不順
- 月経痛
- 更年期障害
- 乳腺症，乳房痛，乳腺腫瘤
- 腹部膨満感（脊椎圧迫骨折に伴うもの）
- 尋常性乾癬

味

えぐくて苦い

構成生薬

- 枳実（キジツ），3.0 g　　　ナリンギン，d-リモネン，シネフリンなど
- 大黄（ダイオウ），3.0 g　　センノシド，レイン，ラタンインなど
- 当帰（トウキ），3.0 g　　　リグスチリド，パルミチン酸，ベルガプテンなど
- 甘草（カンゾウ），2.0 g　　グリチルリチン，イソフラボン，クマリンなど
- 紅花（コウカ），2.0 g　　　カーサミン，サフロールイエロー，リグナンなど
- 厚朴（コウボク），2.0 g　　α-オイデスモール，β-オイデスモール，マグノロールなど
- 蘇木（ソボク），2.0 g　　　ブラジリン，α-フェランドレン，タンニンなど
- 陳皮（チンピ），2.0 g　　　d-リモネン，ヘスペリジン，シネフリンなど
- 木通（モクツウ），2.0 g　　アケボシド，ヘデラゲニン，オレアノール酸など
- 芒硝（ボウショウ），1.8 g　含水硫酸ナトリウム（$Na_2SO_4 \cdot 2H_2O$），鉄（Fe），ケイ素（Si）など

副作用

（1）重大な副作用

1) 偽アルドステロン症：低カリウム血症，血圧上昇，ナトリウム・体液の貯留，浮腫，体重増加などの偽アルドステロン症があらわれることがあるので，観察（血清カリウム値の測定等）を十分に行い，異常が認められた場合には投与を中止し，カリウム剤の投与などの適切な処置を行うこと．

2) ミオパチー：低カリウム血症の結果としてミオパチーがあらわれることがあるので，観察を十分に行い，脱力感，四肢痙攣・麻痺などの異常が認められた場合には投与を中止し，カリウム剤の投与などの適切な処置を行うこと．

（2）その他の副作用

肝　臓：肝機能異常（AST（GOT），ALT（GPT）の上昇など）（頻度不明）
消化器：食欲不振，胃部不快感，悪心，腹痛，下痢など（頻度不明）

主なエビデンス　臨床系

① 子宮内膜症，月経困難症，更年期障害等

- 假野隆司，日不妊会誌，1985, 30, 367-376.

【不妊期間が5年以上で更年期様不定愁訴を有する卵巣機能不全82例に対して当帰芍薬散，加味逍遙散，桂枝茯苓丸，通導散を1〜3か月，2/3日量投与し，前後のKupperman指数，血中エストラジオール（E_2），プロゲステロン（P），FSH，LH値を調べた．卵巣機能改善作用を判定するために卵巣機能不全を7段階にグレード分類し，投与後の卵巣機能がグレードアップした場合を改善と評価し，不定愁訴に対する著効群（Kupperman指数が投与前の1/2以下になった症例），非著効群別に改善率を計算した．この結果，著効群では当帰芍薬散75.0%，加味逍遙散93.3%，桂枝茯苓丸80.0%，通導散76.9%であり，いずれも非著効群より高率であった．E_2およびP値は著効群ではすべての漢方薬で有意に増加したが，非著効群では投与前後に有意な変化は認められなかった．著効群，非著効群いずれにおいても漢方薬投与前後のFSH，LHレベルには有意な差はなかった．】

- 杉浦正彦 他，産と婦，1984, 51, 1655-1660.

【月経困難症44例を使用目標に合わせて温経湯28例と通導散16例に分け，それぞれ2/3日量，3月経周期にわたり投与した．問診表，スコア表，cornell medical index質問紙からなる調査表を作成し，患者自身に記載させて治療効果をスコア化した．投与前後の症状の変化は平均で，投与前のスコア100%に対して原発性月経困難症57%，続発性月経困難症83%，総計66%と改善が認められ，とくに原発性月経困難症に良好な結果が得られた．温経湯と通導散との間には有意な差はみられなかった．】

② 乳腺症

- 井上雅晴，日東洋医誌，1993, 43, 517-521.

【乳房診，超音波検査，マンモグラフィーの所見から乳腺症と診断され，中間証から実証とされた症例を封筒法で通導散群150例と桂枝茯苓丸群33例に分け，4週間投与した．乳房痛自覚の消失，乳腺腫瘤の消失率を比較した．有効率を症状を主体として分けると，乳房痛は通導散群74%，桂枝茯苓丸群88%，乳腺腫瘤は通導散群37%，桂枝茯苓丸群60%であった．いずれも群間での有効率に有意差はなかった．】

主なエビデンス　症例報告

- 本多達雄 他，漢方と最新治療，1994, 3, 79-83.
  【婦人科領域（月経困難症，下腹痛，腰痛，月経不順，不正子宮出血）で通導散を投与された36例について，主として自己申告による効果判定を行ったところ，著効18例（50.0%），有効14例（38.9%），無効4例（11.1%）であり，有効率は88.9%であった．】

- 假野隆司，産婦の世界，1990, 42, 1097-1102.
  【自律神経失調型更年期障害と診断された125例中23例に体型体格，腹診，自覚症状，便通から判断して通導散を投与した．その結果，のぼせ，冷え性，息切れ，入眠障害，浅眠，易興奮，神経質，うつ気分，頭痛の有効率が高かった．】

- 坂本典一，現代東洋医学，1987, 8, 184-185.
  【脊椎椎体圧迫骨折と診断され入院加療した患者で，通導散の適応がある37例に通導散を投与した．2週間の継続投与で腹部膨満感，便秘，腹痛などの二次的症状はかなり軽減してきたので，その後は通導散2/3日量としてそのまま継続し，3か月を常用期間とした．自覚症状の改善，一次的腰背痛の軽減などについて検討し，著効（疼痛軽減して2週でコルセット装用，日常動作可能なもの）22例，有効（自覚症状，他覚所見ともに4週以上かかり消失したもの）12例，無効（合併症により内科医に転医）3例であった．】

- 坂口裕治 他，皮紀，1985, 80, 243-247.
  【尋常性乾癬患者23例に通導散2/3日量と温清飲2/3日量を分割投与し，前後で皮疹の状態を比較し効果を判定した．また，ステロイド剤外用療法などの既往治療はそのまま継続した．その結果，服用前と同様に増悪，軽快の波があったが，16例では増悪の程度が徐々に改善され，長期的には効果がみられた．著効4例（17%），有効9例（39%），やや有効3例（13%），無効・悪化7例（30%）であり，やや有効以上が70%以上であった．重症度別でみると，軽症例では有効率が低かった．】

主なエビデンス　基礎研究系

① 心臓に対する作用

- Sugiyama, A. et al., Jpn. J. Pharmacol., 2002, 88, 307-313.
  【イヌ血液灌流心臓標本において，心拍の強さと心拍数を用量依存的に増加させ，βブロッカーによりその効果が減弱した．】

② 降圧作用

- 竹村晴夫，漢方医，2000, 24, 265-268.
  【バソプレシンおよびタプシガルギンによる大動脈平滑筋A7r5細胞内Caイオン濃度の上昇を抑制し，バソプレシンによるイノシトール1,4,5三リン酸産生を抑制した．】

③ カルシウムイオン動員作用

- 竹村晴夫，漢方医，1997, 21, 48-50.
  【ボンベシンおよびタプシガルギンによるラットグリオーマC6細胞内カルシウムイオン濃度の上昇を抑制した．】

名前の由来

本方は，主として打撲傷，婦人科疾患および産後の瘀血（静脈系のうっ血，出血などに関連した症候群）に用いられる処方である．処方名の通導とは，この瘀血および瘀血により生じた便秘，尿閉を通じ寛解する働きのあることをいっている．散は，元は散剤であることを示している．

桃核承気湯 （とうかくじょうきとう） 甘 大

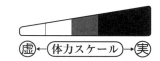

体力が充実し，のぼせやイライラがある人の婦人科疾患，腰痛症，便秘症などに用いられる．

効能または効果

比較的体力があり，のぼせて便秘しがちな人の次の諸症：
月経不順，月経困難症，月経時や産後の精神不安，腰痛，便秘，高血圧の随伴症状（頭痛，めまい，肩こり）

使用目標＝証

体格，体力の充実した人で，瘀血*に伴い，左下腹部に抵抗・圧痛があり（小腹急結**），便秘し，のぼせのある場合に用いる．

1) 頭痛，めまい，不眠，不安，手足の冷えなど精神神経症状を伴う場合
2) 月経不順，月経困難などのある婦人

　＊瘀血（おけつ）：漢方の一概念で，主として婦人科疾患，出血性疾患などに起こり，静脈系のうっ血，出血などに関連した症候群をいう（日本医師会発行，医薬品カードより）．
　＊＊小腹急結（しょうふくきゅうけつ）：左腹部のわき腹を押すと痛みがある腹証．

臨床応用

- 便秘
- 乳腺症
- 月経前症候群
- 月経不順
- 月経困難
- 月経時や産後の精神不安
- 高血圧の随伴症状（頭痛，めまい，肩こり）
- 便秘を伴う炎症性皮膚疾患（ざ瘡，酒さ様皮膚炎，脂漏性皮膚炎，アトピー性皮膚炎，湿疹）
- 焦躁性うつ状態
- 腰痛

味

わずかに甘く特異である

構成生薬

- 桃仁（トウニン），5.0 g　　アミグダリン，24-メチレンシクロアルタノール，β-シトステロールなど
- 桂皮（ケイヒ），4.0 g　　ケイヒアルデヒド，ケイヒ酸，エピカテキンなど
- 大黄（ダイオウ），3.0 g　　センノシド，レイン，ラタンインなど
- 甘草（カンゾウ），1.5 g　　グリチルリチン，イソフラボン，クマリンなど
- 芒硝（ボウショウ），0.9 g　　含水硫酸ナトリウム（$Na_2SO_4 \cdot 2H_2O$），鉄（Fe），ケイ素（Si）など

副作用

（1）重大な副作用

1）偽アルドステロン症：低カリウム血症，血圧上昇，ナトリウム・体液の貯留，浮腫，体重増加などの偽アルドステロン症があらわれることがあるので，観察（血清カリウム値の測定など）を十分に行い，異常が認められた場合には投与を中止し，カリウム剤の投与などの適切な処置を行うこと．

2）ミオパチー：低カリウム血症の結果としてミオパチーがあらわれることがあるので，観察を十分に行い，脱力感，四肢痙攣・麻痺などの異常が認められた場合には投与を中止し，カリウム剤の投与などの適切な処置を行うこと．

（2）その他の副作用

過敏症[注1]：発疹，発赤，搔痒など（頻度不明）

消化器：食欲不振，胃部不快感，腹痛，下痢など（頻度不明）

注1）このような症状があらわれた場合には投与を中止すること．

主なエビデンス 臨床系

① 乳腺症

• 井上雅晴，日東洋医誌，1992, 42, 415-418.

【乳房診，超音波検査，マンモグラフィーの所見から乳腺症と診断された196例を，封筒法で4：1となるように分け，最終的に桃核承気湯群103例と桂枝茯苓丸群22例について4週間後に第一次効果判定を行い，この時点で症状が軽快している症例は有効として治療を終了した．やや改善傾向がみられる症例にはさらに4週間同じ方剤を投与し8週間後に最終効果を判定した．また，第一次効果判定時に全く治療効果が認められなかった症例は無効として治療を終了した．桃核承気湯群と桂枝茯苓丸で有効率を比較したところ，乳房痛のみの症例はそれぞれ94％，83％，乳腺腫瘤のみの症例は46％，40％，乳房痛と乳腺腫瘤を合併した症例では乳房痛にのみ有効が38％，50％，乳腺腫瘤にのみ有効が14％，0％，乳房痛にも乳腺腫瘤にも有効が24％，17％であった．また，有効率に桂枝茯苓丸群との有意差はなかった．】

主なエビデンス 症例報告

• 柴原弘明 他，漢方医，2013, 37, 211-212.

【オピオイド使用中に緩下薬不応性便秘がみられた患者10例に桃核承気湯を投与した．投与前に排便がみられない期間は1〜4日，浣腸や摘便が必要であったのは5例であった．投与後，当日または翌日に排便がみられたのは6例，便が柔らかく形状変化したのは5例であった．10例中，著効6例，有効2例，不変2例で，有効率は80％であった．】

• 磯部哲也 他，東邦医学，2011, 27, 43-48.

【更年期障害，月経前症候群に対して，あらかじめ決めておいた処方パターンに基づいて処方を決定し，1か月以上服用しても症状の改善がみられなかったものを無効とし，「楽になりましたか？」という質問に対して躊躇なくYesと答えた症例を有効とした．その結果，月経前症候群では桃核承気湯投与により13例が改善（有効）し，全体の有効例のうち76.5％であった．】

• 多久島康司，産婦漢方研のあゆみ，2006, 23, 108-111.

【器質的疾患は除外し，原因不明の月経前緊張症と診断された15名に対して桃核承気湯1/3〜1日量を投与

した．次回の月経発来後に著効，有効，やや有効，不変，悪化の判定を行った．東洋医学的診察にて実証9名，虚実中間証6名であり，全例に瘀血を認めた．結果は著効5例，有効5例，やや有効3例，無効2例であった．】

• 渡辺一郎，日東医誌，1995, 45, 557-561.
【外来患者で桃核承気湯投与183例中，効果判定可能な125例（男12例，女113例）について，臨床効果を検討した．その結果，投与例数と有効率は，それぞれ月経困難症64例，82.8%，過多月経47例，74.5%，月経不順18例，55.6%，更年期障害25例，72.0%，高血圧随伴症状29例，69.0%，腰痛22例，59.0%，冷えのぼせ20例，55.0%，しみ13例，38.5%，にきび10例，60.0%，痔核7例，57.1%，アトピー性皮膚炎5例，60.0%であった．】

• 山本泉，皮膚科における漢方治療の現況，1997, 8, 57-65.
【便秘を伴う炎症性皮膚疾患の7施設59例，63疾患を対象とし，桃核承気湯2/3日量で開始し，2週以後適宜増減することとして，4週以上連続投与した．併用薬は内服外用とも可としたが，漢方薬の併用は不可とした．皮膚所見は主な症状（紅斑，掻痒，その他該当する皮膚疾患に特徴的な所見）の推移を4段階評価した．その他の自覚所見は，皮膚症状以外の症状（便秘，赤ら顔，肩こり，足の冷え，月経痛など）の推移を4段階で評価した．その結果，皮膚所見改善度は著明改善16例（27.1%），改善30例（50.9%），軽度改善11例（18.6%），不変2例（3.4%）で改善以上は78.0%と高い改善度を示した．その他の自覚症状改善度は，著明改善21例（35.6%），改善28例（47.4%），軽度改善8例（13.6%），不変2例（3.4%）で改善以上は83.0%と高い改善度を示した．炎症性皮膚疾患63例について皮膚所見とその他の自覚症状の改善度の相関をみると，63例中12例は両者とも著明改善であり，両者が改善以上は63例中49例（77.8%）と便秘だけを目標に使用しても高い有効率を示した．】

• 木村欣一郎，漢方と最新治療，1994, 3, 179-186.
【女性患者のうち，① がっちりした実証タイプ，② 顔色暗赤色，舌色暗赤色，③ 便秘，④ 特異な腹症としての"小腹急結"，⑤ いわゆるのぼせと焦躁性（イライラして落ち着かない）うつ状態，の基準を満たす症例に桃核承気湯を投与した．その結果，著効7例（17.5%），有効24例（60%），無効または脱落例9例（22.5%）であり，治療期間の平均日数は著効約18か月，有効約12か月，無効または脱落例約2か月であった．効果発現期間の平均は約1か月であった．】

主なエビデンス　基礎研究系

① 血液流動性と活性酸素動態に対する作用

石川慎太郎 他，日東洋医誌，2011, 62, 337-346.
【ラットに漢方薬（当帰芍薬散，柴胡加竜骨牡蛎湯，桃核承気湯，桂枝茯苓丸，十全大補湯）を混合飼料で投与して活性酸素動態と血液流動性への影響を観察した．その結果，これらの漢方薬投与群では，抗酸化力が上昇し，血液流動性が亢進した．また，当帰芍薬散，桃核承気湯，桂枝茯苓丸は血小板凝集を減少させた．さらに赤血球浮遊液の流動性は，抗酸化力との間に負の相関を認め，漢方薬の抗酸化作用が赤血球の変形能あるいは粘着性に影響したと推察された．血栓症や塞栓症などの誘因である血液流動性の低下を予防する可能性が示唆された．】

② 血液流動性に対する作用

• Sato, T. *et al.*, *Showa Univ. J. Med. Sci.*, 2008, 20, 21-28.
【ラットに1日1回，1週間連続経口投与することにより，駆瘀血薬である桃核承気湯，当帰芍薬散は血液

流動性を亢進させた.】

③ ホットフラッシュモデルに対する作用

- Noguchi, M. *et al.*, *J. Ethnopharmacol.*, 2009, 126, 96-101.

【卵巣を切除したラットに経口投与することにより，LH-RH または calcitonin gene-related peptide（カルシトニン遺伝子関連ペプチド）により惹起された皮膚温上昇を回復させた．また，卵巣切除による血清エストラジオール濃度の低下と子宮重量の減少には影響しなかった.】

④ 抗アレルギー作用

- 済木育夫，*Medicament News*, 2010, 2016, 7.

【マウスにおける IgE 介在性三相性皮膚反応の病態モデルを用いて，漢方方剤の抗アレルギー作用を検討した．即時相，遅発相，超遅発相の 3 つの相すべてに抑制効果を発現するものとして，桃核承気湯，白虎加人参湯，小青竜湯などがあることが確認された.】

⑤ 腸内細菌増殖抑制作用

- 袴塚高志 他，漢方処方製剤の安全性及び同等性の評価並びに生薬の品質確保と国際調和に関する研究 平成 21 年度 総括・分担研究報告 厚生労働科学研究費補助金（医薬品・医療機器等レギュラトリーサイエンス総合研究事業）分担研究報告書，2010, 125-141.

【*in vitro* 培養した腸内細菌 *Clostridium perfringens* を用い，顕微鏡観察画像における細菌占有面積より細菌増殖度を計測したところ，黄連解毒湯，乙字湯，桂枝加芍薬大黄湯，三黄瀉心湯，大黄甘草湯，大黄牡丹皮湯，大柴胡湯，桃核承気湯，麻子仁丸などが顕著に増殖を抑制することがわかった．また，その構成生薬による検討により，*C. perfringens* は大黄に対する感受性が極めて高いことが判明した.】

名前の由来

本方は，調胃承気湯に桂皮と桃仁を加えたものである．桃仁と桃核とは同じ意味で，桃の種子を含む内果皮のことをいう．承気とは気をめぐらすという意味で，ここでは腸の機能を活発にし排便を促すことを指している．処方名はこの作用に由来する．

当帰芍薬散
とうきしゃくやくさん

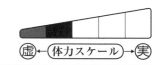

比較的体力の低下した女性の婦人科疾患に幅広く用いられる．

効能または効果

筋肉が一体に軟弱で疲労しやすく，腰脚の冷えやすい人の次の諸症：
貧血，倦怠感，更年期障害（頭重，頭痛，めまい，肩こりなど），月経不順，月経困難，不妊症，動悸，慢性腎炎，妊娠中の諸病（浮腫，習慣性流産，痔，腹痛），脚気，半身不随，心臓弁膜症

使用目標＝証

比較的体力の低下した成人女子に用いられることが多く，一般に冷え症で貧血傾向があり，性周期に伴って軽度の浮腫，腹痛などを呈する場合に用いる．

1) 全身倦怠感，四肢冷感，頭痛，めまい，耳鳴り，肩こり，心悸亢進などの症状を訴える場合
2) 無月経，過多月経，月経困難など，月経異常のある婦人

臨床応用

- 動悸
- 慢性腎炎
- 頭痛
- 更年期障害
- 月経不順
- 月経困難
- 月経前症候群
- 子宮筋腫の臨床症状
- 排卵障害
- 妊娠中の諸症（浮腫，習慣性流産，痔，腹痛，皮膚疾患の悪化など）
- 塩酸リトドリンの副作用（切迫早産）
- FSH 分泌を促進（体外受精-胚移植治療周期）
- じんま疹
- アトピー性皮膚炎
- 尋常性ざ瘡
- 脱毛
- 膠原病の手足の冷え・むくみ
- 嗅覚障害
- 貧血
- アルツハイマー型認知症の周辺症状
- 脳血管障害後遺症
- 骨塩量減少症
- 術後の循環状態の改善

味

わずかに渋い

構成生薬

- 芍薬（シャクヤク），4.0 g　　ペオニフロリン，アルビフロリン，ペオニフロリゲノンなど
- 蒼朮（ソウジュツ），4.0 g　　アトラクチロジン，ヒネソール，β-オイデスモールなど
- 沢瀉（タクシャ），4.0 g　　アリソール A,B,C，アリスモール，カリウム塩など
- 茯苓（ブクリョウ），4.0 g　　エブリコ酸，パヒマン，エルゴステロールなど
- 川芎（センキュウ），3.0 g　　クニジリド，センキュノリド，リグスチリドなど
- 当帰（トウキ），3.0 g　　リグスチリド，パルミチン酸，ベルガプテンなど

副作用

過敏症[注1]：発疹，搔痒など（頻度不明）

肝　臓：肝機能異常（AST（GOT），ALT（GPT）などの上昇）（頻度不明）

消化器：食欲不振，胃部不快感，悪心，嘔吐，腹痛，下痢など（頻度不明）

注1）このような症状があらわれた場合には投与を中止すること．

主なエビデンス　臨床系

① 更年期障害

• Pan, B. *et al.*, *Gynecol. Obstet. Invest.*, 2004, 57, 144-148.

【更年期症状に対する効果を漢方薬（当帰芍薬散，加味逍遙散，桂枝茯苓丸の単独あるいは2剤併用）投与群18例とホルモン補充療法（hormone replacement therpy；HRT）を行った16例で比較した結果，漢方薬投与群はすべての更年期症状（ホットフラッシュ，汗をかきやすい，四肢の冷え，心臓の不快感，睡眠障害，過敏性，うつ，頭痛，疲労，肩こり・腰痛）が治療前後で有意に改善したが，HRT群では治療前後で四肢の冷え，睡眠障害，肩こり，腰痛，疲労に有意な改善がなかった．】

• 寒川慶一 他，治療学，1994, 28, 57-62.

【(1) 更年期障害と診断され通院した113例を対象とし，封筒法によりコウジン末群（6 g/ 日）83例，当帰芍薬散群30例，併用群（コウジン末6 g/ 日および当帰芍薬散）61例に分けて比較した．その結果，当帰芍薬散群（10.0%）に比べ，コウジン末群（18.1%）または併用群（19.7%）では有意に著明改善例が多かった（p < 0.05）．中等度改善例においては，それぞれの単独投与（33.3%，28.9%）に比べ併用群（47.5%）ではその比率が高かった（p < 0.01）．

(2) 不定愁訴を有するが，受診に至らない更年期女性124例を対象とし，封筒法によりコウジン末3群（3 g/ 日）36例，コウジン末6群（6 g/ 日）20例，当帰芍薬散群34例，併用群（コウジン末3 g/ 日および当帰芍薬散）34例に分けて比較した．その結果，コウジン末単独投与では，コウジン末3群がコウジン末6群よりも有効率が高い傾向がみられた．コウジン末6群（5.0%）に比べ併用群（32.4%）では著明改善例が著明に増加したが，症例数が少なく有意差はなかった．】

② 月経困難

• Kotani, N. *et al.*, *Am. J. Chine. Med.*, 1997, 25, 205-212.

【1年以上，月経困難症を有していて，気虚スコア30点以上であり，陰スコア30点以上，瘀血スコア30点以上の女性のうち，整形外科的異常を認めず，低用量ピルおよび抗不安薬を服用していない女性40例を，二重盲検法により当帰芍薬散群20例とプラセボ群20例に分け，比較検討した．月経周期2サイクルの観察期間をおき，引き続いて治療期間を2サイクル，フォローアップ期間を2サイクルの計6サイクル（半年間）観察し，visual analog scale（VAS）および，ジクロフェナクナトリウムの使用量で評価した結果，当帰芍薬散群は有意に月経困難症が改善した（p < 0.01）．】

③ 子宮筋腫の臨床症状

• Akase, T. *et al.*, 薬誌，2003, 123, 817-824.

【低色素性貧血を有する子宮筋腫のある女性23例を，当帰芍薬散群10例と経口鉄剤投与群（1〜2錠 / 日）13例で比較した結果，当帰芍薬散群は経口鉄剤群に比べて，臨床症状のうち冷え，顔面蒼白，スプーン状爪，めまいが有意に改善し，副作用もなかった．】

④ 排卵障害

- 安井敏之 他，日不妊会誌，40, 1995, 83-91.
【稀発月経，無排卵周期症および第一度無月経の患者を対象とし，封筒法によりクロミフェン単独投与群52例とクロミフェン・当帰芍薬散併用群41例に分け比較した．クロミフェン単独投与群は月経または消退出血開始5日目から50 mg/日を5日間投与し，排卵しなければ1周期毎に100 mg/日，150 mg/日と増量した．クロミフェン・当帰芍薬散併用群では，単独群と同様にクロミフェンの増量を行い，さらに月経または消退出血開始2日目から当帰芍薬散を28日間投与した．なお妊娠が成立しない限り，原則として両群とも3周期以上の治療を行った．排卵率は単独群では，症例別で86.5%（45/52），周期別で72.6%（138/190），併用群では症例別で87.8%（36/41），周期別で70.0%（98/140）であり，両群間に有意差を認めなかった．妊娠率は単独群で21.2%（11/52），併用群では34.1%（14/41）であり両群間に有意差を認めなかったが，併用群のほうが妊娠率が高い傾向がみられた．初めて妊娠した周期は，単独群で3.82周期目，併用群では1.83周期目と併用群において有意に早期に妊娠が成立した（p < 0.05）．排卵前期のプロゲステロン値およびプロゲステロン／エストラジオール（P/E）比は，いずれも併用群が単独群よりも有意に低値であった（各p < 0.01）．黄体中期のプロゲステロン値は，いずれも投与前よりも有意に増加し（各p < 0.01），併用群が単独群より高い傾向があったが，有意差はなかった．】

- 水野正彦 他，産と婦，1992, 59, 469-480.
【切迫早産（妊娠24週0日〜37週0日未満）と診断され，頸管開大度3.5 cm未満，展退度80%未満であった147例を前投与群78例：当帰芍薬散を塩酸リトドリン（UT）投与開始前または開始と同時に投与，後投与群69例：当帰芍薬散をUTによる副作用出現後開始の2群に分けて検討した．その結果，後投与群に比べ前投与群では，UT滴下速度を有意に高めることができた．UT投与1時間での子宮収縮抑制が，前投与群では有意に強かった．切迫早産主要症状の変化には両群間に有意な差はみられなかった．UT投与による心悸亢進は，投与2時間後に前投与群では20%以上に認められなかったが，後投与群では10%未満となり，有意差（p < 0.0001）がみられた．心拍増加，震戦，血圧下降，頭痛，顔面紅潮についても同様に有意差を認めた．満期分娩症例は，前投与群で71.8%，後投与群で62.5%であった．分娩形式，新生児所見，産褥期所見に関して両群に差はなかった．】

⑤ FSH分泌を促進（体外受精―胚移植治療周期）

- 藤井俊策 他，産婦漢方研のあゆみ，1997, 14, 121-125.
【不妊症と診断され，GnRH agonist-long protocolでヒト閉経期尿性ゴナドトロピン（hMG）による卵巣刺激法での体外受精-胚移植を行った93例を当帰芍薬散群と非投与群で比較した．その結果，卵巣刺激剤のhMG投与日数，総投与量，最終hMG投与時点の子宮内膜厚，採卵数，受精卵数，受精率に両群で差はなかった．移植胚数は当帰芍薬散群で多い傾向があった．採卵当たりの移植キャンセル数は当帰芍薬散群で少ない傾向がみられた．採卵あたりの妊娠率，妊娠当たりの流産率には両群で差がなかった．血中エストラジオール濃度は，当帰芍薬散群で治療周期を通して比較的高値であった．プロラクチン，プロゲステロン濃度，P/E比には有意差はなかった．血中FSH濃度は採卵時点で当帰芍薬散群で有意（p < 0.01）に高値を示した．】

⑥ 嗅覚障害

- 志賀英明 他，日鼻誌，2010, 49, 72-73.
【日本鼻科学会嗅覚検査検討委員会が提唱する治療開始時T & Tオルファクトメーターによる障害の程度が中等度以上で，ステロイド点滴を行っていた嗅覚障害患者の治療成績85例と当帰芍薬散投与症例46例との治療成績を比較した．感冒罹患後症例においては，軽快と治癒を合計した改善率には両群に差を認めずほ

ほ7割程度の改善率であったが，治癒率では当帰芍薬散投与症例で54％と有意に高い効果を示したのに対して，ステロイド点鼻群では治癒にまで至った症例は24％であった（p＜0.001）.】

⑦ 脳血管障害後遺症

- Goto H., *et al.*, *Evid. Based Complement. Alternat. Med.*, 2009, 1-6, doi：10.1093/ecam/nep026.
【脳出血，脳梗塞，くも膜下出血，およびそれら脳病変部位による麻痺の診断を受けて入院中の，急性期を過ぎた患者31例（脳梗塞23例，脳出血7例，くも膜下出血1例）に対し，当帰芍薬散群（12か月）とコントロール群（当帰芍薬散非投与）で比較した．その結果，コントロール群が指の機能や膝の伸展など複数の脳卒中機能障害評価法においてスコアが悪化した（p＜0.05）のに対して，当帰芍薬群では悪化しなかった．機能的自立度評価表においても同様の傾向を示し，コントロール群が悪化するのに対して当帰芍薬散群では悪化が防止された．】

⑧ 骨塩量減少症

- 太田博明 他，産婦漢方研のあゆみ，1990, 7, 65-70.
【Microdensitometry 法総合評点が4点以上を示した卵巣摘出後骨塩量減少症と診断された30例をA群：アルファカルシドール（1.0 μg/ 日）6例，B群：アルファカルシドール（1.0 μg/ 日）＋桂枝茯苓丸6例，C群：アルファカルシドール（1.0 μg/ 日）＋当帰芍薬散6例，D群：薬物の投与なく経過観察のみ12例で検討した．その結果，B群はA群やD群に比べて有意（p＜0.05）に骨塩量が増加した．しかし，C群との間に差はなかった．C群は骨皮質幅指数において，A群やD群に比べて増加の印象があったが，有意差はなかった．】

⑨ 術後の循環状態の改善

- 高木俊二，和漢医薬誌，1992, 9, 32-39.
【胆嚢結石症または胆嚢ポリープのために胆嚢摘出術を行った患者29例（すべて女性）を五苓散群6例，当帰芍薬散群6例，小柴胡湯群6例，コントロール群（継続的薬物の服用を行わなかった群）11例で比較した．漢方薬はいずれも術前の5～6日投与した．その結果，尿中 PGE1 排泄量は全経過を通じて各方剤群とコントロール群で有意差を認めなかった．尿中6ケト PGF1α 排泄量は五苓散群で術後1, 5～7日目に（p＜0.05），当帰芍薬散群で術後1, 3～7日目に有意に高値を呈した（p＜0.02-0.001）．小柴胡湯群はコントロール群と有意差はなかった．また，五苓散群と当帰芍薬散群に有意差はなかった．】

主なエビデンス　症例報告

- 高松潔 他，産婦漢方研のあゆみ，2006, 23, 35-42.
【更年期障害で通院した女性（170例）に対して慶応式中高年健康維持外来調査票（精神的症状11項目，身体的症状29項目）を用いて調査した．（1）当帰芍薬散（23例），加味逍遙散（23例），桂枝茯苓丸（24例）を投与した群（70例）と HRT 群（100例）を比較すると，総合的効果では漢方療法と HRT は同等であった．（2）当帰芍薬散群，加味逍遙散群，桂枝茯苓丸群を比較すると3群間に効果の差はなかった．症状別の検討では，当帰芍薬散は動悸，興奮しやすい，ゆううつなどに効果が高く，加味逍遙散は神経質，イライラ，不安感などの精神症状に効果が高かった．桂枝茯苓丸は夜間覚醒，無気力，めまいなどに高い効果を示した．】
- 武市和之 他，産婦漢方研のあゆみ，2007, 24, 24-28.
【月経困難症患者のうち小山らの「虚実質問表」により虚証群と判定された22例に当帰芍薬散を投与し，月経開始5日前から月経終了まで芍薬甘草湯を併用し，月経痛の程度を VAS で評価した．その結果，著効 10/22（45.5％），有効 10/22（45.5％），不変 2/22（9.1％）であった．また，月経痛の VAS 値は開始時 85.0

± 13.0 から 51.9 ± 19.9 と有意に低下した（p ＜ 0.01）.】
- 島田久美 他, 日本味と匂学会誌, 1997, 4, 339-340.

   【嗅覚障害患者のうち当帰芍薬散を投与した症例で 2 か月以上経過を追えた 19 例（感冒後 14 例, 原因不明 3 例, 阪神淡路大震災後出現例 2 例）において, 自覚的改善度は 11 例（57.9%）, 嗅覚検査の改善は 9 例（47.3%）で, この 9 例は自覚的にも改善しており, 全体の有効率は 47.3% であった.】
- 内田淳 他, 頭頸部自律神経, 2009, 23, 20-21.

   【静脈性嗅覚検査, 基準嗅力検査, 副鼻腔 CT 検査, 嗅裂部内視鏡検査を施行した症例のうち, 副腎皮質ホルモンの点鼻療法に抵抗し漢方治療を施行した 97 例（男性：32 例, 女性：65 例）を対象とした. 当帰芍薬散群 31 例, 人参養栄湯群 66 例で, 当帰芍薬散群は約 43% の症例が治癒または軽快し, 人参養栄湯群は約 26% が治癒または軽快した. 原因別に評価すると感冒罹患後症例では約 36% の症例が治癒または軽快, 原因不明症例では約 25% の症例が軽快した.】

主なエビデンス　基礎研究系

① ホルモンに対する作用
- 小山嵩夫 他, 産婦漢方研のあゆみ, 1989, 6, 76-82.

   【雌幼若ラットに飲水投与したところ, 子宮重量および子宮のエストロジェンレセプター数が増加した. この作用は卵巣摘出モデルにおいては認められなかった.】

② 排卵誘発作用
- 小山嵩夫 他, 産婦漢方研のあゆみ, 1989, 6, 76-82.

   【雌幼若ラットに飲水投与し, hMG を投与したところ, hMG 単独投与に比べ排卵率が増加した.】

③ 妊娠ラットに対する作用
- Watanabe, K. *et al.*, *Acta. Med. Biol.*, 1989, 37, 91-95.

   【妊娠した高血圧自然発症ラットに飲水投与したところ, 胎盤血流および胎児体重の低下が抑制された.】

④ 更年期障害に対する作用
- Iizuka, S. *et al.*, *Meth. Find. Exp. Clin. Pharmacol.*, 1998, 20, 39-46.

   【卵巣摘出マウスに経口投与したところ, ストレス負荷によるペントバルビタールナトリウム誘発睡眠時間短縮が抑制された.】

⑤ 子宮に対する作用
- 櫛引美代子 他, 和漢医薬誌, 2000, 17, 170-172.

   【ラットに当帰芍薬散を経口投与して 3 時間後に採血した血清をラット摘出子宮筋に用いて検討したところ, PGF_{2a} 誘発収縮強度を抑制した（*in vitro*）.】

名前の由来

6 種の構成生薬のうちの, 主薬である当帰と芍薬の名を取って当帰芍薬散と名付けられた. 古くは, 華奢で色白の女性が当帰芍薬散の適応になりやすいことから, 「当芍美人」という表現があった.

女神散 (にょしんさん) 甘

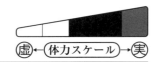

比較的体力がある人の更年期障害や抑うつ傾向に用いられる．

効能または効果

- のぼせとめまいのあるものの次の諸症：
  産前産後の神経症，月経不順，血の道症

使用目標＝証

体力中等度あるいはそれ以上の人で，のぼせとめまいがあり，不安，動悸，精神不安，不眠，頭痛などの精神神経症状がある場合に用いる．

1）慢性で多彩な症状を訴える場合
2）性周期に伴ってあるいは産前産後に症状を訴える場合

臨床応用

- 更年期障害
- 塩酸リトドリン点滴による動悸，熱感
- 更年期の不眠を中心とした精神神経症状
- 抑うつ状態

味

- わずかな甘味を帯びて特異である

構成生薬

- 香附子（コウブシ），3.0 g　　　α-シペロン，シペロール，シペレンなど
- 川芎（センキュウ），3.0 g　　　クニジリド，センキュノリド，リグスチリドなど
- 蒼朮（ソウジュツ），3.0 g　　　アトラクチロジン，ヒネソール，β-オイデスモールなど
- 当帰（トウキ），3.0 g　　　リグスチリド，パルミチン酸，ベルガプテンなど
- 黄芩（オウゴン），2.0 g　　　バイカリン，バイカレイン，オウゴノシドなど
- 桂皮（ケイヒ），2.0 g　　　ケイヒアルデヒド，ケイヒ酸，エピカテキンなど
- 人参（ニンジン），2.0 g　　　ギンセノシド Rg, Rb$_{1\sim3}$, Rc, Rd，β-エレメン，パナキシノールなど
- 檳榔子（ビンロウジ），2.0 g　　　アレコリン，グバシン，アレカイジン，アレカタンニン類など
- 黄連（オウレン），1.0 g　　　ベルベリン，パルマチン，マグノフロリンなど
- 甘草（カンゾウ），1.0 g　　　グリチルリチン，イソフラボン，クマリンなど
- 丁子（チョウジ），1.0 g　　　オイゲノール，チャビコール，オイゲニインなど
- 木香（モッコウ），1.0 g　　　アプロタキセン，コスツノリド，デヒドロスツスラクトンなど

副作用

（1）重大な副作用

1）偽アルドステロン症：低カリウム血症，血圧上昇，ナトリウム・体液の貯留，浮腫，体重増加などの偽アルドステロン症があらわれることがあるので，観察（血清カリウム値の測定など）を十分に行い，異常が認められた場合には投与を中止し，カリウム剤の投与などの適切な処置を行うこと．

2）ミオパチー：低カリウム血症の結果としてミオパチーがあらわれることがあるので，観察を十分に行い，脱力感，四肢痙攣・麻痺等の異常が認められた場合には投与を中止し，カリウム剤の投与などの適切な処置を行うこと．

3）肝機能障害，黄疸：AST（GOT），ALT（GPT），Al-P，γ-GTP などの著しい上昇を伴う肝機能障害，黄疸があらわれることがあるので，観察を十分に行い，異常が認められた場合には投与を中止し，適切な処置を行うこと．

（2）その他の副作用

過敏症[注1]：発疹，発赤，搔痒，じんま疹など（頻度不明）

消化器：食欲不振，胃部不快感，悪心，下痢など（頻度不明）

注1）このような症状があらわれた場合には投与を中止すること．

主なエビデンス　症例報告

① 更年期障害

- 坂本忍，漢方医学，2004, 28, 168-171.

【更年期障害で通院し，最初から漢方療法を希望した5名（A群），HRT（ホルモン補充療法）から他療法への変更を希望した6名（B群）を対象とし，女神散1日7.5 g を3回に分けて食間投与した．B群では，簡略更年期指数が7か月間で3分の1に下降し，その後の12か月間簡略更年期指数は低値を維持し治療終了へと向かった．一方，A群では，簡略更年期指数が7か月間で2分の1に下降した．】

② 塩酸リトドリン点滴による動悸，熱感

- 佐藤泰昌 他，漢方医学，2011, 35, 271-274.

【塩酸リトドリン点滴開始により，動悸，熱感を訴えた切迫早産患者（前期破水患者を除く）を女神散7.5 g/日投与群（11例）と非投与群（10例）に分類し，点滴開始当日と翌日の動悸，熱感の自覚症状についてVAS（visual analog scale）を用いて評価・解析を行った．なお，年齢，妊娠週数，塩酸リトドリンの投与量について，両群間に差を認めなかった．動悸，熱感ともに女神散群でVAS改善幅は有意な改善を認めた．】

③ 更年期の不眠を中心とした精神神経症状

- 赤松達也 他，産婦人科漢方研究のあゆみ，2001, 18, 14-20.

【閉経前の更年期不定愁訴のうち，精神神経症状，とくに不眠の改善を目的に女神散，および抑肝散加陳皮半夏の効果を検証した．対象は40歳以上の正常月経周期を有する患者である．女神散では更年期指数，抑鬱尺度，睡眠調査票，状態不安検査で投与8週目に有意な点数の減少を示した．抑肝散加陳皮半夏では，抑鬱尺度には有意差はみられなかったが，その他は投与8週目に有意な点数の減少を認めた．患者の性格的な不安である特性不安では有意な改善はみられず，いずれも今抱えているストレス，心配事をうまく消化吸収し，その結果不眠も改善した状態が窺えた．また，血中ホルモン値では，コレステロールだけが有意差はみられないものの，両剤とも減少傾向を示し，不安やストレスの軽減が推察された．】

女神散　201

④ 更年期障害

- 水野鳳子 他, 産婦人科漢方研究のあゆみ, 2003, 20, 95-100.

  【女神散による更年期障害の改善効果を三大漢方婦人薬（当帰芍薬散, 加味逍遙散, 桂枝茯苓丸）と比較検討した. 女神散は三大漢方婦人薬と比較して, 無効症例が多く, 効果がある症例とあまり効果が認められない症例がはっきりしていた. 各症例における有効症状数と無効症状数の差を検討した. 女神散ではこの差が大きく, 有効な症例ではとくに高い効果を示すことが示唆された. 普通体重とされる BMI 18.5 以上, 25 未満に限って検討し, 三大漢方婦人薬は有意差を認めなかったのに対し, 女神散では比較的高い有意な相関を示した.】

⑤ 抑うつ状態

- 手塚隆夫 他, 日本東洋心身医学研究会誌, 1992, 7, 106-110.

  【抑うつ状態を呈しているものに対して中医学的弁証を行った 10 症例（うつ病 6 例, 神経症性うつ病 4 例）を選び, 女神散 7.5 g/日をあらかじめ服用している向精神薬に追加投与することで初診時の症状に改善がみられるかどうかを調べた. 女神散投与期間は 2〜20 か月（平均 9.6 か月）で全症例が女神散投与以前に抗うつ薬や抗不安薬などの投与を受けていた. なお, 効果の判定には R.S.D. 患者用（東京医科大学式）を用いた. その結果, 有効率 80％であった.】

主なエビデンス　基礎研究系

① **女性生殖器およびホルモン感受性腫瘍に対する作用**

- 渡辺浩二, 上原記念生命科学財団研究報告集, 2007, 21, 99-101.

  【女神散を含む更年期頻用漢方処方がエストロゲン受容体 α および β に直接結合してアゴニストあるいはアンタゴニスト作用を示すことが明らかとなった. また, 女神散を含む更年期頻用漢方処方を経口投与した閉経モデルマウスの子宮重量増加に影響がないことが確認された.】

② **エストロゲン様作用**

- 王澤蘊 他, 産婦人科漢方研究のあゆみ, 2015, 32, 16-20.

  【女神散を含む更年期障害の処方漢方薬 5 種およびそれらの代謝物のエストロゲン活性を測定した. その結果, 加味逍遥散, 温経湯, 女神散に顕著な β 型エストロゲン活性があること, さらにこれらの肝 S9 代謝物の β 型エストロゲン活性が代謝前と比較して増加したことから体内での代謝後に生じる代謝物がエストロゲン作用を増大することが示唆された.】

③ **更年期障害頻用漢方薬のエストロゲン受容体 α および β への活性**

- Watanabe, K. *et al., J. Trad. Med.*, 2006, 23, 203-207.

  【女神散を含む更年期障害頻用漢方薬がエストロゲン受容体 α および β に直接作用するか検討した. その結果, 女神散はエストロゲン受容体 α および β 両方に作用することがわかった.】

④ **卵巣摘出後に薬物処理されたマウスの脳内神経伝達物質に及ぼす女神散の影響**

- 伊藤忠信, 漢方と最新治療, 2000, 9, 49-58.

  【女神散は大脳皮質, 視床下部, 線条体, 海馬において, 部位特異性は認められるものの, マウスの脳内モノアミン関連物質, コリンおよび一部のアミノ酸含有量に対して影響を及ぼすことが認められた. 血管運動神経系の機能異常や, 精神・神経機能異常を引き起こすと考えられるクロニジン, イソプロテレノール, プレドニゾロン, テトラベナジンの併用処置によるアミノ酸含有量の増大を抑制したことから, 中枢神経系の機能を調節する作用を有することが示唆された.】

名前の由来

本方は，元は安栄湯と呼ばれていたが，婦人の血証（血の道症）に用いて特効があるため，女神散と名付けられたと，命名者である浅田宗伯の著作『勿誤薬室方函口訣』に記されている．

人参湯 甘

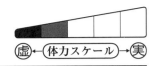

消化吸収機能低下による栄養障害と生体機能低下状態にある人に用いる．

効能または効果

体質虚弱の人，あるいは虚弱により体力低下した人の次の諸症：
急性・慢性胃腸カタル，胃アトニー症，胃拡張，悪阻（つわり），萎縮腎

使用目標＝証

比較的体力の低下した冷え症の人で，食欲不振，胃部停滞感，下痢など胃腸機能が低下している場合に用いる．
1) 胃腸虚弱，倦怠感，尿が希薄で量が多い，口中にうすい唾液がたまるなどの症状を伴う場合
2) 腹部が軟弱無力で振水音のある場合

臨床応用

- 慢性胃炎
- 慢性腎不全（大黄甘草湯併用）
- 乳児の流涎
- 放射線照射による口腔乾燥症
- 老年期うつ病

味

辛い

構成生薬

- 乾姜（カンキョウ），3.0 g　　6-ショーガオール，6-ジンゲロール，α-ジンギベレンなど
- 甘草（カンゾウ），3.0 g　　グリチルリチン，イソフラボン，クマリンなど
- 蒼朮（ソウジュツ），3.0 g　　アトラクチロジン，ヒネソール，β-オイデスモールなど
- 人参（ニンジン），3.0 g　　ギンセノシド Rg,Rb$_{1\sim3}$,Rc,Rd，β-エレメン，パナキシノールなど

禁忌（次の患者には投与しないこと）

1. アルドステロン症の患者
2. ミオパチーのある患者
3. 低カリウム血症のある患者
[1～3：これらの疾患および症状が悪化するおそれがある．]

副作用

（1）重大な副作用

1) 偽アルドステロン症：低カリウム血症，血圧上昇，ナトリウム・体液の貯留，浮腫，体重増加などの偽アルドステロン症があらわれることがあるので，観察（血清カリウム値の測定など）を十分に行い，異常が認められた場合には投与を中止し，カリウム剤の投与などの適切な処置を行うこと．

2) ミオパチー：低カリウム血症の結果としてミオパチーがあらわれることがあるので，観察を十分に行い，脱力感，四肢痙攣・麻痺などの異常が認められた場合には投与を中止し，カリウム剤の投与などの適切な処置を行うこと．

（2）その他の副作用

過敏症[注1]：発疹，じんま疹など（頻度不明）

注1）このような症状があらわれた場合には投与を中止すること．

主なエビデンス　臨床系

① 老年期うつ病

- 尾崎 哲，薬事新報，1996, 1217-1219.

【食欲不振を伴った老年期うつ病と診断された患者10例に人参湯を投与した．この結果，2週後で抑うつ気分は，全例軽度改善であった．その他に，不安感の軽度改善が（3/10例）であった．以上の結果は，4週後でもほぼ同様となった．ハミルトンのうつ病評価尺度で評価した結果，投与前の評価点は 19.9 ± 2.23（n = 10）で，投与後の評価点は 15.4 ± 2.48 となり，有意差（p < 0.01）を認めた．】

主なエビデンス　症例報告

- 若狭一夫，漢方診療，1986, 5, 28-30.

【上腹部痛，胸やけ，げっぷ，嘔気，嘔吐，食欲不振，胃部停滞感，胃部の不定愁訴が持続し，一方，レントゲン，内視鏡および一般的な臨床検査で，胃，十二指腸，肝，胆，膵等に明らかな異常所見がみられない症例を慢性胃炎と診断し，その中で明らかに虚証と考えられる9例に人参湯を投与した．治療成績は，有効4例，やや有効2例，無効3例で，有効，やや有効を合わせた有効率は 6/9（67%）であった．】

- 竹川佳宏，日医師会誌，1995, 113, RK417-RK420.

【3年間，放射線科にて治療した23例を対象として人参湯を 2/3〜1 日量を食前30分に服用させた．放射線治療は外部照射として ^{60}Co-γ線を 20 Gy 毎日の単純分割照射した．4週目判定でやや改善が10例（43.5%），不変が13例（56.5%）であった．漢方投与開始2〜8か月，平均4.8か月で長期判定を行い，著明改善2例（8.7%），改善5例（21.7%），やや改善10例（43.5%），不変6例（26.1%）であった．】

- 西尾正一 他，泌紀，1988, 34, 1837-1840.

【慢性腎不全と診断された中で透析療法を導入する前の患者15例を対象とした．原疾患は慢性糸球体腎炎が12例と多く，嚢胞腎，腎結核，糖尿病性腎症はそれぞれ1例ずつであった．人参湯，大黄甘草湯をそれぞれ3か月以上投与を原則とした．自覚症状，血液所見の両面から判断した有効性は，投与初期（1か月）の有効性80.0%に比して，後期（6〜18か月）では60.0%と低下した．副作用や内服後の患者の反応なども考慮した投与初期の有用性80.0%に比して，後期では66.7%であった．】

- 柳原憲一，漢方免疫アレルギー，2005, 18, 95-102.

【「よだれ」の流出による顔面の突出部位における浸潤性紅斑で，従来の外用剤で1か月以上治療しても改善がみられず当院を受診した患児10例を対象として，経母乳的な人参湯投与による効果について検討した．母親に人参湯（食間 2/3 日量，眠前 1/3 日量）を投与する経母乳的漢方治療と，外用剤としてマイルドステロイド軟膏と亜鉛華軟膏1対1の混合を1日1回，ヘパリン類似物質含有の保湿剤を顔面，頸部に1日2回の併用治療を行った．人参湯治療開始後，3〜4日あるいは1週間後に著明なよだれの減少傾向が認められた．】

主なエビデンス 　基礎研究系

① 血糖値改善および摂餌・摂水量の増加抑制

- Kobayashi, T. *et al*., 和漢医薬誌, 1999, 16, 72-78.

【ストレプトゾトキシン（STZ）少量頻回投与（MDSTZ）誘発糖尿病マウスに対する人参湯の影響を検討した．実験群には人参湯を STZ 投与 1 日目から経口自由摂取させた．人参湯投与群の血糖値は，投与 14 日および 21 日目に，対照群と比較し有意に低い値を示した．人参湯投与群においては，糖尿病の発症による摂餌・摂水量の増加が抑制されたにも関わらず，体重の減少は抑制され，正常群とほぼ同じレベルで推移した．脾臓 CD4$^+$リンパ球の細胞内サイトカインの検討では，人参湯が IFN-γ 産生細胞の増加を有意に抑制した．】

② 糖尿病発症抑制

- Kobayashi, T. *et al*., *Microbiol. Immunol*., 2000, 44, 299-305.

【糖尿病の遺伝的背景を持つ NOD マウスに人参湯を 6 週齢から経口投与した．対照群の NOD マウス群は，14 週から高血糖を発症し，30 週で 10 匹中 7 匹が糖尿病になった．一方，人参湯群は 30 週齢でも 10 匹中 2 匹しか発症しなかった．人参湯は 16 週目頃から明らかに NOD マウスの糖尿病発症を阻止する活性がみられた．糖尿病を発症していない NOD マウスの血糖値を比べてみると，対照群は 150 mg/dL と境界型であるのに対し，人参湯経口投与マウスの血糖値は 100 mg/dL と明らかに上昇が抑えられていた．】

③ ストレス潰瘍抑制効果

- 渡辺和夫 他, 漢方医, 1982, 6, 10-17.

【マウスのストレス潰瘍に対する効果を検討したところ，人参湯はストレス潰瘍に対し高い有効性を示した．人参湯の皮下投与で 3 g/kg で 50％の抑制効果を示した．】

④ 精子運動延長作用

- 田代眞一, 産婦漢方研のあゆみ, 1993, 32-39.

【人参湯にヒト精子を添加し，その運動率の変化を経時的に検討した．弱いながらも人参湯が有意に精子運動を延長させる作用を持つことが示された．ブドウ糖を添加した群では精子運動への影響を全く認めなかった．】

名前の由来

主薬は人参であり，それを取って処方名としたものである．理中湯とも呼ばれている．

人参養栄湯 甘

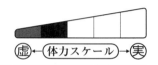

悪性腫瘍や難治性疾患などの大病で体力が低下した人の栄養状態改善や免疫賦活などに用いる．

効能または効果

病後の体力低下，疲労倦怠，食欲不振，ねあせ，手足の冷え，貧血

使用目標＝証

病後・術後あるいは慢性疾患などで疲労衰弱している場合に用いる．
1) 全身倦怠感，顔色不良，食欲不振などを伴うことが多い
2) 慢性疾患で，微熱，悪寒，咳嗽などを伴う場合

臨床応用

- 術後患者の免疫能回復
- 放射線療法との併用に伴う副作用軽減など
- 高齢者の不定愁訴
- 薬剤性口腔内乾燥症
- 男性不妊症
- アルツハイマー型認知症
- がん化学療法との併用に伴う副作用軽減など
- 貧血
- COPD*の2次感染予防
- C型慢性肝炎
- レイノー現象

  * COPD = chronic obstructive pulmonary disease 慢性閉塞性肺疾患

味

渋くて甘い

構成生薬

- 地黄（ジオウ）4.0 g　　カタルポール，アクテオシド，マンニトールなど
- 当帰（トウキ）4.0 g　　リグスチリド，パルミチン酸，ベルガプテンなど
- 白朮（ビャクジュツ）4.0 g　　アトラクチロン，ジアセチルアトラクチロジオール，アトラクタンA,B,Cなど
- 茯苓（ブクリョウ）4.0 g　　エブリコ酸，パヒマン，エルゴステロールなど
- 人参（ニンジン）3.0 g　　ギンセノシドRg,Rb$_{1\sim3}$,Rc,Rd，β-エレメン，パナキシノールなど
- 桂皮（ケイヒ）2.5 g　　ケイヒアルデヒド，ケイヒ酸，エピカテキンなど
- 遠志（オンジ）2.0 g　　オンジサポニンA〜Gなど
- 芍薬（シャクヤク）2.0 g　　ペオニフロリン，アルビフロリン，ペオニフロリゲノンなど
- 陳皮（チンピ）2.0 g　　d-リモネン，ヘスペリジン，シネフリンなど
- 黄耆（オウギ）1.5 g　　ホルモノネチン，アラビノ-3,6-ガラクタン，γ-アミノ酪酸など
- 甘草（カンゾウ）1.0 g　　グリチルリチン，イソフラボン，クマリンなど
- 五味子（ゴミシ）1.0 g　　シザンドリン，α-チャミグレン，β-チャミグレン，クエン酸など

副作用

（1）重大な副作用

1) 偽アルドステロン症：低カリウム血症，血圧上昇，ナトリウム・体液の貯留，浮腫，体重増加などの偽アルドステロン症があらわれることがあるので，観察（血清カリウム値の測定など）を十分に行い，異常が認められた場合には投与を中止し，カリウム剤の投与などの適切な処置を行うこと．

2) ミオパチー：低カリウム血症の結果としてミオパチーがあらわれることがあるので，観察を十分に行い，脱力感，四肢痙攣・麻痺などの異常が認められた場合には投与を中止し，カリウム剤の投与などの適切な処置を行うこと．

3) 肝機能障害，黄疸：AST（GOT），ALT（GPT），Al-P，γ-GTP の上昇などを伴う肝機能障害，黄疸があらわれることがあるので，観察を十分に行い，異常が認められた場合には投与を中止し，適切な処置を行うこと．

（2）その他の副作用

過敏症[注1]：発疹，発赤，掻痒，じんま疹など（頻度不明）

消化器：食欲不振，胃部不快感，悪心，嘔吐，腹痛，下痢など（頻度不明）

注1）このような症状があらわれた場合には投与を中止すること．

主なエビデンス　臨床系

① 放射線療法との併用に伴う副作用軽減など

- 竹川佳宏，JAMA（日本語版），1996, 17, 34-35.

【胸・腹部への外部照射を施行した，主に肺癌，食道癌，乳癌，子宮癌患者で，照射期間4週間以上，1回線量1.8〜2.2 Gy，総線量40 Gy 以上，原則として $10 \times 10 \ cm^2$ 以上の照射野であった人について，人参養栄湯投与群51例，非投与群55例の計106例を対象とした．自覚症状では，全身倦怠感で照射開始4週間後と6週間後に投与群に有意差をもって効果が認められた（$p < 0.05$）．食欲不振でも効果が認められ，とくに照射開始6週間後で有意差が認められた（$p < 0.05$）．放射線治療完遂率では，非投与群55例中3例が照射期間中に治療の中断・変更を余儀なくされたが，投与群では全例が中断・変更なく放射線治療を完遂し得た．】

② 貧血

- 青江尚志 他，自己輸血，1997, 10, 145-151.

【対象は入院予定であり，術中に輸血の危険性のある症例に対して術前に800 mL 以上の自己血を貯血できた73例を，A群：貯血後貧血に対して鉄剤で対応した10例，B群：貯血後貧血に対して鉄剤とエリスロポエチン製剤で対応した37例，C群：貯血後貧血に対して鉄剤，エリスロポエチン製剤に加えて人参養栄湯で対応した26例に分けた．手術前のヘモグロビン増加量でみると，A群 0.96 ± 0.64 g/dL に比較してB群は 1.70 ± 1.29 g/dL，C群は 1.98 ± 1.34 g/dL と有意に高値を示していた（$p < 0.05$，$p < 0.01$）．しかし，手術前の平均貧血回復率ではA群 3.09 ± 2.49％に比較しB群は 5.01 ± 3.80％と高値を示したが，有意な差ではなかった．C群の平均貧血回復率は 6.00 ± 4.07％でありA群に比較して有意に高値を示した（$p < 0.05$）．】

③ 男性不妊症

- 石川博通 他, 日不妊会誌, 1992, 37, 177-180.（桂枝茯苓丸と併用）

【男性不妊患者のうち無精子症を除き, かつ精子濃度が 20×10^6/mL 以下か精子運動率が 50% 以下であった 20 例を対象とした. 人参養栄湯を最低 3 か月間投与した. 精子濃度および運動率のそれぞれの評価対象例（精子濃度 20×10^6/mL 以下 13 例, 精子運動率 50% 以下 16 例）の投与前後値の比較検討を行った. 精子濃度の評価対象例は 13 例であり, 成績は著効 6 例（46.1%）, 有効 1 例（7.7%）, 不変 5 例（38.5%）, 悪化 1 例（7.7%）という結果であった. 有効以上は 7 例であり, 有効率 53.8% となった. 精子運動率の評価対象例は 16 例であり, 成績は著効 12 例（75.0%）, 有効 1 例（6.3%）, 不変 2 例（12.5%）, 悪化 1 例（6.3%）という結果であった. 有効以上は 13 例であり, 有効率 81.3% となった. 精子濃度は 20 例全例では投与前 $17.6 \pm 4.7 \times 10^6$/mL から投与後 $36.2 \pm 11.7 \times 10^6$/mL と増加したが有意差はなかった. 評価対象 13 例では投与前 $5.2 \pm 1.5 \times 10^6$/mL で投与後 $16.7 \pm 4.6 \times 10^6$/mL となり有意に増加していた（$p < 0.01$）. 精子運動率についてみると 20 例全例では投与前 35.3 ± 5.3% から投与後 60.0 ± 4.8% と有意に増加していた（$p < 0.001$）. また評価対象 16 例でも投与前 27.8 ± 5.1% から 56.9 ± 5.7% と有意に増加していた（$p < 0.001$）.】

④ COPD の 2 次感染予防

- 加藤士郎, 漢方免疫アレルギー, 2006, 20, 100-109.

【3 種類の漢方補剤（十全大補湯, 人参養栄湯, 補中益気湯）の COPD 2 次感染予防について検討した. 対象は COPD 患者 60 例（男性）で, これらの患者を人参養栄湯群 20 例, 補中益気湯群 20 例, 十全大補湯群 20 例に分類し, それぞれ投与した. 投与前と投与 1 か月後, さらに観察終了時に白血球数とリンパ球比率を測定した. 観察期間は 6 か月間とした. 補剤投与 1 か月後の白血球数には, 人参養栄湯群, 補中益気湯群, 十全大補湯群ともに変化はみられなかったが, リンパ球比率は人参養栄湯群のみが有意に上昇した. 補剤投与 6 か月後の白血球数には各群ともに変化はみられなかったが, リンパ球比率は各群ともに上昇傾向を示し, とくに人参養栄湯群では有意に増加した. 6 か月間における 2 次感染の罹患回数が 0〜2 回を低頻度群, 3〜4 回を中等度頻度群, 5 回以上を高頻度群として, 白血球数, リンパ球比率, リンパ球数を比較した. 低頻度群は 11 例, 中等度頻度群は 35 例, 高頻度群は 14 例であったが, やはり低頻度群ではリンパ球比率, リンパ球数が中等度頻度群, 高頻度群に比べて有意に高値であり, リンパ球比率, リンパ球数が高くなると 2 次感染罹患回数が減少することが確認された.】

主なエビデンス｜症例報告

- 荒木靖三 他, 新薬と臨, 1992, 41, 1670-1676.

【大腸癌症例 23 例を対象に, 無作為抽出法（封筒法）を用いて人参養栄湯投薬群（12 例）と非投薬群（11 例）の 2 つの群に分けて, 比較検討した. 人参養栄湯は 6 か月間投与した. 投与群では末梢血リンパ球数, NK 細胞活性, PHA 幼若化能において術後免疫能の回復を認めた.】

- 垣内正典 他, *Prog. Med.*, 1992, 12, 1649-1651.

【対象は人参養栄湯で 8 週間以上継続できた消化器癌術後患者 45 例とした. 人参養栄湯の観察期間は, 投与開始より 4 週ごとに 20 週まで行った. 食欲不振, 全身倦怠感, 悪心・嘔吐などの愁訴に対する改善効果は, 重症度が 1 段階以上改善したものを「改善」とすると, 食欲不振については投与 4 週後 66.5%, 8 週後 70.6%, 12 週後 78.6%, 16 週後 69.2%, 20 週後 66.7% の改善効果が得られた. 全身倦怠感は, 投与 4 週後 59.1%, 8 週後 76.5%, 12 週後 78.6%, 16 週後 75.0%, 20 週後 75.0% の改善効果であった. 投与開始時ヘモ

グロビンの値が 11 g/dL 以下であった 22 例についてその推移をみると，人参養栄湯投与開始 4 週後より増加傾向がみられた．総合評価については，全般改善度では著明改善 8 例（19.0%），改善 12 例（28.6%），やや改善 15 例（35.7%），不変 7 例（16.7%）であった．安全度は，40 例（93.0%）が安全と判定された．有用度では，かなり有用以上が 20 例（46.5%），やや有用以上になると 36 例（83.7%）であった．】

- 田中哲二，漢方医，2011, 35, 370-373.
【TC（パクリタキセル＋カルボプラチン）療法を実施した進行期婦人科がん患者のうち，評価可能病変を有していた 59 例（初発 34 例，再発 25 例）を対象とした．人参養栄湯併用群 33 例（初発 20 例，再発 13 例）と非併用群 26 例（初発 14 例，再発 12 例）の最終的治療成績を比較した．人参養栄湯併用群と非併用群の完全奏効率と奏効率は，初発がん患者の治療成績で人参養栄湯併用群（100%）は非併用群（85.7%）よりも明らかに高い奏効率を示した．再発がん患者については，人参養栄湯の併用の有無による奏効率はほとんど同程度であったが，人参養栄湯併用群が非併用群よりもわずかに高い奏効率を示した．】

- 安東規雄，漢方診療，1992, 11, 19-23.
【対象は子宮筋腫に伴う貧血症状を有する患者 55 例で，鉄剤（硫酸鉄 1 日 1 カプセル，食前）ならびに人参養栄湯を投薬したグループ 45 例と，鉄剤のみを投与した 10 例を対照群として検討した．Hb, Ht, RBC, 平均赤血球容積，平均赤血球色素量，平均赤血球血色素濃度，Fe について両群の検査値の推移は，各検査項目ともに，人参養栄湯併用群において開始時から 2 週後の増加率が優れており，さらに 4 週後の増加も鉄剤単独群に優っていた．】

- 岳真一郎 他，漢方診療，1989, 8, 21-24.
【脳動脈硬化症，脳梗塞後遺症などで入院し，食欲不振・全身倦怠・めまい感・四肢冷感・動悸・息切れなどの不定愁訴の持続する高齢者 14 例を対象とした．人参養栄湯は，2/3〜1 日量を投与した．人参養栄湯の投与期間は最短 15 日，最長 671 日，平均 122 日間であった．14 症例中，著効 1 例，有効 8 例，無効 5 例で，有効率は 64% であった．】

- 宮崎裕 他，新薬と臨，1994, 43, 2613-2617.
【対象は神経性頻尿，不安定膀胱（慢性膀胱炎，神経因性膀胱を含む）の診断をした患者 20 例で，対象患者に塩酸オキシブチニンを 2 週間投与した．投与後口渇の有無について問診を実施し，さらに口腔内を観察して，口渇を訴えた患者（16 例）を無作為に 2 群に分け，A 群・B 群とした．A 群では塩酸オキシブチニンのみを継続して単独投与し，B 群では塩酸オキシブチニンに人参養栄湯を 2 週間併用投与した．口腔内乾燥症を認めた患者 16 例中，A 群（8 例）では，口渇が増悪したのが 5 例，不変が 3 例であった．一方，B 群（8 例）では，増悪した例はなく，不変 2 例，やや改善 4 例，改善 2 例であった．やや改善以上を有効とすると 8 例中 6 例に有用性を認め，人参養栄湯の有効率は 75% であった．】

- 丁宗鐵 他，和漢医薬誌，1994, 11, 428-429.
【C 型肝炎ウイルス抗体価陽性の患者 38 例を対象とした．人参養栄湯の服用によって 9 例に HCV 抗体価の陰転化もしくはウイルスの消失を認めた．8 例にウイルス抗体価の低下もしくはトランスアミラーゼの改善を認めた．】

- 大枝忠史 他，新薬と臨，1994, 43, 2197-2203.
【特発性男性不妊症患者のうち，精子濃度 2,000 万/mL 未満の乏精子症，または運動率 50% 未満の精子無力症の 21 例を対象とした．人参養栄湯，カルナクリン（300 IU/日）いずれかの薬剤を 12 週間投与し，1 か月の休薬期間を置いたのち，他方の薬剤を 12 週間投与するクロスオーバー形式とした．12 週ずつ計 24 週間薬剤を投与できた完全例は，21 例のうち 15 例であった．完全例 15 例の人参養栄湯（13 回投与）とカル

ナクリン（17 回投与）の有効率はそれぞれ精子濃度で 15.4%，11.8%，精子運動率で 30.8%，29.4%，全般改善度で 15.4%，17.6% であった.】

- 田村多繪子 他，皮紀，1995, 90, 523-526.

【従来の治療で十分な効果の得られなかったレイノー現象を認める全身性強皮症患者 25 例とシェーグレン症候群患者 2 例計 27 例を対象として，人参養栄湯をレイノー現象が明らかとなる 11 月始めから連続 8 週以上投与したが，1 部症例では希望によりそれ以降も継続投与した.「レイノー現象」は 3 例に効果がみられた（程度の軽減 2 例，持続時間の短縮 1 例）.「手足の冷え」は 27 例中 9 例（33.3%），「全身の寒い感じ」は 16 例中 8 例（50%），「しびれ感」は 25 例中 1 例（4%）に改善が認められた. 総合評価では著明改善例はなかったが 27 例中 13 例（48.1%）に何らかの効果が認められた. 安全性についてとくに問題となる事項はなく，副作用を加味した有用性では有用 3 例（11.1%），やや有用 11 例（40.7%）（有用率 51.9%）であった.】

- 田辺恵美子，皮膚科における漢方治療の現況，1990, 113-124.

【対象はレイノー症状を伴う強皮症患者 20 例で，正常コントロールとしてレイノー症状を認めない健常人 15 例とした. 強皮症患者および健常とも人参養栄湯を 4 週間投与した. アデノシン二リン酸，リストセチン，コラーゲンによる血小板凝集能は，強皮症患者では有意に亢進していた. 人参養栄湯内服後は，投与前に比べ低下がみられた. 健常人では，前後で差がなかった. 強皮症患者では，健常人に比し β トロンボグロブリン（β-TG），血小板第 4 因子の増加，血小板粘着能の亢進があった. 人参養栄湯内服後，健常人，強皮症患者ともに低下が認められ，両群の β-TG，血小板第 4 因子，血小板粘着能は正常値となった.】

- 山本孝之，和漢医薬誌，1995, 12, 382-383.

【アルツハイマー型認知症（DAT）患者 37 例を，罹病期間，年齢，各種認知症評価がほぼ同じになるように 2 群に分け，漢方群（n = 27）に人参養栄湯，対照群（n = 10）に塩酸ビフェメラン（150 mg/ 日）を投与し 8 週間の経過を比較した. 全般改善率では，人参養栄湯群（55.6%）は対照群（33.3%）より高かった. 認知症状評価尺度の感情機能部門が有意に改善した. とくに，感情の不安定さ易怒性の改善が著明だった. 長谷川式簡易知能評価スケールの記憶力と書字能力の書取と自発書字もやや改善した. その他，エストロン，コリンエステラーゼ，血清総タンパク，赤血球数，リンパ球数，体重などが有意に増加した.】

主なエビデンス　基礎研究系

① 抗老化作用

- 内山靖彦 他，和漢医薬誌，1989, 6, 53-57.

【ヒト皮膚線維芽細胞における人参養栄湯の効果を検討したところ，細胞老化で減少し，嫌気的解糖系に関係する LDH が増加し，老化しても変化しないリン脂質，コレステロールなどは増加傾向を示した（in vitro）.】

② 乏精子症改善効果

- 野田洋一 他，日不妊会誌，1993, 38, 262-268.

【ハムスター精巣上体管細胞の培養系を作成し，人参養栄湯の細胞増殖に及ぼす効果を形態的に調べたところロイシンの取り込み量の増加が認められた.】

③ HCV ウイルス感染抑制

- 古屋実，和漢医薬誌，1995, 12, 464-465.

【人参養栄湯が HCV ウイルスの in vitro での感染に対して抑制を示し，人参養栄湯を内服した健常人の血清を作用させた MOLT-4 でも，細胞内の HCV 抗原の発現を抑制する傾向を認めた.】

④ **抗血液毒性作用**

• Takano, F. *et al., eCAM.,* 2009, 6, 247-256.

【5-FU 投与マウスの血液毒性に対する作用を検討したところ，人参養栄湯は 5-FU による赤血球，白血球，血小板数の減少を抑制し，回復を速めた．人参養栄湯は，5-FU による末梢網状赤血球や骨髄細胞の減少を用量依存的に抑制し，回復を速めた．】

名前の由来

体力の低下の著しい消耗性疾患に用い，全身状態を改善するという薬効と主薬である人参に基づき命名された．

排膿散及湯

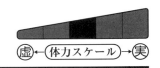

皮膚粘膜の化膿性炎症に用いる処方．

効能または効果

患部が発赤，腫脹して疼痛を伴った化膿症，瘍，癤，面疔，その他癤腫症

使用目標＝証

体力中等度前後の人の化膿性皮膚疾患および歯周組織炎（歯槽膿漏），歯齦炎などに用いる．

臨床応用

- 肛門周囲膿瘍
- 内麦粒腫
- 歯周病の急性発作期

味

甘くて辛い

構成生薬

- 桔梗（キキョウ），4.0 g　　プラチコジン A,C,D，ポリガラシン D，ベツリンなど
- 甘草（カンゾウ），3.0 g　　グリチルリチン，イソフラボン，クマリンなど
- 枳実（キジツ），3.0 g　　ナリンギン，d-リモネン，シネフリンなど
- 芍薬（シャクヤク），3.0 g　　ペオニフロリン，アルビフロリン，ペオニフロリゲノンなど
- 大棗（タイソウ），3.0 g　　ジジフスサポニン，オレアノール酸，ジジフスアラビナンなど
- 生姜（ショウキョウ），1.0 g　6-ショーガオール，6-ジンゲロール，α-ジンギベレンなど

禁忌（次の患者には投与しないこと）

1. アルドステロン症の患者
2. ミオパチーのある患者
3. 低カリウム血症のある患者

［1～3：これらの疾患および症状が悪化するおそれがある．］

副作用

(1) 重大な副作用

1) 偽アルドステロン症：低カリウム血症，血圧上昇，ナトリウム・体液の貯留，浮腫，体重増加などの偽アルドステロン症があらわれることがあるので，観察（血清カリウム値の測定など）を十分に行い，異常が認められた場合には投与を中止し，カリウム剤の投与などの適切な処置を行うこと．
2) ミオパチー：低カリウム血症の結果としてミオパチーがあらわれることがあるので，観察を十分に行い，

脱力感，四肢痙攣・麻痺などの異常が認められた場合には投与を中止し，カリウム剤の投与などの適切な処置を行うこと．

主なエビデンス　臨床系

① 内麦粒腫

- 高間直彦 他, 眼臨医報, 2006, 100, 9-11.

【内麦粒腫で受診した患者のうち，治癒まで経過観察が可能であったもの 26 例を対象とした．自他覚症状が軽快傾向にない発症 4 日以内の初発内麦粒腫患者を，無作為に漢方薬（排膿散及湯）と点眼薬の併用を行った群（漢方群：16 例）と点眼治療のみを行った群（点眼群：10 例）の 2 群に分け経過観察をした．点眼薬は 0.3％オフロキサシン点眼薬，0.1％フルオロメトロン点眼薬を各 1 日 4 回点眼した．治療を開始してから自覚症状に改善がみられるまでの平均期間は，漢方群・点眼群全体で 3.4 ± 2.9 日であった．各群では，漢方群で 2.2 ± 0.9 日，点眼群で 5.5 ± 4.1 日であった．両群間には，統計学的な有意差を認めた（$p < 0.001$）．】

② 歯周病の急性発作期

- 原野啓二, 日歯東洋医会誌, 2003, 22, 7-10.

【対象は歯肉の痛みや腫れを訴えた患者 41 例で，抗菌剤と排膿散及湯との併用投与群 21 例と抗菌剤のみの投与 20 例とした．抗菌剤はセファレキシン，セファクロル，クラリスロマイシン，アモキシシリン，バカンピシリンの 5 種類を使用した．投薬前の臨床症状のうち 4 つの主要症状である自発痛，圧痛，発赤，腫脹の程度を著明なもの，重度，軽度，なしの 4 段階に分け，それぞれの重症度に応じて 3 点，2 点，1 点，0 点と点数化して，その合計点で投与前の状態を評価した．投薬前の臨床症状評価では，併用が 6.3 点，抗菌剤のみが 5.7 点で両者に有意差はみられなかった．投薬後にその臨床症状を評価し，投薬前との差を計算した結果，抗菌剤と排膿散及湯の併用投薬では，平均 4.19 点減少したが，抗菌剤のみの投薬では平均 3.0 点の減少で，有意差が認められた（$p < 0.05$）．】

主なエビデンス　症例報告

- Kawahara, H. *et al.*, *Pediatr. Int.*, 2011, 53, 892-896.

【肛門周囲膿瘍に対して排膿散及湯を投与した生後 3 か月以内の新生児・早期乳児 15 例（すべて男児）をレトロスペクティブに調査し検討した．排膿散及湯の投与量は，0.20〜0.25 g/kg で，15 例中 14 例は再発もなく治癒した．そのうち 5 例は排膿散及湯の投与数日以内に自然排膿して治癒し，9 例は排膿することなく徐々に縮小した．】

主なエビデンス　基礎研究系

① インターフェロン産生誘導作用

- 松田三千雄 他, 漢方医, 2014, 38, 123-126.

【健常者 11 例に排膿散及湯を 5〜14 日間投与し，採血した．増幅遺伝子はアガロースゲル電気泳動後，各バンドの面積を Image J によって定量し IFN の誘導を評価した．採血前に比べて 1.5 倍以上になった者を陽性とすると 11 例中 6 例（54.5％）で IFN が誘導された．誘導された IFN は 6 例中 5 例で α_6 が誘導されており，α_2 は 6 例中 2 例，α_4 は 6 例中 3 例，β は 6 例中 4 例で反応した．】

② 抗炎症作用

- 王 宝禮 他, 痛みと漢方, 2014, 24, 161-164.

【*in vitro* の歯周病培養モデルに対する排膿散及湯の抗炎症作用を検討した結果，LPS 刺激による PGE_2 産生量を 0.01 mg/mL で有意に増加し，1 mg/mL で有意に減少させた．IL-6，IL-8 産生量は，1 mg/mL で有意に増加させた．COX-1 および COX-2 活性は，1 mg/mL で有意に減少させた（すべて $p < 0.05$）.】

③ 皮膚感染症改善作用

- Minami, M. *et al.*, *Plos. One.*, 2011, 6, 1-8, DOI：10.1371/journal.pone.0022188

【化膿レンサ球菌感染マウスに 4 日間連続で排膿散及湯の強制給餌をした結果，生存率が増加し，リン酸緩衝液投与マウスに比べて，局所皮膚障害のサイズが有意に減少した（$p < 0.05$）.】

名前の由来

排膿湯（甘草・桔梗・生姜・大棗）と排膿散（枳実・芍薬・桔梗）を合わせた処方であり，「排膿散および湯」とも呼ばれている．

麦門冬湯 (ばくもんどうとう)

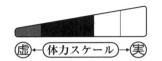

咳を鎮め，痰を切り体内を潤す作用がある処方で，激しい咳嗽に用いる．妊婦，高齢者にも頻用される．

効能または効果

痰の切れにくい咳，気管支炎，気管支喘息

使用目標＝証

体力中等度もしくはそれ以下の人の激しい咳嗽で，発作性に咳が頻発して顔面紅潮する場合に用いる．
1) 粘稠で切れにくい痰を伴う場合
2) 咽喉の乾燥感や違和感のある場合
3) 上記症状を伴う老人の咳嗽

臨床応用

- 気管支炎
- 気管支喘息
- 痰の切れにくい咳
- かぜ症候群後咳嗽
- 遷延性咳嗽
- 気道過敏状態による乾性咳嗽
- 喘息発作期の空咳
- 慢性閉塞性肺疾患（COPD）における咳
- 持続性咳嗽
- 口腔乾燥症（シェーグレン症候群などによる）
- 咽頭痛
- 涙液減少症

特記事項

- 喘息体質の子どもの夜間の咳込みによる睡眠障害，睡眠障害から起こる日中の生活の質の低下（不機嫌・食欲・活動性の低下など）を防止するために用いることができる．
  その際はオレンジジュース，リンゴジュース，牛乳，コーヒー牛乳，乳酸菌飲料，ココア，麦芽飲料，野菜ジュース，チョコアイス，バニラアイスなどに混ぜて飲ませるとよい．
  (武井克己, 小児科診療, 2014, 77, 1005-1009.／野中善治, 小児科診療, 2014, 77, 1037-1041.)

味

甘い

構成生薬

- 麦門冬（バクモンドウ），10.0 g　　オフィオポゴニン，オフィオポゴノン，β-シトステロールなど
- 粳米（コウベイ），5.0 g　　でんぷん，デキストリン，ビタミンBなど
- 半夏（ハンゲ），5.0 g　　ホモゲンチジン酸，アラビノガラクツロナン，エフェドリンなど
- 大棗（タイソウ），3.0 g　　ジジフスサポニン，オレアノール酸，ジジフスアラビナンなど
- 甘草（カンゾウ），2.0 g　　グリチルリチン，イソフラボン，クマリンなど
- 人参（ニンジン），2.0 g　　ギンセノシド Rg,Rb$_{1\sim3}$,Rc,Rd, β-エレメン，パナキシノールなど

副作用

（1）重大な副作用

1) 間質性肺炎：発熱，咳嗽，呼吸困難，肺音の異常（捻髪音）などがあらわれた場合には，本剤の投与を中止し，速やかに胸部 X 線などの検査を実施するとともに副腎皮質ホルモン剤の投与などの適切な処置を行うこと．また，発熱，咳嗽，呼吸困難などがあらわれた場合には，本剤の服用を中止し，ただちに連絡するよう患者に対し注意を行うこと．

2) 偽アルドステロン症：低カリウム血症，血圧上昇，ナトリウム・体液の貯留，浮腫，体重増加などの偽アルドステロン症があらわれることがあるので，観察（血清カリウム値の測定など）を十分に行い，異常が認められた場合には投与を中止し，カリウム剤の投与などの適切な処置を行うこと．

3) ミオパチー：低カリウム血症の結果としてミオパチーがあらわれることがあるので，観察を十分に行い，脱力感，四肢痙攣・麻痺などの異常が認められた場合には投与を中止し，カリウム剤の投与などの適切な処置を行うこと．

4) 肝機能障害，黄疸：AST（GOT），ALT（GPT），Al-P，γ-GTP の上昇などを伴う肝機能障害，黄疸があらわれることがあるので，観察を十分に行い，異常が認められた場合には投与を中止し，適切な処置を行うこと．

（2）その他の副作用

過敏症[注1]：発疹，じんま疹など（頻度不明）

注1）このような症状があらわれた場合には投与を中止すること．

主なエビデンス　臨床系

① 気管支喘息

- 渡邉直人 他，アレルギー，2003, 52, 485-491.

【カプサイシン咳感受性試験で咳閾値が 3.9 μM 以下の喘息患者 21 例に麦門冬湯を 2 か月間以上投与し，投与前後において咳閾値，末梢血好酸球数や喀痰中の好酸球比率，血清 eosinophil cationic protein（ECP）値を測定した．その結果，投与前後で有意に咳閾値の改善（76％）を認めた．また女性，発症 1 年以内の患者の改善効果は著明であった．一方，気道炎症の強い症例ほどその改善効果が高かった．】

② 痰の切れにくい咳

- 佐々木英忠 他，漢方と免疫アレルギー，1993, 7, 139-145.

【慢性気管支炎，肺気腫，肺線維症，気管支喘息，気管支拡張症，陳旧性肺結核，塵肺症などの慢性呼吸器疾患で，喀痰喀出困難を訴える 65 歳以上の患者 19 例を封筒法により麦門冬湯群：麦門冬湯 4 週間投与 10 例，塩酸ブロムヘキシン群：塩酸ブロムヘキシン 12 mg/ 日，4 週間投与 9 例の 2 群に分けて自覚症状として咳の回数，咳の強さ，喘鳴，痰の量，痰のつかえ，痰の切れを検討した．その結果，咳の回数，咳の強さ，喘鳴，痰の量に関しては両群とも投与前後で改善効果はみられなかった．しかし痰のつかえに関して麦門冬湯群は 2 週後に有意に改善され，塩酸ブロムヘキシン群も改善傾向が示された．痰の切れに関しても麦門冬湯群で投与 2，4 週後に有意に改善され，塩酸ブロムヘキシン群よりも優れた改善効果を示した．中等度以上の全般的な改善度は麦門冬湯群で 60.0％，塩酸ブロムヘキシン群で 11.1％ となったが，両群間に統計学的有意差は認めなかった．】

③ かぜ症候群後咳嗽

- 藤森勝也 他, 東洋医誌, 2001, 51, 725-732.

  【ほかの原因疾患を除外した非喫煙かぜ症候群後咳嗽患者25例を麦門冬湯群（7日間）13例, 対照群（デキストロメトルファン臭化水素酸塩水和物60 mg/日, 7日間）12例に分け, 範囲0〜9ポイントの咳嗽スコア（毎日の咳嗽の強度と回数）を比較した. その結果, 麦門冬湯群では7日目に咳嗽スコアは5.4 ± 1.7から1.5 ± 1.3と有意に減少し, 対照群では7日目に咳嗽スコアは4.1 ± 2.0から1.8 ± 1.3と有意に減少した. また, 麦門冬湯は対照群に比較して早期に効果が認められた.】

- Irifune, K. et al., Phytomedicine, 2011, 18, 630-633.

  【かぜ症候群感染後, 3週間以上咳嗽が遷延している成人患者27例（かぜ症候群以外の原因によると考えられる遷延性咳嗽患者, および麦門冬湯, β_2刺激薬, 抗コリン作用薬を服用している患者は除外）を封筒法により麦門冬湯群（麦門冬湯＋プロカテロール塩酸塩水和物（50 μg/日）と対照群（プロカテロール塩酸塩水和物50 μg/日）に分け, 咳がひどい患者の希望があればデキストロメトルファン臭化水素酸塩水和物を投与した. 最終的に麦門冬湯群9例, 対照群11例について, 咳嗽日記による咳の強さと時間帯, VAS（visual analogue scale）による咳の強さと頻度, 質問票による睡眠状態を検討した. 咳嗽日記に基づき, 咳を5段階スコアに分類して評価したところ, 投与4, 5日後に麦門冬湯群が有意に鎮咳効果を示した（p＜0.05）. VASによる咳の改善度および質問票による睡眠障害は両グループ間に有意差はなかったが, 麦門冬湯では夜間に咳スコアが0となる症例が増える傾向があった.】

- 西澤芳男 他, 痛みと漢方, 2003, 13, 12-21.

  【65歳以上でかぜ症候群後3週間以上持続する激しい乾性咳嗽患者2,069例をランダムに麦門冬湯群1,039例と塩酸ホミノベン（160 mg/日）群1,030例に分け, 鎮咳効果, 唾液分泌度, 皮膚温度, 関節痛, 疼痛改善度, 全般改善度で評価した. その結果, 鎮咳効果, 排痰度はVAS表示で麦門冬湯群が塩酸ホミノベン群に比べて有意に優れていた. Saxon test, Schirmer's testによる唾液分泌量, 涙液分泌量, VASによる関節痛および上下肢貼付型皮膚温インジケーターで測定した皮膚温度は麦門冬湯群のみで服薬前後で有意に改善した. 全般的改善度は鎮咳効果を主にしており, 麦門冬湯群で改善以上が89.5%, 塩酸ホミノベン群で46.9%と麦門冬湯群で有意に改善率が高かった.】

④ 遷延性咳嗽

常塚宣男, 漢方と免疫アレルギー, 2008, 22, 43-55.

【肺癌術後3週間以上の遷延性咳嗽が持続し, 明らかな呼吸器疾患が認められず, 鎮咳剤を使用していない外来患者32例を封筒法により, 麦門冬湯群17例と対照群（デキストロメトルファン臭化水素酸塩水和物90 mg/日またはジメモルファンリン酸塩60 mg/日）15例に分けて4週間投与し, 咳の回数, QOLスコア（SF-36v2健康調査票）により評価した. その結果, 咳の回数は対照群では服薬後5日で有意に減少, 麦門冬湯群では3日後に有意に減少した（p＜0.05）. また投薬6日以降観察終了4週間後まで麦門冬湯群は対照群に比し咳の頻度は有意に減少を示した（p＜0.05）. 咳嗽改善効果は咳点数についてみると, 服用4週間前後で麦門冬湯群では平均7から3.76に減少し, 対照群では平均7.2から4.58に減少した. 麦門冬湯群3例は咳が消失した. なお, 不応例5例中3例はプロトンポンプ阻害薬にて改善した. QOLに関しては内服前の状態は国民標準に比較して大きく損なわれていた. 服薬に伴い, 対照群は日常役割機能のみの有意な改善であったが, 麦門冬湯群では全体的健康感, 日常役割機能, 心の健康が有意に改善し, 麦門冬湯群は対照群に比べ心の健康で有意に高値を示した.】

⑤ **慢性閉塞性肺疾患（COPD）における咳**

- Mukaida, K. *et al., Phytomedicine,* 2011, 18, 625-629.

【COPD 外来患者 24 例を 2 群に分け，各グループ 8 週間投与のクロスオーバー試験を行った．2 週以内に漢方薬を服薬した患者は除外し，COPD の通常治療薬は試験中も投与継続した．A 群：麦門冬湯を 8 週間投与後，麦門冬湯非投与 8 週間 13 例，B 群：麦門冬湯非投与 8 週間後，麦門冬湯を 8 週間投与 11 例の 2 群に分け，VAS による咳嗽の回数と強さ，咳嗽日記による重症度の変化，St. George's Respiratory Questionnaire による QOL，肺機能について比較した．その結果，A 群では麦門冬湯による最初の 8 週間の治療期間中，VAS による咳の強さと回数は有意に改善され（p = 0.004），中止とともに次第に改善度は減少した．一方 B 群では麦門冬湯による後の 8 週間の治療期間中，減少傾向ではあったが有意な改善は認められなかった．QOL と肺機能は麦門冬湯投与による影響を受けなかった．】

⑥ **口腔乾燥症（シェーグレン症候群などによる）**

- 西澤芳男 他，日唾液腺会誌，2004, 45, 66-74.

【原発性シェーグレン症候群患者 229 例を無作為二重盲検法により麦門冬湯群 115 例とプラセボ群 114 例に分け，6 か月間投与し乾燥症状，唾液・涙液分泌量，関節痛，喀痰量，レイノー症状，四肢皮膚温度，炎症反応で評価した．その結果，唾液分泌量は麦門冬湯群で増加したが，プラセボ群では低下した．自覚症状は麦門冬湯群のみで改善が得られ，プラセボ群では不変か増悪した．炎症反応は麦門冬群のみ有意に改善した．】

- 西澤芳男 他，痛みと漢方，2004, 14, 10-17.

【二次性シェーグレン症候群患者 847 例をランダムに麦門冬湯群 424 例と塩酸ブロムヘキシン（12 mg/ 日）群 423 例に分け，1 年間投与し乾燥症状，唾液・涙液分泌量，関節痛，喀痰量，レイノー症状，四肢皮膚温度で評価した．その結果，唾液分泌量は両群ともに増加したが，麦門冬湯群のほうで有意に増加量が多かった．軽症例ほど麦門冬湯群で有意に増加したが，増加率は重症例で高かった．涙液分泌量は麦門冬湯群のみで有意に増加した．乾燥症状，レイノー症状，関節痛，咳嗽・喀痰量，四肢皮膚温度低下は麦門冬湯群でのみ改善した．】

主なエビデンス **症例報告**

- 渡邉直人 他，漢方と免疫アレルギー，2008, 22, 63-68.

【マイコプラズマ気管支炎患者を封筒法により A 群：アジスロマイシン 500 mg，3 日間，麦門冬湯 2 週間 6 例，B 群：アジスロマイシン 500 mg，3 日間，ヒベンズ酸チペピジン 60 mg，2 週間 8 例，C 群：アジスロマイシン 500 mg，3 日間，ヒベンズ酸チペピジン 60 mg，2 週間，麦門冬湯 2 週間 6 例に分け，咳点数で評価した．その結果，A 群および C 群では投与 5 日目で初めて有意に咳点数が減少し（p < 0.05），B 群では投与 7 日目で初めて有意に咳点数が減少した（p < 0.05）．咳点数の変化差の評価では，A 群および C 群では投与 5 日目で初めて有意に値が減少し（p < 0.05），B 群では投与 11 日目に初めて有意に値が減少した（p < 0.05）．最終 14 日目までの咳点数減少積算値は C 群が最大であった．白血球数，血沈，C-reactive protein（CRP）には有意差は認められなかった．】

- 玉木利和 他，東医大誌，1999, 57, 23-30.

【乾性咳嗽を伴う成人気管支喘息患者 49 例に対し，麦門冬湯 1 日量（43 例）または 1/2 量（6 例），いずれも分 3 で投与し，自覚症状，とくに鎮咳効果について 2 週後，4 週後で判定した．その結果，著効 4 例を含む 34 例（69.4%）に鎮咳効果を認めた．】

- 野中善治 他，日小児東洋医会誌，2004, 20, 15-21.

【外来を受診した体重が 10 kg 以上の小児で，1 週間以上にわたる強・弱の咳を訴える患児を対象とし，麦門冬湯群 13 例とデキストロメトルファン臭化水素酸塩水和物（1.0 mg/kg/ 日）群 13 例で比較した．ただし，麦門冬湯は体重 10〜15 kg は 1 日量の 1/3，15〜20 kg 未満は 1/2，20〜30 kg 未満は 2/3 とした．鎮咳効果の評価は，咳日記の記録による咳点数を指数とした．デキストロメトルファン，麦門冬湯の両群ともに治療開始日の午後から経口投与を開始し，1 日目の夜から鎮咳効果があらわれ，3 日目に咳点数が著明に改善した．咳点数を午前，午後，夜間の 3 時間帯に分けて検討したところ，午前はデキストロメトルファン群と麦門冬湯群の間に差が認められず，投与後 3 日目の午前には両群とも咳点数が著明に改善した．夜間の咳点数は麦門冬湯群では投与後 3 日目から 4 日目にかけて咳点数の改善が認められ，デキストロメトルファン群は 3 日目の夜には咳点数が改善し正常化傾向が認められた．】

- 神野卓三 他，漢方医，1993, 17, 173-177.

【シェーグレン症候群 15 例および口腔乾燥を主訴として受診した 4 例の計 19 例を，虚実判定用実証スコアにて虚証，虚実中間証，実証の判定を行い，虚証 15 例（シェーグレン症候群 11 例，その他の口腔乾燥症 4 例）に麦門冬湯，虚実中間証 4 例に柴苓湯をそれぞれ 4 週間投与し，必要により投与期間を延長した．実証とされる症例はなかった．その結果，シェーグレン症候群に対し，麦門冬湯または柴苓湯により安静時の唾液流出量には変化が認められなかったが，ガム咀嚼時には唾液量の増加傾向が認められた．その他の口腔乾燥症では，麦門冬湯により 1 例で安静時の唾液流出量増加がみられ，ガム咀嚼時は全例で増加傾向がみられた．】

- 牧かおり 他，老年歯科医学，1996, 11, 111-117.

【放射線性ではない口腔乾燥症患者 26 例（うちシェーグレン症候群 4 例）に麦門冬湯を継続投与し，2 週間ごとに自覚症状，他覚的所見の変化を調査した．また，可能な限り安静時または刺激全唾液分泌量を測定した．その結果，自覚症状（乾燥感）の改善が 19 例（73%）に認められ，他覚所見（口腔粘膜および舌の乾燥状態）では 14 例（54%）に改善が認められた．また，投薬前と治療終了時において，安静時全唾液分泌量には有意な増加が認められ，平均増加量は 0.04 ± 0.03 mL/min であった（$p < 0.05$）．投薬開始から自覚症状，他覚的所見の改善までの期間は，ほとんどの患者で 6 週間以内であった．】

- 山際幹和 他，口腔咽頭科，1990, 2, 61-65.

【軽微な口渇・口乾を訴える患者のうち，とくに治療を希望しなかった例，多種薬剤を服用している例，西洋医薬投与例等を除いた 39 例に漢方薬を投与した．漢方薬は問診表により麦門冬湯 30 例，滋陰降火湯 4 例または牛車腎気丸 5 例のいずれかを選択した．効果は自覚所見と他覚的な唾液量の測定により判定し，各漢方製剤 1 包服用後 30〜60 分の時点と，7 日間以上連日服用させ最終服用後 2 時間以上経た時点の 2 点で効果を判定した．前者を短期効果，後者を長期効果とした．その結果，麦門冬湯では短期効果で自覚的に明らかに唾液が増加したと評価した患者が 44% であり，減少したと答えた例はなかった．また，長期効果でも自覚的に増加した症例が 48%，減少したと答えた例はなかった．滋陰降火湯では短期効果，長期効果とも自覚的に唾液が増加したと答えた例が多かったが，牛車腎気丸では短期効果は認められたが，長期効果は認められなかった．】

- 大野修嗣，漢方と最新治療，2006, 15, 134-140.

【シェーグレン患者を A 群：滋潤作用のある漢方薬エキス製剤（麦門冬湯単独 23 例，麦門冬湯 ＋ 六味丸 3 例，麦門冬湯 ＋ 八味地黄丸 4 例）いずれも 4 週間投与，B 群：補中益気湯，28 例に分け，ガムテストでの唾液分泌量の投与前後変化で評価した．その結果，A 群で唾液分泌量は 30 例中 27 例が増加し，平均値も投与前 8.2 ± 1.2 mL に比較し，投与後には 12.0 ± 1.4 mL と有意に増加した（$p < 0.005$）．B 群では投与前に比較し投与後の唾液量に差を認めなかった．投与前後の唾液量分泌増加量は A 群が B 群に対して有意に大き

かった（p < 0.005）.】

- 岡本康太郎 他，日東洋医誌，1995, 45, 579-586.
【向精神薬内服後に口やのどの渇きを訴えた 37 例のうち，口渇が主で水を飲むことを欲する症例に五苓散，口乾が主で口を湿らすことを欲する症例に麦門冬湯を投与した．漢方薬投与前と投与後 6 週目まで週 1 回，口渇，口乾の重症度を 4 段階で判定し，症状の改善度は投与 6 週後に 5 段階で評価した．その結果，五苓散投与群では口渇の改善 6 例で改善度 40.0%，麦門冬湯群では口乾の著明改善 7 例，改善 6 例で，改善度は 59.1% であった.】

主なエビデンス　基礎研究系

① 鎮咳作用

- 宮田健 他，日胸疾患会誌，1989, 27, 1157-1162.
【SO_2 ガス暴露による気管支炎モデルモルモットに経口投与したところ，気管粘膜の器械的刺激あるいは化学的刺激（クエン酸水溶液噴霧）による咳反射が抑制された．正常モルモットでは作用は認められなかった．また，上喉頭神経自発放電の増大が抑制された.】

- 宮田健 他，炎症，1993, 13, 435-443.
【SO_2 ガス暴露による気管支炎モデルモルモットに経口投与したところ，サブスタンス P による咳反射が抑制された．また，モルモットに経口投与したところ，ニュートラルエンドペプチダーゼ（NEP）阻害薬ホスホラミドンによる咳反射が抑制された．気管において NEP 活性の低下が抑制された.】

- Kamei, J. et al., J. Trad. Med., 2005, 22, 44-48.
【長期タバコ煙暴露で咳感受性が亢進したモルモットに対して経口投与したところ，リン酸ジヒドロコデインの鎮咳効果は減弱したが，麦門冬湯は有意な鎮咳効果を示した.】

- 亀井淳三 他，漢方と免疫アレルギー，2007, 21, 73-86.
【マウスアレルギー性気道炎症モデルにおいて，気管支肺胞洗浄液（bronchoalveolar lavage fluid：BALF）中の NO 量を低下させた．また，カプサイシン吸入マウスにおいて，LTD4 に誘発された BALF 中の NO 量の増加を抑制し，LTD4 によるカプサイシン誘発咳嗽の増加を抑制した.】

② 去痰作用

- Tai, S. et al., Phytother. Res., 1999, 13, 124-127.
【ヒト好中球エラスターゼあるいは DNA による気道クリアランス低下モデルウズラに経口投与したところ，mucociliary transport velocity（MCTV）の低下が抑制された．また，ヒト好中球エラスターゼによる気道クリアランス低下モデルウズラに経口投与したところ，気道における気管粘膜中の DNA，フコースおよびタンパク量の増加がそれぞれ抑制された.】

- Isohama, Y. et al., 和漢医薬誌，2001, 18, 8-14.
【ラット肺胞型上皮細胞において，β_1-アドレナリン受容体 mRNA 量を特異的に増加させた．この作用は，cyclic AMP 依存性プロテインキナーゼ阻害薬 H-89 により消失した（in vitro）.】

- Isohama, Y. et al., 和漢医薬誌，2001, 18, 15-19.
【ラット肺胞型上皮細胞において，細胞内 cyclic AMP 量を増加させた（in vitro）.】

③ 気管支拡張作用

- Aizawa, H. et al., Respirology, 1999, 4, 349-354.
【オゾン暴露気道過敏性亢進モデルモルモットに経口前投与したところ，気道過敏性を誘発するヒスタミン

閾値の低下が抑制された.】

- Tamaoki, J. *et al., Jpn. J. Pharmacol.*, 1993, 62, 155-159.
【イヌ気管支平滑筋において, β-アドレナリン受容体刺激による筋弛緩およびイソプロテレノールによる cyclic AMP 増加を亢進した（*in vitro*）.】

④ 抗アレルギー作用

- 大久保喜雄 他, 日東洋医誌, 1994, 44, 501-507.
【ヒト好酸球において, 好酸球の生存率を抑制し, 卵白アルブミンによる脱顆粒を抑制した（*in vitro*）.】

⑤ ニューロペプチド濃度上昇作用

- Satoh, Y. *et al., J. Tradition. Med.*, 2009, 26, 122-130.
【25〜30 歳の非喫煙成人男子 5 名により, 麦門冬湯（18.0 g/ 日）群とプラセボ（乳糖＋麦芽糖）群で, 4 週間の washout 期間を設けてクロスオーバー試験を行い, 血漿と唾液中のサブスタンス P, vasoactive intestinal peptide （VIP）, ソマトスタチン, calcitonin-gene related peptide （CGRP）について検討した. その結果, 唾液中のサブスタンス P は麦門冬湯群では麦門冬湯投与後 40 分には 37.8 ± 14.7 pg/mL （p = 0.0317）と有意に増加したがプラセボ群では 23.5 ± 10.2 pg/mL であった. 唾液中 CGRP も麦門冬湯群では投与 90 分には 65.5 ± 34.4 pg/mL とプラセボ群の 24.8 ± 4.5 pg/mL に比べ有意に増加した （p = 0.0079）. 唾液中の VIP 濃度は麦門冬湯投与後に変化しなかった. 血漿中のサブスタンス P は 90 分後にプラセボ群の 23.3 ± 2.8 pg/mL に比べ麦門冬湯群では 34.1 ± 14.0 pg/mL と有意に増加した （p = 0.0127）. 血漿中の CGRP および VIP の濃度は麦門冬湯投与後に変化しなかった. 麦門冬湯群では 20, 40, 60 分後の唾液量が 137％, 126％, 133％に増加したが, プラセボ群では唾液量の増加は認められなかった. 唾液分泌量と唾液中のサブスタンス P 濃度には正の相関が認められた （r = 0.66）.】

⑥ 体内酵素に対する作用

- Saruwatari, J. *et al., J. Pharm. Pharmacol.*, 2004, 56, 1171-1177.
【健康な大学生 26 名を A 群：麦門冬湯 1 週間, 2 週間の washout, プラセボ（服用量, 服用回数は同じ）1 週間, 13 名, B 群：プラセボ（服用量, 服用回数は同じ）1 週間, 2 週間の washout, 麦門冬湯 1 週間, 13 名に分け尿中cytochrome P450 1A2, xanthine oxidase, *N*-acetyltransferase 2 について検討した. その結果, 麦門冬湯群, プラセボ群 の尿中 cytochrome P450 1A2, xanthine oxidase, *N*-acetyltransferase 2 は baseline に比べて 1 日後, 7 日後において有意な差は認められなかった.】

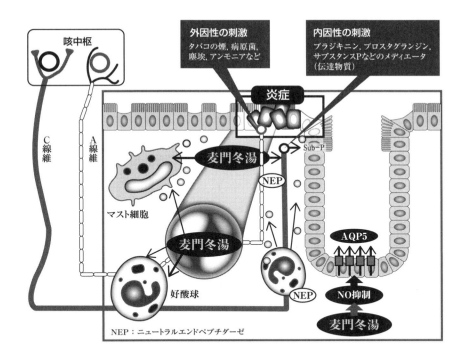

【慢性咳嗽に対する基礎研究，臨床研究から推察される効果発現の説明】

　慢性咳嗽の発症原因の1つに気道炎症に伴う咳受容体の感受性の亢進があり，その亢進機序にNOが強く関与している．麦門冬湯は，気道上皮などでのNOの産生・放出を抑制することで，C線維の感受性を低下させ，咳嗽抑制作用を示すと推察されている．また，NEP（ニュートラルエンドペプチダーゼ）活性賦活によるC線維の抑制作用，気管支平滑筋におけるβ受容体賦活作用を介しての気管支拡張作用，粘膜分泌細胞における粘膜分泌抑制作用など，総合的に慢性咳嗽に対する効果を発揮すると推察されている．

名前の由来

本方は，6種類の生薬からなり，麦門冬を主薬とするので，麦門冬湯と名付けられた．

八味地黄丸 (はちみじおうがん) 附

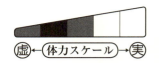

高齢者の腰部および下肢の脱力感，冷え，しびれ，痛みに用いられることが多い処方である．

効能または効果

疲労，倦怠感著しく，尿利減少または頻数，口渇し，手足に交互的に冷感と熱感のある人の次の諸症：
腎炎，糖尿病，陰萎，坐骨神経痛，腰痛，脚気，膀胱カタル，前立腺肥大，高血圧

使用目標＝証

中年以降とくに老齢者に頻用され，腰部および下肢の脱力感・冷え・しびれなどがあり，排尿の異常（特に夜間の頻尿）を訴える場合に用いる．
1）上腹部に比べて下腹部が軟弱無力の場合（臍下不仁＊）
2）多尿，頻尿，乏尿，排尿痛などを伴う場合
3）疲労倦怠感，腰痛，口渇などを伴う場合
＊臍下不仁（さいかふじん）：臍（へそ）の下に力が入らなく，軟弱で無力になること．小腹不仁ともいう．

臨床応用

- 糖尿病
- 腰部脊柱管狭窄症・腰痛
- 排尿障害・前立腺肥大症
- 男性不妊症・性機能障害
- 骨粗鬆症
- 腟炎
- 老人性皮膚掻痒症
- 老人性白内障
- 諸症状を随伴する高血圧
- 肝硬変に伴うこむら返り
- 前立腺炎
- 尿路不定愁訴
- 子宮脱の術後不快感
- 高プロラクチン血症
- 脱毛症
- アルツハイマー型認知症

特記事項

地黄は胃もたれ，食欲不振をあらわしやすいので，胃腸虚弱な人は注意が必要である．

味

苦い

構成生薬

- 地黄（ジオウ），6.0 g　　　　　カタルポール，アクテオシド，マンニトールなど
- 山茱萸（サンシュユ），3.0 g　　ロガニン，ウルソール酸，テリマグランジンⅠなど
- 山薬（サンヤク），3.0 g　　　　ジオスゲニン，β-シトステロール，マンナンなど
- 沢瀉（タクシャ），3.0 g　　　　アリソール A,B,C，アリスモール，カリウム塩など
- 茯苓（ブクリョウ），3.0 g　　　エブリコ酸，パヒマン，エルゴステロールなど
- 牡丹皮（ボタンピ），2.5 g　　　ペオノール，ペオノシド，ペオニフロリンなど
- 桂皮（ケイヒ），1.0 g　　　　　ケイヒアルデヒド，ケイヒ酸，エピカテキンなど
- 附子（ブシ），0.5 g　　　　　　ベンゾイルアコニン，アコニチン，ヒゲナミンなど

副作用

過敏症[注1]：発疹，発赤，掻痒など（頻度不明）

肝　臓：肝機能異常（AST（GOT），ALT（GPT），T-Bil などの上昇）（頻度不明）

消化器：食欲不振，胃部不快感，悪心，嘔吐，腹痛，下痢，便秘など（頻度不明）

その他：心悸亢進，のぼせ，舌のしびれなど（頻度不明）

注1）このような症状があらわれた場合には投与を中止すること．

主なエビデンス　臨床系

① 糖尿病

- 赤澤好温 他，和漢医薬誌，1987, 4, 310-311.

【血糖コントロールの安定した糖尿病患者 27 例を対象とした．八味地黄丸を投与し，投薬治験期間は 1〜6 か月で，採血は原則として早朝空腹時 1〜2 か月ごとに行い，血糖，脂質，血小板機能，赤血球ポリオール代謝，HbA1c，などについて検討した．HbA1c，アデノシン二リン酸，エピネフリン凝集能の有意の低下，赤血球ソルビトール脱水素酵素の有意な上昇を認めた．】

- 赤澤好温 他，和漢医薬誌，1989, 6, 378-379.

【外来において血糖コントロールを行い，教育入院を希望した糖尿病患者 24 例を対象とした．八味地黄丸を投与し，内服状況を病棟看護師が確認した．3 種類の定量的振動感覚測定を 1 週毎に行った．対照例として同条件の糖尿病患者 14 例に糖尿病治療薬のみで同機種を用いて振動感覚を観察した．八味地黄丸投与効果は，患者左右足背においては，西独式半定量的音叉（TF）で有意の数値の減少を示し両肢ともに有意の改善を示した（p < 0.01）．振動覚定量計（VT）では，両肢とも有意な改善を示した（p < 0.01）．振動感覚定量計 TM-31A（VSM）では，両下肢ともに有意に改善を示した（p < 0.01）．有効率は 24 例中 23 例，95.8％であった．非投与の 14 例は，両肢ともに，TF，VT，VSM，3 機種いずれの測定によっても有意の改善傾向は認めなかった．】

② 諸症状を随伴する高血圧

- 伊藤憲一 他，診断と治療，1988, 76, 1096-1114.

【解析対象は種々の諸症状を有する高血圧症または脳血管障害（急性期を除く）患者 103 例とした．本試験は，八味地黄丸と，それと対応する乳糖を主薬とした被試薬 10％を含有する識別不能のプラセボを用いて，交叉式二重盲検法により実施した．八味地黄丸群 53 例，プラセボ群 50 例に分けて投与した．試験期間は試験開始前の観察期間を 4 週間，試験薬投与期間はオープントライアルの結果から 8 週間（第 1 治療，第 2 治療）

とした．第1治療，第2治療の総合評価から，第1，第2治療を比較し優劣の評価をした．本試験の優劣評価については八味地黄丸群がプラセボ群よりも優位が34.0％，プラセボ群が八味地黄丸群よりも優位が20.4％で，八味地黄丸群がプラセボ群に比べ有意に優れていた（p < 0.05）．総合評価における時期別全般改善度は第1治療では両群間に有意の差は認められなかったが，第2治療において「軽度改善」以上八味地黄丸群70.0％，プラセボ群は51.0％で八味地黄丸群が有意に優れていた．有用度も同様第1治療では有意差は認められなかったが，第2治療において「やや有用」以上八味地黄丸群70.0％，プラセボ群51.0％と八味地黄丸群が有意に優れていた．症状群別全般改善度では八味地黄丸群が神経症状の第2治療で有意に優れたが，自覚症状，精神症状では有意の差を認めなかった．個々の症状別改善度では第1治療において自覚症状の「耳鳴り」で八味地黄丸群が有意に優れ，第2治療においては自覚症状の「四肢の冷え」「かゆみ」，神経症状の「下肢痛」で八味地黄丸群が，「はきけ」でプラセボ群が有意に優れていた．そのほか神経症状の「腰部圧痛」「残尿感」で八味地黄丸群が優れる傾向を示した．】

③ 腰部脊柱管狭窄症・腰痛

- 林 泰史 他，*Geriat. Med.*, 1994, 32, 585-591.

【腰部脊柱管狭窄症と診断した患者を来院順に八味地黄丸実薬群（19例）とプロピオン酸対照群（8例）に分け，8週間同一治療を継続した．各症状の観察開始時と比べて観察終了時である8週間後の重症度の改善度は，八味地黄丸投与群ではすべての観察項目（腰痛，腰部運動痛，下股つっぱり感，しびれ感，陰部灼熱感，冷感，腰背筋緊張，下股知覚障害）において有意の改善（冷感のみ p < 0.05，ほかは p < 0.01）を認めているのに対して，対照群では有意の変化を示さなかった．自覚所見の変化および最終全般改善度で歩行開始から間欠性跛行の出現までの時間は八味地黄丸投与群では2.7倍まで伸びているが，対照群ではほとんど変化がなかった．また，指尖床面間距離も八味地黄丸投与群では平均8.4 cmから2.9 cmに短縮しているが，対照群ではむしろ長くなっていた．】

④ 男性不妊症・性機能障害

- 吉田英機，現代東洋医学（臨増），1988, 9, 136-137.

【以前に八味地黄丸あるいはユビデカレノン（CoQ-10）各々単独投与療法を行ったが精液所見に改善の認められなかった30例（軽度乏精子症16例，高度乏精子症14例）を対象とした．以前の治療後約3か月の休止期間を置いた後，各々単独療法群および併用療法群の3群に分け，内服治療を3〜6か月間行った．軽度乏精子症群についての妊娠率は3群ともほぼ同様であり，有効率についてもそれぞれ55.7％，71.4％および62.5％となり，有意差はなかった．高度乏精子症群については，八味地黄丸単独療法と比較し，CoQ-10単独療法群とともにCoQ-10と八味地黄丸併用療法群で各1例の妊娠成功例を認め，臨床的有効率についても八味地黄丸単独療法群の25.0％と比較し，CoQ-10と八味地黄丸併用療法群では64.2％となり，CoQ-10単独療法群とともに統計学的にも有意な（p < 0.05）有効性を認めた．】

⑤ 尿路不定愁訴

- 布施秀樹 他，泌外，1995, 8, 603-609.

【器質性排尿障害を除く尿路不定愁訴を訴える患者20例を封筒法により，猪苓湯群（全例が神経性頻尿）と八味地黄丸群11例（神経性頻尿9例，慢性前立腺炎2例）に分けて比較した．昼間排尿回数の八味地黄丸群の効果は，投与前平均9.1回が2週後8.3回，4週後6.6回といずれも投与前に比べ，有意に減少を認めた（それぞれ p < 0.002 および p < 0.0002）．夜間排尿回数の八味地黄丸群の効果は，投与後2週および4週で有意に夜間排尿回数の減少を認めた（それぞれ p < 0.05 および p < 0.0002）．排尿痛の八味地黄丸群の効果は，（＋）ないし（＋＋）のもの4例のうち4週後に（＋）のものが1例のみとなった．残尿感の八味地黄丸群の

効果は，全例残尿感を認めたが投与 4 週では 2 例のみ（22%）となった．八味地黄丸群の有効性は，「改善」90.9%，「やや改善」9.1% であった.】

⑥ **子宮脱の術後不快感**

- 織部和宏 他，漢方療法，2006, 10, 282-288.

【保存的治療として，まず外来で 1 か月の補中益気湯を投与し改善がみられなかった 19 例に対して腟式子宮脱根治術を施行した．八味地黄丸を 2 週間投与した群 12 例と，対照群 7 例に術後無作為に分けて，術前後の尿比重，尿回数，残尿などを測定し，比較検討した．術後 1 週間（八味地黄丸投与後 1 週間）目では尿回数に有意差はなかったが，残尿量は投与群で有意に減少した（$p < 0.05$）．術後 2 週間（八味地黄丸投与後 2 週間）目においても，尿回数に差はみられなかったが，投与群で有意な残尿量の減少が認められた（$p < 0.05$）．一方，対照群では 7 例中 3 例（42.9%）に何らかの違和感（尿漏れ 2 例，尿が細い 1 例）の訴えがあった.】

⑦ **腟炎**

- 陳 瑞東 他，和漢医薬誌，1987, 4, 398-399.

【閉経後 2 年以上経過し，老人性腟炎と診断した 88 例を対象として，八味地黄丸を 4 週間投与した．自覚症の変化で血性，かっ色，黄色の帯下を主訴とした 66 例では帯下消失 73%，帯下改善 26%，計 99% に有効であった．腟・外陰部搔痒感を主訴とした 11 例では症状消失 36%，症状改善 55%，計 91% に有効であった．他覚的所見の変化で腟壁および子宮腟部の斑点状の発赤を認めた 62 例では，消失 63%，改善 34%，計 97% に有効であった．腟細胞診では，成熟度指数（maturation index）の右方移動が認められ，旁基底細胞が有意に減少（$p < 0.01$）し，中層細胞が有意に増加（$p < 0.01$）した.】

⑧ **老人性皮膚搔痒症**

- 石岡忠夫 他，新薬と臨，1992, 41, 2603-2608.

【老人性皮膚搔痒症と診断された 32 例で，ほとんど連夜搔痒感がある例を対象とした．投薬は八味地黄丸，フマル酸ケトチフェンを服用させ，投薬順序の決定は無作為に行い，ウォッシュアウトせず 2 週間で薬剤を交代した．効果判定は 2 週後，4 週後に行った．総合判定は，八味地黄丸投与群で著効 11 例（34%），有効 14 例（44%），やや有効 2 例（6%），無効 5 例（16%），有効以上は 25 例（78%）であった．フマル酸ケトチフェン群は著効 15 例（47%），有効 10 例（31%），やや有効 4 例（13%），無効 2 例（6%），悪化 1 例（3%）で，有効以上は 25 例（78%）で，両者の有効率に統計的な有意差はなかった.】

⑨ **アルツハイマー型認知症**

- Iwasaki, K. *et al., Geriatrics & Gerontology International*, 2004, 4, S124-S128.

【アルツハイマーおよび脳血管性障害を合併したアルツハイマー型認知症患者を対象とし，八味地黄丸 16 例とプラセボ 17 例の 2 群に分けてランダム化盲検比較臨床研究を実施した．その結果，八味地黄丸群では認知機能を示す MMSE スケールが 8 週間で 2.5 点有意に改善し，内服を止めると元のレベルにまで低下した．また activities of daily living（ADL）は同様に内服によって 100 点満点中 17.5 点上昇して改善し，止めるとまた元のレベルに戻った．プラセボ群では有意な変化はなかった．脳血流 SPECT を用いた検討では，八味地黄丸を内服した患者は脳血流が平均 10% 有意に改善した.】

主なエビデンス **症例報告**

- 富原光雄 他，漢方医，1986, 10, 32-33.

【対象は腰痛を主訴とする患者 27 例で，八味地黄丸を最低 4 週間投与した．投与 27 例中，著明改善 6 例，改善 11 例，やや改善 3 例で 20 例（74%）に改善が認められた．長期投与で有効な例もあるが，4 週間投与

で改善傾向を示すものが多かった.】

- 高森成之 他, 日本東洋医誌, 1994, 45, 151-157.

【こむら返りを週に 1 回以上認める肝硬変患者 31 例に, 八味地黄丸を 4 週間投与し, こむら返りの推移を検討した. 八味地黄丸 4 週間投与後のこむら返りの改善率は 100％であった. 肝硬変を代償期と非代償期に分け, 八味地黄丸投与後のこむら返りの改善（出現回数の減少）ないし消失を検討したところ八味地黄丸投与後 1 週間以内に代償期 33％, 非代償期 38％, 4 週間後に代償期および非代償期とも全例にこむら返りの改善ないし消失を認めた.】

- 鎌田正晴 他, 産婦漢方研のあゆみ, 11, 1994, 57-63.

【対象は, 中高年婦人 19 例（慢性膀胱炎 15 例, 骨盤底筋弛緩 1 例, 神経性頻尿 3 例）に 八味地黄丸を 4 週間投与を行い, 投与後 2 週目および 4 週目に自覚症状の改善度を判定した. 19 例中 15 例（79％）に症状の改善が認められ有効と判定された. そのうち 9 例では, 投与開始後 2 週目と早期に効果が認められた. 症状別の改善度で改善以上の有効率は, 昼間頻尿 60％, 夜間頻尿 53.3％, 尿失禁 60％, 尿意切迫感 71.4％, 残尿感 100％および排尿困難 100％と, 特に膀胱刺激症状に対して有効率が高かった.】

- 酒本 護 他, 第 13 回泌尿器科漢方研究会講演集, 1996, 3, 7-14.

【前立腺肥大症患者（53 例）を封筒法により 2 群に分け, 八味地黄丸投与群 15 例（解析例）と猪苓湯投与群 14 例（解析例）で比較した. 八味地黄丸投与群は投与前後で排尿開始の遅れ, 排尿時間の延長, 尿線の勢いの低下, 残尿感, 2 時間以内の排尿が有意に改善した.】

- 金子茂男 他, 泌尿紀要, 1988, 34, 1091-1095.

【排尿困難, 頻尿, 残尿感, 下腹部・会陰部不快感などを訴えて受診し, 慢性前立腺炎を疑われた患者のうち経直腸的超音波断層法にて前立腺炎を確認し得た 42 例を対象とした. 薬剤は, ST 合剤と八味地黄丸を使用した. 投与方法は患者を無作為に 2 群に分け, A 群においては ST 合剤, 八味地黄丸を 14 日間服用の後, ST 合剤 14 日間服用した. B 群は ST 合剤 14 日間服用の後, ST 合剤, 八味地黄丸を, 14 日間服用した. A 群は 23 例の患者に ST 合剤と八味地黄丸との併用投与を開始したが, 検討の対象となったのは 14 例であった. B 群は 19 患者に ST 合剤のみの投与を開始したが, 検討の対象は 17 例になった. A 群のやや改善以上は, 2 週目では 11 例, 改善率 79％であり, 4 週目では 10 例, 改善率 71％であった. B 群のやや改善以上は, 2 週目では 9 例, 改善率 53％, 4 週目では 11 例, 改善率 59％であった.】

- 森 明人 他, 日不妊会誌, 1990, 35, 329-333.

【乏精子症患者 51 例を対象に八味地黄丸を連日投与した. そのうち 11 例（21.8％）は妊娠成立した. そこで, この中で詳細に経過を追跡し得た妊娠例 10 例と非妊娠例 17 例について八味地黄丸の精液所見（精子濃度, 精子運動率）に及ぼす影響を検討した. 臨床的有効例 16 例において, 投与前の値を 100％とすると, 精子濃度では投与後は 350 ± 150％と著明な改善をみたが, 運動率は 130 ± 30％でそれほど著明には改善しなかった.】

- 天野俊康, *Impotence*, 1997, 12, 174-175.

【インポテンスを主訴に当科を受診した 15 例を対象とした. 機能的（心因性）インポテンスと診断されたものは 8 例, 器質的と考えられたもの 7 例（陰茎性 1, 中枢神経性 1, 末梢神経性 3, 無管性 2）であった. 10 項目からなる実虚問診表に基づき実虚スコアを求め, 患者の証を判定した. 機能的インポテンスと診断された 8 例の実虚スコアは, 32～49 点（平均 41.5 点）であり, いずれも虚証と判定された. このうち 6 例に八味地黄丸が投与され, 4 例に勃起障害の改善が自覚的に認められた. 一方, 器質的と診断された 7 例の実虚スコアは, 40～77 点（平均 62.9 点）であり, 虚証 1 例, 実証 6 例であった.】

- 林 公一 他, 漢方と最新治療, 1992, 1, 262-264.

【対象は, 開腹手術により子宮および卵巣を摘出した42例 (悪性, 良性を含む), 月経異常 (稀発月経, 早発閉経) を認めた7例, 卵巣欠落症候群を認めた3例, その他 (腰痛症, ステロイド長期服用, 尿管結石) 5例の合計57例である. 投与薬剤は, 八味地黄丸, 結合型エストロゲン製剤, 活性型ビタミンD製剤についてそれぞれ単独投与群及び3者併用群にて検討した. 八味地黄丸, 結合型エストロゲン製剤, 活性型ビタミンD製剤をそれぞれ単独および併用投与した場合の骨量変化は, 八味地黄丸 (n = 5), および活性型ビタミンD製剤 (n = 5) 単独投与群では骨量の増加は認められず, とくに活性型ビタミンD製剤単独投与群において減少率が著明であった. 結合型エストロゲン製剤 (n = 6) 単独投与群においては6例中3例で骨量の減少が抑制された. しかし, 3者併用群 (n = 15) では15例中11例で骨量の増加傾向が認められた.】

- Usuki, S. *et al.*, *Am. J. Chin. Med.*, 1989, 17, 225-241.

【高プロラクチン血症の不妊症婦人27例を対象とした. A群はブロモクリプチンで6〜24か月治療し妊娠しなかった後に八味地黄丸を投与した15例, B群は治療開始時から八味地黄丸単独で治療した12例とした. 八味地黄丸は3か月以上投与した. 血清基礎プロラクチンレベルで27例を1 (30〜50 ng/mL) 15例, 2 (50〜100 ng/mL) 9例, 3 (100〜200 ng/mL) 1例, 4 (200〜300 ng/mL) 2例の群に分けた. 八味地黄丸投与後, 1群の10例, 2群の5例, 3群の1例, 4群の2例に血清プロラクチンが低下した. 6か月投与で8例が不変であった. 11例が妊娠し正常に分娩した.】

- 藤田真由美 他, 皮膚科紀要, 1993, 88, 175-179.

【難治性の老人性皮膚掻痒症の患者33例を対象に抗ヒスタミン剤や抗アレルギー剤の内服治療に対して八味地黄丸を4週間併用した. 主たる症状である掻痒感については, 33例中25例に改善がみられ, その改善率は75.8%であった. 皮膚の乾燥症状については, 33例中19例で改善し, 57.6%の改善率を示した. 掻破痕については, 33例中22例 (66.7%) が軽快し, 不眠に対する効果は33例中17例 (51.5%) で改善を示した.】

- 田村多繪子 他, 皮紀, 1995, 90, 113-118.

【4週間以上抗ヒスタミン剤, 抗アレルギー剤の内服療法を行っても十分な効果の得られなかった50歳以上の老人性皮膚掻痒症患者33例を対象とした. 従来の治療薬 (抗ヒスタミン剤, 抗アレルギー剤) を少なくとも4週間以上投与中の症例に, 八味地黄丸を4週間以上併用投与した. 外用薬は併用してもよいが, 副腎皮質ホルモン外用剤の場合はストロング以下の力価のものに限るとした. 併用開始時と終了時の掻痒感の改善状況は不変6例, 悪化1例で他の25例 (78.1%) はいずれも改善していた. 掻破痕跡は26例中16例 (61.5%), 皮膚の乾燥は26例中11例 (42.3%), 不眠20例中10例 (50%), 全身倦怠感9例中6例 (66.7%) がそれぞれ最終観察日には改善していた. 最終全般改善度 (有効性, 有用性) は, 「有効」以上で32例中12例 (37.5%), 「やや有効」以上で26例 (81.3%) であった.】

- 森原 潔 他, 漢方医, 2010, 34, 176-181.

【脱毛患者22例に対し, 八味地黄丸と塩化カルプロニウムを併用投与した. 治療効果の判定期間は2か月とした. 「やや有効」以上の効果は, 72.7%であった. その中で単発型円形脱毛症の有効率が87.5%と高かった. 一方, 多発型やびまん性脱毛症の有効率は60%台と低下していた.】

- 小森樹夫, 漢方医, 1986, 10, 34-35.

【老人性白内障の診断を受け, 糖尿病など全身疾患がなく, 眼底に視力障害を起こすような疾患のない患者, 30例, 60眼を対象とした. 薬剤は八味地黄丸と併用薬にグルタチオン点眼を使用した. 観察期間は12か月から24か月とした. 投与前後における視力, 調節力を測定した. 視力に改善がみられたもの11眼 (30%), 不変18眼 (48%), 低下したもの8眼 (22%) であった. 調節力は, 改善がみられたもの16眼, 不変のも

の 11 眼, 低下したもの 10 眼であった.】

主なエビデンス 基礎研究系

① 実験的糖尿病抑制作用

- Luo, W. Q. *et al.*, *Biomed. Res.*, 1998, 19, 127-133.

【ラットに経口投与したところ, ストレプトゾトシンによる血糖値上昇, 摂水量増加, 尿量増加および摂餌量増加がそれぞれ抑制された. また, 免疫組織化学的観察で, 膵島のB細胞の減少が抑制された.】

② 骨代謝に対する作用

- 左雨秀治 他, 産婦漢方研のあゆみ, 1993, 10, 46-53.

【卵巣摘出ラットに経口投与したところ, 脛骨のカルシウム含量低下が抑制された.】

- 金子 均 他, 日更年医会誌, 1995, 3, 225-232.

【GnRH アゴニストによる低エストロゲン状態のラットに経口投与したところ, 大腿骨の骨量低下が抑制され, 脛骨の骨形成率が上昇した.】

③ 造精機能に対する作用

- 坂本 忍 他, 産婦漢方研のあゆみ, 1987, 4, 98-103.

【幼若ラットおよび成熟去勢ラットに経口投与したところ, 前立腺におけるチミジンキナーゼ活性が増加した.】

- 須藤和彦 他, 東邦医会誌, 1991, 38, 476-481.

【マウスに経口投与したところ, アドリアマイシンによる組織学的造精機能障害度が軽度であった.】

④ 血圧降下作用

- 丁 宗鐵 他, 和漢医薬誌, 1989, 6, 416-417.

【メチラポン投与と熱ストレス負荷で作製する高血圧モデルラット (MHR) の血圧上昇期にあたる introductory-MHR に飲水投与したところ, 血圧上昇が抑制された.】

⑤ 腎臓に対する作用

- 上原誉志夫 他, *Prog. Med.*, 1994, 14, 1761-1766.

【Dahl 食塩感受性ラットに食塩を負荷するとともに混餌投与したところ, 糸球体濾過量の低下が抑制されるとともに, 糸球体および腎血管の組織障害が抑制された.】

- Ikeda, R. *et al.*, *J. Ethnopharmacol.*, 2009, 124, 176-181.

【老齢ラットに混餌投与したところ, 尿中へのカルシウム排泄亢進を抑制し, 血中副甲状腺ホルモン濃度の上昇を抑制した.】

名前の由来

8種類の生薬からなることを八味と表現し, 地黄を主薬とするので八味地黄丸と名付けられた.

八味丸, 八味腎気丸, 金匱腎気丸などとも呼ばれる.

半夏厚朴湯
はんげこうぼくとう

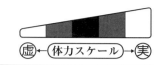

咽喉・食道の閉塞感，球状のものの停滞感（いわゆるヒステリー球＝梅核気*）などの神経症傾向を目標に用いる．

*梅核気：漢方医学用語．のどの気の流れが滞って，梅の種がのどにつまったように感じる症状．咽中炙臠（いんちゅうしゃれん）ともいう．これはのどにあぶった肉片が引っ掛かっているような異物感，違和感がある状態のことで梅核気と同じ意味．

効能または効果

気分がふさいで，咽喉，食道部に異物感があり，ときに動悸，めまい，嘔気などを伴う次の諸症：
不安神経症，神経性胃炎，つわり，咳，しわがれ声，神経性食道狭窄症，不眠症

使用目標＝証

体力中等度以下の人で，顔色がすぐれず，神経症的傾向があり，咽喉がふさがる感じ（いわゆるヒステリー球）を訴える場合に用いる．

1) 気分がふさぎ，不眠，動悸，精神不安などを訴える場合
2) 呼吸困難，咳嗽，胸痛などを伴う場合
3) 心窩部の振水音を伴う場合

臨床応用

- 慢性咳嗽・遷延性咳嗽
- 誤嚥性肺炎の予防
- 咽喉頭異常感症
- 神経性食道狭窄症
- 嚥下障害
- 不安神経症
- 不眠症
- 神経性胃炎
- 胃食道逆流症
- 機能性ディスペプシア
- 耳鳴り
- 妊娠悪阻（つわり），妊婦の諸症状
- しわがれ声
- 腰背部痛
- 脱毛症

味

甘くて辛い

構成生薬

- 半夏（ハンゲ），6.0 g　　ホモゲンチジン酸，アラビノガラクツロナン，エフェドリンなど
- 茯苓（ブクリョウ），5.0 g　エブリコ酸，パヒマン，エルゴステロールなど
- 厚朴（コウボク），3.0 g　　α-オイデスモール，β-オイデスモール，マグノロールなど
- 蘇葉（ソヨウ），2.0 g　　ペリルアルデヒド，シソニン，アピゲニンなど
- 生姜（ショウキョウ），1.0 g　6-ショーガオール，6-ジンゲロール，α-ジンギベレンなど

副作用

過敏症[注1]：発疹，発赤，搔痒など（頻度不明）
　注1）このような症状があらわれた場合には投与を中止すること．

主なエビデンス　臨床系

① 誤嚥性肺炎の予防

- Iwasaki, K. *et al.*, *J. Am. Geriatr. Soc.*, 2007, 55, 2035-2040.

【多施設二重盲検臨床比較試験により，認知症，脳血管障害，アルツハイマー症およびパーキンソン病の高齢患者95例を無作為に半夏厚朴湯（体重50 kg以上：1日量，分3，体重50 kg未満：2/3量，分2）群47例とプラセボ（乳糖，体重50 kg以上：3.0 g，分3，体重50 kg未満：2.0 g，分2）群48例の2群に分けた．試験は12か月行い，肺炎の発症頻度，肺炎による死亡率および自力での摂食量を評価した．その結果，累積肺炎発症数はプラセボ群14例に対し，半夏厚朴湯群4例と有意に減少した（p = 0.008）．また，肺炎に関連する死亡者数もプラセボ群6例に対し，半夏厚朴湯群1例と減少傾向であった（p = 0.05）．さらに，半夏厚朴湯群では摂食量も有意に改善された（p = 0.006）．コホート研究として算出された相対危険度においても，半夏厚朴湯は肺炎の発症を0.51（95％信頼区間：0.27～0.84，p = 0.008），関連死は0.41（95％信頼区間：0.10～1.03，p = 0.06）と減少させた．】

- Iwasaki K, *et al.*, *J. Am. Geriatr. Soc.*, 2002, 50, 1751-1752.

【脳萎縮またはラクナ梗塞の患者で，1回以上の誤嚥性肺炎の経験を有する高齢者16例を無作為に半夏厚朴湯（4週間投与）群7例とプラセボ（乳糖，4週間投与）群9例に分けて評価した（ランダム化比較試験）．なお，高血圧治療のためのカルシウム拮抗薬や狭心症のための硝酸薬の使用は制限しなかった．咳反射は，ネブライザーを用いてクエン酸溶液を吸入させ，咳を引き起こすクエン酸濃度の閾値を投与前後で比較した．その結果，プラセボ群では47.5で変化がなかったが，半夏厚朴湯群では59.5から15.7になり，低下した咳反射が有意に改善された（p < 0.01）．また，半夏厚朴湯群のうち3例で観察期間中にはじめて食事の経口摂取が可能になった．】

② 嚥下障害

- Iwasaki, K. *et al.*, *Phytomedicine*, 1999, 6, 103-106.

【脳血管障害を有し，1回以上の肺炎歴を持つ患者32例を半夏厚朴湯群20例と対照群（乳糖）12例に分け，4週間経口投与した．その結果，嚥下反射時間が半夏厚朴湯群では11.6 ± 2.97秒から2.6 ± 0.38秒と有意に改善したが，対照群では11.0 ± 3.97秒から10.8 ± 3.58秒と有意な変化はなかった．また，気道分泌液中のサブスタンスPは半夏厚朴湯群で有意に増加したが，対照群では有意な変化はなかった．】

- Iwasaki, K. *et al.*, *Phytomedicine*, 2000, 7, 259-263.

【パーキンソン病患者28例とボランティアの健常老人（70 ± 10.0歳）5例を対象とした．パーキンソン病患者は半夏厚朴湯群22例と対照群（乳糖）6例に分け，健常対照群にも半夏厚朴湯を，それぞれ4週間経口投与した．精神安定剤などを服用している患者は除外し，そのほかのL-DOPAや降圧薬など服用していた薬剤はそのまま継続した．その結果，嚥下反射時間が半夏厚朴湯群では3.7 ± 1.0秒から2.3 ± 0.5秒と有意に改善し（p < 0.001），対照群と健常対照群では変化がなかった．また，唾液中のサブスタンスPは半夏厚朴湯群で増加傾向であった（p = 0.3）．】

③ 神経性胃炎，胃食道逆流症，機能性ディスペプシア

- 加藤士郎 他，漢方と最新治療，2005, 14, 333-338.

【胃食道逆流症で，通常の西洋医学的療法で消化器症状は改善されるが，咳，痰，咽喉頭部違和感，軽度呼吸困難などの呼吸器症状が改善されない19例を封筒法により，半夏厚朴湯群10例と無処置群9例に分けて6か月の投与期間と中止後も含めて12か月間，咳，痰，咽喉頭部違和感，軽度呼吸困難について検討した．

その結果半夏厚朴湯投与群は投与1か月後には，コントロール群に比して有意に呼吸器症状の改善が得られた（p < 0.01）．この効果は投与6か月後まで継続した（p < 0.01）．さらに半夏厚朴湯投与中止後も，呼吸器症状に対する改善効果は6か月間継続した（p < 0.01）．】

- Oikawa, T. *et al., Evid. Based Complement. Alternat. Med.*, 2009, 6, 375-378.

【機能性ディスペプシア（FD）患者30例と健常ボランティア20例に対し，同様に半夏厚朴湯を2週間投与した．消化管ガス量（GVS）は，FD患者で0.050であり健常ボランティア0.026より高値であったが，半夏厚朴湯投与により0.027に有意に減少した．また上腹部症状を示す gastrointestinal symptom rating scale（GSRS）トータルスコアは，半夏厚朴湯投与により 2.48 ± 0.14 から 2.08 ± 0.11 に有意に改善し（p = 0.0019），GSRS の5項目のうち下痢以外の逆流症状，腹痛，消化不良，便秘で有意に改善していた．】

- 及川哲郎 他，日東医誌，2008, 59, 601-607.

【FD患者19例に半夏厚朴湯を2週間投与し，その前後の消化器症状（GSRS）や胃排出能，GVS を検討した．FD患者における胃排出能は半夏厚朴湯投与により増加し，代表的な使用目標である「咽中炙臠*」を有する症例では，ない症例に比べて胃排出能の有意な増加と消化器症状の有意な改善が認められた．一方，GVS は FD 患者において半夏厚朴湯服用により減少した．このうち，使用目標の1つである「腹満**」を有する症例においては，ない症例に比較して GVS の減少が顕著であった．

　　*咽中炙臠（いんちゅうしゃれん）：咽喉部にあぶった肉片が引っ掛かっているような異物感，違和感がある状態のことで，ヒ
　　　ステリー球と概念的に同じもの．
　　**腹満：お腹が張ること．

- Oikawa, T. *et al., Phytomedicine*, 2005, 12, 730-734.

【FD患者15例と健常人ボランティア12例に対し，半夏厚朴湯を2週間投与し，胃内容排出速度（GER），GSRS により上腹部症状を評価した．その結果，FD患者の GER は健常人より有意に低かったが，いずれも半夏厚朴湯投与により有意に増加した．また，FD患者の上腹部症状も改善し，腹痛，消化不良，便秘において有意に改善した．】

④ 耳鳴り

- Ino, T. *et al., J. Tradition. Med.*, 2013, 30, 72-81.

【3か月以上続く耳鳴り・難聴で受診し，tinnitus handicap inventory（THI）が18点以上の成人患者のうち，試験参加に同意の得られた76例を半夏厚朴湯投与群38例とプラセボ投与群38例に無作為に割り付けた．THI，visual analog scale（VAS），hospital anxiety and depression scale（HADS），short-form 36-item health survey（SF-36）について，投与前後の変化量を評価した．その結果，THI は両群で有意差を認めなかった（p = 0.73）．また，VAS，HADS，SF-36 に関しても両群で有意差を認めなかった．めまいを伴っている群では，THI において半夏厚朴湯群がプラセボ群より改善している傾向があった（p = 0.006）．さらに，明らかな不安・抑うつがない患者，半夏厚朴湯証がある患者の検討では，THI において両群で差は認めなかった．】

主なエビデンス　症例報告

- 山際幹和 他，和漢医薬誌，1989, 6, 540-541.

【咽喉頭異常感症の患者に半夏厚朴湯（女性），柴胡加竜骨牡蛎湯（男性），偽薬として用いた安中散，マイナートランキライザーであるオキサゾラムを単独および併用投与し，その結果を検討した．薬剤は2週間連日経口投与し，1，2および3（投薬終了後1）週目に，治療前の異常感が80％以上改善した場合を著効，50％以

半夏厚朴湯　233

上80％未満改善を有効，30％以上50％未満改善をやや有効，30％未満改善を無効として判定した．その結果，半夏厚朴湯単独50例では，速効的ではないが1週目，2週目と改善し，投与終了後の3週目もさらに成績が向上した．オキサゾラム単独投与群37例は3週目で顕著な成績の悪化が認められ，持続性がなかった．半夏厚朴湯とオキサゾラムの併用投与群50例では，速効的ではあるが投薬終了後早期の再燃が顕著であり，オキサゾラム単独投与群と似た成績であった．】

• 山際幹和 他，耳鼻臨床，1990, 83, 1885-1890.

【咽喉頭異常感症の女性患者96例に半夏厚朴湯を2週間投与し，コーネル・メディカル・インデックス（CMI）阿部法変法により心身医学的評価と症状改善の関連性について検討した．その結果，正常型47例はよく改善し，最終的に著効49％，症状消失率34％であった．自律神経失調型7例では，著効率29％，71％では全く効果がなく，神経症型20例では，最終的に高い著効率（45％）を得たが，無効率も40％と高かった．心身症型22例は最終的に著効37％であり，症状消失率も32％と高かった．一方，無効率は27％と低く，多くの例で何らかの効果が得られた．】

• 隔田治，プライマリ・ケア，2001, 24, 133-137.

【咽喉頭異常感症の患者22例中，気道感染，他剤併用，服薬量が基準に満たない患者を除いた17例（男性7例，女性10例）に半夏厚朴湯を投与した．症状消失または著明改善を有効とし，東洋医学的所見として虚実および気うつのスコアを問診にて聴取した．その結果，有効13例（76.5％）であり，虚実による効果の差はなかった．気うつと判定されたものは有効例で6例，有効例でなかった例が1例であった．】

• 田中栄一 他，産婦漢方研のあゆみ，2001, 18, 77-81.

【産婦人科外来を受診した患者（更年期障害，不妊症，子宮筋腫，子宮内膜症，婦人科悪性腫瘍など）で咽喉頭異常感を訴えた44例のうち，器質的異常がなかった31例に半夏厚朴湯を症状の推移に応じて2～6週間投与した．その結果，24例（77.4％）に咽喉頭異常感の改善を認めた．】

• 大原健士郎，こころのりん a・la・carte, 1989, 8, 59.

【抑うつ状態の強い神経症患者23例に柴胡加竜骨牡蛎湯，ほかの各種神経症患者22例に半夏厚朴湯を3週間投与し，臨床効果を検討した．その結果，柴胡加竜骨牡蛎湯では，著明改善1例，中等度改善3例，軽度改善14例であり，軽度改善以上は78％であった．症状別改善度では，全身倦怠，易疲労，不安，抑うつ，心気，易怒，心血管系にとくに有効であった．また，半夏厚朴湯では著明改善2例，中等度改善6例，軽度改善9例であり，軽度改善以上は78％であった．症状別改善度では，易疲労，不眠，不安，焦燥感，意欲減退，妄想，運動系症状，心血管系症状，呼吸器系症状に特に有効であった．】

• 岡孝和 他，日本東洋心身医学，1990, 5, 34-39.

【心臓神経症患者24例に漢方薬を投与し，有効性を心身医学的立場から検討した．投与された処方は12種類であり，半夏厚朴湯は13例で，胸痛を主訴とする症例に有効であり，CMIで神経症傾向が認められた者は50％であった．】

• 前田学，現代東洋医，1990, 11, 232-233.

【全身性強皮症の患者10例の上部消化器症状（胸やけ，胃部の不快感・もたれ感など）に半夏厚朴湯を1週間～4年投与し，著効4例，有効6例であり，無効例はみられなかった．】

• 河上祥一，漢方と最新治療，1998, 7, 223-227.

【嘔気，嘔吐を認める妊婦に対し，漢方坐薬を調製して投与した．半夏厚朴湯31例，茯苓飲合半夏厚朴湯16例について，index for nausea and vomiting of pregnancy（INVP）を基に作成したアンケート調査により検討した．その結果，重症例21例では有効症例17例（81％），著効症例4例（19％）と全例効果が認め

られた．中等症例 19 例では不変 3 例（16％），有効 10 例（52％），著効 6 例（32％）であった．軽症例 6 例では不変 4 例（66％），有効 1 例（17％），著効 1 例（17％）であった．また，過去 3 年間の妊娠悪阻患者 64 例の平均入院日数は 15.1 日，坐薬使用症例 26 例では 11.2 日であり，有意差を認めた（p < 0.01）．】

- 田中栄一，漢方医，1993, 17, 169-172.

【安静を目的に入院した妊娠 22 週以降の妊婦で，入院中に胃部不快感，胸部圧迫感（胸のつかえ感などを含む），咽喉頭異常感，はきけ，咳，入眠障害，頭痛（頭重感），めまいの諸症状を訴えた 26 例に半夏厚朴湯を投与し，全般改善度および症状別改善度で評価した．その結果，全般改善度は著効 10 例（38.5％），有効 10 例（38.5％），やや有効 4 例（15.4％），無効 2 例（7.7％）で，悪化した症例はなかった．症状別では，胃部不快感，胸部圧迫感，咽喉頭異常感，嘔気および嘔吐で著効例，有効例が多かった．】

- 中藤真一，漢方医，2008, 32, 175-177.

【急性の腰背部痛を発症した骨粗鬆症患者 20 例に半夏厚朴湯を投与し，投与前後で比較した．全例にエルカトニン 20 単位／週 1 回のほか，骨粗鬆症の治療薬を投与した．疼痛は VAS を，抑うつは自己評価式抑うつ性尺度（SDS）を用いて評価した．VAS はいずれも治療開始 8 週で減少したが，SDS は半夏厚朴湯投与後に減少，半夏厚朴湯非投与時は増加した．】

- 大熊守也，和漢医薬誌，1998, 15, 422-423.

【円形脱毛症の患者 42 例を 6 群に分け，A 群：半夏厚朴湯，液体窒素を脱毛斑に圧抵と PUVA 療法（毎週または隔週）20 例，B 群：半夏厚朴湯のみ 10 例，C 群：PUVA のみ 4 例，D 群：半夏厚朴湯，液体窒素療法 4 例，E 群：液体窒素療法，PUVA1 例，F 群：液体窒素療法のみ 3 例とした．その結果，A 群では著効 13 例（65％），有効 2 例（10％），無効 1 例（5％），脱落 4 例（20％）で，B 群（著効 1 例（10％），有効 1 例（10％），脱落 8 例（80％））に比較して有意に効果が高かった（p < 0.05）．】

- Wakasugi, A. *et al.*, *J. Tradition. Med.*, 2006, 23, 132-140.

【半夏厚朴湯を投与された 38 例で，初診時および再診時に 1 秒間の光刺激に対する瞳孔反応を電子瞳孔計を用いて測定し，交感神経と副交感神経のバランス良好状態からの乖離状況を Mahalanobis の距離で評価した．その結果，初診時に交感神経優位であった群では服用により Mahalanobis の距離が小さくなったが，副交感神経優位であった群では変化がなかった．】

- Ito, H. *et al.*, *J. Tradition. Med.*, 2006, 23, 173-177.

【1 年間以上半夏厚朴湯を投与され，3 回以上上腕-足首脈波伝播速度（brachial-ankel pulse wave velocity：baPWV）を測定した 21 例では，服用 6 か月後に血圧や上腕-足関節血圧比などのパラメーターが変化せずに baPWV の有意な低下を認めた．】

主なエビデンス 基礎研究系

① 抗不安作用

- 栗原久 他，神精薬理，1995, 17, 353-358.

【マウスに経口投与したところ，高架式十字迷路実験において抗不安様作用を示した．】

② 免疫複合体結合能上昇抑制作用

- 飯島宏治，1993 年長寿科学総合研究，1994, 8, 120-124.

【免疫複合体結合能が上昇している掌蹠膿疱症患者の扁桃リンパ球に対して，半夏厚朴湯および構成生薬である厚朴，茯苓は結合能の上昇を有意に抑制した．】

③ モノアミン代謝抑制作用
- 小山司,漢方診療,1992, 11, 1-3.
  【SD系ラットに半夏厚朴湯を0.8％含有した固形飼料を2週間投与したところ,視床下部前核および線条体の2部位において,モノアミン代謝を抑制した.】

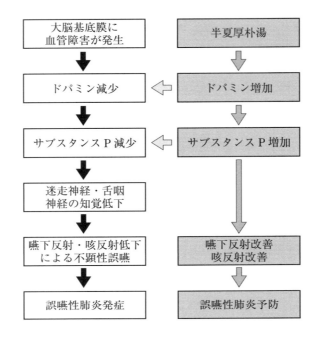

【臨床研究,基礎研究より推察される誤嚥性肺炎に対する効果発現の説明】
　半夏厚朴湯は大脳基底核におけるドパミン分泌を促進し,末梢サブスタンスP神経を賦活化させることより,嚥下反射,咳反射を改善し,誤嚥性肺炎を予防する可能性が示唆されている.

名前の由来

本方は,小半夏加茯苓湯に厚朴と蘇葉が加わり,5種類の生薬から構成されている.その中の主薬である半夏と厚朴の名を取って名付けられた.

半夏瀉心湯 甘

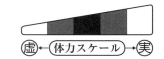

機能性ディスペプシア，胃食道逆流症，過敏性腸症候群，口内炎，はきけ，下痢など消化器疾患に幅広く用いられる処方である．

効能または効果

みぞおちがつかえ，ときに悪心，嘔吐があり，食欲不振で腹が鳴って軟便または下痢の傾向のある人の次の諸症：
急・慢性胃腸カタル，醗酵性下痢，消化不良，胃下垂，神経性胃炎，胃弱，二日酔，げっぷ，胸やけ，口内炎，神経症

使用目標＝証

体力中等度の人で，心窩部の膨満感，腹中雷鳴＊があり，悪心，嘔吐，下痢などを訴える場合に用いる．
1) 食欲不振，軽度の上腹部痛などを伴う場合
2) 不安・不眠などの精神神経症状を伴う場合
＊腹中雷鳴：腹がゴロゴロ鳴ること．

臨床応用

- 胃炎
- *Helicobacter pylori* の除菌
- 機能性ディスペプシア
- 食欲不振
- 悪心・嘔吐
- 消化器術後の消化器症状
- 下痢
- イリノテカン塩酸塩による下痢
- 過敏性腸症候群
- 口内炎（口腔粘膜炎）

特記事項

※口内炎（口腔粘膜炎）に対する投与について
- 1回量を50 mLの水または微温湯に溶解し，1日3回含嗽，または綿棒で直接潰瘍部に塗布する．含嗽の際は口の中で10秒おいた後に吐き出す．
 (Kono, T. *et al.*, *World J. Oncol.*, 2010, 1, 232-235.)
- 1回量を湯20 mLに溶解し，蜂蜜などで甘さを調節した液でのうがいを3回施行し，吐き出す．口角口唇炎，潰瘍ができている場合には，蜂蜜などを加えて粘性を上げてから潰瘍部などに塗布する．うがい，塗布に関しては食前，食後の計6回行うと口内炎発症早期には有効であった．
 (松浦一郎 他，痛みと漢方，2013, 23, 81-85.)

味

わずかに甘くて辛い

構成生薬

- 半夏（ハンゲ），5.0 g　　ホモゲンチジン酸，アラビノガラクツロナン，エフェドリンなど
- 黄芩（オウゴン），2.5 g　　バイカリン，バイカレイン，オウゴノシドなど
- 乾姜（カンキョウ），2.5 g　　6-ショーガオール，6-ジンゲロール，α-ジンギベレンなど
- 甘草（カンゾウ），2.5 g　　グリチルリチン，イソフラボン，クマリンなど
- 大棗（タイソウ），2.5 g　　ジジフスサポニン，オレアノール酸，ジジフスアラビナンなど
- 人参（ニンジン），2.5 g　　ギンセノシド Rg, Rb$_{1\sim3}$, Rc,Rd，β-エレメン，パナキシノールなど
- 黄連（オウレン），1.0 g　　ベルベリン，パルマチン，マグノフロリンなど

禁忌（次の患者には投与しないこと）

1. アルドステロン症の患者
2. ミオパチーのある患者
3. 低カリウム血症のある患者

［1〜3：これらの疾患および症状が悪化するおそれがある.］

副作用

（1）重大な副作用

1) 間質性肺炎：発熱，咳嗽，呼吸困難，肺音の異常（捻髪音）などがあらわれた場合には，本剤の投与を中止し，速やかに胸部 X 線などの検査を実施するとともに副腎皮質ホルモン剤の投与などの適切な処置を行うこと．また，発熱，咳嗽，呼吸困難などがあらわれた場合には，本剤の服用を中止し，ただちに連絡するよう患者に対し注意を行うこと．

2) 偽アルドステロン症：低カリウム血症，血圧上昇，ナトリウム・体液の貯留，浮腫，体重増加などの偽アルドステロン症があらわれることがあるので，観察（血清カリウム値の測定など）を十分に行い，異常が認められた場合には投与を中止し，カリウム剤の投与などの適切な処置を行うこと．

3) ミオパチー：低カリウム血症の結果としてミオパチーがあらわれることがあるので，観察を十分に行い，脱力感，四肢痙攣・麻痺などの異常が認められた場合には投与を中止し，カリウム剤の投与などの適切な処置を行うこと．

4) 肝機能障害，黄疸：AST（GOT），ALT（GPT），Al-P，γ-GTP の上昇などを伴う肝機能障害，黄疸があらわれることがあるので，観察を十分に行い，異常が認められた場合には投与を中止し，適切な処置を行うこと．

（2）その他の副作用

過敏症[注1]：発疹，じんま疹など（頻度不明）

注1）このような症状があらわれた場合には投与を中止すること．

主なエビデンス　臨床系

① 胃炎

- 関根紀世，医と薬学，2014, 71, 303-306.

【出血や潰瘍を認めない慢性の症候性胃炎の患者で，精神的要因の関与が疑われた 27 例に半夏瀉心湯を 1〜

2 週間投与した．消化管運動改善薬（モサプリドクエン酸塩水和物，イトプリド塩酸塩）およびほかの漢方製剤の併用は禁止した．投与前後に消化器症状（早期満腹感，上腹部痛，上腹部熱感（胸やけ），悪心・嘔吐，げっぷ，胃もたれ，食欲不振）をそれぞれ 4 段階（3：とてもある，2：まあまあある，1：少しだけある，0：全くない），心理的ストレス反応を SRS-18 で調査した．投与後に各症状スコアの合計は有意に減少し（p < 0.01），各症状別では早期満腹感，上腹部熱感（胸やけ），胃もたれのスコアが有意に減少した（p < 0.05）．心理的ストレス反応のスコアは，半夏瀉心湯の投与で有意に低下した（p < 0.01）．】

② *Helicobacter pylori* の除菌

- 東田元 他，日東洋医会誌，1997, 47, 803-812.

【*H. pylori* 陽性患者 137 例（胃潰瘍 56 例，十二指腸潰瘍 45 例，局所所見のない原発性胃炎 36 例）を対象とした．1 コース目として，対照群はオメプラゾール 20 mg/ 日投与開始時に，アモキシシリン（AMPC）1,500 mg/ 日を 2 週間併用した．胃十二指腸潰瘍の場合，AMPC 投与終了後オメプラゾールを 6 週間投与した．さらにポラプレジンク 1 g，半夏瀉心湯または三黄瀉心湯のいずれかの薬剤を治療開始から除菌判定時まで継続投与した．2 コース目では，対照群は AMPC 2,000 mg を投与し，この期間中のオメプラゾール投与量は 40 mg/ 日とした．胃十二指腸潰瘍の場合には，AMPC 投与終了後，オメプラゾール 20 mg/ 日を 4 週間継続投与した．半夏瀉心湯，三黄瀉心湯およびポラプレジンクは 1 コース目と同様に投与した．1 コース目の除菌率は対照群 66%，ポラプレジンク群 70%，半夏瀉心湯群 70%，三黄瀉心湯群 66% であった．2 コース目では対照群 75%，ポラプレジンク群 80%，半夏瀉心湯群 85%，三黄瀉心湯群 83% であり，半夏瀉心湯群と三黄瀉心湯群では対照群と比較して有意に高かった．また，半夏瀉心湯および三黄瀉心湯の *H. pylori* に対する抗菌活性は，*in vitro* で MIC_{90} が 2,000 $\mu g/mL$ 以上と高値であった．】

③ イリノテカン塩酸塩による下痢

- Mori, K. *et al.*, *Cancer Chemother. Pharmacol.*, 2003, 51, 403-406.

【シスプラチン（CDDP）5 日間持続点滴静注（20 mg/m^2/day），イリノテカン塩酸塩（160 mg/m^2，点滴静注，day 1）の 2 剤併用療法を受けた非小細胞肺がんの入院患者で，1）切除不能（ステージⅢ，Ⅳ）の未治療例，2）PS が 0～2 の症例，3）主要臓器機能が保持されている症例，4）75 歳以下，5）インフォームド・コンセントが得られている症例，以上の選択基準を満たす 41 例を対象とした．ただし，重篤な合併症を有する症例，下痢症例，高度胸水貯留例，症状を有する脳転移例は除外した．封筒法により，半夏瀉心湯群 18 例と非投与群 23 例に分け，半夏瀉心湯は化学療法開始 3 日以上前から投与し，化学療法開始後 21 日以上連日投与した．便の性状および回数，排便に伴った腹痛の有無と程度，夜間便通の有無，血性下痢の有無で評価した．その結果，下痢の発現日および 1 日回数が最も多かった日は，化学療法開始後，半夏瀉心湯群でそれぞれ 6.3 日目，9.2 日目，非投与群で 5.9 日目，9.0 日目であった．また，化学療法 1 コース目において半夏瀉心湯群は非投与群に比べ有意に下痢の程度を改善し，Grade 3 以上の下痢の発現率が低かった．下痢回数および持続日数には両群間に有意差は認められなかった．】

- 日比聡 他，癌と化療，2009, 36, 1485-1488.

【手術不能進行・再発胃癌，大腸癌患者を対象に，S-1/ イリノテカン療法を行う 20 例を半夏瀉心湯併用群（A 群）と非併用群（B 群）に封筒法を用いて無作為に割り付けた．S-1 を day 1～14 まで連日経口投与後 14 日間休薬し，day 1 および 15 にイリノテカンを点滴静注した．28 日間を 1 クールとして反復投与を行った．A 群はイリノテカン投与当日から 3 日間，半夏瀉心湯を服用した．両群間で抗腫瘍効果に有意差は認められなかったが，Grade 3 以上の重篤な副作用は A 群で食欲不振，好中球減少が各 1 例に認められたのに対し，B 群では下痢，全身倦怠感，食欲不振，口内炎，皮疹が各 1 例，好中球減少が計 4 例（うち 2 例は発熱性好

中球減少）みられた．また day 1（治療前），15，29 の QOL スコアは，A 群では day 15 の QOL スコアが治療前と比べて 15 点以上低下したのは 1 例のみであったが，B 群では 4 例で 15 点以上低下した．両群とも 2 週休薬後である day 29 の QOL スコアは治療前と変わりなかった．QOL の総合スコアは，A 群と異なり B 群で治療前より day 15 に有意に低下した（p < 0.05）.】

- 宮内英聡，*Prog. Med.*，2012，32，628-629.
【進行再発結腸・直腸癌 30 例を性別，全身状態（PS），化学療法歴を割付因子として，経口アルカリ化群と半夏瀉心湯群に無作為に 15 例ずつ割り付けた．経口アルカリ化群は炭酸水素ナトリウム 1.8 g およびウルソデオキシコール酸 300 mg/ 日を FOLFIRI-3 開始より 5 日間内服とし，半夏瀉心湯を FOLFIRI-3 治療期間中継続服用した．登録直後に半夏瀉心湯群で 1 例脱落したため，14 例となった．下痢の Grade は，経口アルカリ化群では Grade 3 以上が 4 例（27 ％），半夏瀉心湯群では 3 例（21.4 ％）で差はなかった．Grade 3 以上の好中球減少では，経口アルカリ化群で 6 例（40.0 ％），半夏瀉心湯群で 4 例（28.5 ％）と有意差はなかった．抗腫瘍効果は，経口アルカリ化群の奏効率 71.4 ％，病勢制御率 100 ％，半夏瀉心湯群の奏効率 46.2 ％，病勢制御率 92.3 ％で，半夏瀉心湯群の奏効率がやや低い傾向であるが有意差はなかった（p = 0.13）．FOLFIRI 施行回数，50 ％無増悪生存期間にも有意差はなかった（奏効率：完全奏効 + 部分奏効の割合，病勢制御率：完全奏効 + 部分奏効 + 安定の割合）.】

④ 口内炎（口腔粘膜炎）

- Matsuda, C. *et al.*, *Am. Cancer Res. Ther.*, 2013, 21, 26-30.
【大腸癌化学療法中に Grade 1 以上の口腔粘膜炎が発生した患者 90 例を対象に，半夏瀉心湯群（A 群）とプラセボ群（B 群）に二重盲検法により無作為に割り付けた．主要評価項目である Grade 2 以上の口腔粘膜炎の発現率は，A 群 48.8 ％，B 群 57.4 ％と A 群が低かったが有意差はなかった．副次的評価項目である Grade 2 以上の口腔粘膜炎の持続期間は，A 群が 5.5 日で B 群の 10.5 日より有意に短縮し，口腔粘膜炎の消失までの期間は，A 群が 15 日で B 群の 24 日より短かった（有意差なし）．有害事象は両群ともにみられなかった.】

- Aoyama, T. *et al.*, *Cancer Chemother. Pharmacol.*, 2014, 73, 1047-1054.
【胃癌患者で化学療法施行中に有害事象共通用語基準 common terminology criteria for adverse events：CTCAE グレード 1 以上の口腔粘膜炎が発症した患者を対象として，半夏瀉心湯の口腔粘膜炎に対する効果をプラセボ対照二重盲検試験で評価した．半夏瀉心湯は 50 mL の飲料水に溶かして，1 日 3 回 10 秒すすぎ，レジメンの次のコースの初めから 2～6 週間投与した．主要評価項目であるグレード 2 以上の口腔粘膜炎の発生率で有意差は認められなかった．副次的評価項目である口腔粘膜炎の消失期間は，全グレードの口腔粘膜炎の平均消失期間に有意差はないものの，プラセボ群 17 日に対し半夏瀉心湯群 9 日と短縮した．半夏瀉心湯は今回の試験では，口内炎の発症は抑制しないが，口内炎を早く治す可能性が示された.】

- Aoyama, T. *et al.*, *Cancer Chemother. Pharmacol.*, 2015, 76, 97-103.
【FOLFOX，FOLFIRI，および/または XELOX 治療を用いた化学療法のいずれかのサイクル中に，WHO グレード 1 以上の化学療法誘発口腔粘膜炎を発症した大腸がん患者 93 例を対象とした．半夏瀉心湯（46 例）またはプラセボ（47 例）2.5 g を 50 mL の飲料水に溶解し，口腔内で 2 回または 3 回に分割してうがいし，これを 1 日 3 回，化学療法の次コース開始時より 2 週間継続した．主要評価項目であるグレード 2 以上の口腔粘膜炎発生率は，半夏瀉心湯群ではプラセボ群より低かったが，有意差はなかった（48.4 ％，57.4 ％，p = 0.41）．副次評価項目であるグレード 2 以上の口腔粘膜炎発生期間の中央値は，半夏瀉心湯群で 5.5 日，プラセボ群で 10.5 日であった（p = 0.018）.】

- Yamashita, T. *et al.*, *Support Care Cancer*, 2015, 23, 29-35.

【60 Gy 超の放射線照射を施行された頸部癌患者 80 例をレトロスペクティブ研究の対象とし，半夏瀉心湯群 40 例と対照群（半夏瀉心湯非投与）40 例で比較した．化学療法（高用量 CDDP または低用量ドセタキセル）の有無は問わなかった．口腔粘膜炎の重症度に関連する因子を多変量解析した結果，有意に差があったのは，半夏瀉心湯投与の有無（p = 0.019），性別（p = 0.024）および癌の初発部位（p = 0.028）であった．半夏瀉心湯は，CDDP による化学放射線療法の完遂率を有意に改善した（p = 0.002）．栄養状態を比較検討したところ，（化学）放射線療法施行前後で血清アルブミン値の平均変化率のみ，半夏瀉心湯群のほうが対照群より有意に維持されていた（p = 0.024）.】

- 五味曉憲 他，漢方と最新治療，2014, 23, 357-362.

【投与群として，口腔扁平上皮癌で根治術施行後に補助療法として放射線・薬物療法（CCRT）が施行された患者 8 例および根治的に CCRT を施行した 2 例の合計 10 例を対象とした．照射放射線量は平均 57.0 Gy，薬物療法に用いられた抗がん剤は 5-FU，CDDP，S-1 であった．対照群は半夏瀉心湯を導入する前に CCRT が施行された患者 10 例，照射放射線量は平均 57.0 Gy，薬物療法に用いられた抗がん剤は 5-FU，CDDP，ドセタキセルであった．半夏瀉心湯の投与方法は，1 回量を 50 mL の微温湯に溶解し，内服あるいは含嗽を 1 日 3 回施行した．投与期間は CCRT 開始から終了までとした．その結果，CRP 値は投与群 0.33 ± 0.43 に対して対照群 1.44 ± 1.17 であり，有意に低く（p < 0.05），口腔粘膜炎 Grade は投与群 1.81 ± 0.60 で，対照群 2.70 ± 0.82 に対して有意に低かった（p < 0.05）．血清アルブミン値は投与群で高い傾向を示した.】

主なエビデンス　症例報告

- 三好秋馬 他，*Prog. Med.*, 1993, 13, 1627-1632.

【胃内視鏡検査で急性炎症所見を有する急性胃炎または慢性胃炎の急性増悪期の患者 32 例に，半夏瀉心湯を 4 週間投与した．投与期間中に症状が消失した場合は投与完了とした．自覚症状が消失した割合は，嘔気 62％，嘔吐 80％，食欲不振 75％，心窩部痛 91％，腹部膨満感 81％，胸やけ 90％，げっぷ 80％であった．内視鏡別所見改善度では，出血 67％，びらん 79％，発赤 63％，浮腫 71％で中等度以上の改善が得られた．全般改善度では，中等度改善以上が 77％，軽度改善以上が 90％であった.】

- 坂上博 他，消化器科，1990, 12, 183-189.

【心窩部痛，腹部膨満感，胸やけなどの腹部不定愁訴を有し，内視鏡的にびらん，発赤，浮腫，出血の胃炎性変化が認められた 64 例を対象とし，半夏瀉心湯，六君子湯，ゲファルナート 300 mg/ 日のいずれかを封筒法で選択して 4 週間投与，その間の自他覚症状の推移を観察し，投与終了後に再度内視鏡検査を施行して胃炎性変化の改善度を判定した．自他覚症状改善度では，投与 1 週後での各薬剤の症状消失率は 30～50％前後であったが，心窩部痛に対して，半夏瀉心湯群が 71.4％とほかの 2 群に比較してより優れた改善傾向を示した．投与 4 週後では，六君子湯群，半夏瀉心湯群ともに 80～90％の症状消失率であり，全体としてゲファルナート群とほぼ同等の症状消失，改善率であったが，腹部膨満感では，半夏瀉心湯群がゲファルナート群に比べて優れた改善傾向を示した．内視鏡所見別改善度では，発赤，浮腫，出血については 3 群間に差を認めなかったが，びらんに対して半夏瀉心湯群がゲファルナート群に比較して優れた改善傾向を示した．また，内視鏡的の総合改善度では，半夏瀉心湯群，六君子湯群ともにゲファルナート群に比べて改善効果が高かった.】

- 角田明三，漢方医，1990, 14, 251-254.

【急性胃炎 27 例，急性胃腸炎 72 例，感冒 1 例の計 100 例に半夏瀉心湯を投与したところ，治癒率（再診し

なかったので治癒とみなした症例）は 96.0％，抗生物質（ミノサイクリン塩酸塩）使用 50.0％，抗生物質使用時の治癒率 96.0％であった．】

- 深田雅之 他，新薬と臨，2003, 52, 1144-1146.

【ほかの胃薬で改善のない機能性胃腸症（non-ulcer dyspepsia）患者 44 例（運動不全型 19 例，潰瘍類似型 10 例，胃食道逆流型 9 例，非特異型（混合型）6 例）に六君子湯を投与した後，潰瘍類似型と胃食道逆流型では有効率が低かったため半夏瀉心湯を投与した（潰瘍類似型 6 例，胃食道逆流型 7 例）．その結果，潰瘍類似型 2 例（33.3％），胃食道逆流型 3 例（42.9％），合計 5 例（38.5％）に有効であった．】

- 七條仁一，週刊日本医事新報，1994, 3587, 22-23.

【上腹部不定愁訴があり，胃レントゲン検査を実施した 44 例を対象とし，半夏瀉心湯を投与した．併用薬として潰瘍が確認された 6 例には H_2 ブロッカー，その他のほとんどの症例にはアズレン製剤，便秘の訴えがある症例には麻子仁丸を併用した．服用 2 週間以内に愁訴がほとんどまたは完全に消失し，食思・便通改善と心窩部痛が消失したものを『著効』，これらの改善が 2 週間から 1 か月で現れたものを『有効』，1 か月から 2 か月を『やや有効』，2 か月を過ぎても改善の少ないものを『無効』とした．その結果，著効は 29 例，有効 8 例，やや有効 4 例，無効 3 例であった．症状別では悪心嘔気 93％（38/41），嘔吐 75％（3/4），おくび 83％（10/12），胸やけ 83％（15/18），心窩部痛 92％（35/38），心窩部不快感 87％（26/30），腹部膨満感 89％（16/18），食欲不振 93％（28/30），便通不整 95％（18/19），もたれ 91％（20/22）であり，とくに食欲不振，悪心嘔気，心窩部痛に非常に有用であった．】

- 合地明 他，日消外会誌，1995, 28, 961-965.

【国内 43 施設で胃がん胃切除術後に消化器症状を訴えた患者 29 例に対し，半夏瀉心湯を 4 週間投与した．抗がん剤の併用投与は可能とした．自覚症状 11 項目（胸やけ，悪心・嘔吐，食欲不振，胃のもたれ，げっぷ，腹部膨満感，腹痛（心窩部痛），腹鳴，便秘，下痢，全身倦怠感）の投与後 1 週毎の症状累積消失率および症状消失までの期間を評価した．その結果，投与 4 週後の自覚症状消失率は胸やけ 65.0％，胃のもたれ 62.5％，食欲不振 70.6％，悪心・嘔吐 62.5％，自覚症状全般改善度は著明改善 34.5％，改善 34.5％であった．】

- 井齋偉矢，週刊日本医事新報，1993, 3587, 60-61.

【消化器術後の消化器不定愁訴に対して西洋薬を用いたものの，症状の改善が認められなかった 10 例を対象とした．術後にみられた消化器不定愁訴の内訳は，食欲不振 5 例，下痢・軟便傾向 3 例，上腹部痛，胸やけ，悪心が各 2 例で，これらの患者に半夏瀉心湯を投与した．投与開始時期は術後 2 か月〜3 年 8 か月，平均 11.1 か月，投与期間は 2 か月〜1 年 6 か月，平均 10.5 か月であった．全般改善度は 10 例中 8 例が改善（80％），下痢，悪心，食欲不振はいずれも投与開始後から速やかに改善が認められたが，高度の食欲不振を認めていた 1 例では，投与 2 週間後に軽度まで改善，4 週間持続したものの，6 週間後に中等度に悪化した．】

- 任幹夫 他，今日の移植，2005, 8, 34-35.

【腎移植手術を施行した症例のうち，① ミコフェノール酸モフェチル（MMF）投与により下痢を発症した 9 例，② 移植後 1 か月以上を経過したのち他剤より MMF に変更した 7 症例を対象とした．半夏瀉心湯は 2 週間投与した．① 下痢発症時点より半夏瀉心湯を投与した．② MMF に変更した時点から半夏瀉心湯を投与し，2 週間後に便の性状および回数を日本癌治療学会薬物有害反応判定基準に準じて効果判定した．① Grade 4→1 が 1 例，Grade 3→0 が 2 例，Grade 2→0 が 6 例，下痢症状の消失した症例は 9 例中 8 例で，下痢消失率は 88.9％であった．② Grade 2→0 が 1 例，半夏瀉心湯投与開始時から終了時までの 2 週間に下痢症状の発症がなかった症例が 6 例であった．消失 1 例を含め，終了時では全例に下痢症状が認められなかった．】

- Satoh, H. *et al., Canc. Res, Ther. Contr.*, 1999, 7, 321-323.

【CDDP 60 mg/m^2, day 1, イリノテカン塩酸塩 60 mg/m^2, day 1, 8, 15, 28 サイクルの治療を受けている原発性肺がん患者 14 例を対象に, day 1 より半夏瀉心湯を 28 日間投与した. 3 例の半夏瀉心湯が服用できなった患者は, グレード 2 以上の消化管合併症を起こした（下痢 3 例, 腹痛 2 例, 麻痺性イレウス 1 例）. また, 消化管合併症を起こした平均日数は第 1 サイクルの 11 日目であり, イリノテカン塩酸塩を中止した. 半夏瀉心湯を服用できた 11 例では, 消化管合併症が見られなかった.】

- 坂田優 他, 癌と化療, 1994, 21, 1241-1244.

【各種がん患者 23 例（肺がん 9 例, 膵がん 4 例, 大腸がん 2 例, 悪性リンパ腫 2 例, 急性白血病 2 例, その他 4 例）を対象とし, 半夏瀉心湯を投与した. イリノテカン塩酸塩は 60〜100 mg/m^2 を 1 週間ごとに, 120〜150 mg/m^2 を 2 週間ごとに, または 40 mg/m^2 を 3 日間連日点滴静注した. 半夏瀉心湯の投与時期は① イリノテカン塩酸塩と同時, ② 2〜3 日前, ③ 同日のいずれかとした. 23 例中 3 例はイリノテカン塩酸塩投与前に半夏瀉心湯のにおいと味のため服用できなかった. また, 1 例はイリノテカン塩酸塩による嘔吐により半夏瀉心湯の継続服用ができず, 評価不能であった. 評価可能例 19 例のうち, 著効 9 例, 有効 9 例, 無効 1 例であった.】

- 鎌滝哲也 他, 臨消内科, 1997, 12, 1159-1162.

【イリノテカン塩酸塩と半夏瀉心湯を併用した 13 例の患者について, 抗腫瘍効果について日本癌治療学会の効果判定基準に基づき判定したところ, 有効 5 例, 不変 4 例, 悪化 1 例, 判定不能 3 例であり, これはイリノテカン塩酸塩単剤投与時の有効性とほぼ同じであった. このことは, 半夏瀉心湯を併用してもイリノテカン塩酸塩の有効性が損なわれないことを示唆している.】

- 村越誉 他, 産婦漢方研のあゆみ, 1999, 16, 114-118.

【婦人科悪性腫瘍で, イリノテカン塩酸塩を中心とした化学療法を行った 28 症例 100 コースを対象とした. 内訳は子宮頸癌, 明細胞腺癌などの卵巣癌, 肺および直腸転移を来した再発子宮体癌ならびに難治性の絨毛癌であった. イリノテカン塩酸塩は 1 日 1 回 60 mg/m^2 を 1 週間間隔で 3 回投与, 2 週間休薬, これを 1 コースとして投与を繰り返した. 半夏瀉心湯はイリノテカン塩酸塩投与 3 日前より連日食前経口投与し, イリノテカン塩酸塩投与後 7 日目に中止した. また, 便秘を防ぐ目的でピコスルファートを併用した. 63 コースでは, CDDP, カルボプラチン, マイトマイシン C などを併用した. その結果, 奏効率は 42.9%（12/28）であった. 下痢の発現率は, Grade 2 が 8.0%, Grade 3 以上が 3.0% であり, イリノテカン塩酸塩の臨床試験での副作用の下痢発現率は Grade 2 が 20.4%, Grade 3 以上が 20.4% であることと比較して, 大きく抑制される傾向を認めた.】

- 松生恒夫 他, 漢方医, 2001, 25, 20-21.

【全大腸内視鏡検査にて異常所見を認めず, 下痢型の過敏性腸症候群と診断した 15 例に半夏瀉心湯を 2 週間投与した. その結果, 下痢が改善したのは 11 例（73%）であった.】

- 高橋恒男 他, 消化器科, 1990, 12, 197-204.

【過敏性腸症候群下痢型 34 例に対し, 半夏瀉心湯を投与した. その結果, 著明改善 10 例（29%）, 改善 3 例（38%）, やや改善 7 例（58%）, 不変 13 例, 悪化 1 例であった.】

- 里見匡迪, 最新の漢方治療指針 No.166（日医師会誌）, 1988.

【下痢型の過敏性腸症候群患者 45 例に半夏瀉心湯を投与したところ, 著明改善 8 例, 改善 23 例, やや改善 6 例, 不変 7 例, 悪化（下痢の増強）1 例で有効率 82% であった.】

- Kono, T. *et al., World J. Oncol.*, 2010, 1, 232-235.

【進行性結腸直腸がん患者 14 例の化学療法（FOLFOX, FOLFIRI, 分子標的薬）に起因する口腔粘膜炎に対し，半夏瀉心湯による 1 週間の治療を行った．半夏瀉心湯は 1 回量を 50 mL の水に溶解し，1 日 3 回含嗽，または綿棒で直接潰瘍部に塗布した．その結果，有害事象共通用語規準（CTCAE）グレードが有意に低下し（p = 0.0012），14 例中 13 例（92.8%）で口腔粘膜炎の改善がみられた．CTCAE グレードが悪化した症例および副作用は観察されなかった．】

- 松浦一郎 他, 痛みと漢方, 2013, 23, 81-85.

【口内炎，口唇炎，口角炎を発症した大腸がん化学療法患者 12 例に，半夏瀉心湯のうがい，塗布を行った．口内炎の場合は，口腔内の頬粘膜の発赤や舌炎に対して半夏瀉心湯 1 回量を白湯 20 mL に溶解し，天然蜂蜜を加えて甘さを調節した後，15 秒口腔内でうがいを 3 回施行し吐き出した．口角口唇炎，潰瘍のできている患者に関しては，溶解液の底に残っている残渣に少し蜂蜜を加えて粘性を上げ潰瘍部などに塗布した．施行前と施行後の疼痛レベルを CTCAE ver.3.0 に基づいて効果判定した．その結果，多くの症例で数時間以内に痛みはほぼ消失または軽減された．直接塗布では，速い患者では 30 分以内に痛みが消失した．口内炎は半夏瀉心湯投与早期（1〜2 日）に全例において 1 Grade 改善した．とくに有痛性の口内炎や口唇潰瘍などは投与 3 日でほぼ消失した．】

- 小林永治, 漢方の臨, 2007, 54, 108-115.

【様々な口内炎に対して，半夏瀉心湯単独投与 28 例，トリアムシノロンアセトニド軟膏単独投与 67 例，両者併用 38 例を検討し，有効率はそれぞれ 93%，94%，90% であり，著効例は半夏瀉心湯単独例に多い印象であった．】

- 原澤茂 他, *Prog. Med.*, 1993, 13, 2533-2539.

【慢性胃炎患者で胃排出機能の遅延を認めた患者 8 例に，前夜より絶食した状態で試験食摂取 30 分前に半夏瀉心湯を経口投与し（単回投与），以後 1 日 3 回食前 30 分前に 14 日間投与した（連続投与）．その結果，単回投与および連続投与において胃排出能が促進した（アセトアミノフェン法）．】

主なエビデンス　基礎研究系

① 胃排出促進作用

- Kase, Y. *et al.*, *Biol. Pharm. Bull.*, 1997, 20, 1155-1159.

【ラットに半夏瀉心湯を経口投与したところ，胃排出能が促進した．また，経口前投与により塩化バリウムによる胃排出能低下が改善された．】

② 消化管粘膜障害に対する作用

- 緒方優美 他, 薬理と治療, 1993, 21, 1747-1751.

【ラットにおいて半夏瀉心湯の経口投与により，エタノール負荷後の胃表層粘膜および胃体部深層粘膜の粘液量減少を抑制した．また，半夏瀉心湯の経口投与により，平均潰瘍指数の著明な改善が認められた．】

- Kase, Y. *et al.*, *Jpn. J. Pharmacol.*, 1997, 75, 407-413.

【ラットのイリノテカン塩酸塩誘発下痢モデルにおいて，半夏瀉心湯の経口投与により，回腸・結腸の腸粘膜壊死，杯細胞数の減少が抑制された．】

- Takasuna, K. *et al.*, *Jpn. J. Cancer Res.*, 1995, 86, 978-984.

【ラットのイリノテカン塩酸塩誘発下痢モデルにおいて，半夏瀉心湯の経口投与により，盲腸粘膜障害が低減された．】

③ 止瀉作用

- Kase, Y. *et al., Jpn. J. Pharmacol.*, 1997, 75, 407-413.
  【ラットのイリノテカン塩酸塩誘発下痢モデルにおいて，半夏瀉心湯の経口投与により，遅発性下痢が抑制され，体重減少が抑制された．また，大腸水分吸収能の低下が抑制された．】
- Kase, Y. *et al., Biol. Pharm. Bull.*, 1996, 19, 1367-1370.
  【ラットの炎症性下痢モデルにおいて，半夏瀉心湯の経口投与により，ヒマシ油による下痢が抑制された．】
- Kase, Y. *et al., Biol. Pharm. Bull.*, 1997, 20, 954-957.
  【ラットにおいて半夏瀉心湯の経口投与により，大腸水分吸収能が亢進した．】
- Kito, Y. *et al., Am. J. Physiol. Gastrointest. Liver Physiol.*, 2012, 303, G1059-G1066.
  【ラット遠位結腸輪走筋において，自発収縮を抑制した．この作用は NO 合成酵素非選択的阻害薬（L-NNA）あるいはグアニル酸シクラーゼ阻害薬（ODQ）処置により部分的に解除された．また，経壁神経刺激によって発生するコリン作動性神経由来の収縮反応を抑制した．（*in vitro*）】

④ 抗炎症作用

- Kase, Y. *et al., Jpn. J. Pharmacol.*, 1997, 75, 407-413.
  【ラットのイリノテカン塩酸塩誘発下痢モデルにおいて，半夏瀉心湯の経口投与により大腸粘膜でのプロスタグランジン（PG）E_2 量増加が抑制された．】
- Kase, Y. *et al., Biol. Pharm. Bull.*, 1997, 20, 954-957.
  【ラットにおいて半夏瀉心湯の経口投与により，コレラ毒素投与後の腸粘膜における PGE_2 量増加が抑制された．】
- Nakazono, Y. *et al., J. Hard Tissue Biol.*, 2010, 19, 43-50.
  【歯周病原性細菌由来のリポ多糖で処理されたヒト歯肉線維芽細胞において，半夏瀉心湯は PGE_2 およびインターロイキン（IL)-6 の産生抑制を示した（*in vitro*）．】
- Kono, T. *et al., Integr. Cancer Ther.*, 2014, 13, 435-445.
  【ヒト口腔由来ケラチノサイト（HOK）において，IL-1β 刺激による PGE_2，PGD_2 および $PGF_{2\alpha}$ 産生を抑制した（*in vitro*）．また，COX-2 高活性 HOK において，PGE_2 代謝活性を阻害した（*in vitro*）．】
- Kase, Y. *et al., Biol. Pharm. Bull.*, 1998, 21, 1277-1281.
  【ラットにおいて半夏瀉心湯の経口投与により，血漿中コルチコステロン量が増加した．】
- 池田孔己 他，和漢医薬誌，1998, 15, 390-391.
  【カラゲニン誘発胸膜炎モデルマウスに半夏瀉心湯を経口投与したところ，IL-6 産生が抑制された．】

⑤ 抗菌作用

- Hiroshima, Y. *et al., Odontology,* 2015, doi：10.1007/s10266-015-0196-3.
  【ヒト口腔上皮細胞（TR-146）を，抗 IL-1α 抗体または IL-1 受容体アンタゴニストの存在下または非存在下に半夏瀉心湯を添加して培養した．その結果，半夏瀉心湯（6 μg/mL）により，S100A8/S100A9 mRNA とカルプロテクチンタンパクの発現が増加し，β- ディフェンシン 2（DEFB4）と S100A7 発現がアップレギュレートされた．IL-1α の mRNA およびタンパク発現は半夏瀉心湯によりわずかではあるが有意に増加した．抗 IL-1α 中和抗体または IL-1 受容体アンタゴニストにより，半夏瀉心湯がアップレギュレートした S100A8/S100A9 mRNA 発現が阻害された．】

⑥ 制吐作用

- Kase, Y. *et al., Biol. Pharm. Bull.*, 1997, 20, 1155-1159.

【フェレットにおいて半夏瀉心湯の経口投与により，アポモルフィンによる嘔吐が抑制された．】

⑦ **抗がん剤の抗腫瘍効果に対する影響**
- Takasuna, K. *et al.*, *Cancer Chemother. Pharmacol.*, 2006, 58, 494-503.
【ラットにおける Walker256-TC 乳癌細胞の移植による腫瘍形成に対するイリノテカン塩酸塩の抗腫瘍効果に対し，半夏瀉心湯の経口投与による影響は認められず，遅発性下痢に対する抑制作用を示した．】

⑧ **遺伝毒性**
- 峰松澄穂 他，新薬と臨，1994, 43, 1589-1611.
【細菌を用いる復帰突然変異試験において，試験した5菌株のうちネズミチフス菌 TA1537 株の代謝活性化系存在下でのみ陽性と判定された（*in vitro*）．しかし，*in vivo* の試験系であるマウスを用いる小核試験およびラットを用いる不定期 DNA 合成試験においては陰性であった．したがって，その作用が生体内で発現する可能性は極めて低いと考えられた．】

がん化学療法

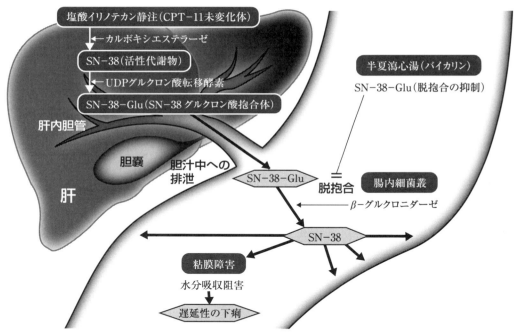

イリノテカンによる遅延性の下痢と半夏瀉心湯のメカニズム

【イリノテカン塩酸塩による遅発性下痢に対する半夏瀉心湯の作用メカニズム（推察）】
　イリノテカンは主に肝臓で活性代謝物である SN-38 に代謝され抗腫瘍効果を発揮するが，その後 UDP グルクロン酸転移酵素によって不活性体である SN-38 グルクロン酸抱合体となり胆汁中に排泄される．イリノテカンによる遅発性下痢は，排泄された SN-38 グルクロン酸抱合体が腸内細菌の産生する β-グルクロニダーゼによって脱抱合され，SN-38 が再生し，これが腸管粘膜障害を起こすためと考えられている．半夏瀉心湯に含まれるバイカリンは，β-グルクロニダーゼを競合阻害することから，腸管内での SN-38 の生成を減らし遅発性下痢に効果を示すと推察されている．

名前の由来

本方は，7種類の生薬からなり，半夏を主薬とすることと，心窩部（みぞおち）の痞塞感を取り除く瀉心という薬効を有することから名付けられた．

半夏白朮天麻湯
はんげびゃくじゅつてんまとう

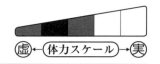

胃腸虚弱者の頭痛，めまいに用いる漢方薬である．

効能または効果

胃腸虚弱で下肢が冷え，めまい，頭痛などがある人

使用目標＝証

比較的体力の低下した胃腸虚弱な人が，冷え症で，持続性のあまり激しくない頭痛，頭重感，めまいなどを訴える場合に用いる．

1) 悪心，嘔吐，食欲不振，全身倦怠感などを伴う場合
2) 腹部が軟弱で，心窩部に振水音を認める場合

臨床応用

- 起立性調節障害
- 低血圧
- アルツハイマー型認知症による認知機能障害
- めまい
- 緊張型頭痛

味

苦い

構成生薬

- 陳皮（チンピ），3.0 g　　d-リモネン，ヘスペリジン，シネフリンなど
- 半夏（ハンゲ），3.0 g　　ホモゲンチジン酸，アラビノガラクツロナン，エフェドリンなど
- 白朮（ビャクジュツ），3.0 g　　アトラクチロン，ジアセチルアトラクチロジオール，アトラクタン A,B,C など
- 茯苓（ブクリョウ），3.0 g　　エブリコ酸，パヒマン，エルゴステロールなど
- 天麻（テンマ），2.0 g　　バニリン，バニリルアルコールなど
- 麦芽（バクガ），2.0 g　　でんぷん，タンパク質，麦芽糖など
- 黄耆（オウギ），1.5 g　　ホルモノネチン，アラビノ-3,6-ガラクタン，γ-アミノ酪酸など
- 沢瀉（タクシャ），1.5 g　　アリソール A,B,C，アリスモール，カリウム塩など
- 人参（ニンジン），1.5 g　　ギンセノシド Rg,Rb$_{1\sim3}$,Rc,Rd，β-エレメン，パナキシノールなど
- 黄柏（オウバク），1.0 g　　ベルベリン，オウバクノン，β-シトステロールなど
- 乾姜（カンキョウ），1.0 g　　6-ショーガオール，6-ジンゲロール，α-ジンギベレンなど
- 生姜（ショウキョウ），0.5 g　　6-ショーガオール，6-ジンゲロール，α-ジンギベレンなど

副作用

その他の副作用

過敏症[注1]：発疹，じんま疹など（頻度不明）

注1）このような症状があらわれた場合には投与を中止すること．

主なエビデンス 臨床系

① **めまい**

- 木村貴昭，第 28 回千葉東洋医学シンポジウム，2001, 30-38.
  【めまい患者 21 例を対象とした．半夏白朮天麻湯は原則 8 週間投与とし，投与 2 週後，4 週後，8 週後の症状改善度を投与前症状と比較評価した．自覚症状の評価で，めまい感の強さ，平衡障害の程度，めまい発作の頻度は，2 週後，4 週後，8 週後で有意に改善した（p＜0.05，p＜0.01）．8 週後に評価した全般改善度は，改善以上が 21％，やや改善以上では 63％であった．随伴する自覚症状については，統計学的に明らかな改善はいずれの項目でも認められなかった．他覚的評価では，Mann 試験，足踏み検査において，投与 8 週後に有意な改善を認めた．】

② **低血圧**

- 永田勝太郎 他，医と薬学，1989, 21, 383-391.
  【低血圧症のうち起立性調節障害，起立性低血圧，本態性低血圧と診断された 72 例を対象とした．半夏白朮天麻湯は 4 週間投与した．最終全般改善度は，著明改善 19.4％，中等度改善 47.2％で，不変，悪化はそれぞれ 9.7％，1.5％であり，中等度以上の改善率は 66.6％を示した．自覚症状改善度は，中等度以上の改善率は 1 週目 31.3％，2 週目 61.5％，4 週目 63.9％であった．身体症状のうち改善度の高いものは，立ちくらみ 71.5％，失神感 60％，胸痛 60％，めまい 60％，四肢冷感 56.7％，頭痛 55.2％であった．精神症状で改善度の高いものは抑うつ感 62.6％，不眠 53.9％であった．他覚所見改善度は，中等度以上の改善率は 1 週目 30.6％，2 週目 53.1％，4 週目 45.8％であった．収縮期血圧は立位時に有意に上昇，脈圧も立位時に有意に増加，脈拍の立位時の有意の減少，立位心電図 T_{II} の減高が有意に抑制された．】

③ **緊張型頭痛**

- 神尾正己，脳神経外科と漢方 講演記録集，2007, 2, 142-148.
  【緊張型頭痛と診断された 72 例を対象として，葛根湯，釣藤散，半夏白朮天麻湯の 3 製剤から 1 製剤を選び，4 週間投与した．半夏白朮天麻湯の症例数は 15 例（男性 1 例，女性 14 例）であった．自覚症状は，頭痛が p＜0.01，肩こりが p＜0.05 をもって有意に改善した．有効性は著明改善 7 例（46.7％），改善 3 例（20.0％），軽度改善 4 例（26.7％），不変 1 例（6.7％），悪化 0 例，改善以上は 66.7％であった．有用性は極めて有用 7 例（46.7％），かなり有用 3 例（20.0％），やや有用 4 例（26.7％），有用とはいえない 1 例（6.7％），かなり有用以上は 66.7％であった．】

④ **アルツハイマー型認知症による認知機能障害**

- 中江啓晴 他，日東洋医誌，2013, 64, 104-107.
  【DSM-Ⅳ（the diagnostic and statistical manual of mental disorders-Ⅳ）に基づき診断された未治療のアルツハイマー型認知症患者で評価可能の 64 例を対象とした．半夏白朮天麻湯は 2/3 日量を朝夕食前に 4 週間投与して，改訂長谷川式認知症スケール（HDS-R）で評価を行った．投与前の HDS-R は 15.5 ± 5.2 点であり，投与 4 週間後の HDS-R は 16.9 ± 6.2 点と有意に改善を認めた（p = 0.0009）．HDS-R の項目の中では言語の遅延再生，言語の流暢性で有意に改善を認めた（それぞれ p = 0.0043，p = 0.0082）．半夏白朮天麻湯投与により家族の目から見て認知機能が改善したものは 13 例（20.3％），不変は 49 例（76.6％），悪化は 2 例（3.1％）であった．】

主なエビデンス　症例報告

- 津留 徳, 小児臨, 1995, 48, 585-591.

【起立性調節障害（OD）の診断基準を満たし，ほかの器質的疾患を除外できた 27 児（6～15 歳）を対象とした．OD 児を，立ちくらみ，めまいを主訴とする大症状型（循環虚弱型）と腹痛を主訴とする小症状型（胃腸虚弱型）の 2 つの証に分類した．大症状型には半夏白朮天麻湯を，小症状型には小建中湯を投与した．半夏白朮天麻湯 19 児に 1 日 2/3 日量，小建中湯 8 児に 1/3 日量を連続 8 週間投与した．半夏白朮天麻湯の使用例は 19 児中，著効 10 児（53%），有効 5 児（26%），合わせて 15 児（79%）であった．】

- 阿部忠良 他, 第 4 回日本漢方治療シンポジウム講演内容集, 1992, 41-48.

【対象は OD と診断された 20 例（男児 5 例，女児 15 例）で，年齢は 11～15 歳であった．半夏白朮天麻湯は，2 か月間連続投与し，1～2 週ごとに症状の推移を問診と起立試験によって調査した．投与中止後も 1～2 か月後，3～4 か月後，6 か月後，10～12 か月後に起立試験と症状の再発の有無を調査した．投与 2 か月後の総合判定では著効は男児 5 例全例，女児 9 例の計 14 例（70%），有効は男児 0 例，女児 3 例の計 3 例（15%），無効は女児の 3 例（15%）に認められた．著効と有効を合わせた有効率は 85%（20 例中 17 例）であった．症状の再発は，どの症状も投与後，改善がみられたが，立ちくらみと朝起き不良は投与中止後 6 か月頃より再発する傾向にあった．起立試験は，収縮期圧低下が投与中止 2 か月後改善したが，再発が認められた．】

- 高橋裕子, *Prog. Med.*, 1993, 1743-1746.

【対象は，めまいを主訴に来院した患者のうち末梢性めまいと診断された 25 例とした．半夏白朮天麻湯を 8 週間投与した．臨床症状の改善度は，自覚症状，他覚症状ともに有効以上の改善度は 64%，28%，やや有効以上の改善度は 92%，68%であった．】

主なエビデンス　基礎研究系

① 免疫傷害抑制効果

- 富山俊一, 第 28 回千葉東洋医学シンポジウム, 2001, 40-45.

【キーホールリンペットヘモシニアン（KLH）抗原で内耳免疫傷害モデルを作成した PVG ラット 65 匹を対象とした．半夏白朮天麻湯の投与量は，ヒトの 10 倍量（0.159 g/日）とし 6 か月連続経口投与した．3 群に分けて，無処置対照群は半夏白朮天麻湯の非投与で，KLH 全身感作後の内リンパ嚢にリン酸緩衝生理食塩水（PBS）を注入した．半夏白朮天麻湯非投与 KLH 刺激群は，KLH 全身感作後，半夏白朮天麻湯を投与せず，内リンパ嚢に KLH 抗原を注入した．半夏白朮天麻湯投与 KLH 刺激群は，KLH 全身感作後，半夏白朮天麻湯を投与し，右内リンパ嚢に KLH 抗原を注入した．無処置対照群の平均聴力閾値は PBS 注入前，2 日，6 か月後に差がなかった．半夏白朮天麻湯非投与 KLH 刺激群（27 匹）の 2 日後平均聴力閾値は抗原刺激前に比して 67.8 ± 30.2 dB と有意に上昇した（$p < 0.01$）．一方，半夏白朮天麻湯投与 KLH 刺激群（20 匹）も抗原刺激 2 日後平均聴覚閾値が 56.1 ± 15.2 dB と抗原刺激前に比べ有意に上昇した（$p < 0.05$）．しかし，6 か月後の平均聴覚閾値は半夏白朮天麻湯非投与 KLH 刺激群の 51.9 ± 18.4 dB と比べ，半夏白朮天麻湯投与 KLH 刺激群は 39.3 ± 11.8 dB と有意に閾値低下した（$p < 0.01$）．】

名前の由来

12 種類の生薬からなり，その主薬である半夏・白朮の名を取って処方名とした．

白虎加人参湯

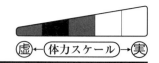

アトピー性皮膚炎のほか，各種の原因による口渇症状に用いる．

効能または効果

のどの渇きとほてりのあるもの

使用目標＝証

比較的体力が低下した人で，腰部より下肢にかけての冷えが顕著で，頻尿を訴える場合に用いる．
1) 冷えのために腰下肢に疼痛を訴えることもある

臨床応用

- アトピー性皮膚炎
- 口腔内乾燥症

味

- わずかに甘い

構成生薬

- 石膏（セッコウ），15.0 g　　含水硫酸カルシウム
- 粳米（コウベイ），8.0 g　　でんぷん，γ-オリザノールなど
- 知母（チモ），5.0 g　　チモサポニン類，マンギフェリンなど
- 甘草（カンゾウ），2.0 g　　グリチルリチン，イソフラボン，クマリンなど
- 人参（ニンジン），1.5 g　　ギンセノシド Rg, Rb$_{1\sim3}$, Rc, Rd, β-エレメン，パナキシノールなど

副作用

(1) 重大な副作用
1) 偽アルドステロン症：低カリウム血症，血圧上昇，ナトリウム・体液の貯留，浮腫，体重増加などの偽アルドステロン症があらわれることがあるので，観察（血清カリウム値の測定など）を十分に行い，異常が認められた場合には投与を中止し，カリウム剤の投与などの適切な処置を行うこと．
2) ミオパチー：低カリウム血症の結果としてミオパチーがあらわれることがあるので，観察を十分に行い，脱力感，四肢痙攣・麻痺などの異常が認められた場合には投与を中止し，カリウム剤の投与などの適切な処置を行うこと．

(2) その他の副作用

過敏症[注1]：発疹，掻痒，じんま疹など（頻度不明）
肝臓：肝機能異常（AST（GOT），ALT（GPT）の上昇など）（頻度不明）
消化器：口中不快感，食欲不振，胃部不快感，軟便，下痢など（頻度不明）
注1) このような症状があらわれた場合には投与を中止すること．

主なエビデンス 臨床系

① アトピー性皮膚炎

• 夏秋優, 皮膚の化学, 2010, 9, 54-58.

【アトピー性皮膚炎症例のうち, 顔面に紅斑を認める軽症〜中等症の患者11人を対象とし, 白虎加人参湯 (9 g/日) を用い, 投与期間を2〜4週間として, 投与前の治療内容は変更せずに継続した. 投与前にアンケート用紙によって顔のほてりなどに関する調査を実施した. 顔のほてりについては, 7段階のスコアを設定し, 投与前3日間の平均スコアと各週の後半3日間の平均スコアを比較し, 評価した. 投与前のアンケートの結果から, 顔のほてりを強く自覚する患者 (スコア4点以上：6例) と強く自覚しない患者 (2点以下：5例) に区別して, 治療前後を検討したところ, 顔のほてりを強く自覚する患者群においては, 投与1週後から顔のほてりスコアの低下傾向が認められ, 2週後には有意に低下した. しかしほてりを強く自覚しない患者では, ほてりスコアに有意の変化は認められなかった.】

② 口腔乾燥症

• 戸谷収二, 新薬と臨牀, 2013, 62, 96-100.

【ドライマウス患者22例 (男性9例, 女性13例, 年齢34〜82歳 (平均年齢65.2歳)) を対象に白虎加人参湯1日量を1日3回で原則30日間投与し治療前後の唾液分泌量 (サクソンテスト値) の変化, 乾燥感 (visual analog scale (VAS) 値) にて治療効果を判定した. 唾液分泌量は20例 (90.9％) で有意に増加し, 乾燥感の自覚症状は19例でVAS値の有意な低下を示し, 症状の緩和がみられた. 治療の効果判定では86.4％が有効以上であった (著効17例, 有効2例). 副作用として皮疹および心悸亢進が各1例みられたが, いずれも軽度であり, 継続あるいは減量により対応が可能であった.】

• 矢部博興 他, 新薬と臨牀, 1991, 40, 149-157.

【向精神薬投与中の患者117例 (男性57人, 女性60人) を対象に白虎加人参湯 (9 g/日) を食前4週以上投与した. 併用薬剤の増量・減量・変更はなかった. 口渇, ほてり, 頻尿などをはじめとした8項目を評価し, 患者の訴えに基づき症状別重症度を判定した. 症状別重症度は, 投与前, 投与2週後, 投与4週後に4段階で評価した. 投与4週後に口渇に対する評価を中心に, 最終全般改善度を5段階で評価した. 最終全般改善度は72.7％が改善傾向を示し, 悪化は2.6％であった. 91.4％が全く副作用を示さず, 高い安全性を示した. 口渇について投与前, 投与2週後, 4週後の症状評価を検討した結果, 投与前と2週後, 4週後とでは有意な改善がみられた. 手足および体のほてり, 多尿, 頻尿についても統計的に有意な改善が認められた.】

• 山内康平 他, 口腔・咽頭科, 1991, 3, 69-77.

【動脈硬化症, 高血圧症, 脳卒中後遺症を背景疾患とする高齢者30例 (男性10例, 女性20例, 平均年齢78才) の口腔乾燥症を対象とし, 白虎加人参湯を1日量で投与した. 主観的指標として口渇感, 客観的指標として唾液流出量試験 (ガム試験) による唾液量の変化を中心に検討した. ガム試験による唾液分泌量への効果は, 投与前平均10.7 mLであったが投与後平均14.5 mLと有意に増加した. 口渇に関しては, 女性20例では治療前に口渇強度が5例, 口渇ありが12例, 口渇感なしが3例であった. 男性10例ではそれぞれ1例, 7例, 2例であり, 男女合計30例では口渇強度が6例, 口渇ありが19例, 口渇なしが5例であった. 白虎加人参湯投与後は口渇強度例は消失し, 口渇ありが14例 (女性9例, 男性5例) と減少し, 口渇なしが16例 (女性11例, 男性5例) と増加した.】

• 井上裕之 他, 新薬と臨牀, 1993, 42, 175-182.

【向精神薬を投与され, 口渇の訴えがある患者20名を対象に白虎加人参湯を1日量投与した. 投薬期間は

12 週間以下とし，投薬期間中はほかの薬剤の投与を禁止した．効果判定は 2 週間毎の自覚症状の程度とガム試験の結果で評価した．自覚症状は口渇感，多飲，ほてりの 3 項目について評価した．自覚症状改善度は，治療前と評価時点での評価の差で判定した．全般改善度は自覚症状改善度，ガム試験の結果から 6 段階にて評価した．概括安全度は治療前後に行った臨床検査の結果と副作用の有無から評価した．最終的な有用度は全般改善度，概括安全度の結果を考慮し 6 段階にて評価した．3 例中止となり，17 例で解析を行った．自覚症状は口渇感，多飲，ほてり感すべてにおいて投薬前後で有意な改善が認められた．自覚症状改善度は著明改善 5 例（29.4%），改善 9 例（52.9%），やや改善 2 例（11.8%），不変 1 例（5.9%）であり，改善以上をとると 14 例（82.4%）となった．ガム試験の結果，17 例の平均でみると唾液流出総量は 4 週目から有意な増加を示し，さらに 12 週目まで同様の効果が得られた．全般改善度は，著明改善 5 例（29.4%），改善 6 例（35.3%），やや改善 5 例（29.4%），不変 1 例（5.9%）であった．概括安全度は本剤によると思われる副作用は認められなかった．有用度判定は極めて有用 5 例（29.4%），有用 6 例（35.3%），やや有用 5 例（29.4%），特に有用と思われない 1 例（5.9%）で，有用以上が 11 例（64.7%），やや有用以上をとると 16 例（94.1%）であった．】

- 山下耕太郎，第 9 回耳鼻咽喉科漢方研究会，1993, 13, 2384-2388.

【頭頸部がん治療で放射線照射を行ったために生じた口腔・咽頭乾燥症 13 例，慢性咽頭炎 3 例，咽喉頭異常感症 2 例，シェーグレン症候群 2 例の計 20 例（男性 15 例，女性 5 例，年齢は 52～85 歳）を対象に白虎加人参湯（7.5～9 g/日（1 日量））を原則 4 週間以上投与した．自覚症状として口腔・咽頭乾燥感の有無・程度を投与前後に聴取し 4 段階で記録した．他覚所見としては，口腔・咽頭の粘膜の発赤，乾燥所見，白苔について投与前後に観察し，4 段階に分けて記録した．有効性については自覚症状および他覚所見の改善度を総合し評価した．自覚症状の改善度は，改善が 30% で，軽度改善が 40% に認められ投与により有意な改善が認められた．他覚所見の改善度は，粘膜の発赤において軽度の改善傾向が認められ，粘膜の乾燥所見でも軽減傾向が認められた．最終的な有効性は改善が 15%，軽度改善が 35% に認められ，軽度改善と改善を合わせた有効率は 50% であった．投与期間別に自覚症状の改善度を算出したとき，改善と軽度改善を合わせた有効率は，投与期間 4 週以内では 42%，5～8 週では 86%，8 週以上では 83% で，5 週以上の長期投与が望ましいことが示唆された．】

- 辰野剛，新薬と臨牀，1995, 44, 143-149.

【向精神薬を投与されている患者 60 例（男性 34 例，女性 26 例，平均年齢 51.6 歳）を対象に白虎加人参湯を 1 日 3 回投与し，原則として 4 週間以上投与した．その間の併用薬剤は変更しなかった．また症例によってはガムテストを施行した．検討された自覚症状は口渇，手足および体のほてり，口の苦み，発汗増多，多尿，皮膚掻痒であり，判定は投与前，投与 1 週，2 週，4 週間後の 4 回とした．ガムテストを実施した 9 例では，投与前後で唾液分泌量は有意に増加した．口渇に対する改善度は著明改善 13 例（21.6%），改善 20 例（33.3%），やや改善 15 例（25.0%），不変 12 例（20.0%）であり，投与前と投与後のそれぞれの期間との間に有意差が示された．また，皮膚掻痒以外の自覚症状においても有意に改善した．口渇を中心とする最終全般改善度は改善以上 34 例（56.7%），やや改善以上 47 例（78.3%）であった．患者背景と全般改善度の関係では，「ほてり」のある症例において最終全般改善度が高い傾向がみられた．概括安全度は 60 例すべてで副作用はみられなかった．有用度は極めて有用 7 例（11.7%），かなり有用 17 例（28.3%），有用 21 例（35.0%）と有用以上と評価された症例は 75% であった．】

- 萬谷嘉明 他，漢方医学，1994, 18, 347-351.

【塩酸オキシブチニンの投与を受けている患者で，本剤による薬剤性口渇症状を訴えた患者 20 名（女性 11 例，

男性 9 例，平均年齢は 75.1 歳）を対象に白虎加人参湯を 1 日量（9 g/日）で連続 4 週間以上投与した．併用薬剤の変更は行わなかった．口渇について患者の訴えに基づき点数化した．白虎加人参湯の治療効果はこの点数を基に 4 段階に評価し，投与 2 週，投与 4 週，投与 3 か月，投与 6 か月で判定した．また，血液および尿検査についても投与前，投与 2 週，4 週，投与 3 か月，投与 6 か月後に行った．投与 2 週後において 20 例中 19 例に口渇の改善を認めた（有効 18 例，やや有効 1 例，無効 1 例，悪化 0 例，有効率 95 %（19 例/20 例））．口渇感の改善度は，投与前では 1.85 ± 0.36 であったが，投与 2 週後には 0.1 ± 0.07 となり有意に改善した．投与 4 週間，3 か月，6 か月でも同様の傾向を示した．ただ，3 か月で 2 例が口中不快のため投与中止となり，6 か月目では低カリウム血症のために 1 例は投与中止となった．】

主なエビデンス　症例報告

- 井垣歩 他，*Biomedical Thermology*, 2001, 21, 131-133.

【成人型アトピー性皮膚炎患者 20 例（男性 9 人，女性 11 人，平均年齢 30.4 歳），健常人 21 例（男性 9 人，女性 12 人，平均年齢 28.3 歳）を対象に白虎加人参湯（18 例）または桂枝茯苓丸（12 例）で検討を行った．サーモグラフィにて安静時画像を測定後，5 ないし 6 g（2 包）の漢方薬を服用し，10 分毎に 90 分間，顔面および手指の枠内平均温度を測定した．漢方薬内服後 90 分の顔面皮膚温が内服前に比べ，1 部位以上で 0.5℃ 以上の低下を示した症例を清熱効果ありと判定した．患者群の安静時顔面皮膚温は，どの部位（5 部位，額，頬（右，左），鼻および顎）においても健常人と比して有意に高温を示した．白虎加人参湯投与によって 18 例中 10 例に清熱効果ありと判定された．桂枝茯苓丸では 12 例中 10 例に清熱効果を認めた．白虎加人参湯において皮膚温低下を示した部位は，前額部 3 例，頬部 7 例，鼻部 8 例，顎部 2 例であったのに対し，桂枝茯苓丸では全例で鼻狭部のみ低下した．手指温は白虎加人参湯 18 例中 9 例，桂枝茯苓丸では 12 例中 11 例が低下した．投与前の安静時前額部温と清熱効果について調べたところ，投与前の前額部温が 35.3℃ 以上の症例に対し，白虎加人参湯は全例に清熱効果を示した．】

- 杉本浩太郎 他，神精会誌，1989, 39, 27-30.

【向精神薬投与中に口渇を強く訴える患者 20 名（男 4 名，女 16 名）に対し，白虎加人参湯 9 g を毎食後で投与した．自覚的な訴えにより，口渇の完全消失を著明改善とし，改善，やや改善，不変の 4 段階に分けた．止渇効果は改善以上 60 %，やや改善以上 90 % に認められた．副作用はなく，効果の発現は服用開始後 2～3 日以内にみられた．】

- 鹿井博文 他，こころの臨床アラカルト，1989, 8, 53-58.

【向精神薬による治療中で，口渇を訴える患者 10 名（男性 7 名，女性 3 名）を対象に白虎加人参湯を 5 g/日を 2 週間以上投与した．精神神経疾患に対する向精神薬および合併症に対する薬剤は原則として変更しなかった．2 週後判定では，10 例中有効 7 例，やや有効 3 例であり，4 週後判定では 8 例中著効 2 例，有効 6 例であった．副作用は全例に認められなかった．】

- 和木祐一 他，新薬と臨牀，1990, 39, 174-183.

【向精神薬投与により口渇を生じた 36 名（男性 17 名，女性 19 名，平均 42.4 歳）を対象に白虎加人参湯を 6 g/日分 3 食前または食間で投与した．使用中の向精神薬は治療中には変更しないことを原則とした．効果判定は自覚症状を参考にして投与前，投与後 4 週と 8 週で 6 段階評価をした．36 例中著明改善 8 例，改善 13 例，やや改善 11 例，不変 4 例，悪化 0 例，判定不能 0 例という結果であり，やや改善以上の改善率は 88.9 % であった．副作用は認められなかった．】

- 阿部勝利 他，島根医学，1998, 18, 32-36.

【突発性発疹症の患者合計 80 例中, 19 例は白虎加人参湯のみ（A 群）, 61 例は白虎加人参湯以外の漢方薬・抗生剤を使用し, そのうち 37 例は熱剤を使わなかった群（B 群）, 24 例は解熱剤使用群（C 群）において各群の発熱期間を比較したところ, A 群 58.7 時間, B 群 63.1 時間, C 群 71.7 時間であり白虎加人参湯を使用した群が最も発熱期間が短く, 解熱剤使用群が最も長かった.】

- 佐川勝男 他, 漢方医学, 1992, 16, 53-55.

【向精神薬で治療中の患者 31 名（男 23 名, 女 8 名, 平均年齢 46.7 歳）を対象に白虎加人参湯を 1 日量で服用することを原則とし, 2 週間以上にわたって投与した. 投与期間中, 向精神薬処方は原則変更しなかった. 効果判定は投与後 1 週, 2 週, 4 週目に行い, 最終全般改善度を 5 段階, 概括安全度を 4 段階, 有用度を 5 段階で評価した. 最終全般改善度は著明改善 5 名（16.1％）, 改善 7 名（22.6％）, やや改善 11 名（35.5％）, 不変 8 名（25.8％）で, 悪化例はなかった. やや改善以上の症例は 23 名（74.2％）になった. 概括安全度で 1 名, 口内異常感を訴えたために 4 週目で漢方薬投与を中止した. 効果発現に要した期間では, 著明改善を示す症例は 1 週間以内に効果が現れていた. ほとんどの有効例でも 2 週間以内に効果が出現していた.】

- 関太輔 他, 漢方医学, 1994, 18, 99-101.

【アトピー性皮膚炎と診断された患者 20 人（男性 11 例, 女性 9 例）を対象に白虎加人参湯（顆粒 6～18 g/日）を投与した. 原則, 従来治療を継続した. 2 週毎に紅斑, 丘疹, 落屑などの皮疹の状態および搔痒感や皮膚の乾燥状態を観察し 5 段階で評価した. 多くの症例で治療開始 2 週後より臨床症状の改善がみられ, 総合判定による有用性では, 有用 9 例, やや有用 6 例, なし 5 例であった. 効果のみられた症例では, 内服 4～5 日目より患者自身が顔面の紅斑やほてりの自覚的な改善を認めていた症例が多かった. また, 今回の検討では通常投与量の倍量投与を行った症例が多かったが, 効果の認められた症例では 2 週後の再診時には症状がかなり軽快していたため, 以後投与量を通常使用量（6～9 g/日）に減量し, コントロールすることが可能となった.】

- 橋本喜夫 他, 漢方医学, 2010, 34, 351-356.

【酒さ（R）および酒さ様皮膚炎（RLD）患者に対して, 漢方の治療効果を検証した. 対象は, 白虎加人参湯, 黄連解毒湯, 加味逍遙散のいずれかを処方し, 3 か月以上通院を継続した 43 例で, R は 7 例（男 3 例, 女 4 例, 平均年齢は 68.1 歳）, RLD は 36 例（男 4 例, 女 32 例, 平均年齢は 58.3 歳）であった. 現在使用中の薬剤はそのまま継続し, 併用する漢方薬は前記の 3 処方の中から筆者が適切と判断した 1 処方のみを追加した. すべての症例で治療前後の患部所見を撮影し, 漢方薬の投与 1 か月後に効果判定を行った. R（7 例）の治療成績は著効 1 例, 有効 5 例, やや有効 1 例で, 有効以上が 85.7％となった. 有効以上の結果が得られた方剤は白虎加人参湯（4 例）, 黄連解毒湯（2 例）であった. RLD（36 例）の治療成績は著効 17 例, 有効 11 例, やや有効 8 例で, 有効以上は 77.7％であった. 有効以上の 28 例中 25 例は, 白虎加人参湯による治療例であった. 全例で副作用による投与中止は認められなかった.】

- 木村守 他, 漢方診療, 1991, 10, 44-45.

【口内乾燥感を主訴として受診した患者 10 名（男性 2 名, 女性 8 名）に白虎加人参湯（1 日量 9 g/日）を投与した. 疾患は口内乾燥症 7 例, 急性咽頭炎 2 例, 慢性咽頭炎 1 例であった. 効果判定は乾燥症状が「強くある」を 3 点,「ある」を 2 点,「軽度にある」を 1 点,「なし」を 0 点として, 投与前後にスコアを比較した. 投与前は平均 2.3 点であったものが, 投与後は平均 0.5 点となり, スコアの減少が認められた. 副作用はみられなかった.】

- 森本悦司 他, 漢方診療, 1993, 12, 22-25.

【マレイン酸セチプチリンを投与し口渇を訴えた患者 11 名（男性 3 名, 女性 8 名）を対象に白虎加人参湯（1

日量 9 g/日）を 4 週間以上投与し，投与前後の自覚症状の変化を記録した．投与期間中にマレイン酸セチプチリンの減・増量は行わなかった．重症度を 0〜3 の 4 段階に分け，投与終了後に最終全般改善度を 1〜5 の 5 段階に分類して評価した．投与前の重症度分類では重度が 2 名，中等度 5 名，軽度 4 名であった．口渇に対する効果は，著明改善 3 名，改善 4 名，やや改善 2 名，不変 2 名であり，最終全般改善度で改善以上が 63.6％であった．効果発現までの期間は，著明改善を示した症例ではすべて 2 週間以内であり，ほとんどの有効例で 4 週間以内であった．全症例において，副作用は認められなかった．】

- 布施春樹 他，漢方診療，1999, 18, 14-17.
  【塩酸プロピベリンを内服した後，口渇を訴えた患者 8 名（男性 1 例，女性 7 例，平均年齢 73.7 歳，原疾患：不安定膀胱 5 例，神経因性膀胱 1 例，腹圧性尿失禁 2 例）に白虎加人参湯（1 日量 9 g/日）を投与した．口渇がひどく苦痛な状態を重度，口渇が気になるのが中等度，口渇があっても気にならないのが軽度，口渇がないのをなしとし，投与前，投与 1 か月および 3 か月後で判定したところ，投与 1 か月で全例に効果を認めた．】

主なエビデンス　基礎研究系

① かゆみ抑制効果

- Tohda, C. *et al.*, *Phytother. Res.*, 2000, 14, 192-194.
  【白虎加人参湯（200 mg/kg，経口）は，アトピー皮膚炎モデルマウスの引っ掻き行動を抑制するとともに，体温を 1.97 度降下させた．】
- 菅原裕之 他，和漢医薬学雑誌，1998, 15, 428-429.
  【かゆみモデルマウスを用いて漢方 22 方剤の抗掻痒作用をテストした．白虎加人参湯，加味逍遙散，当帰飲子，荊芥連翹湯，温経湯が substance P 誘発の局所性のかゆみを抑制した．これらの 5 方剤のうち，白虎加人参湯，加味逍遙散は慢性的，全身的なアレルギー性のかゆみも抑制した．特に，白虎加人参湯の効果は強かった．】

② IgE 依存性皮膚反応に対する影響

- Tatsumi, T. *et al.*, *Biol. Pharm. Bull.*, 2001, 24, 284-290.
  【抗 DNPIgE 抗体によって感受性を高めたマウスに対し，経口的に投与した白虎加人参湯は三相性（即時，遅延性，遷延性）の皮膚反応を抑制した．石膏，甘草あるいは粳米を除くとその作用は弱まった．】
- 中井緑香 他，和漢医薬学雑誌，1996, 13, 382-383.
  【白虎加人参湯は，マウスにおいて単回および 2 回投与（経口）により IgE 抗体による二相性皮膚反応の即時相および遅発相のいずれも抑制した．】
- Tahara, E. *et al.*, *J. Tradition. Med.*, 1998, 15, 100-108.
  【漢方方剤 20 種類（経口投与）について，マウスの IgE 依存性二相性皮膚反応に対する効果を検証した．小青竜湯，当帰芍薬散，白虎加人参湯，桃核承気湯は即時および遅延性皮膚反応に効果があり，五苓散，温清飲，四物湯，黄耆建中湯は主に遅延性反応に効果があった．黄連解毒湯，抑肝散，六味丸，茵蔯蒿湯は効果を示さなかった．】

③ 糖尿病に対する効果

- 森元康夫 他，*Yakugaku Zasshi*, 2002, 122, 163-168.
  【遺伝的な糖尿病モデルマウスに対し，白虎加人参湯，防風通聖散および五苓散の 3 つの漢方方剤を餌に混ぜて投与した．白虎加人参湯が糖尿病でみられるような多渇症に対して有効であることを確認した．】

- 後藤正子 他, 日薬理誌, 1999, 93, 179-186.

  【サイプロヘプタジンによる実験的糖尿病モデルラットにおいて, 大柴胡湯は耐糖能, インスリン値を上昇させた. また, 血清コレステロール値も低下させた. 八味地黄丸は, 高血糖を低下させたが, インスリン値を上昇させず, 逆にグルカゴン値の上昇を認めた. 高脂血症に対しては効果が認められなかった. 白虎加人参湯は, 耐糖能を改善せず, 高脂血症に対する効果も認められなかった.】

- Miura, T. et al., J. Tradition. Med., 1999, 16, 79-82.

  【糖尿病発症初期のマウスに白虎加人参湯と運動療法の併用を行った. 1週目で血糖値の低下が認められた.】

- Okumura, M. et al., J. Tradition. Med., 2001, 18, 81-88.

  【遺伝的非インスリン依存性糖尿病モデルマウスに対する大柴胡湯, 大柴胡湯加地黄, 白虎加人参湯および八味地黄丸の影響について検討した. 大柴胡湯, 柴胡湯加地黄は, 100 mg/kgを4週で血糖値上昇を抑制した. 白虎加人参湯および八味地黄丸は, 500 mg/kgで4〜8週まで血糖値を抑制した. しかし, これらの漢方方剤は, インスリンの上昇を抑制することはできなかった. 大柴胡湯, 大柴胡湯加地黄, 白虎加人参湯はトリグリセリドの上昇も抑制した.】

④ 肥満糖尿病の脂質代謝に対する効果

- Okumura, M. et al., Showa Univ. J. Med. Sci., 2002, 14, 293-297.

  【大柴胡湯加地黄, 白虎加人参湯および八味地黄湯の肥満糖尿病マウスの脂質代謝に対する効果を検討した. 大柴胡湯と白虎加人参湯（500 mg/kg/day, 経口）は, トリグリセリドの上昇を抑制した. しかし, 肝における脂質代謝酵素には影響を及ぼさなかった.】

⑤ 唾液分泌および膀胱機能に及ぼす影響

- Sakaguchi, M. et al., J. Ethnopharmacol., 2005, 102, 164-169.

  【ラットにおいて白虎加人参湯（200 mg/kg）を経口で前投与すると, オキシブチニンによるピロカルピン誘発の唾液分泌抑制作用を抑制した. しかし, 膀胱収縮への影響は認められなかった.】

⑥ 唾液分泌促進作用

- Yanagi, Y. et al., Bio. Pharm. Bull., 2008, 31, 431-435.

  【ラットにおいて, 用量依存的（100〜300 mg/kg, 経口）に唾液分泌を促進した. ムスカリン受容体阻害薬による唾液分泌抑制を白虎加人参湯で抑制できた.】

- 中島登 他, 日本唾液腺学会誌, 1994, 35, 56-58.

  【糖尿病態マウスにおいて白虎加人参湯（腹腔内投与）によって, 糖尿病態時の唾液分泌低下が正常と同レベルまで改善できた.】

- Kimura, M. et al., Biol. Pharm. Bull., 1996, 19, 926-931.

  【白虎加人参湯の水抽出液（250, 500 mg/kg, 腹腔）とハナスゲ（170, 340 mg/kg, 腹腔）は, 著明にストレプトゾシン誘発糖尿病マウスモデルマウスの唾液量を増加させたが, 逆に正常マウスでは減少させた. その効果の強さは, 構成物である proto-timosaponin-AⅢ（An-S-2）≫ timosaponin-AⅢ（An-S-3）≫抽出物であった. An-S-3とCaCl$_2$の組合せは, それぞれ単独よりも強い作用を示した.】

- 板井丈治 他, 日本歯科東洋医学誌, 2008, 27, 9-14.

  【1型糖尿病モデルとしてストレプトゾシン誘発糖尿病マウスに白虎加人参湯あるいは五苓散を経口投与した. 血糖値, 唾液分泌速度, 唾液総タンパク質濃度, 唾液アミラーゼ活性がほぼ正常までに回復した.】

- 陳福君 他, 漢方と最新治療, 1996, 5, 273-279.

  【ストレプトゾシン誘発糖尿病モデルマウスを用いて, 白虎加人参湯の構成成分の何が唾液分泌促進に関与

しているのかを明らかにした．その中で，知母成分（An-S-3）が最も強く，石膏とあわせることによりさらに増強されることがわかった．】

⑦ 腎のアクアポリン 2 と皮膚のアクアポリン 3 の発現誘導

- Aburada, T. *et al.*, *Phytother. Res.*, 2011, 25, 897-903.

【2 型糖尿病モデルマウスに白虎加人参湯を餌に混ぜて 4 週間投与した．白虎加人参湯は血糖およびインスリン量に影響を及ぼさなかったが，飲水量および尿量の著明な減少が認められた．腎のアクアポリン 2 タンパクと皮膚のアクアポリン 3 mRNA の著明な発現上昇が認められたが，唾液腺におけるアクアポリン 5 mRNA の発現上昇は認められなかった．】

⑧ ラットにおける白虎加人参湯とテトラサイクリンの薬物相互作用機構

- Hitoshi, K. *et al.*, *J. Infec. Chemother.*, 2012, 18, 75-82.
- 等浩太郎，灘井雅行，漢方と最新治療，2013, 22, 293-298.

【キレート剤である EDTA を用いて，ラットにおいてテトラサイクリンとの相互作用機構の解明を試みた．その結果，白虎加人参湯とテトラサイクリンの相互作用はカルシウムとのキレート生成によることが示された．】

⑨ オキシブチニンの耳下腺組織変化に対する効果

- 山田朗 他，応用薬理，1994, 48, 419-426.

【ラットにおいて八味地黄丸，白虎加人参湯および人参栄養湯エキスの経口摂取によって，オキシブチニンによる耳下腺腺房細胞の萎縮を抑制した．】

⑩ ラット舌下腺に投射する自律神経への効果

- Niijima, A. *et al.*, *J. Auton. Nerv. Syst.*, 1997, 63, 46-50.

【白虎加人参湯をラット十二指腸内に投与することによって，舌下腺に投射する自律神経活動を観察した．白虎加人参湯（50〜200 mg/kg）によって，用量依存的に遠心性の活動が高まった．これは，高張食塩水の静脈内投与によって抑制された．】

⑪ ラット耳下腺細胞のアミラーゼ放出

- 梅村昌宏 他，日本歯科東洋医学誌，1993, 12, 41-47.
- 梅村昌宏 他，日本歯科東洋医学誌，1994, 13, 12-17.

【白虎加人参湯，麦門冬湯を用い，ラット耳管腺細胞に対するアミラーゼを指標とした *in vitro* 試験．両者とも耳下腺細胞のアミラーゼ活性を増加させた．】

名前の由来

本方は，茯苓，乾姜，白朮，甘草の 4 種類の生薬からなっている．処方名はこれらの生薬より 1 文字ずつ取って名付けられた．

防已黄耆湯 甘

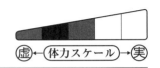

変形性膝関節症の第1選択となる漢方薬である．むくみやすい虚弱体質の人の消炎，利尿，鎮痛剤として用いる．

効能または効果

色白で筋肉軟らかく水ぶとりの体質で疲れやすく，汗が多く，小便不利で下肢に浮腫を来たし，膝関節の腫痛する人の次の諸症：
腎炎，ネフローゼ，妊娠腎，陰嚢胞水腫，肥満症，関節炎，癰，癤，筋炎，浮腫，皮膚病，多汗症，月経不順

使用目標＝証

比較的体力が低下し色白で筋肉軟らかく，いわゆる水ぶとり体質の人が，全身倦怠感，多汗傾向を訴える場合に用いる．
1) 浮腫，尿量減少，関節（とくに膝関節）の腫脹・疼痛などを伴う場合

臨床応用

- 変形性膝関節症の水腫・炎症
- 肥満症
- 妊娠腎の尿タンパク，浮腫の軽減
- めまい・難聴
- 関節リウマチ
- ダナゾールの副作用軽減
- 慢性心不全

味

甘い

構成生薬

- 黄耆（オウギ），5.0 g　　ホルモノネチン，アラビノ-3,6-ガラクタン，γ-アミノ酪酸など
- 防已（ボウイ），5.0 g　　シノメニン，ジシノメニン，イソシノメニンなど
- 蒼朮（ソウジュツ），3.0 g　　アトラクチロジン，ヒネソール，β-オイデスモールなど
- 大棗（タイソウ），3.0 g　　ジジフスサポニン，オレアノール酸，ジジフスアラビナンなど
- 甘草（カンゾウ），1.5 g　　グリチルリチン，イソフラボン，クマリンなど
- 生姜（ショウキョウ），1.0 g　　6-ショーガオール，6-ジンゲロール，α-ジンギベレンなど

副作用

(1) 重大な副作用

1) 間質性肺炎：発熱，咳嗽，呼吸困難，肺音の異常（捻髪音）などがあらわれた場合には，本剤の投与を中止し，速やかに胸部X線などの検査を実施するとともに副腎皮質ホルモン剤の投与などの適切な処置を行うこと．また，発熱，咳嗽，呼吸困難などがあらわれた場合には，本剤の服用を中止し，ただちに連絡するよう患者に対し注意を行うこと．

2）偽アルドステロン症：低カリウム血症，血圧上昇，ナトリウム・体液の貯留，浮腫，体重増加などの偽アルドステロン症があらわれることがあるので，観察（血清カリウム値の測定など）を十分に行い，異常が認められた場合には投与を中止し，カリウム剤の投与などの適切な処置を行うこと．

3）ミオパチー：低カリウム血症の結果としてミオパチーがあらわれることがあるので，観察を十分に行い，脱力感，四肢痙攣・麻痺などの異常が認められた場合には投与を中止し，カリウム剤の投与などの適切な処置を行うこと．

4）肝機能障害，黄疸：AST（GOT），ALT（GPT），Al-P，γ-GTP の上昇などを伴う肝機能障害，黄疸があらわれることがあるので，観察を十分に行い，異常が認められた場合には投与を中止し，適切な処置を行うこと．

（2）その他の副作用

過敏症[注1]：発疹，発赤，掻痒など（頻度不明）

注1）このような症状があらわれた場合には投与を中止すること．

主なエビデンス 臨床系

① 変形性膝関節症の水腫・炎症

- 野口蒸治 他，整・災外，2004, 47, 999-1005.

【一次性変形性膝関節症と診断され，膝蓋骨跳動にて水腫が認められる患者 84 例（防已黄耆湯投与群 31 例，防已黄耆湯・NSAIDs 併用投与群 33 例，NSAIDs 投与群 20 例）を対象とした．防已黄耆湯は 8 週間投与した．投与 8 週後または中止時の臨床症状別改善度は，1 段階改善以上を有効とすると，その頻度は膝蓋骨跳動では防已黄耆湯投与群 80.0％，防已黄耆湯・NSAIDs 併用投与群 96.4％，NSAIDs 投与群 57.9％，膝関節軟部腫脹では防已黄耆湯投与群 64.0％，防已黄耆湯・NSAIDs 併用投与群 75.1％，NSAIDs 投与群 42.1％，局所熱感では防已黄耆湯投与群 24.0％，防已黄耆湯・NSAIDs 併用投与群 57.2％，NSAIDs 投与群 21.1％であった．2 群間で比較したところ膝蓋骨跳動，膝関節軟部腫脹において防已黄耆湯・NSAIDs 併用投与群がNSAIDs 投与群に比較して有意に改善していた．また，局所熱感には防已黄耆湯・NSAIDs 併用投与群はNSAIDs 投与群と防已黄耆湯投与群に比較して有意に改善していた．】

- Majima, T. *et al.*, *Sports Med. Arthrosc. Rehabil. Ther. Technol.*, 2012, 4, 1-6, doi：10.1186/1758-2555-4-3.

【関節水腫が認められた変形性膝関節症患者 50 例を，ロキソプロフェン＋防已黄耆湯併用群 25 例とロキソプロフェン単独群 25 例に無作為に割り付けし比較検討した（解析時点では併用群 24 例，単独群 23 例）．防已黄耆湯は 12 週間投与した．投与 4 週後から関節穿刺による関節液量が防已黄耆湯併用群で有意に減少した（$p < 0.05$）．米国膝学会の Knee Society Score による症状や機能スコアによる階段昇降能でも防已黄耆湯併用群に有意な改善が認められた（$p < 0.05$）．また，SF-36（QOL 評価）では両群とも身体機能の項目で有意な改善が認められた（$p < 0.05$）．】

- 小竹俊郎 他，痛みと漢方，2005, 15, 20-24.

【対象は変形性関節症（OA）を疑い，レントゲン検査と MRI 撮像検査と関節鏡視下手術を行った 39 膝，37 例とした．対象群を手術後に消炎鎮痛剤を投与した消炎鎮痛剤投与群（NSAIDs 群：20 膝）と防已黄耆湯を投与した防已黄耆湯投与群（BOT 群：19 膝）に分けて比較検討した．投与は，手術後 8〜12 週間とした．日本整形外科学会膝関節機能判定基準（JOA score）では，BOT 群は術前 57.6 点から術後 89.5 点に改善し，NSAIDs 群も術前 61.3 点から術後 87.8 点となり，手術前後では統計学的にも有意差（$p < 0.05$）がみられたが，両群間に差はなかった．JOA score の詳細をみると，水腫の項目では BOT 群が術前 5.8 点より術後

10 点に，NSAIDs 群が術前 6 点より 8.5 点と改善しており，BOT 群では全例水腫が消失していた．】

- 長見晴彦，島根医，2010, 30, 29-34.

【関節内水腫を伴う変形性膝関節症 86 例を対象として防已黄耆湯とインドメタシンファルネシルとの併用療法で有効性を検討した．防已黄耆湯は 16 週間投与した．罹病期間が 3 年未満，65 歳未満，膝関節症の重症度において軽症，中等症例において薬剤の投与効果が良好に認められ，著明改善 28 例（32.6%），改善 46 例（53.5%）と全体の 86.0% に有効であった．治療開始前の関節液量の平均は 23.4 ± 11.9 mL で，薬物治療後には 17.0 ± 10.0 mL と有意に低下した（p < 0.01）．また，24 例は治療終了後の関節液量は 5 mL 未満であった．】

② 関節リウマチ

- 大野修嗣 他，日東洋医誌，2013, 64, 319-325.

【1987 年のアメリカリウマチ学会（ACR）分類基準で診断された 126 例を対象とした．その中で 3 年間継続投与できたメソトレキサート（MTX）＋防已黄耆湯併用群（併用群）45 例と MTX 単独群（非併用群）48 例を比較検討した．併用群は非併用群に比較して低疾患活動性達成率が有意（p = 0.0372）に高く，また寛解率も有意（p = 0.0093）に優れていた．3 年後の活動性の変化も併用群で有意（p = 0.0050）に優れていた．】

- 大野修嗣，リウマチ科，2002, 27, 418-424.

【アメリカリウマチ協会提唱 1987 年改定慢性関節リウマチ診断基準にて慢性関節リウマチ（RA）と診断されている 30 例を対象とした．これらの症例をロベンザリット単独群 15 例，ロベンザリットと防已黄耆湯の併用群 15 例の 2 群に振り分けて，赤沈値，ランスバリー活動性指数などの指標について群間比較した．防已黄耆湯は 6 か月投与した．赤沈値の 3 か月後の検討では，ロベンザリット単独群が平均値 57.2 mm/h から 45.6 mm/h と改善傾向であったが有意差は認められなかった．ロベンザリットと防已黄耆湯併用群は平均値 85.2 mm/h から 57.1 mm/h と有意に改善した（p < 0.001）．赤沈値の 6 か月後の検討では，ロベンザリット単独群が平均値 52.0 mm/h と試験開始日と差が認められなかったが，ロベンザリットと防已黄耆湯併用群は平均値が 38.2 mm/h と試験開始日と比較して有意に改善した（p < 0.001）．1 か月後のランスバリー活動性指数は有意の変化が認められなかった．3 か月後の検討では，ロベンザリット単独群では有意の改善は得られなかったが，ロベンザリット防已黄耆湯併用群では平均で試験開始日 57.3% であったランスバリー活動性指数が 45.0% と有意に改善した（p < 0.005）．】

- 松多邦雄 他，リウマチ科，1995, 14, 169-176.

【アメリカリウマチ協会の新診断基準または旧診断基準で RA と診断された 19 例を対象とした．ロベンザリットと防已黄耆湯は 2/3 日量，分 2 で 6 か月投与した．両剤併用前の CRP 値は 1.8 ± 0.4 単位，赤沈値 36 ± 6 mm/hr であったが，6 か月後各々1.5 ± 0.7，26 ± 4 と対応する初期値に対して CRP は減少の傾向が，赤沈値は有意な減少が認められた（p < 0.05）．ランスバリー活動性指数は併用前 22.7 ± 3.4% であったが，初期値を 100 としたときの 3 か月後の平均値の変化率は 31.4% の減少（15.6 ± 9.2），6 か月後の時点で対応する初期値に対して 42.8% の減少（13.0 ± 8.5）となり，各々有意な改善を示した（p < 0.01）．ランスバリー活動性指数のパラメータのうち，腫脹関節については 3 か月，6 か月に有意な改善が認められ（p < 0.05），握力は 3 か月で，赤沈値は 6 か月で有意な改善がみられた（p < 0.05）．全般改善度は，改善以上が 36.8%，不変 36.8%，悪化 5.3% であった．有効性，安全性より総合的に判断した有用度は，有用以上が 36.8%，やや有用以上は 68.4% であった．】

- 田中政彦 他，日東洋医誌，1989, 40, 73-77.

【アメリカリウマチ協会の予備診断基準を満たす RA 患者 32 例を対象とした．防已黄耆湯は 6 週間以上投与

した．防已黄耆湯の投与前と投与後 6 週間で比較すると，朝のこわばり（p < 0.02），疼痛関節数（p < 0.01），腫脹関節数（p < 0.01），握力（p < 0.05）は有意に改善した．】

③ 肥満症

• 小田隆晴 他，山形病医誌，2005, 39, 108-111.

【体格指数（BMI）25 以上，35 未満の 1 度，2 度肥満女性で，重篤な心疾患，腎疾患および内分泌・代謝疾患を有しない 36 例を対象とした．防已黄耆湯は 24 週間投与した．平均体重の変化は，服用前 67.6 ± 7.5 kg であったが，服用 12 週で 65.7 ± 7.5 kg，24 週で 65.2 ± 7.8 kg と有意に減少した（p < 0.0001）．平均 BMI の変化も，服用前 28.3 ± 2.3 であったものが，服用 12 週で 27.5 ± 2.6，24 週で 27.3 ± 2.7 と有意に下降した（p < 0.0001）．この中で BMI が 2 以上減少した著効例は 9 例（25%）に認められた．ウエスト周径 / ヒップ周径は，服用前は 0.85 ± 0.07 であったが，服用後 12 週で 0.84 ± 0.05，24 週で 0.83 ± 0.06 と経時的に有意に下降した（p < 0.05）．0.05 以上減少が認められた著効例は 7 例（19.4%）であった．平均中性脂肪値は服用前 155.9 ± 84.2 mg/dL であったものが，服用 24 週目に 101.4 ± 47.9 mg/dL と有意に低下した（p < 0.0001）．】

• 吉田麻美 他，日東洋医誌，1998, 49, 249-256.

【対象は，肥満を伴う非インスリン依存性糖尿病患者 19 例とした．膜症や腎症，その他の疾患のため十分な運動療法の実施困難な身体状況にある症例 11 例と運動可能な症例 8 例に分けた．運動療法困難群に防已黄耆湯を 6 か月間投与した．運動可能群は 160 kcal/ 日の有酸素運動療法（速歩）を 6 か月間施行した．血清コレステロール値は，防已黄耆湯投与群（A 群）で 197 ± 31 mg/dL から 180 ± 19 mg/dL と有意に改善したが（p < 0.01），運動療法群（B 群）では改善傾向を示すも有意差は認められなかった．HDL，トリグリセリド（TG）は，両群とも改善傾向を示すも有意な変化は認められなかった．内臓脂肪面積（V）と皮下脂肪面積（S）の比は，A 群で 0.84 ± 0.56 から 0.64 ± 0.30 と有意に改善した（p < 0.05）．】

④ ダナゾールの副作用軽減

• 安藤勝也，エンドメトリオージス研会誌，1995, 16, 137-140.

【子宮内膜症と診断し 1 日ダナゾール 400 mg，6 か月間投与にて治療をした 75 例を対象とした．ダナゾール単独投与 48 例（そのうちバスト，ウエスト，ヒップの位置を測定した 21 例を BZ 群とした），ダナゾールと防已黄耆湯併用（BZ + B）群 17 例，大柴胡湯併用（BZ + D）群 10 例の 3 群に分けた．ダナゾール単独投与 48 例の副作用は 48 例中 47 例（97.92%）に体重増加を認めた．BZ 群と BZ + B 群の体重増加を 4 週毎に比較した結果，BZ + B 群で有意に体重増加抑制効果を認めた．一方，BZ + D 群は有意な効果はなかった．また，BZ + B 群は，バストに有意差を認めなかったが，ウエストとヒップで有意に増大抑制効果を認めた．】

⑤ 慢性心不全

• Gautam, M. et al., Shinshu Med. J., 2014, 62, 89-97.

【対象はニューヨーク心臓協会の心機能分類（NYHA）クラス I 〜 III，ステージ B または C の慢性心不全で腎機能低下を合併した患者 26 例とした．防已黄耆湯投与は 4.6 ± 1.5 g/ 日から開始し，3.5 か月後で 5.2 ± 1.2 g/ 日，9.4 か月後には 5.9 ± 1.5 g/ 日まで増量した．防已黄耆湯投与により，推算糸球体ろ過値の投与開始前が，40.02 ± 10.54 mL/ 分 /1.73 m^2 で，3.5 か月後に 44.60 ± 10.76 mL/ 分 /1.73 m^2（p = 0.001），9.4 か月後に 45.93 ± 11.57 mL/ 分 /1.73 m^2（p = 0.001）と有意に増加した．血清クレアチニンの投与開始前が，1.40 ± 0.67 mg/dL で，3.5 か月後に 1.23 ± 0.50 mg/dL（p < 0.0001），9.4 か月後に 1.21 ± 0.51 mg/dL（p = 0.0002）と有意に改善した．血中尿素窒素の投与開始前が，25.67 ± 6.88 mg/dL で，3.5 か月後に 24.20 ± 6.48

mg/dL（p = 0.047），9.4 か月後に 23.96 ± 6.83 mg/dL（p = 0.029）と有意に改善した．NYHA の投与開始前は，2.0 ± 0.63 で，3.5 か月後に 1.76 ± 0.58（p = 0.019），9.4 か月後に 1.76 ± 0.58（p = 0.019）ともに有意に改善した．血清脳性ナトリウム利尿ペプチドの投与開始前は，241.5 ± 196.6 pg/mL，3.5 か月後に 195.5 ± 145.7 pg/mL（p = 0.008），9.4 か月後に 163.3 ± 130.2 pg/mL（p = 0.007）と有意に減少した．】

主なエビデンス　症例報告

- 大谷俊郎 他，東京膝関節会誌，1991, 18, 31-33.

【一次性変形性膝関節症と診断された 137 例を対象に防已黄耆湯を 6 か月投与した．膝痛を，初診時，治療開始後 4 週，および治療後 6 か月の最終調査時に，visual analog scale（VAS）を用いて 5 段階で評価した．治療開始後 4 週で膝痛の改善を認めた症例は男性 20 例中 4 例（20%），女性 117 例中 41 例（35%）の計 45 例 33%で，女性に有効例が多い傾向があった（p < 0.05）．治療開始後 6 か月の最終調査時には，男性 20 例中 6 例（30%），女性 117 例中 53 例（45%）の計 59 例 43%に，防已黄耆湯単独投与で膝痛の改善が認められた．】

- 生田光徳 他，漢方診療，1990, 9, 46-50.

【変形性膝関節症患者 50 例に防已黄耆湯を 6～22 週間投与した．全例に理学療法，湿布などの処置を併用した．疼痛の改善した症例は 37 例で，著明改善 17 例，中等度改善 13 例，軽度改善 7 例であった．37 例中 35 例で日常生活動作や歩行距離の改善がみられた．水腫の改善は 50 症例中 31 例にみられ，全例で疼痛が改善した．著明改善 16 例，中等度改善 9 例，軽度改善 6 例であった．】

- 大野修嗣，クリニックマガジン，1996, 23, 69-71.

【変形性膝関節症と診断され，防已黄耆湯を単独投与した 41 例を対象として検討した．防已黄耆湯は 24 週投与した．効果判定はペインスコアにより著効，有効，やや有効，不変，悪化の 5 段階で評価した．結果は著効が 6 例，有効が 16 例，やや有効が 11 例，無効が 8 例で，やや有効以上の改善率は 80%を示した．効果発現までの平均期間は，著効症例で 8.0 週，有効例で 10.6 週，やや有効症例では 11.9 週となり，治療効果が大きい症例ほど効果発現までの期間が短かった．】

- 石川雅彦 他，漢方診療，1988, 7, 35-38.

【膝関節の疼痛，腫脹などを主訴として，レントゲン検査にて所見のあった変形性膝関節症の患者 32 例を対象とした．防已黄耆湯の投与期間は 2～32 週間（平均 12 週間）であり，ほかの鎮痛剤を併用したのは 9 例であった．治療効果は著明改善 7 例（21.9%），中等度改善 10 例（31.3%），軽度改善 11 例（34.4%），不変 4 例（12.4%）で悪化例はなく，改善例は 28 例（87.5%）に認められた．】

- 浅地徹 他，和漢医薬会誌，1989, 6, 278-279.

【対象は外来患者で局所の熱感・発赤など明らかな炎症症状を伴わない一次性変形性膝関節症 30 症例 50 関節とした．防已黄耆湯は 6 週間投与し，判定は 2 週間毎に自覚症状・他覚所見・ADL 障害の 7 項目の 4 段階評価で防已黄耆湯投与前に比べ 5 点以上の改善を著効，2～4 点の改善を有効，1～0 点を不変とした．肥満率と症状改善度をみると肥満率 20%以下の 26 関節のうち著効・有効 22 関節（84.6%），不変 4 関節（15.4%）に対し，肥満率 20%超の 24 関節のうち著効・有効 7 関節（29.2%），不変 17 関節（70.8%）と肥満率 20%超で不変例が圧倒的に多かった．】

- 中山毅 他，産婦漢方研のあゆみ，2011, 46-49.

【妊娠中期以降に妊娠腎の適応により，防已黄耆湯を 4 週間以上内服した 19 例の妊婦（初産 13 例，経産 6 例）を内服群とし，同時期に妊婦健診を施行した 147 例の妊婦（初産 77 例，経産 70 例）を対照群とした．防已

黄耆湯内服前後で，尿タンパク，浮腫の軽減を認める傾向にあった．妊娠中の体重増加については，内服群は 24 週，32 週，36 週がそれぞれ 4.2 ± 2.7 kg，6.1 ± 3.2 kg，7.7 ± 3.0 kg であるのに対し，対照群は，5.2 ± 2.3 kg，8.1 ± 2.6 kg，9.5 ± 2.7 kg であり，24 週時では有意差はなかったのに対し，32 週，36 週時では，有意差を認めて，内服群のほうが体重増加値は低かった（p < 0.05).】

- 山根雅昭 他，*Prog. Med.*, 1993, 13, 1699-1703.

【対象は，メニエール病などの内リンパ水腫と考えられる疾患を中心にめまい，難聴症例 47 例とした．防已黄耆湯は 4 週間以上，可能な限り 8 週まで連続投与した．併用薬剤は，ビタミン剤は可とした．メニエール病 24 症例と遅発性内リンパ水腫 2 症例を併せた 26 例の自覚症状・他覚所見の改善度の判定では反復性・発作牲めまいおよび持続性めまいは，軽度改善以上がともに 80～90 % であった．耳鳴と難聴は改善以上が約 20 %，軽度改善以上が約 40 % あった．他覚所見については，注視眼振と頭位眼振が全例で改善を示し，聴力検査成績では，改善以上が 27 %，軽度改善以上が 42 % であった．低音障害型感音難聴 12 症例では，自覚症状・他覚所見の改善度の判定で軽度改善以上が，耳鳴 67 %，難聴 50 % であった.】

主なエビデンス　基礎研究系

① 尿タンパク抑制作用

- 長澤克俊 他，日小児会誌，2001, 105, 681-688.

【ピューロマイシンアミノヌクレオシドネフローゼラットに防已黄耆湯を経口投与したところ，尿中タンパク排泄量増加が抑制され，24 時間クレアチニンクリアランスが増加した.】

② 腎障害改善作用

- 柴崎敏昭 他，漢方医，1995, 19, 45-47.

【ゲンタマイシンにてラットに誘導された腎症モデルに防已黄耆湯を 1,000 mg，5 日間経口投与すると尿タンパク排泄，尿中 β-D-N アセチルグルコサミニダーゼ（NAG）排泄ならびに腎機能の改善が認められた.】

③ 糖尿病代謝性障害改善作用

- Shimada, T. *et al.*, *eCAM.*, 2011, 2011, 1-8, doi：10. 1093/ecam/nep012.

【自然発症肥満タイプ II 型糖尿病のモデルであるツムラ・スズキ肥満糖尿病マウスに防已黄耆湯を混餌投与すると用量依存的に体重増加を抑制した．また，高インスリン血症，空腹時高血糖，脂質代謝異常を改善した.】

④ 抗肥満作用

- Yamakawa, J. *et al.*, *eCAM.*, 2010, 7, 87-95, doi：10.1093/ecam/nem153.

【更年期肥満モデルである卵巣摘出ラットに防已黄耆湯を混餌投与して，投与 6 週目から卵巣摘出ラットの体重増加が抑制された．血清中の TNF-α は投与 3 か月目に防已黄耆湯で用量依存的に増大した．子宮の脂肪細胞においても，TNF-α の遺伝子発現が増加した.】

名前の由来

6 種類の生薬からなり，主薬である防已，黄耆の名を取って処方名とした．

防風通聖散 ぼうふうつうしょうさん 甘 麻 大 山

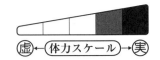

体力があり，肥満した人の体脂肪の減少効果，基礎代謝量の増加作用があり，その結果としてインスリン抵抗性改善作用がある．

効能または効果

腹部に皮下脂肪が多く，便秘がちな人の次の諸症：
高血圧の随伴症状（動悸，肩こり，のぼせ），肥満症，むくみ，便秘

使用目標＝証

体力の充実したいわゆる卒中体質者で，便秘し，腹は臍を中心に膨満して力のある，いわゆる太鼓腹の場合に用いる．

臨床応用

- 肥満症
- 脂質代謝異常（高脂血症）
- 便秘症
- 閉塞性睡眠時無呼吸症候群

味

わずかに甘くて特異である

構成生薬

- 滑石（カッセキ），3.0 g　　加水ハロサイト，カオリナイト
- 黄芩（オウゴン），2.0 g　　バイカリン，バイカレイン，オウゴノシドなど
- 甘草（カンゾウ），2.0 g　　グリチルリチン，イソフラボン，クマリンなど
- 桔梗（キキョウ），2.0 g　　プラチコジン A,C,D，ポリガラシン D，ベツリンなど
- 石膏（セッコウ），2.0 g　　含水硫酸カルシウム，無水硫酸カルシウム，二酸化ケイ素など
- 白朮（ビャクジュツ），2.0 g　アトラクチロン，ジアセチルアトラクチロジオール，アトラクタン A,B,C など
- 大黄（ダイオウ），1.5 g　　センノシド，レイン，ラタンインなど
- 荊芥（ケイガイ），1.2 g　　d-メントン，シゾネペトシド A〜E，アピゲニン-7-O-β-グルコシドなど
- 山梔子（サンシシ），1.2 g　ゲニポシド，ゲニピン，クロシンなど
- 芍薬（シャクヤク），1.2 g　ペオニフロリン，アルビフロリン，ペオニフロリゲノンなど
- 川芎（センキュウ），1.2 g　クニジリド，センキュノリド，リグスチリドなど
- 当帰（トウキ），1.2 g　　　リグスチリド，パルミチン酸，ベルガプテンなど
- 薄荷（ハッカ），1.2 g　　　l-メントール，アセチルメントール，α-ピネンなど
- 防風（ボウフウ），1.2 g　　フラキシジン，5-O-メチルビサミノールグルコシド，サポシニコバンA〜C など
- 麻黄（マオウ），1.2 g　　　エフェドリン，プソイドエフェドリン，エフェドラジン A など
- 連翹（レンギョウ），1.2 g　アルクチイン，フォルシチアシド，ルチンなど
- 生姜（ショウキョウ），0.3 g　6-ショーガオール，6-ジンゲロール，α-ジンギベレンなど
- 芒硝（ボウショウ），0.7 g　含水硫酸ナトリウム（$Na_2SO_4 \cdot 2H_2O$），鉄（Fe），ケイ素（Si）など

副作用

（1）重大な副作用

1) 間質性肺炎：発熱，咳嗽，呼吸困難，肺音の異常（捻髪音）などがあらわれた場合には，本剤の投与を中止し，速やかに胸部 X 線などの検査を実施するとともに副腎皮質ホルモン剤の投与などの適切な処置を行うこと．また，発熱，咳嗽，呼吸困難などがあらわれた場合には，本剤の服用を中止し，ただちに連絡するよう患者に対し注意を行うこと．

2) 偽アルドステロン症：低カリウム血症，血圧上昇，ナトリウム・体液の貯留，浮腫，体重増加などの偽アルドステロン症があらわれることがあるので，観察（血清カリウム値の測定等）を十分に行い，異常が認められた場合には投与を中止し，カリウム剤の投与などの適切な処置を行うこと．

3) ミオパチー：低カリウム血症の結果としてミオパチーがあらわれることがあるので，観察を十分に行い，脱力感，四肢痙攣・麻痺などの異常が認められた場合には投与を中止し，カリウム剤の投与などの適切な処置を行うこと．

4) 肝機能障害，黄疸：AST（GOT），ALT（GPT），Al-P，γ-GTP の著しい上昇などを伴う肝機能障害，黄疸があらわれることがあるので，観察を十分に行い，異常が認められた場合には投与を中止し，適切な処置を行うこと．

5) 腸間膜静脈硬化症：長期投与により，腸間膜静脈硬化症があらわれることがある．腹痛，下痢，便秘，腹部膨満などが繰り返しあらわれた場合，または便潜血陽性になった場合には投与を中止し，CT，大腸内視鏡などの検査を実施するとともに適切な処置を行うこと．なお，腸管切除術に至った症例も報告されている．

（2）その他の副作用

過敏症[注1]：発疹，掻痒など（頻度不明）

自律神経系：不眠，発汗過多，頻脈，動悸，全身脱力感，精神興奮など（頻度不明）

消化器：食欲不振，胃部不快感，悪心，嘔吐，腹痛，軟便，下痢など（頻度不明）

泌尿器：排尿障害など（頻度不明）

注1) このような症状があらわれた場合には投与を中止すること．

主なエビデンス 臨床系

① 肥満症

• Hioki, C. *et al.*, *Clin. Exp. Phannacol. Physiol.*, 2004, 31, 614-619.

【耐糖能障害とインスリン抵抗性を持つ肥満日本人女性 81 例を対象として，無作為化二重盲検プラセボ対照試験で検討した．対象患者をプラセボ群（n = 40）と防風通聖散群（n = 41）に無作為に割り付け，24 週間投与した．全員に低カロリー食事療法（5,016 kj/day：1,200 kcal）と運動療法（1,254 kj/day：300 kcal）を行った．防風通聖散群では，24 週間後，補正安静時代謝率の低下なしに，体重（前 90.8 ± 17.9 kg → 後 80.0 ± 10.3 kg）と腹部内臓脂肪量を有意に減少させた（p < 0.01）．プラセボ群では，体重は減少した（p < 0.05）が，腹部内臓脂肪量に有意な変化はなかった．防風通聖散群では，投与前と比較し，空腹時血清インスリン値も（前 14.0 ± 9.6 μU/mL → 後 8.3 ± 6.5 μU/mL，p < 0.05），75 g ブドウ糖負荷試験での負荷後インスリン面積も有意に低下し（p < 0.05），またインスリン抵抗性の指標とされる homeostasis model assessment（HOMA）指数が有意に低下した（p < 0.001）．】

• 奥平智之，おけら，2010, 4-6.

【食事指導により体重減量を認めない慢性期の統合失調症患者に対し，ウォーキング（30分×2回／日）の指導を行った．この運動指導でも体重減量を認めない患者のうち，腹力中等度以上で下痢や冷えがない22例を対象とした．同様の運動指導と防風通聖散の4か月投与後の体重変化を検討した．1 kg以上の体重減量が得られたのは14例（63.6%）で1.5 ± 2.4 kgの有意な減量であった（p < 0.01）．1 kg未満の体重減量は5例（22.7%），体重増加は3例（13.6%）であった．17例（77.2%）で便通改善を自覚し，8例（31.8%）で毎日服用していた下剤の減量が可能となった．5例（22.7%）で間食や過食傾向の軽減を認めた．】

② 便秘症

- 松生恒夫 他，薬事新報，1997, 1029-1031.

【全大腸内視鏡検査において大腸メラノーシスを認めた常習性便秘症（A群）97例と大腸メラノーシスを認めなかった常習性便秘症（B群）90例，計187例を対象とした．防風通聖散2週間投与後の排便状況を，著効・有効・無効の3段階に分類して効果を判定した．A群に対する防風通聖散の効果は，著効は39例（37%），有効は32例（33%）で，著効と有効を合わせて71例（70%）であった．一方，無効は29例（30%）であった．B群に対する防風通聖散の効果は，著効は66例（73%），有効は13例（15%）で，著効と有効を合わせて79例（88%）であった．一方，無効は11例（12%）であった．A群とB群を著効と有効を合わせた有効以上で比較すると，A群はB群に比較して改善効果が有意（p < 0.01）に低いことが認められた．】

③ 閉塞性睡眠時無呼吸症候群

- 中川真吾，漢方医，2007, 31, 164-165.

【閉塞性睡眠時無呼吸症候群と診断された120例を対象とした．防風通聖散投与60例，非投与60例の2群に分けて，防風通聖散を6か月間投与した．持続陽圧呼吸法（CPAP）治療使用頻度が良好かつ運動を十分にして，かつ防風通聖散投与群の28例では有意に体重減少（-7.8 Kg）がみられ，CPAP治療離脱例も10例と多かった．】

主なエビデンス　症例報告

- 秋山俊治 他，消化と吸収，1998, 21, 159-162.

【標準体重（BMI = 22）を基準にして肥満度20%以上または体脂肪率30%以上の肥満患者を対象としてβ_3-AR遺伝子変異のあり（M群21例）となし（W群22例）に分け，食事療法を含めた生活指導（A）と生活指導に加え防風通聖散投与（B）を12週間行った．両群とも有意に体重減少した（p < 0.05）．体重減少がインスリン抵抗性に与える影響をHOMA指数で評価したところ，MB・WA・WB群でHOMA指数の低下およびウエスト／ヒップ比で有意に減少した（p < 0.05）．血清中性脂肪は，MB・WA・WB群で有意な低下を認めた（p < 0.05）．】

主なエビデンス　基礎研究系

① 肥満に対する作用

- Yoshida, T. *et al.*, *Int. J. Obes.*, 1995, 19, 717-722.

【モノソディウム-L-グルタメート肥満マウスに混餌投与したところ，摂食量は変化しないが，有意な体重減少効果，白色脂肪組織の減少効果，さらには褐色脂肪組織熱産生能の指標であるミトコンドリア・グアノシン-5'-ダイホスフェート結合能を有意に活性化する作用が認められた．】

② 非アルコール性脂肪性肝炎（NASH）の進行を軽減

- Ohno, M. *et al.*, *J. Gastroenterol.*, 2014, 49, 1065-1073.

防風通聖散　267

【C57BL/6マウスに，ゴールドチオグルコースを腹腔内投与した後，高脂肪食もしくは2または5％の防風通聖散を混合した高脂肪食を，12週間給餌した．防風通聖散は，ペルオキシゾーム増殖剤応答性受容体（PPAR）-αとPPAR-γを誘導させるとともに，アディポネクチンとその受容体を介してNASHの進行を軽減させ，また，脂質合成転写因子-1cの発現を減少させ，肝臓脂肪酸酸化とトリグリセライドの肝臓からの搬出を増加させた．さらに防風通聖散は，プロテインキナーゼAktのリン酸化反応を介して，インスリン抵抗性を軽減させた．】

③ 代謝異常改善

- Azuma, K. et al., *Plos. One.*, 2013, 8, 1-8, doi：10.1371/journal.pone.0075560.

【防風通聖散を長期混餌投与したKKAyマウスでは，摂餌量，体重増加，LDLコレステロールおよび最大血圧が持続的に減少した．加えて，防風通聖散投与により，白色脂肪組織の重量と細胞サイズが減少し，白色脂肪組織のアディポネクチンとペルオキシソーム増殖剤活性化受容体遺伝子の発現も増加した．また，血中のアディポネクチン量も増加した．さらに，褐色脂肪細胞の熱発生要因の1つである脱共役タンパク質-1の遺伝子発現と直腸温度も，防風通聖散投与で上昇した．食欲促進ホルモンの活性型であるアシルグレリンの血漿中濃度と，24時間摂餌量は，防風通聖散の単回投与で，有意に減少した．】

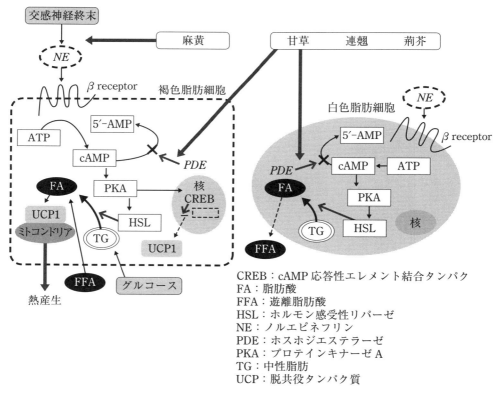

CREB：cAMP応答性エレメント結合タンパク
FA：脂肪酸
FFA：遊離脂肪酸
HSL：ホルモン感受性リパーゼ
NE：ノルエピネフリン
PDE：ホスホジエステラーゼ
PKA：プロテインキナーゼA
TG：中性脂肪
UCP：脱共役タンパク質

防風通聖散の抗肥満機序仮説

【基礎研究から推察される防風通聖散の抗肥満効果メカニズム】
マオウ（麻黄）に含まれるエフェドリンにより交感神経が興奮し，ノルエピネフリンの分泌が促進され，白色脂肪の脂肪分解促進と，褐色脂肪でのサイクリックAMP（cAMP）の活性化を介して熱産生や全身代謝活性

が上がる．cAMP はホスホジエステラーゼにより分解されるが，カンゾウ（甘草），レンギョウ（連翹），ケイガイ（荊芥）には，この交感神経系の持続活性化に関与するホスホジエステラーゼの阻害作用があり，cAMP が長く活性を保つので，結果として体脂肪量が減少する．

名前の由来

防風を主薬とする処方で，防風には風邪（外邪である六邪の 1 つ）を防ぐ薬効がある．通聖とは聖人のことで，重要な薬という意味が込められている．

補中益気湯 甘

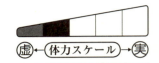

虚弱体質，慢性疾患，外科手術後など，種々の原因で体力が低下した状態に広く用いられる．また，消化機能の低下を回復させる代表的な漢方処方である．

効能または効果

消化機能が衰え，四肢倦怠感著しい虚弱体質者の次の諸症：
夏やせ，病後の体力増強，結核症，食欲不振，胃下垂，感冒，痔，脱肛，子宮下垂，陰萎，半身不随，多汗症

使用目標＝証

比較的体力の低下した人が，全身倦怠感，食欲不振などを訴える場合に用いる．
1) 虚弱体質，結核症などの慢性疾患で上記症状を呈する場合
2) 術後，病後，産後などで衰弱している場合
3) 咳嗽，微熱，盗汗，動悸などを伴う場合

臨床応用

- 感冒
- 慢性閉塞性肺疾患（COPD）
- 睡眠呼吸障害
- 慢性疲労症候群
- 帯状疱疹後神経痛
- 胃下垂
- 食欲不振
- 痔，脱肛
- 男性不妊（陰萎を含む）
- 子宮下垂
- 起立性調節障害
- アトピー性皮膚炎
- 多汗症
- 褥瘡
- 単純ヘルペス，伝染性軟属腫，癤腫症，扁桃腺炎など（感染の繰り返し，あるいはその病巣感染をもとにした皮膚の炎症全般）
- 舌痛症
- 味覚異常
- 術後の全身倦怠感，QOL の低下
- がん化学療法・放射線療法の副作用
- 抑うつ
- 高齢者，病後・外傷後の免疫能改善，栄養状態改善，肝機能障害の軽減，MRSA 感染など

味

わずかに甘い

構成生薬

- 黄耆（オウギ），4.0 g　　　ホルモノネチン，アラビノ -3,6-ガラクタン，γ-アミノ酪酸など
- 蒼朮（ソウジュツ），4.0 g　アトラクチロジン，ヒネソール，β-オイデスモールなど
- 人参（ニンジン），4.0 g　　ギンセノシド Rg,Rb$_{1\sim3}$,Rc,Rd，β-エレメン，パナキシノールなど
- 当帰（トウキ），3.0 g　　　リグスチリド，パルミチン酸，ベルガプテンなど
- 柴胡（サイコ），2.0 g　　　サイコサポニン A,C,D,E，α-スピナステロールなど
- 大棗（タイソウ），2.0 g　　ジジフスサポニン，オレアノール酸，ジジフスアラビナンなど
- 陳皮（チンピ），2.0 g　　　*d*-リモネン，ヘスペリジン，シネフリンなど
- 甘草（カンゾウ），1.5 g　　グリチルリチン，イソフラボン，クマリンなど
- 升麻（ショウマ），1.0 g　　シミゲノール，シミフギン
- 生姜（ショウキョウ），0.5 g　6-ショーガオール，6-ジンゲロール，α-ジンギベレンなど

副作用

（1）重大な副作用

1) 間質性肺炎：発熱，咳嗽，呼吸困難，肺音の異常（捻髪音）などがあらわれた場合には，本剤の投与を中止し，速やかに胸部 X 線などの検査を実施するとともに副腎皮質ホルモン剤の投与などの適切な処置を行うこと．また，発熱，咳嗽，呼吸困難などがあらわれた場合には，本剤の服用を中止し，ただちに連絡するよう患者に対し注意を行うこと．

2) 偽アルドステロン症：低カリウム血症，血圧上昇，ナトリウム・体液の貯留，浮腫，体重増加などの偽アルドステロン症があらわれることがあるので，観察（血清カリウム値の測定など）を十分に行い，異常が認められた場合には投与を中止し，カリウム剤の投与などの適切な処置を行うこと．

3) ミオパチー：低カリウム血症の結果としてミオパチーがあらわれることがあるので，観察を十分に行い，脱力感，四肢痙攣・麻痺などの異常が認められた場合には投与を中止し，カリウム剤の投与などの適切な処置を行うこと．

4) 肝機能障害，黄疸：AST（GOT），ALT（GPT），Al-P，γ-GTP の上昇などを伴う肝機能障害，黄疸があらわれることがあるので，観察を十分に行い，異常が認められた場合には投与を中止し，適切な処置を行うこと．

（2）その他の副作用

過敏症[注1]：発疹，じんま疹など（頻度不明）

消化器：食欲不振，胃部不快感，悪心，下痢など（頻度不明）

注1）このような症状があらわれた場合には投与を中止すること．

主なエビデンス　臨床系

① 臨床的安定期にある食欲不振，疲労倦怠などを伴う慢性閉塞性肺疾患（COPD）

- Tatsumi, K. *et al.*, *J. Am. Geriatr. Soc.*, 2009, 57, 169-170.
- Shinozuka, N. *et al.*, *Am. J. Respir. Crit. Care Med.*, 2007, 175, A638.
- Shinozuka, N. *et al.*, *J. Am. Geriatr. Soc.*, 2007, 55, 313-314.
- 福地義之助 他，長寿科学総合研究事業 平成 18 年度総括研究報告書，2007, 1-31.

　【臨床的安定期にある食欲不振，疲労倦怠等を伴う COPD 患者 71 例を，封筒法により補中益気湯投与群 34

補中益気湯　271

例および対照群（従来の治療を継続）37 例に無作為に割り付け，6 か月観察した．その結果，投与群では気虚 VAS（visual analog scale）スコアにおいて「食欲」「身体のだるさ」「気力」「疲れやすさ」，自覚症状の St. George's respiratory questionnaire スコアを有意に改善した．また，感冒罹患回数，増悪回数とも投与群は対照群に比べ有意に少ない結果であった．体重および栄養指標であるプレアルブミンは投与群のみ有意な増加を認めた．レプチンの値は補中益気湯投与後に有意な変化は認めなかった．投与群で高感度 CRP，TNF-α は有意に低下したが，IL-6 に関しては有意な変化はみられなかった．脂肪細胞から分泌され動脈硬化の進展にも関係するとされているアディポネクチンの値は BMI と負の相関があり，補中益気湯投与にて有意な増加を認めた．】

② 睡眠呼吸障害

- 松澤邦明 他，日胸臨，1997, 56, 846-849.

【睡眠呼吸障害を疑う症状，激しいいびき，昼間の眠気，朝の頭重感の 1 つ以上を有し，夜間パルスオキシメトリーの陽性者 10 例に補中益気湯を 4 週間以上継続投与した．夜間パルスオキシメトリーにて，投与前後の 3% SpO$_2$-DIP（30 秒以内に 3% 以上 SpO$_2$ が下降し，120 秒以内に回復するもの）回数，ODI3（oxygen desaturation index 3%：3% SpO$_2$-DIP 回数を検査時間で除したもの）を測定したところ，ODI3 は 21.2 より 11.8 と有意に低下した．体重，baseline SpO$_2$ に変化はなかった．10 例中 7 例で ODI3 の低下とともにいびき，昼間の眠気，不眠などの自覚症状が改善した．】

③ 帯状疱疹後神経痛

- 谷口彰治，*Prog. Med.*, 2002, 22, 863-865.

【急性期の帯状疱疹患者 57 例を無作為に投与群（補中益気湯 12 週間投与）42 例と非投与群 15 例に割り付けて検討した．観察開始時の VAS は中央値（25% 点，75% 点）でみると，投与群 7.1（6.5, 7.4），非投与群 6.9（5.5, 7.9）であったが，12 週後にはそれぞれ 4.1（3.0, 5.4），3.5（1.7, 5.1），24 週後では 1.4（0.5, 2.3），2.9（1.7, 4.2）であった．観察前と 24 週後で比較した VAS 比率（rVAS）において投与群が 0.20（0.09, 0.30），非投与群が 0.42（0.33, 0.53）で有意差を認めた．】

④ 胃下垂

- 入江一彦 他，臨薬と臨，1992, 41, 423-432.

【X 線検査で胃下垂症と診断され，何らかの消化器症状を訴える患者 22 例に補中益気湯を 2 週間以上投与した．自覚症状改善度は，著明改善 7 例（31.8%），改善 12 例（54.5%）であり，19 項目の自覚症状の中で，上腹部痛，食欲不振，腹部膨満感，腹部重圧感，腹部不快感，悪心，食道下部違和感，疲労倦怠感，頭痛，肩こりの 10 項目で有意な改善を認めた．他覚所見改善度は著明改善 5 例（22.7%），改善 10 例（45.4%）で，圧痛で有意な改善を認めた．全般改善度は，著明改善 7 例（31.8%），改善 9 例（40.9%），やや改善 4 例（18.2%），不変 2 例（9.1%）であった．】

⑤ 男性不妊

- 李萍 他，産婦の進歩，1996, 48, 406-410.

【乏精子症（精子濃度 50 × 10^6/mL 未満）または精子無力症（精子運動率 50% 未満）のいずれかを認めた 59 例を無作為に投与群（補中益気湯 3 か月以上投与）20 例と対照群（非投与）39 例に割り付けた．3 か月以降，投与群が対照群に対して精子運動率のみ有意に高かった．また，投与群では，精子濃度と精子運動率が有意に改善された．乏精子・精子無力症 14 例について，平均精子濃度，平均精子運動率，平均総精子数，平均総運動性精子数が有意に改善された．重症乏精子症 9 例では，平均精子濃度，平均精子運動率，平均総精子数が有意に改善された．】

- 平松正義 他，漢方医，1993, 17, 246-248.

【乏精子症（精子濃度 20 × 10^6/mL 未満）または精子無力症（精子運動率 50％未満）と診断された 28 例を，無作為に柴胡加竜骨牡蛎湯群 12 例と補中益気湯群 16 例に分け，12 週間投与した．両群ともに精子濃度に変化はなかったが，いずれも精子運動率は有意に増加した．精子運動能指数は両剤で投与開始 8 週後には有意に増加したが，補中益気湯群では 12 週後に治療前と同レベルになった．各種のホルモン検査では変化はなかった．精子濃度における著明改善例は，柴胡加竜骨牡蛎湯群で 41.7％，補中益気湯群で 18.8％，精子運動率では柴胡加竜骨牡蛎湯群で 41.7％，補中益気湯群で 50.0％であった．全般改善度としては，改善以上が柴胡加竜骨牡蛎湯では 75.0％，補中益気湯では 37.5％にみられた．】

- 風間泰蔵，*Current Therapy*, 1988, 6, 1683-1686.

【男性不妊症と診断された症例中，精子数 10〜40 × 10^6/mL の 42 例（うち脱落例 10 例）を対象とし，封筒法により補中益気湯群 16 例とカリジノゲナーゼ群（450 IU）16 例に無作為に割り付け，12 週間〜最長 36 週間投与した．その結果，精子濃度は補中益気湯，カリジノゲナーゼの両群で増加し，それぞれの有効率は56.3％，25.0％であった．運動率の有効性はそれぞれ 25.0％，18.8％であった．これらと総運動精子数の有効率すべてで補中益気湯群がカリジノゲナーゼ群を上回ったが，両群間に有意差はなかった．】

⑥ アトピー性皮膚炎

- Kobayashi, H. *et al.*, *Evid. Based Complement. Alternat. Med.*, 2010, 367-373.

【アトピー性皮膚炎に伴い気虚を呈した患者 84 例を二重盲検法により，無作為に補中益気湯群 40 例とプラセボ群（プラセボ顆粒）44 例に割り付け，24 週間投与した．解析は補中益気湯群 37 例，プラセボ群 40 例であった．7 例（2 例は皮膚症状の増悪と頭痛の出現のため中止，5 例は内服継続が不十分）がドロップアウトした．皮疹評価点数について，補中益気湯群はプラセボ群に比較して 24 週後に有意差はないが改善傾向にあった．外用剤の量は 24 週後に有意に補中益気湯群で減少していた（p < 0.05）．著効率は補中益気湯群でプラセボ群に比較して高く（p = 0.06），悪化率は低かった（p < 0.05）．】

⑦ がん化学療法・放射線療法の副作用

- 森清志 他，*Biotherapy*, 1992, 6, 624-627.

【原発性肺癌（扁平上皮癌，腺癌，小細胞癌）ステージ Ⅲ-Ⅳ の 41 例［（シスプラチン 25 mg/m^2 5 日間）＋（ビンデシン 3 mg/m^2, day 1, 8 またはエトポシド 100 mg/m^2, day 1, 3, 5）を 3〜4 週間ごとに投与］を乱数表により投与群（上記抗がん剤＋補中益気湯，抗がん剤投与の 7 日以上前から投与）21 例と対照群（補中益気湯非投与）20 例に割り付けた．全身倦怠感，気分，食欲は，投与群のほうが有意に改善していた（p < 0.01）．悪心嘔吐の程度は，両群間で有意差がなかった．】

- 大原毅 他，薬理と治療，1993, 21, 4423-4434.

【抗がん剤（テガフール 400 mg/ 日，または 600 mg/ 日）を投与されている癌患者 178 例（胃癌 91 例，大腸癌 63 例，乳癌 18 例，ほかの癌 6 例）を封筒法により，補中益気湯群（6 か月）57 例，人参養栄湯群（6 か月）56 例，非投与群（テガフール単独，6 か月）49 例に割り付けた．解析対象は 1 か月以上内服できた162 例であった．自覚症状改善効果（投与前後の比較）では，補中益気湯群で食欲が有意に改善し，人参養栄湯群で悪心・嘔吐，便通異常，意欲，疲労倦怠感が有意に改善した．非投与群では改善した症状はなかった．全体的評価では，補中益気湯群で改善 36.8％（21/57），人参養栄湯群で改善 33.9％（19/56），非投与群で改善 14.3％（7/49）であり，改善率は補中益気湯群および人参養栄湯群が非投与群に対して有意に高かった．他覚所見改善効果の全体的評価では，補中益気湯群で改善 36.8％（21/57），人参養栄湯群で改善 39.3％（22/56），非投与群で改善 20.4％（10/49）であり，改善率は補中益気湯群および人参養栄湯群が非投与群に

対して有意に高かった．血液検査では3群間に有意差はなかった．癌種別評価では，自覚症状，他覚所見の
いずれも補中益気湯群と人参養栄湯群が非投与群より高かったのは胃癌のみであり，大腸癌では3群間に
有意差はなかった．】

⑧ **高齢者，病後・外傷後の免疫能改善，栄養状態改善，肝機能障害の軽減，MRSA 感染など**

- 岩垣博巳 他，日東洋医誌，2010, 61, 78-83.
  【進行胃癌，大腸癌で開腹手術を受けた患者51例を無作為に補中益気湯投与群24例と非投与群27例に割り
  付けた．解析症例数は48例（脱落症例数：投与群2例，非投与群1例）であった．術直前の血清中コルチゾー
  ル値について両群間に有意差はなかったが，術直前の可溶性IL-2受容体（sIL-2R）値は補中益気湯投与群
  で低い傾向にあった（p = 0.08）．術直前値を100とした場合の術後1日目の相対値の比較では，投与群の
  コルチゾール変化率は非投与群に比し有意に低かった（p = 0.04）．しかしsIL-2Rの変化率は両群間に有意
  差はなかった．白血球数，白血球分画，CRP値については術前，術後1日目，7日目の値に両群間で有意差
  はなかった．術後体温の平均値から手術前日の体温を引いた値は，投与群で有意に低かった（p = 0.0002）．
  脈拍についても，術後平均脈拍数と手術前日の脈拍数の差を比較すると，投与群は非投与群に比べ有意に小
  さかった（p = 0.03）．術後の second line の抗生剤の使用例が投与群で非投与群に比べ少なかった（p =
  0.05）．】

- 斎藤信也 他，日臨外会誌，2006, 67, 568-574.
  【胃癌，大腸癌の術後患者48例（胃癌10例，大腸癌38例）を無作為に補中益気湯投与群22例と非投与群
  26例に割り付けた．白血球，白血球分画，CRPは両群間で有意差はみられなかった．コルチゾールは手術
  前後で投与群が非投与群より増加率が有意に小さかった．可溶性腫瘍壊死因子受容体（sTNF-R），sIL-2R
  については，手術前後で両群間に増加率の有意差はみられなかった．術後の熱型では，第6病日以後は，投
  与群が非投与群より有意に低かった．術後の脈拍数は第6, 7病日は，投与群が非投与群より有意に少なかっ
  た．術後抗生物質を治療的に投与した患者数が投与群（3/22）が非投与群（11/22）より有意に少なかった．】

- 渡辺東 他，日本医事新報，1992, (3553), 76-77.
  【結核菌排菌陽性で，リファンピシン，イソニアジド，ストレプトマイシンを中心にした化学療法を受けた
  患者101例を無作為にA群（化学療法単独）40例，B群（化学療法＋補中益気湯）31例，C群（化学療法
  ＋補中益気湯＋小柴胡湯）30例に割り付けて検討した．入院後の体重増加は3群とも試験開始2か月以降
  にみられ，体重増加量は3か月目でC群がA群に対し有意に増加し，5か月目ではA群で3.2 kg，B群で
  4.7 kg，C群で5.3 kg増加し，B群およびC群がA群に対し有意に増加した．末梢血リンパ球数は3群と
  も治療経過により増加したが有意差はなかった．入院時末梢血リンパ球数が減少していた症例では，B群，
  C群はA群に比べ著明に体重増加がみられた．また，60歳以上の高齢者（計45例）の漢方併用時の体重増
  加は若年者を含めた漢方併用群の体重増加より著明であった．】

主なエビデンス **症例報告**

- Satoh, N. *et al.*, *Phytomedicine*, 2005, 12, 549-554.
  【次の4つの選択基準を満たす虚弱高齢者，(1) 慢性的な消耗性疾患により不快感や食欲不振を訴える患者で，
  (2) 試験開始前1か月間に感染症や血管障害に罹患することなく，(3) 悪性疾患もなく，(4) 60歳以上90
  歳未満を二重盲検法により無作為に3群に割り付けた．A群：補中益気湯6週間投与，ウォッシュアウト
  期間2週間，プラセボ6週間投与（服用量，服用回数は同じ）4例，B群：プラセボ6週間投与（服用量，
  服用回数は同じ），ウォッシュアウト期間2週間，補中益気湯6週間投与5例，C群：補中益気湯6週間投与，

ウォッシュアウト期間 2 週間，補中益気湯 6 週間投与 4 例に割り付けた．SF36（MOS 36-item short-form health survey：健康関連 QOL を測定する尺度）では身体的サマリースコアに関して，補中益気湯投与群で有意に改善を認めた（$p < 0.05$）．POMS（profile of mood states：一時的な気分・感情を緊張・抑うつ・怒り・活気・疲労・混乱の 6 つの因子で測定するテスト）では，6 項目中 4 項目（怒り-敵意，倦怠感，緊張-不安，混乱）で有意差を認めた（$p < 0.01$，$p < 0.05$，$p < 0.01$，$p < 0.05$）．リンパ球表面抗原は，CD3 陽性細胞，CD3CD4 二重陽性細胞が補中益気湯群で有意に増加した（$p < 0.05$）．】

- 鈴木淳一 他，*Prog. Med.*，2002, 22, 1362-1363.

【救命救急センターに入院した免疫不全宿主患者 26 例を無作為に投与群（補中益気湯経口または経腸投与）と対照群（プラセボとして乳糖を同量）に割り付け，補中益気湯またはプラセボを 3 週間以上投与できた 13 例（投与群 7 例，対照群 6 例）について検討した．血清アルブミン値，末梢血リンパ球数については両群間に有意差を認めなかった．免疫栄養指数（prognostic nutrition index：PNI ＝アルブミン値× 10 ＋末梢リンパ球数× 0.005）については，対照群では投与後 1 週間で上昇したが 2 週で低下し，その後再び上昇したのに対し，投与群では対照群を有意に上回った（$p < 0.05$）．】

- 中西文雄，日経メディカル，1994, 23, 24-25.

【入院結核患者で，肝疾患の既往がなく，入院時肝機能異常を認めない患者 80 例を無作為に補中益気湯群（化学療法＋補中益気湯）40 例と対照群（化学療法単独）40 例に割り付け検討した．肺結核の治療としては，いずれも標準的な短期強化療法であるイソニアジド（INH）・リファンピシン（RFP）・ストレプトマイシンまたは INH・RFP・エタンブトールを初回化学療法の標準方式に従い行った．短期強化療法中における肝機能に関しては，補中益気湯群では AST（GOT）異常が 10％，ALT（GPT）異常が 10％，いずれか一方または両方とも異常を示す症例が 13％であり，対照群のそれぞれ 23％，28％，30％と比較して，明らかに肝機能障害の発現を低下させることができた．体重増加率も補中益気湯群では 1 か月後より，対照群では 2 か月後より上昇が認められた．】

- 関知子 他，漢方医，1999, 23, 196-197.

【救急医療科の入院患者 95 例を封筒法により，投与群（補中益気湯経口または経鼻胃管にて第 3 病日より連日投与）48 例と対照群（非投与）47 例に無作為に割り付けた．投与群では 48 例中 30 例，非投与群では 47 例中 33 例が脱落した．脱落の内訳は，他病棟への転棟や死亡例が投与群で 25 例，非投与群で 32 例，補中益気湯が投与できなかったものが 3 例，培養検査が得られなかったものが 3 例であった．したがって，投与群 18 例と非投与群 14 例について比較した．疾患は外傷が最も多く，次いで脳血管障害であった．MRSA 陽性は，投与群で 18 例中 8 例，非投与群で 14 例中 9 例認められたが，両群間に有意差は認めなかった．しかし外傷例で比較すると投与群で 11 例中 5 例（45.5％），非投与群で 7 例中 5 例（71.4％）と，投与群で MRSA 陽性が低い傾向を認めた．人工呼吸管理となった症例でも同様に MRSA 陽性が投与群で低い傾向がみられた．】

- 植田俊夫 他，*Prog. Med.*，1999, 19, 1000-1003.

【1 週間以上救急部に入院した外傷患者 22 例を無作為に補中益気湯投与群 10 例と非投与群 12 例に割り付けて検討した．投与群では 2 例が脱落し，8 例で評価した．好中球，CRP については両群間に有意差を認めなかった．投与群 2 例，非投与群 5 例に頭部外傷があった．これらの髄膜炎発症頻度は，投与群では発症しなかったが，非投与群では 5 例中 4 例で髄膜炎の発症を認めた．肺炎の発症については差がなかった．MRSA については，投与群で 8 例中 1 例，非投与群で 12 例中 4 例の保菌が確認されたが，有意差を認められなかった．緑膿菌については 8 例中 1 例に検出された．】

- 大野修嗣，アレルギー，1988, 37, 107-114.

　【慢性疾患患者あるいは感染症が遷延し，体力が著しく低下した患者に投与したところ，血液中のNK細胞活性化が上昇した（n = 35）.】

主なエビデンス　基礎研究系

① 白血球に対する作用

- 松井健一郎 他，日東洋医誌，1997, 48, 357-367.

　【マウスに経口投与したところ，マイトマイシンCによる白血球数減少が回復した.】

② 免疫調整作用

＜液性免疫に対する作用＞

- Utsuyama, M. *et al., Mech. Ageing Dev.,* 2001, 122, 341-352.

　【マウスに経口投与したところ，ヒツジ赤血球（SRBC）抗原に対する抗体産生が増加した.】

＜細胞性免疫に対する作用＞

- 佐藤昇志 他，新薬と臨，1996, 45, 1261-1265.

　【ラットに混餌投与したところ，脾臓細胞のTCR$\gamma\delta$型T細胞の細胞障害活性が増強した.】

＜ natural killer（NK）活性に対する作用＞

- Harada, M. *et al., Immunopharmacol. Immunotoxicol.,* 1995, 17, 687-703.

　【マウスに経口投与したところ，脾臓細胞中のNK活性が増強した.】

- Cho, J. *et al., In Vivo,* 1991, 5, 389-392.

　【ラットに経口投与したところ，脾臓細胞中のNK活性が増強した.】

- 竹田和由 他，漢方医，2000, 24, 63-65.

　【マウス脾臓細胞において，NK細胞の標的細胞障害機構に関与する物質であるパーフォリン，Fasリガンドおよび IFN-γ のmRNA発現を増強した（*in vitro*）.】

- Saiki, I. *et al., Biol. Pharm. Bull.,* 2000, 23, 677-688.

　【マウス結腸癌Colon26-L5細胞を移植した癌転移モデルマウスに経口投与したところ，癌転移抑制がみられたが，NK細胞を除去することにより癌転移抑制が消失した.】

＜マクロファージに対する作用＞

- 丸山博文 他，炎症，1988, 8, 65-66.

　【マウスに経口投与したところ，腹腔内細胞，脾臓細胞および骨髄細胞の貪食活性が亢進した.】

- Harada, M. *et al., Immunopharmacol. Immunotoxicol.,* 1995, 17, 687-703.

　【マウスに経口投与したところ，腹腔浸潤細胞の腫瘍増殖阻止活性が増強した.】

＜サイトカイン産生に対する作用＞

- Mori, K. *et al., Antiviral Res.,* 1999, 44, 103-111.

　【インフルエンザ感染マウスに経口投与したところ，IFNの産生を早期に誘導する作用が認められた.】

- Li, T. *et al., Immunopharmacology,* 1999, 43, 11-21.

　【担癌マウスに飲水投与したところ，拘束ストレスによる血清中IL-12濃度の低下を抑制した.】

- 松井健一郎 他，日東洋医誌，1997, 48, 357-367.

　【マウスに経口投与したところ，MMCにより低下したIL-1β産生およびIFN-γ産生が回復した.】

- Tokura, Y. *et al., J. Dermatol.,* 1998, 25, 131-133.

【菌状息肉腫患者に経口投与したところ，末梢血単核細胞の IFN-γ 産生が増加した.】

③ **精巣に対する作用**

- 野田洋一 他, 日不妊会誌, 1993, 38, 262-268.
  【ハムスター精巣上体管由来細胞において，タンパク合成を促進した（*in vitro*).】
- 水谷哲也 他, 産婦漢方研のあゆみ, 1988, 5, 97-102.
  【ヒト精子において，アクロゾーム反応を促進した（*in vitro*).】
- 山中幹基 他, 日泌会誌, 1998, 89, 641-646.
  【ヒト精子において，抗精子抗体による精子運動率の低下を抑制した（*in vitro*).】
- 柴原浩章 他, 日不妊会誌, 1993, 38, 654-660.
  【ヒト精子において，精子運動速度および精子直進性を改善した（*in vitro*).】
- 渡邊広是 他, 日受精着床会誌, 2006, 23, 19-23.
  【マウスにドキソルビシンと同時，ならびに前後 14 週間継続混餌投与したところ，精巣重量の低下が抑制された.】
- 須藤和彦 他, 日薬理誌, 1988, 92, 251-261.
  【マウスに経口投与したところ，アドリアマイシンによる精巣重量減少が抑制された.】

④ **病後の体力低下に対する作用**

＜免疫抑制状態の改善作用＞

- 李愛麗 他, 感染症誌, 1996, 70, 717-726.
  【MMC 免疫抑制マウスに経口投与したところ，体重および胸腺重量の減少が抑制され，T 細胞および B 細胞の機能低下が抑制された.】

＜感染時の体力低下に対する作用＞

- 炭山嘉伸, 新薬と臨, 1996, 45, 1266-1271.
  【腸管に MRSA を保菌するラットに経口投与したところ，便中 MRSA 生菌数が減少した.】
- Abe, S. *et al.*, *Immunopharmacol. Immunotoxicol.*, 1999, 21, 331-342.
  【プレドニゾロン誘発免疫抑制 *C. albicans* 感染マウスに経口投与したところ，生存期間が延長した.】
- 清水昌寿 他, 日東洋医誌, 1997, 48, 369-376.
  【マウスリンパ腫 EL-4 細胞を移植した担癌状態のマウスを用いたサルモネラ菌感染モデルに経口投与したところ，生存期間が延長した.】
- Kido, T. *et al.*, *Anticancer Res.*, 2000, 20, 4109-4114.
  【MMC 免疫抑制単純ヘルペスウイルス I 型（HSV-1）感染マウスに経口投与したところ，生存期間が延長した.】
- 松井健一郎 他, 日東洋医誌, 1997, 48, 357-367.
  【MMC 免疫抑制 MRSA 感染マウスに経口投与したところ，肝臓内および血液中生存菌数が減少し，生存率が上昇した.】

＜担癌状態の生体防御機構の修復＞

- Cho, J. *et al.*, *In Vivo.*, 1991, 5, 389-392.
  【ラットに混餌投与したところ，腫瘍細胞の増殖が抑制された.】
- Harada, M. *et al.*, *Immunopharmacol. Immunotoxicol.*, 1995, 17, 687-703.
  【マウスに経口投与したところ，2 次 Meth A に対する抗腫瘍免疫が獲得され，腫瘍の増殖が抑制された.】

＜抗癌剤による免疫低下に対する作用＞

- 前村和也 他，漢方と免疫アレルギー，1990, 3, 108-115.

  【マウスに経口投与したところ，MMC により低下した NK 活性および骨髄機能が回復した．】

- 細川康，癌の臨，1993, 39, 1655-1659.

  【X 線を照射したマウスに飲水投与したところ，生存期間が延長した．】

＜胃切除後の体力低下に対する作用＞

- 鈴木裕 他，*Prog. Med.*, 1999, 19, 965-968.

  【胃全摘ラットに経口投与したところ，外科手術に伴う血清カルシウム値低下および大腿骨骨密度減少が抑制され，骨形態学的な骨障害抑制が認められた．】

＜慢性疲労に対する効果＞

- 守屋純二，金沢医大誌，2006, 31, 263-268.

  【慢性疲労症候群モデルマウスにおいて，経口投与したところ低下した運動量を改善した．】

⑤ **高齢者の体力低下に対する作用**

- Utsuyama, M. *et al.*, *Mech. Ageing Dev.*, 2001, 122, 341-352.

  【老齢マウスに経口投与したところ，低下した T 細胞数，NK 細胞数および SRBC 抗原に対する抗体産生が回復した．】

⑥ **食欲不振に対する作用**

- Yae, S. *et al.*, *Evid. Based Complement. Alternat. Med.*, 2012, 2012, 976926 (10pages), http://dx.doi.org/10.1155/2012/976926 (accessed 2014-10-20).

  【Colon26-L20 腺癌誘発悪液質モデルマウスに混餌投与したところ，体重，摂餌量，飲水量，腓腹筋量および精巣周囲脂肪重量の減少ならびに中性脂肪の低下が抑制された．】

⑦ **感冒に対する作用**

- Mori, K. *et al.*, *Antiviral Res.*, 1999, 44, 103-111.

  【インフルエンザ感染マウスに経口投与したところ，生存期間が延長した．】

⑧ **遺伝毒性**

- 窪庭晴男 他，薬理と治療，1999, 27 (suppl.6), 1379-1384.

  【細菌を用いる復帰突然変異試験，哺乳類培養細胞を用いる染色体異常試験およびマウスを用いる小核試験において遺伝毒性は認められなかった．】

名前の由来

中とは漢方でいう脾胃のことであり，消化吸収に関わる消化管を指している．気はここでは飲食摂取によって得られる元気を意味する．補中益気とは，中を補って気を益すの意であり，低下した消化吸収機能を改善し元気を益す薬効のあることから名付けられた．

麻黄湯 (まおうとう) 甘 麻

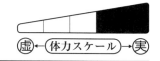

体力がある人のかぜ症候群，インフルエンザなどの急性熱性疾患の初期症状に用いる．小児の臨床例多数あり．

効能または効果

悪寒，発熱，頭痛，腰痛，自然に汗の出ない人の次の諸症：
感冒，インフルエンザ（初期のもの），関節リウマチ，喘息，乳児の鼻閉塞，哺乳困難

使用目標＝証

平素から丈夫で体力が充実した人の熱性疾患の初期で，頭痛，発熱，悪寒，腰痛，四肢の関節痛などがあり，自然発汗のない場合に用いる．
1) 喘鳴，咳嗽などを伴う場合
2) 乳幼児の感冒で，鼻閉塞のある場合

臨床応用

- インフルエンザ
- 乳児のかぜ症候群に伴う鼻閉・哺乳困難
- 感冒
- 小児アレルギー性鼻炎の鼻閉塞
- 関節リウマチ
- 喘息

味

わずかに甘くて渋い

構成生薬

- 杏仁（キョウニン），5.0 g　　アミグダリン，プルナシン，マンデロニトリル，エストロンなど
- 麻黄（マオウ），5.0 g　　エフェドリン，プソイドエフェドリン，エフェドラジン A など
- 桂皮（ケイヒ），4.0 g　　ケイヒアルデヒド，ケイヒ酸，エピカテキンなど
- 甘草（カンゾウ），1.5 g　　グリチルリチン，イソフラボン，クマリンなど

副作用

(1) 重大な副作用

1) 偽アルドステロン症：低カリウム血症，血圧上昇，ナトリウム・体液の貯留，浮腫，体重増加などの偽アルドステロン症があらわれることがあるので，観察（血清カリウム値の測定など）を十分に行い，異常が認められた場合には投与を中止し，カリウム剤の投与などの適切な処置を行うこと．
2) ミオパチー：低カリウム血症の結果としてミオパチーがあらわれることがあるので，観察を十分に行い，脱力感，四肢痙攣・麻痺などの異常が認められた場合には投与を中止し，カリウム剤の投与などの適切な処置を行うこと．

(2) その他の副作用

過敏症[注1]：発疹，発赤，搔痒など（頻度不明）

自律神経系：不眠，発汗過多，頻脈，動悸，全身脱力感，精神興奮など（頻度不明）

肝　臓：肝機能異常（AST（GOT），ALT（GPT）などの上昇）（頻度不明）

消化器：食欲不振，胃部不快感，悪心，嘔吐など（頻度不明）

泌尿器：排尿障害など（頻度不明）

注1）このような症状があらわれた場合には投与を中止すること．

主なエビデンス　臨床系

① インフルエンザ

- Toriumi, Y. *et al.*, *Forsch. Komplementmed.*, 2012, 19, 179-186.

【迅速検査キットでインフルエンザと診断された患者を，麻黄湯単独処置群（A型：30例，B型16例），オセルタミビル単独処置群（A型：34例，B型23例），麻黄湯・オセルタミビル併用処置群（A型：27例，B型9例），ザナミビル単独処置群（A型：34例，B型17例），麻黄湯・ザナミビル併用処置群（A型：25例，B型5例）の5群に分けた．A型インフルエンザの患者（150例）における投与後の発熱時間の平均値は，オセルタミビル単独処置群の値（56時間）と比較すると麻黄湯・オセルタミビル併用処置群の値（31.1時間，$p < 0.01$），ザナミビル単独処置群の値（35.2時間，$p < 0.05$）は有意に短かった．5歳以下の患者（54例）の検討で投与後の発熱持続時間の平均値は，オセルタミビル単独処置群の値（61.4時間）と比較すると，麻黄湯単独処置群の値（33.2時間，$p < 0.05$），麻黄湯・オセルタミビル併用処置群の値（34.6時間，$p < 0.05$）は有意に短かった．B型インフルエンザの患者（70例）においては，全群間で，投与後の発熱持続時間の平均値には有意な差はみられなかった．】

- 山内智彦 他，日東洋医誌，2011, 62, 556-558.

【インフルエンザの診断が得られた15歳以下の小児287例（男児141例，女児146例，インフルエンザA型陽性210例，B型陽性75例，A型・B型ともに陽性2例）に対し，主に保護者の選択希望に基づき，抗インフルエンザ薬（オセルタミビルまたはザナミビル）（166例），麻黄湯（80例）を投与した．麻黄湯は0.2 g/kg/day（最大は成人1日量）で投与した．呼吸器合併症に対する追加治療を必要とした割合は，抗インフルエンザ薬投与群で166例中34例（20.5%），麻黄湯投与群で80例中9例（11.3%）であり，両群に有意差を認めなかった（$p = 0.07$）．気管支喘息の既往のない例で，追加治療を必要とした割合は，抗インフルエンザ薬投与群で107例中19例（17.8%），麻黄湯投与群で67例中4例（6%）であり，抗インフルエンザ薬投与群で有意に高かった（$p = 0.045$）．気管支喘息の既往のある10歳未満の例で，追加治療を必要とした割合は，抗インフルエンザ薬投与群で57例中15例（26.3%），麻黄湯投与群で5例中4例（80%）であり，症例数は少ないものの麻黄湯投与群で追加治療を必要とした割合が有意に高かった（$p = 0.047$）．】

- 山岸由佳 他，産婦漢方研のあゆみ，2010, 89-92.

【インフルエンザ迅速診断キットで陽性であった，インフルエンザ感染症に罹患した妊婦130例を患者の希望により，麻黄湯投与群（麻黄湯群）90例（A型インフルエンザ70例，B型インフルエンザ20例），非投与群40例（A型インフルエンザ32例，B型インフルエンザ8例）の4群に振り分けた．A型インフルエンザ群で麻黄湯群は，非投与群と比較して平均で16.3時間早く有意に解熱（$p < 0.05$）を認め，B型インフルエンザ群でも，麻黄湯群は，非投与群と比較して平均で13.5時間早く有意に解熱した（$p < 0.05$）．頭痛，全身倦怠感，食欲不振などの全身症状に関しても，麻黄湯群は，非投与群と比較して，統計学的に有意に早

く症状の改善を認めた.】

② 小児アレルギー性鼻炎の鼻閉塞

- 山際幹和, 漢方医, 2011, 35, 57-61.

【鼻症状を訴えて受診した 25 例（男児 14 例, 女児 11 例）を対象とした. 麻黄湯は年齢と体重より算出した 1 回分の薬用量（5〜7 歳で 1/6 日量, 12 歳以上あるいは体重 45 kg 以上で 1/3 日量）を約 100 mL の湯で溶かし単回投与し, 28〜60 分後にその即時的効果を評価した. 主観的鼻閉塞感は統計学的に有意に減少し（p = 0.0021）, 鼻閉塞の客観的パラメータである鼻腔最小断面積（p = 0.0010）と鼻腔容積（p = 0.0002）は有意に増加した. 鼻腔容積の増加率が 15％以上で, 臨床的にも有意な麻黄湯による抗鼻閉効果が認められた例は 40％（25 例中 10 例）であった.】

主なエビデンス　症例報告

- 黒木春郎 他, 日小児東洋医会誌, 2013, 26, 15-20.

【対象は, 発症 48 時間以内に迅速診断キットで陽性となったインフルエンザ小児患者とした. 全例にオセルタミビルを通常量投与し, その上で, A 群：西洋薬（抗ヒスタミン剤, 気管支拡張剤, 去痰剤 5 日間, 43 例）, B 群：漢方薬（麻黄湯 0.1〜0.2 g/kg, 3 日間, 48 例）に分けた. インフルエンザ小児の型別は全例 A 型であった. 臨床症状全体, 発熱持続時間では B 群でやや良好な傾向がみられ, 活動性は B 群で良好であった.】

- 成相昭吉, 外来小児, 2012, 15, 205-208.

【流行期において, 受診前日または受診当日に 38℃以上の発熱を認めた場合にインフルエンザと臨床診断した 84 例を対象とした. 簡易検査も実施して陽性の場合は A 型または B 型を特定し, 陰性の場合には想定とした. 10 歳以上小児にはザナミビルまたは麻黄湯を, 9 歳以下のうち A 型特定・想定例にはオセルタミビル・ザナミビル・麻黄湯のいずれかを, B 型特定・想定例にはザナミビル・麻黄湯のいずれかを選択することにした. オセルタミビルと麻黄湯は 3 日間処方とし, ザナミビルは外来において吸入指導を行い 1 回分処方した. A 型・B 型・臨床診断の各群に分け, 治療開始後 48 時間以内解熱率（FF48）と発症後有熱日数 2 日以内率（2DLF）をザナミビル, オセルタミビルおよび麻黄湯で比較検討した. オセルタミビル群 40 例, ザナミビル群 24 例, 麻黄湯群 20 例の FF48 は, それぞれ 97.5％, 87.5％, 90％で, また, 2DLF も, それぞれ 85.0％, 79.2％, 75％であり, 各治療群間で差を認めなかった.】

- 福富悌 他, 漢方免疫アレルギー, 2008, 22, 23-33.

【対象は臨床上 38℃以上の発熱を認め, 迅速インフルエンザキットで A 型あるいは B 型と診断された年齢 10 歳未満の症例とした. 治療薬は単独投与とし, オセルタミビル群 54 例, 麻黄湯群 68 例に分け発熱の経過から効果を比較検討した. 麻黄湯は 0.2 g/kg/ 日投与した. 投与第 2 日後に体温の低下が認められ, 両群とも有意差は認められなかった. A 型, B 型のタイプ別の両群の経過, 0〜3 歳, 4〜6 歳, 7〜9 歳の年齢別効果の比較においても明らかな有意差は認められなかった.】

- 河村研一, 小児臨, 2008, 61, 1057-1062.

【15 歳未満のインフルエンザ患者 129 例に内服治療を行い, 麻黄湯の有効性をレトロスペクティブで検討した. 対象は, 麻黄湯投与群 86 例とオセルタミビル投与群 43 例で, A 型 81 例, B 型 48 例であった. 体温が 37.5℃以上を発熱とし, 全身症状の消失は, 頭痛・倦怠感・食欲不振などの消失を目安とした. A 型インフルエンザ群に関しては, 年齢を除くすべての項目で両群間に有意差は認めなかった. B 型インフルエンザ群に関しては, 年齢・最高体温・発熱期間・全身症状有期間には両群間で有意差は認めなかったが, 内服開始時間は麻黄湯群が 10.5 時間遅く内服を開始し（p < 0.05）, 内服後解熱時間は, 麻黄湯群が 10.7 時間早く解

熱した．内服後全身症状消失時間は，麻黄湯群が 25.5 時間早く消失した（p ＜ 0.05）．】

- 林陽子，漢方医，2009, 33, 486-487.

【迅速診断キットでインフルエンザウイルス感染症と診断され麻黄湯を投与された小児 370 例を対象（A 型 309 例，B 型 61 例）とした．麻黄湯の投与量は，0.2 g/kg/ 日とした．熱型表は保護者が記入し，「発熱」を 37.5℃ 以上，「解熱」を 37.5℃ 未満として解熱がみられるまで投与し，投与後 48 時間以内の解熱を有効，48 時間以降の解熱を無効と判定した．解熱効果については，発熱 48 時間以降に内服を開始した場合には自然経過による解熱が考えられるため，それ以前に内服を始めた 326 例を対象に検討したところ，185 例（56.7%）の有効例が得られた．年齢別の効果は，7 歳未満と比較して 7 歳以上（小学生）で有効例が 113 例中 76 例（67.3%）と多かった．】

- 橋本浩，漢方医，2000, 24, 281-283.

【発熱がなく鼻閉を主訴として来院し，かぜ症候群と診断した生後 6 か月までの乳児 58 例を対象とした．乳幼児の発育状態を知る目安であるカウプ指数により 1 群：カウプ指数 16.0～18.0，2 群：カウプ指数 18.1～20.0，3 群：カウプ指数 20.1～22.0 の 3 群に分類して麻黄湯の効果を検討した．麻黄湯は，1 日量 1.0 g 分 4（1 回量 0.25 g）を哺乳の 30 分前にほぼ 6 時間毎に投与した．効果判定は，著効（投与開始後 1 日以内で鼻閉が改善し，哺乳力もよく不機嫌がとれた例），有効（投与開始後 2 日以内で鼻閉が改善した例），やや有効（投与開始後 3～4 日以内で鼻閉が改善した例），無効（投与開始後 5 日目でも鼻閉が持続した例），増悪（使用開始後も改善せず，鼻閉に対してほかの薬剤に変更して加療した例）の 5 段階に評価した．やや有効以上の有効率は 58 例中 48 例（82.7%）であった．カウプ指数別の有効率には有意差はなかった．】

主なエビデンス　基礎研究系

① 抗炎症作用

- Nyunt, A. K. *et al.*, アレルギー，1995, 44, 503-512.

【抗卵白アルブミン IgE 血清受動感作ラットに経口投与したところ，48 時間受動皮膚アナフィラキシー反応が抑制された．】

② 発熱に対する作用

- 中畑則道 他，*Pharma. Medica.*, 1993, 11, 246-253.

【ウサギ培養アストロサイトにおいて，ブラジキニンによるプロスタグランジン E_2 生成を，短時間処理では抑制し，長時間処理では増加させた．】

- Nakahata, N. *et al.*, 和漢医薬誌，1998, 15, 116-122.

【C6 ラットグリオーマ細胞において，カルシウムイオノフォア A23187 によるプロスタグランジン E_2 遊離を抑制した（*in vitro*）．】

③ RS ウイルス（RSV）増殖阻害作用

- 岡部信彦 他，和漢医薬誌，1986, 3, 364-365.

【HEP2 細胞に接種，1 時間吸着させた後に，1,000～1 μg/mL の麻黄湯を含むメチルセルロース・維持培地で，RSV 培養した．1,000 μg/mL で RSV プラーク数を 50% 以下に減少させた．50% プラーク減少率は約 500 μg/mL であった（*in vitro*）．】

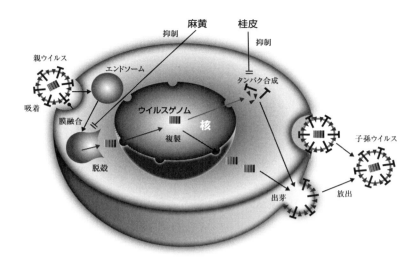

【基礎研究から推察されるインフルエンザウイルス感染抑制のメカニズム】

マオウ（麻黄）が細胞に侵入したウイルスの脱殻を，またケイヒ（桂皮）がウイルスの膜タンパク合成を，それぞれ抑制する作用が実験的に確かめられており，その結果，インフルエンザウイルスの感染が抑制されると考えられている．また，麻黄に含まれるタンニンや桂皮に含まれるケイアルデヒドがIL-1αの過剰生産を抑えてウイルスの増殖を抑制するとも考えられている．

名前の由来

4種類の生薬からなり，その主薬である麻黄の名を取って処方名とした．1885年に長井長義が麻黄からエフェドリンを発見したことはよく知られている．

麻子仁丸 (ましにんがん) 大

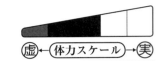

習慣性便秘，弛緩性便秘に用いる漢方薬で，やや虚弱な人に適する．

効能または効果

便秘

使用目標＝証

体力中等度あるいはやや低下した人の習慣性便秘で，老人や病後の虚弱者に汎用される．
大便は硬く，塊状を呈することが多い．

臨床応用

- 透析患者の便秘
- 妊婦の習慣性便秘
- 高齢者の大腸内視鏡検査前処置
- 腸管癒着症を伴う便秘
- 重症心身障害児者の難治性便秘
- 高齢者の弛緩性便秘

味

苦くて渋い

構成生薬

- 麻子仁（マシニン），5.0 g　　パルミチン酸，ペントサン，トリゴメリンなど
- 大黄（ダイオウ），4.0 g　　センノシド，レイン，ラタンインなど
- 枳実（キジツ），2.0 g　　ナリンギン，d-リモネン，シネフリンなど
- 杏仁（キョウニン），2.0 g　　アミグダリン，プルナシン，マンデロニトリル，エストロンなど
- 厚朴（コウボク），2.0 g　　α-オイデスモール，β-オイデスモール，マグノロールなど
- 芍薬（シャクヤク），2.0 g　　ペオニフロリン，アルビフロリン，ペオニフロリゲノンなど

副作用

消化器：食欲不振，腹痛，下痢など（頻度不明）

主なエビデンス　臨床系

① 透析患者の便秘

- 前田陽一郎 他，漢方医，2014, 38, 33-35.

【下剤の使用中にもかかわらず便秘が改善しない12例を対象とした．消化器症状の評価に用いられる日本語版GSRS質問票における「便秘」「硬便」「残便感」の3項目を改変した質問票を用いて，麻子仁丸投与前と投与2週間後，投与4週間後に調査を行い，スコアの平均を比較して各症状の改善度を検討した．「便秘」「硬便」「残便感」の各スコアの平均値を麻子仁丸投与前と投与2週間後で比較すると，便秘スコア（5.7 ± 0.4 vs 2.1 ± 0.3；p ＜ 0.01），硬便スコア（5.7 ± 0.5 vs 2.3 ± 0.3；p ＜ 0.01），残便感スコア（4.1 ± 0.4 vs 1.8 ± 0.2；p ＜ 0.01）の3項目においてそれぞれ有意な症状改善を認めた．】

② 重症心身障害児者の難治性便秘

- 青木宏明 他，漢方医，1997, 21, 55-58.

【重症心身障害児施設に入所中であり，自然排便の少ない難治性習慣性便秘症30例を2群に分け，それぞれ麻子仁丸，大黄甘草湯使用群とした．両群ともに，男性8例，女性7例の計15例ずつとした．両漢方製剤は1/3～1日量投与し，服用前後のそれぞれ1か月，計2か月間を検討期間とし，3日間排便のみられなかった場合にのみ浣腸を施行することとした．排便回数（回／月）は麻子仁丸群で使用前9.2 ± 0.4に対して使用後25.5 ± 2.1と有意に増加した（p ＜ 0.001）．浣腸依存度は，麻子仁丸群で使用前値0.66 ± 0.05に対して後値0.06 ± 0.02と有意に低下した（p ＜ 0.001）．】

- 郷間英世 他，重症心身障害研会誌，1995, 20, 100-104.

【重症心身障害児のうち，慢性便秘の状態にあり，種々の抗便秘薬の使用にもかかわらず自然排便が少ない28例とした．漢方薬は麻子仁丸または潤腸湯を1回1/3日量，1～3回投与した．漢方薬投与開始時よりそれまで服用していた便秘薬を中止した．漢方薬を服用した28例中17例（60.7％）で自然排便が増加し有効とした．有効例のうち10例は服用後ほぼ毎日自然排便を認めるようになった．麻子仁丸が無効であった後潤腸湯投与を試みた8例のうち2例に効果がみられた．移動能力別の有効率は，寝たきり群38.5％，座れる群72.7％，歩行障害（不安定歩行）群100％であり，歩行障害群は寝たきり群に対して有意（p ＜ 0.05）に高い効果率を示し，比較的動ける例で有効率が高いという結果であった．食事形態別の有効率は，おじや群33.3％，軟食軟菜群41.7％，普通食群90.0％で，普通食群および軟食軟菜群はおじや群に対して有意（p ＜ 0.05）に高い効果率を示した．】

主なエビデンス　症例報告

- 松生恒夫 他，漢方医，2000, 24, 22-25.

【開腹手術の既往があり，その後下剤の常用を必要とし，トータルコロノスコピーおよび注腸X線検査にて腸管癒着症を伴う常習性便秘症と診断された34例を対象とした．常用下剤（平均服用期間5.7 ± 5.6年）の中止後に麻子仁丸を2週間投与した．麻子仁丸を2週間投与した後に，著効：麻子仁丸のみで毎日排便あり，有効：下剤（ピコスルファートナトリウム）を数回併用したがほぼ毎日排便あり，無効：下剤を併用しないと排便が困難の3段階で判定した．麻子仁丸のみで効果が認められた著効例は34例中12例（35％）で，有効例は9例（26％）と有効以上が61％を占めた．便の性状，とくに硬便の改善が50％に認められた．大腸メラノーシスを認める症例と認められない症例に分けて検討したところ，有効以上の占める割合が大腸メラノーシスを認める症例で57％，認めない症例で69％と，大腸メラノーシスを認める症例でやや低率である

ことが認められた.】

• 落合和徳 他, 漢方と最新治療, 1995, 4, 89-93.

【通院中の妊婦で, 便秘以外とくに症状のない健常な妊婦99例に対し, 麻子仁丸（麻子仁丸投与群）または
センノシド1日2錠（センノシド群）を服用させ, 便通状態, 服用後の腹痛などで比較した. 麻子仁丸投与
群（82例）の有効率は, 著効53例（64.6%）, 有効29例（35.4%）で, センノシド群（17例）の有効率は,
著効9例（52.9%）, 有効8例（47.1%）であり, 無効例は両群ともなかった.】

• 上垣正彦, 漢方医, 2012, 36, 150-152.

【対象は全大腸内視鏡検査を施行した65歳以上の日常生活動作自立の外来患者32例とした. 検査前日の昼
食・夕食を大腸内視鏡専用検査食とし, 夕食後と就寝前に, それぞれセンノシド2錠, 酸化マグネシウム3
錠, 麻子仁丸1/3日量, さらに就寝前にはピコスルファートナトリウム5mLも服用させた. 検査開始予定
時間の3時間ほど前に, クエン酸マグネシウム製剤1包（50g）を水道水で溶解し900mLにした等張液を
服用させた. 緩下剤服用後の自覚症状の発現は,「がまんできる程度の腹痛があった」が32例中12例
（37.5%）,「腹痛はなかった」が20例（62.5%）であった. 腸管内洗浄効果は,「良好」が32例中18例（56.2%）,
「やや不良」が14例（43.8%）であった.】

• 石岡忠夫, 漢方の臨, 1996, 43, 1431-1437.

【特別養護老人ホームで通常の状態では排便がなく弛緩性便秘と診断した31例を対象とした. 潤腸湯, 麻子
仁丸を投与した. 無作為にどちらの投薬を行うかを決定し, 2週後ウォッシュアウトなしで薬剤を交代した.
効果判定は各薬剤投与後半の1週間で排便措置が不要となった場合著効, 回数減を有効, 措置不変を無効と
し, 前薬と後薬の比較を行った. 潤腸湯の有効率61.3%に対し麻子仁丸の有効率74.2%で麻子仁丸が優る傾
向を認めた.】

名前の由来

6種類の生薬からなり, その主薬である麻子仁の名を取って処方名とされた.

薏苡仁湯 甘 麻

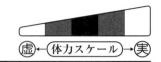

関節や筋肉の痛みのほか伝染性軟属腫にも用いられる．

効能または効果

- 関節痛，筋肉痛

使用目標＝証

体力中等度あるいはそれ以上の人で，比較的慢性に経過する四肢の関節，筋肉の疼痛，腫脹，熱感のある場合に用いる．

臨床応用

- 関節痛
- 筋肉痛
- 関節腫脹

味

- わずかに甘い

構成生薬

- 薏苡仁（ヨクイニン），8.0 g　　コイキセノリド，パルミチン酸，コイキサン A,C など
- 蒼朮（ソウジュツ），4.0 g　　アトラクチロジン，ヒネソール，β-オイデスモールなど
- 当帰（トウキ），4.0 g　　リグスチリド，パルミチン酸，ベルガプテンなど
- 麻黄（マオウ），4.0 g　　エフェドリン，プソイドエフェドリン，エフェドラジン A など
- 桂皮（ケイヒ），3.0 g　　ケイヒアルデヒド，ケイヒ酸，エピカテキンなど
- 芍薬（シャクヤク），3.0 g　　ペオニフロリン，アルビフロリン，ペオニフロリゲノンなど
- 甘草（カンゾウ），2.0 g　　グリチルリチン，イソフラボン，クマリンなど

副作用

（1）重大な副作用

1) 偽アルドステロン症：低カリウム血症，血圧上昇，ナトリウム・体液の貯留，浮腫，体重増加などの偽アルドステロン症があらわれることがあるので，観察（血清カリウム値の測定など）を十分に行い，異常が認められた場合には投与を中止し，カリウム剤の投与などの適切な処置を行うこと．
2) ミオパチー：低カリウム血症の結果としてミオパチーがあらわれることがあるので，観察を十分に行い，脱力感，四肢痙攣・麻痺などの異常が認められた場合には投与を中止し，カリウム剤の投与などの適切な処置を行うこと．

（2）その他の副作用

過敏症[注1]：発疹，発赤，掻痒など（頻度不明）

自律神経系：不眠，発汗過多，頻脈，動悸，全身脱力感，精神興奮など（頻度不明）

消化器：食欲不振，胃部不快感，悪心，嘔吐，腹痛，下痢など（頻度不明）

泌尿器：排尿障害など（頻度不明）

　注1）このような症状があらわれた場合には投与を中止すること．

主なエビデンス　症例報告

① 慢性関節リウマチ

- 安田正之 他，リウマチ科，1992, 7, 322-330.

  【慢性関節リウマチ患者12例に薏苡仁湯（1回3 g，1日3回）を3か月以上追加併用した結果，最終評価ができた9例中7例で改善が認められた．】

主なエビデンス　基礎研究系

① 抗炎症作用

- 織田真智子 他，*THE BONE*, 2002, 16, 45-51.

  【アジュバント関節炎モデルラットに，薏苡仁湯を2週間経口投与した結果，関節腫脹と炎症の抑制作用が認められた．】

- Luxue REN *et al.*, リウマチ科，1994, 11, 321-326.

  【アジュバント関節炎モデルラットに，薏苡仁湯を3日間経口投与した結果，足腫脹と骨・関節変化の抑制作用が認められた．】

- 左雨秀治，和漢医薬学雑誌，1997, 14, 59-65.

  【幼若正常および成熟去勢雌ラットに薏苡仁湯を投与した．副腎でのステロイド生合成の促進傾向を示したが，視床下部-下垂体系に対する抑制作用は認められなかった】

- 唐方 他，日本東洋医学雑誌，1998, 49, 419-428.

  【アジュバント関節炎モデルラットに，薏苡仁湯（0.9 g/kg）を2週間経口投与した結果，両側関節腫脹の軽減および滑膜組織病変改善効果が認められた．】

- 唐方 他，日本東洋医学雑誌，1999, 49, 597-605.

  【アジュバント関節炎モデルラットに，薏苡仁湯を4週間経口投与した結果，全身所見の軽減とアルブミン，シアル酸値の改善が認められた．】

- 唐方 他，日本東洋医学雑誌，1999, 49, 805-815.

  【アジュバント関節炎モデルラットに，薏苡仁湯を2週間経口投与した結果，軽度の抗炎症効果が認められた．また，デキサメタゾンのような胸腺，副腎の萎縮，脾臓の肥大などは認められなかった．】

名前の由来

本方は，7種類の生薬から構成されており，その主薬である薏苡仁の名を取って処方名とされた．

コラム：薏苡仁錠 vs. 薏苡仁湯

伝染性軟属腫（いわゆる水いぼの類）の治療には，外用薬のほかに内服薬が処方されることがあります．このときしばしば使われるのが薏苡仁錠（あるいは薏苡仁末）です．薏苡仁錠は薏苡仁末のみを錠剤にしたもので，ほかの生薬は入っていません．他方，よく似た名前の漢方処方に薏苡仁湯があります．薏苡仁湯は，本書籍の当該部分をご覧いただくとわかりますが，水いぼに使われるものではなく，筋肉痛，関節痛，神経痛などに処方されるもので，麻黄，当帰，朮，薏苡仁，桂皮，芍薬，甘草が配合されています．最近は，漢方エキスの錠剤タイプもあるせいか，薏苡仁錠と薏苡仁湯を同じものだと勘違いしているケースを散見しますが，内容も使われる目的もまったく異なります．

抑肝散 甘

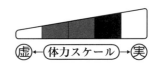

小児の夜泣きや小児疳症，成人の不眠症，神経症，イライラなどの精神系症状全般に広く用いられる．最近では，認知症の行動・心理症状（BPSD）に応用される．

効能または効果

虚弱な体質で神経がたかぶる人の次の諸症：
神経症，不眠症，小児夜泣き，小児疳症

使用目標＝証

体力中等度の人で，神経過敏で興奮しやすく，怒りやすい，イライラする，眠れないなどの精神神経症状を訴える場合に用いる．
1) おちつきがない，ひきつけ，夜泣きなどのある小児
2) 眼瞼痙攣や手足のふるえなどを伴う場合
3) 腹直筋の緊張している場合

臨床応用

- 認知症の周辺症状（BPSD*）
- 不眠症（睡眠障害）
- 境界性パーソナリティ障害
- 心因性の身体表現性障害（筋痙攣，脱力を含む）
- 遅発性ジスキネジア
- 統合失調症
- せん妄（ICU，術後，モルヒネ投与後）
- 注意欠陥多動障害（ADHD**）
- 広汎性発達障害（小児自閉症，アスペルガー症候群）
- チック障害
- 眼瞼痙攣
- 夜驚症（睡眠時驚愕症）
- 夜尿症
- じんま疹
- アトピー性皮膚炎

* BPSD = behavioral and psychological symptoms of dementia
** ADHD = attention deficit hyperactivity disorder

特記事項

- 服用方法など
原典には「子母同服」という記載があり，これは患児に必要な薬剤を，母親にも疾患の有無にかかわらず同時に服用させて患児を治療する手法である．母子関係が影響して心身症的な症状が出ることがあるため，精神症状に起因する疾患で，夜泣き，チック，気管支喘息，アトピー性皮膚炎，不定愁訴などの場合に母子同服を検討する（斉藤陽 他．日小児東洋医会誌．2013, 25, 45-48）．
* 子母同服と母子同服は同じ意味で使われる．

味

わずかに甘くて渋い

構成生薬

- 蒼朮（ソウジュツ），4.0 g　　アトラクチロジン，ヒネソール，β-オイデスモールなど
- 茯苓（ブクリョウ），4.0 g　　エブリコ酸，パヒマン，エルゴステロールなど
- 川芎（センキュウ），3.0 g　　クニジリド，センキュノリド，リグスチリドなど
- 釣藤鈎（チョウトウコウ），3.0 g　リンコフィリン，イソリンコフィリン，ヒルスチンなど
- 当帰（トウキ），3.0 g　　リグスチリド，パルミチン酸，ベルガプテンなど
- 柴胡（サイコ），2.0 g　　サイコサポニン A,C,D,E，α-スピナステロールなど
- 甘草（カンゾウ），1.5 g　　グリチルリチン，イソフラボン，クマリンなど

副作用

副作用発生状況の概要：副作用発現頻度調査（2012 年 10 月～2014 年 3 月）において，3,156 例中，136 例（4.3%）162 件に臨床検査値の異常を含む副作用が報告された.

（1）重大な副作用

1) 間質性肺炎（頻度不明）：発熱，咳嗽，呼吸困難，肺音の異常などがあらわれた場合には，本剤の投与を中止し，速やかに胸部 X 線，胸部 CT などの検査を実施するとともに副腎皮質ホルモン剤の投与などの適切な処置を行うこと.

2) 偽アルドステロン症（頻度不明）：低カリウム血症，血圧上昇，ナトリウム・体液の貯留，浮腫，体重増加などの偽アルドステロン症があらわれることがあるので，観察（血清カリウム値の測定等）を十分に行い，異常が認められた場合には投与を中止し，カリウム剤の投与などの適切な処置を行うこと.

3) 心不全（0.1% 未満）：心不全があらわれることがあるので，観察を十分に行い，体液貯留，急激な体重増加，心不全症状・徴候（息切れ，心胸比拡大，胸水など）が認められた場合には投与を中止し，適切な処置を行うこと.

4) ミオパチー，横紋筋融解症（頻度不明）：低カリウム血症の結果として，ミオパチー，横紋筋融解症があらわれることがあるので，観察を十分に行い，脱力感，筋力低下，筋肉痛，四股痙攣・麻痺，CK（CPK）上昇，血中および尿中のミオグロビン上昇が認められた場合には投与を中止し，カリウム剤の投与などの適切な処置を行うこと.

5) 肝機能障害，黄疸（頻度不明）：AST（GOT），ALT（GPT），Al-P，γ-GTP などの著しい上昇を伴う肝機能障害，黄疸があらわれることがあるので，観察を十分に行い，異常が認められた場合には投与を中止し，適切な処置を行うこと.

（2）その他の副作用

過敏症[注1]：発疹，発赤，掻痒など（0.1% 未満）

肝　臓：肝機能異常（0.1～5% 未満）

消化器：食欲不振，胃部不快感，悪心，下痢など（0.1～5% 未満）

精神神経系：傾眠（0.1～5% 未満）

その他：低カリウム血症，浮腫，血圧上昇，倦怠感（0.1～5% 未満）

注1）このような症状があらわれた場合には投与を中止すること.

主なエビデンス 　臨床系

① 認知症の周辺症状

- Iwasaki, K. *et al.*, *J. Clin. Psychiatry*, 2005, 66, 248-252.

  【アルツハイマー病, 脳血管障害, レビー小体病による認知症患者 52 例を抑肝散投与群 27 例と非投与群 25 例にランダムに分け, 4 週間の観察者盲検比較対照試験を実施した. Mini-mental state examination (MMSE) は両群とも変化がなかったが, 抑肝散投与群では, 投与前に比べて基本的活動性 (Barthel index) は 56.4 ± 34.2 から 62.9 ± 35.2, neuropsychiatric inventory (NPI) スコアは 37.9 ± 16.1 から 19.5 ± 15.6 と有意な改善を認めた. 抑肝散投与群では, NPI のサブスケールのうち幻覚, 不安, 興奮などで開始時に比較し有意な改善を認めた. 非投与群では 11 例でチアプリド塩酸塩の追加投与を必要としたが, 抑肝散投与群では不要であった.】

- Mizukami, K. *et al.*, *Int. J. Neuropsychopharmacol.*, 2009, 12, 191-199.

  【混合型認知症を含むアルツハイマー病およびレビー小体型認知症と診断された 106 例を無作為に A 群 (54 例): 最初の 4 週間抑肝散を内服し, 引き続き 4 週間非投与で経過観察, B 群 (52 例): A 群の逆の投与の 2 群に分けた. 両群とも NPI の総計は抑肝散開始時に比べて 4 週後に有意に改善した. しかし, 抑肝散非内服時には A 群, B 群とも変化を認めなかった. 抑肝散投与によって妄想, 幻覚, 興奮 / 攻撃性, 焦燥感 / 易刺激性, うつ, 不安の改善を認めた.】

- 岡原一徳 他, *Dementia. Jpn.*, 2012, 26, 196-205.

  【BPSD を伴った認知症 (アルツハイマー型認知症, レビー小体型認知症, 血管性認知症, 混合型, その他) 患者 163 例を対象に, 抑肝散長期投与 (6 か月以上) の後向き観察研究を行った. NPI トータルスコアは 0 週で 23.2 ± 15.7, 26 週で 9.5 ± 10.8, 52 週で 14.2 ± 13.7, 78 週で 13.4 ± 11.5 であり, 26 週と 52 週で有意なスコアの低下が認められた. NPI サブスケールでは, 妄想, 興奮 / 攻撃性, うつ, 不安, 多幸, 無関心, 脱抑制, 易刺激性の 8 項目で有意な改善が認められた. Zarit 介護負担尺度は 0 週で 29.9 ± 17.3, 26 週で 20.0 ± 2.1, 52 週で 31.9 ± 17.6, 78 週で 15.8 ± 4.3 で有意に低下した. MMSE は 52 週および 78 週で有意に低下したが, Clinical dementia rating (CDR: 認知症程度評) で有意な変化は認められなかった.】

- Matsuda, Y. *et al.*, *Hum. Psychopharmacol.*, 2013, 28, 80-86.

  【抑肝散と通常治療とを用いた 4 つのランダム化比較試験 (トータル 236 症例, 平均試験期間 6 週間) に対して, メタ解析を行った. その結果, 抑肝散投与により BPSD と日常生活動作で有意な改善が認められ, NPI サブスコアでは興奮 / 攻撃性, 妄想, 幻覚で改善がみられた.】

- Teranishi, M. *et al.*, *J. Clin. Psychopharmacol.*, 2013, 33, 600-607.

  【90 例の認知症入院患者を, リスペリドン (0.5〜2.0 mg/ 日) 群, 抑肝散 (1/3〜1 日量) 群, フルボキサミン (25〜200 mg/ 日) 群の 3 群に無作為に分け, 8 週間の観察者盲検比較試験を行った. BPSD 治療において, 3 剤は同等の有効性を示し, 群間差は認められなかった.】

- Okahara, K. *et al.*, *Prog. Neuropsychopharmacol. Biol. Psychiatry*, 2010, 34, 532-536.

  【85 歳以下の混合型を含むアルツハイマー型認知症で塩酸ドネペジルを内服している患者 63 例を抑肝散投与群 30 例と非投与群 33 例に分け, 4 週間の比較試験を実施した. その結果, 両群間の比較では, 4 週間経過後の総 NPI スコアにおいて, 抑肝散投与群が非投与群に比較して有意に改善した (P < 0.05). NPI の各項目別では, 興奮と易刺激性において抑肝散投与群が非投与群に比較して有意に改善した (P < 0.05). 両群とも MMSE, 認知症機能障害尺度 (DAD), Zarit 介護負担尺度, 自己評価式抑うつ性尺度は群間ならび

に群内で変化を認めなかった.】

- Hayashi, Y. *et al.*, *Prog. Neuropsychopharmacol. Biol. Psychiatry*, 2010, 34, 541-545.
【塩酸ドネペジル以外の薬剤でBPSD治療を受けている患者29例を対象に多施設オープンラベル試験を行ったところ,抑肝散の4週間投与により,NPI総スコアが有意に改善した.またNPIサブスコアでは幻覚,興奮,不安,脱抑制,易刺激性,異常行動で臨床的に意義のある改善が認められた.】

- Iwasaki, K. *et al.*, *J. Am. Geriatr. Soc.*, 2011, 59, 936-938.
【レビー小体型認知症患者63例を対象に多施設オープンラベル試験を実施した.抑肝散の投与により,NPI総スコアに加えてZarit介護負担尺度が改善した.またNPIサブスコアでは妄想,幻覚,抑うつ,不安,焦燥感／易刺激性が有意に改善した.】

- Nagata, K. *et al.*, *Phytomedicine*, 2012, 19, 524-528.
【血管性認知症患者13例を対象にオープンラベル試験を行い,抑肝散投与4週後のNPI総スコアが投与前に比べて有意に改善した($p < 0.05$).NPIサブスケールでは興奮性／攻撃性および脱抑制で有意に改善した.MMSE,Barthel index,DAD,united Parkinson's scaleでは変化がなかった.】

- 古橋裕子,漢方医,2010, 34, 120-121.
【アルツハイマー病患者20例を無作為に抑肝散群10例とリスペリドン(0.5 mg/日)群10例に分け,4週間観察した.その結果,両群ともにNPIスコア,CMAI(Cohen-Mansfield agitation inventory)スコアが有意に改善した($p < 0.01$).リスペリドン群では,鎮静,疲労倦怠感,傾眠,便秘の有害事象を認めたが,抑肝散群では,有害事象は認められなかった.】

② 不眠症(睡眠障害)

- Shinno, H. *et al.*, *Prog. Neuropsychopharmacol. Biol. Psychiat.*, 2008, 32, 881-885.
【認知症患者5例に抑肝散を4週間投与したところ,投与前と比べてNPI総スコアが34.0 ± 6.5から12.8 ± 6.6に改善し,サブスコアでは妄想,幻覚,興奮性／攻撃性,不安,焦燥感／易刺激性が改善し,MMSEは変化がなかった.また,総睡眠時間,睡眠効率,ステージⅡの睡眠時間,途中覚醒,周期性四肢運動などが改善した.】

③ せん妄(ICU,術後,モルヒネ投与後)

- Sugano, N. *et al.*, *Mol. Clin. Oncol.*, 2017, 7, 569-573.
【消化管または肺悪性腫瘍の手術を受けた70歳以上の患者186例を無作為に1：1の割合で2群に分け,手術日を除く手術7日前から術後4日目まで抑肝散またはコントロールを投与し,せん妄の兆候および症状を精神障害の診断と統計マニュアル(DSM)を使用して評価した.せん妄の発生率は抑肝散群で6.5%(6例),コントロール群で9.7%(9例)と有意差はなかった($p = 0.419$)が,ミニメンタルステート検査(MMSE)スコアが26以下の患者では,術後せん妄の発生率は抑肝散群で9.1%,コントロール群で26.9%であった[リスク比0.338;95%信頼区間(0.078-1.462),$p = 0.115$].】

- Arai, YC. *et al.*, *Evid. Based Complement. Alternat. Med.*, doi：10.1155/2014/965045.
【硬膜外麻酔を併用した全身麻酔下で半結腸切除術を施行する米国麻酔学会術前状態分類(ASA)クラスⅠまたはⅡの患者70例を対象とし,ジアゼパム5 mgまたは抑肝散2.5 gを経口投与して,術前不安,唾液アミラーゼ活性および鎮静レベルに及ぼすジアゼパムと抑肝散の効果を比較した.不安および唾液アミラーゼ活性のレベルは両群間で差はなかったが,抑肝散群の覚醒／鎮静尺度の評価は,ジアゼパム群と比較して有意に高く,望ましくない鎮静を伴わずに術前不安を緩和した.】

- 高瀬信弥,漢方医,2010, 34, 132-134.

【心臓大血管手術を受けた 30 例を封筒法により，抑肝散群 15 例と非投与群 15 例に無作為に分け，Delirium rating scale-J，医師，看護師等により評価した．その結果，医師評価では抑肝散群は非投与群に比較し，現実感覚（p = 0.0033），妄想（p = 0.021），興奮（p = 0.0011），気分の変動（p = 0.0044）の 4 項目で有意差を認めた．看護師評価では抑肝散群は非投与群に比較し，幻覚（p = 0.0383），興奮（p = 0.0049），気分の変動（p = 0.0364）の 3 項目で有意差を認めた．各項目の総合評価でも，医師評価（p = 0.0331），看護師評価（p = 0.0245）とも抑肝散群は非投与群に比較し有意に改善した．】

④ 境界性パーソナリティ障害

- Miyaoka, T. *et al.*, *Prog. Neuropsychopharmacol. Biol. Psychiatry*, 2008, 32, 150-154.

【様々な向精神薬による薬物療法では治療効果の乏しかった境界性パーソナリティ障害患者 20 例に抑肝散（1/3～1 日量）を 12 週間投与したところ，clinical global impression scale（CGI），brief psychiatric rating scale（BPRS），global assessment of functioning（GAF），self-evaluation aggression questionnaire（AQ），Hamilton depression rating scale（HAM-D）のいずれの評価尺度においても，投与前と比べて有意な改善を認めた．BPRS の下位尺度では，不安症状，敵意，猜疑心，非協調性，精神運動興奮の項目で著明な改善を認めた．】

⑤ 統合失調症

- Miyaoka, T. *et al.*, *Prog. Neuropsychopharmacol. Biol. Psychiatry.*, 2008, 32, 761-764.

【統合失調症患者で抗精神病薬誘発性遅発性ジスキネジアを発現した 22 例に抑肝散を 12 週間投与した（オープン試験）．約 70 ％でジスキネジアが有意に改善し，その治療効果は抑肝散投与後 8 週間目に認められ，12 週間後まで持続した．さらに，positive and negative syndrome scale（PANSS）や CGI による統合失調症の症状も，ジスキネジアの改善に加えて観察された．】

- Miyaoka, T. *et al.*, *Clin. Neuropharmacol.*, 2009, 32, 6-9.
- Miyaoka, T. *et al.*, *Psychopharmacology.*, 2015, 232, 155-164.

【難治性統合失調症患者を対象としたオープンラベル（59 例）および二重盲検無作為化群間比較対象試験（120 例）で抑肝散の投与期間はいずれも 4 週間とした．抑肝散は PANSS のすべての評価尺度で有意な改善を認めた．とくに幻覚，妄想などの精神症状を中心とする positive symptom subscale における改善度が著明であった．】

⑥ シャルル・ボネ症候群，パーキンソン病

- Miyaoka, T. *et al.*, *Clin. Neuropharmacol.*, 2011, 34, 24-27.

【シャルル・ボネ症候群患者 20 例に抑肝散（1/3～1 日量）を 4 週間投与したところ（オープン試験），PANSS の評価で 59 ％，NPI では 67 ％，CGI では 65 ％の改善を認めた．PANSS の幻覚サブスケールの評価が 50 ％以下となった患者を有効とすれば，77.8 ％が有効，22.2 ％が不変で，悪化例はなく，幻覚に有効であった．】

- Hatano, T. *et al.*, *J. Neural Transm.*, 2014, 121, 275-281.

【パーキンソン病患者 25 例に抑肝散を 12 週間投与したところ，NPI トータルスコアとサブスコアの幻覚，不安，アパシーが有意に改善した．】

⑦ 自閉症，注意欠陥多動障害（ADHD）

- 中川和子，漢方診療，1988, 7, 40-46.

【小児精神科領域の疾患（自閉症，注意欠陥多動障害，てんかんなど）の患者（3～25 歳）30 例に抑肝散を 10 歳以上は 2/3 日量，それ以下は 1/3 日量を朝・夕 2 回に分けて投与した．その結果，症状別では活動過

多および偏位に有効であり，疾患別では自閉症で著効 42.9 %（6/14），有効 35.7 %（5/14），注意欠陥多動障害で著効 50 %（4/8），有効 50 %（4/8），てんかんでは著効 14.3 %（1/7），有効 28.6 %（2/7），無効 57.1 %（4/7）であった.】

⑧ 広汎性発達障害（小児自閉症，アスペルガー症候群）

- Miyaoka, T. *et al., BMC. Psychiatry*, 2012, 12, 215-221.
【特定不能の広汎性発達障害またはアスペルガー症候群患者（8〜40 歳）40 例に抑肝散（1/3〜1 日量）を 12 週間投与した. その結果，アスペルガー障害の 19 例全例と広汎性発達障害の 21 例中 18 例（86 %）で抑肝散投与が有効であった. 投与前と比較し，CGI-severity では，攻撃性，自傷行為，かんしゃくが有意に改善し（p < 0.0001），aberrant behavior checklist（ABC）では，イライラ，無気力，常同症状，多動，奇異な言動が有意に改善した（p < 0.001）.】

- Wake, R. *et al., J. Child Adolesc. Psychopharmaco!.*, 2013, 23, 329-336.
【広汎性発達障害患者（6〜17 歳）20 例を対象とした抑肝散（1/3〜1 日量）の 12 週間の前向きオープンラベル試験の結果，ABC のイライラ / 興奮サブスケールは 8 週後から，多動 / 不服従サブスケールは 12 週後に有意な改善がみられた.】

⑨ 夜尿症

- Ohtomo, Y. *et al., Pediatr. Int.*, 2013, 55, 737-740.
【夜尿症小児患者（6〜15 歳）32 例にデスモプレシンを 8 週間投与し，無効であった 18 例に抑肝散（1/3 日量，眠前）を追加投与したところ，著効を示した 10 例では，sleep disturbance scale for children（睡眠状態と環境のスコア）が平均 53.0 から 72.1 に有意に上昇するなど，12 例に効果がみられた.】

主なエビデンス　症例報告

- Monji, A. *et al., Prog. Neuropsychopharmacol. Biol. Psychiatry*, 2009, 33, 308-311.
【アルツハイマー病患者に事前にスルピリド（50 mg/ 日）を 2 週間継続投与し，MMSE が 6 以上 23 以下で NPI が 6 以上の 15 例を抑肝散投与（スルピリド 50 mg/ 日＋抑肝散）群 10 例と非投与（スルピリド 50 mg/ 日のみ）群 5 例に無作為に分け，12 週間の比較試験を実施した. スルピリド 50 mg/ 日は 4 週毎の評価中に NPI の各サブスコアの 1 つ以上が 8 以上の場合は増量し，すべて 4 未満の場合は減量した. その結果，非投与群 1 例が著しい浮腫のため除外された. NPI が抑肝散投与群で開始時に比べ 8 週後，12 週後に有意に改善した（p < 0.001）が，非投与群では変化を認めなかった. 12 週後のスルピリドの投与量において，抑肝散投与群は非投与群に比べて少なかったが，有意差はなかった. MMSE と Barthel index は抑肝散投与群，非投与群とも開始時に比べ変化しなかった.】

- Iwasaki, K. *et al., J. Clin. Psychiatry*, 2005, 66, 1612-1613.
【幻視に対してコリンエステラーゼ阻害薬の効果がないレビー小体型認知症患者 15 例に抑肝散を 4 週間投与したところ，BPSD（とくに幻視）が改善した.】

- 岡原一徳 他，*Dementia. Jpn.*, 2014, 28, 97-107.
【レビー小体型認知症患者 135 例を対象に，抑肝散長期投与の後向き観察研究を行った. 26 週後に NPI 総スコアと Zarit 介護負担尺度が有意に低下し，NPI サブスコアでは妄想，幻覚，不安，無関心，易刺激性の 5 項目で有意に改善した. MMSE，CDR は変化がなかった. 副作用は 2 例 2 件（うっ血性心不全，両下肢の浮腫：1.5 %）であった.】

- Kimura, T. *et al., Psychiatry Clin. Neurosci.*, 2010, 64, 207-210.

【前頭側頭型認知症患者 20 例に抑肝散を 4 週間投与したところ，90％の患者で NPI スコアが低下し，全体では NPI スコアおよび SRI スコアが有意に低下した．】

- Shinno, H. *et al., Prog. Neuropsychopharmacol. Biol. Psychiat.*, 2010, 34, 252-253.
  【クロナゼパムまたはプラミペキソールで改善しなかったレストレスレッグス症候群患者 3 例に抑肝散（2/3 日量，夕食後および眠前）を上乗せ投与したところ，この睡眠障害などが改善した．】

- Shinno, H. *et al., Prog. Neuropsychopharmacol. Biol. Psychiatry*, 2008, 32, 1749-1751.
  【レム睡眠行動障害患者 3 例に抑肝散（1/3〜1 日量）を投与したところ，睡眠時の行動障害が改善した．】

- Ozone, M. *et al., Sleep Biol. Rhythms.*, 2012, 10, 157-160.
  【6 例の精神生理性不眠症患者を対象としたオープンラベル試験において，抑肝散の投与により睡眠構造に影響することなく睡眠の質を改善した．】

- Kan'o, T. *et al., Acute Medicine & Surgery*, 2014, 1, 88-93.
  【外傷性脳損傷を負って入院した患者のうち，破壊的および攻撃的行動のある患者に神経遮断薬を投与し，コントロールできなかった患者 7 例に抑肝散を 2 週間投与した．投与前と比較し意識障害，医療スタッフの負担，認知機能，日常生活動作，意欲が有意に改善した．】

- 鬼怒川雄久 他，臨眼，2002, 56, 183-190.
  【原因不明の眼瞼痙攣患者 47 例に抑肝散（40 例：1 日量，7 例：2/3 日量）を投与した．その結果，5 日以内に症状が消失した著効 25 例，7 日以降に症状消失または自覚的な改善を認めた有効 20 例，無効 2 例であった．随伴症状としての不眠および神経症も改善した．副作用として軽度の食欲不振が 3 例にみられた．また，軽快中止後に再発した 6 例に抑肝散を再投与したところ，3 例は 1 週間で，残り 3 例も 2 週後には軽快した．】

- Kato, S. *et al., J. Dermatol.*, 2010, 37, 1066-1067.
  【慢性じんま疹患者 5 例に抑肝散を 2 週間投与した結果，じんま疹の活性スコア，肌の状態やかゆみが改善した．】

- 境徹也，痛みと漢方，2017, 27, 133-136.
  【西洋医学治療に抵抗性であった帯状疱疹後神経痛患者 14 例に，抑肝散 7.5 g/日を経口投与し，痛みとアロディニアの程度を評価した．また，不眠とイライラ感の有無を調査した．投与前，投与後 2, 4 週目の痛みの程度は numerical rating scale（NRS）で 5.25（3-10），3.25（0-9），3.25（1-8.5），アロディニアの程度は 6（3-10），5（0-8），3.5（0-8）で，いずれも投与前と比較して有意に低下した．また，投与前は 11 例が不眠とイライラ感を訴えていたが，4 週間投与後に不眠は 3 例，イライラ感は 2 例に改善減少した．】

主なエビデンス　基礎研究系

① 抗不安様作用

- 栗原久 他，神精薬理，1996, 18, 179-190.
  【正常マウスに経口投与したところ，高架式十字迷路実験において抗不安様作用を示した．】

- Nogami, A. *et al., J. Nat. Med.*, 2011, 65, 275-281.
  【脳虚血ラットに経口投与したところ，高架式十字迷路実験において抗不安様作用を示した．】

- Mizoguchi, K. *et al., J. Ethnopharmacol.*, 2010, 127, 70-75.
  【老齢ラットに混餌投与したところ，高架式十字迷路実験において抗不安様作用を示した．】

② 攻撃性抑制作用

- Fujiwara, H. *et al., Neuroscience*, 2011, 180, 305-313.

- Sekiguchi, K. *et al.*, *Phytother. Res.*, 2009, 23, 1175-1181.
  【アミロイド前駆体タンパク過剰発現あるいはアミロイド β タンパク脳室内注入マウス経口投与したところ，攻撃性が抑制された．】
- Tamano, H. *et al.*, *Brain Res. Bull.*, 2010, 83, 351-355.
  【亜鉛欠乏マウスに飲水投与したところ，攻撃性が抑制された．】

③ **睡眠障害改善作用**
- Egashira, N. *et al.*, *J. Pharmacol. Sci.*, 2011, 116, 316-320.
  【隔離ストレスマウスに経口投与したところ，ペントバルビタール誘発睡眠時間の短縮が抑制された．】

④ **統合失調症に対する作用**
- Makinodan, M. *et al.*, *J. Brain Dis.*, 2009, 1, 1-6.
  【統合失調モデルマウスに経口投与したところ，脳内グルタチオン濃度の低下を正常レベルまで回復させることにより，病的症状を改善した．】

⑤ **アトピー性皮膚炎に対する作用**
- Wakabayashi, M. *et al.*, *BioMed. Research International*, 2014, 1-7.
  【培養ケラチノサイトにおいてグルタミン酸シグナル伝達を低下させた．】
- Jiang, J. *et al.*, *J. Dermatol. Sci.*, 2009, 56, 37-42.
  【NC/Nga マウスに経口投与したところ，アトピー性皮膚炎様病変の発現を抑制した．】
- Funakushi, N. *et al.*, *Arch. Dermatol. Res.*, 2011, 303, 659-667.
  【NC/Nga マウスに飲水投与したところ，フェキソフェナジンに比べて掻破回数，皮膚症状および皮膚蒸散量の増加をより抑制した．また，抑肝散は異常な身づくろい行動を抑制した．】

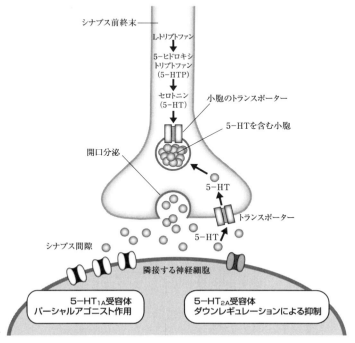

図 1　抑肝散の作用機序＜セロトニン神経系＞

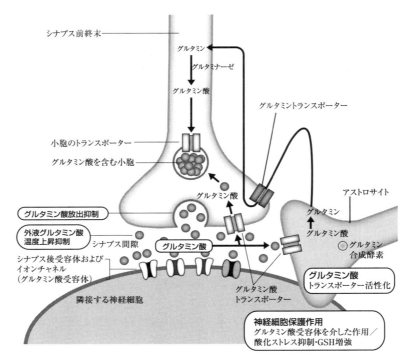

図2 抑肝散の作用機序＜グルタミン酸神経系＞

【基礎研究から推測される抑肝散の作用機序（セロトニン神経系（図1），グルタミン酸神経系（図2））】

　抑肝散の認知症の周辺症状（興奮性／攻撃性，易刺激性や不安など）の中枢神経作用機序は，これまでの多くの基礎研究によりシナプス間隙におけるグルタミン酸濃度の低下[1]（図2），アストロサイトのグルタミン酸取り込み促進[2]およびシナプス前膜からのグルタミン酸放出の抑制[3]およびセロトニン（5-HT）の作用増強（図1），抑制性の5-HT$_{1A}$受容体のアゴニスト作用[4-7]および5-HT$_{2A}$受容体のダウンレギュレーション[8]による．これらの作用の一部には，甘草の成分である18β-グリチルレチン酸[9-11]および釣藤鈎のアルカロイド成分であるガイソシジンメチルエーテル[12]などの関与が推定される．

1) Takeda, A. et al., *Nutr. Neurosci.*, 2008, 11, 41-46.
【亜鉛欠乏ラットに経口投与したところ，細胞外液グルタミン酸濃度の上昇を抑制した（海馬の細胞外液中のグルタミン酸量をHPLC-ECDにて測定）．】

2) Kawakami, Z. et al., *Neuroscience*, 2009, 159, 1397-1407.
【チアミン欠乏下のラット培養アストロサイトにおいて，グルタミン酸取込能の低下，グルタミン酸トランスポーターのmRNAならびにタンパクの発現低下を改善した（*in vitro*）．】

3) Takeda, A. et al., *Neurochem. Int.*, 2008, 53, 230-235.
【亜鉛欠乏ラットに経口投与したところ，海馬細胞外液グルタミン酸濃度の上昇ならびに海馬スライス標本におけるグルタミン酸神経終末開口放出が抑制された．】

4) Kanno, H. et al., *J. Pharm. Pharmacol.*, 2009, 61, 1249-1256.
【パラクロロアンフェタミン処置ラットに経口投与したところ，攻撃性が抑制され，その作用は，セロトニン$_{1A}$受容体拮抗薬（WAY-100635）で消失した．】

5) Nishi, A. *et al.*, *Neuroscience*, 2012, 207, 124-136.
【隔離ストレスマウスに経口投与したところ，攻撃性が抑制され，その作用はセロトニン $_{1A}$ 受容体拮抗薬（WAY-100635）で消失した．】

6) Terawaki, K. *et al.*, *J. Ethnopharmacol.*, 2010, 127, 306-312.
【*in vitro* 受容体結合試験において，セロトニン $_{1A}$ 受容体部分刺激作用を示した．】

7) Yamaguchi, T. *et al.*, *J. Ethnopharmacol.*, 2012, 143, 533-539.
【電気ショックラットにおける不安抑制作用は，セロトニン $_{1A}$ 受容体拮抗薬（WAY-100635）で消失した．】

8) Egashira, N. *et al.*, *Prog. Neuropsychopharmacol. Biol. Psychiatry*, 2008, 32, 1516-1520.
【正常マウスに経口投与したところ，前頭前野セロトニン $_{2A}$ 受容体発現量が低下し，セロトニン $_{2A}$ 受容体作動薬（ジメトキシヨードアンフェタミン）誘発首振り運動が抑制された．】

9) Kawakami, Z. *et al.*, *Eur. J. Pharmacol.*, 2010, 626, 154-158.
【培養アストロサイトでチアミン欠乏誘発グルタミン酸取込み能およびトランスポーター障害改善作用にPKC 阻害作用が関与し，カンゾウ成分グリチルリチン（活性体はグリチルレチン酸）がそれを担っている可能性が示唆された．】

10) Mizoguchi, K. *et al.*, *PLoS. One*, 2014, 9, 1-8.
【抑肝散の構成生薬の甘草の成分である18β-グリチルレチン酸（GA）に対する特異的結合部位がラット脳組織に存在することを証明し，さらに GA のターゲット細胞がアストロサイトであること，その薬理作用発現には 11β-HSD1 が関連することが示唆された．】

11) Tabuchi, M. *et al.*, *Cell. Mol. Neurobiol.*, 2012, 32, 1139-1146.
【ラットにおいて経口投与された抑肝散成分グリチルリチンは，18β-グリチルレチン酸として血中に吸収された後，血液脳関門（BBB）を介して脳に達することが，*in vivo*, *in vitro* の両試験で示された．】

12) Imamura, S. *et al.*, *Cell. Mol. Neurobiol.*, 2011, 31, 787-793.
【内皮細胞・ペリサイト・アストロサイト共培養 BBB キットと抑肝散投与ラットを用いて抑肝散の活性成分と考えられている釣藤鉤のアルカロイド成分ガイソシジンメチルエーテルが BBB を透過することが示唆された．】

名前の由来

経絡の1種である肝経の機能失調により起こるとされる発熱，興奮，ひきつけなどを抑制するという効能に基づいて名付けられた．

六君子湯 甘

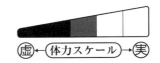

比較的体力が低下した人の食欲不振と機能性ディスペプシア，食後愁訴症候群などに用いられる．

効能または効果

胃腸の弱い人で，食欲がなく，みぞおちがつかえ，疲れやすく，貧血性で手足が冷えやすい人の次の諸症：胃炎，胃アトニー，胃下垂，消化不良，食欲不振，胃痛，嘔吐

使用目標＝証

比較的体力の低下した人が胃腸機能が低下して，食欲不振，心窩部の膨満感などを訴える場合に用いる．
1) 全身倦怠感，手足の冷えなどを伴う場合
2) 腹壁の緊張が弱く，心窩部に振水音を認める場合

臨床応用

- 胃炎
- 機能性ディスペプシア（FD：functional dyspepsia）
- 胃食道逆流症（GERD：gastro-esophageal reflux disease）
- プロトンポンプ阻害剤抵抗性非びらん性胃食道逆流症（NERD：non-erosive refluxdisease）
- 術後の消化管症状
- 抗がん剤治療に伴う食欲不振
- 薬剤（抗がん剤以外）による食欲不振
- パーキンソン病の胃腸症状
- 乳児肥厚性幽門狭窄

味

甘い

構成生薬

- 蒼朮（ソウジュツ），4.0 g　　アトラクチロジン，ヒネソール，β-オイデスモールなど
- 人参（ニンジン），4.0 g　　ギンセノシド Rg,Rb$_{1\sim3}$,Rc,Rd，β-エレメン，パナキシノールなど
- 半夏（ハンゲ），4.0 g　　ホモゲンチジン酸，アラビノガラクツロナン，エフェドリンなど
- 茯苓（ブクリョウ），4.0 g　　エブリコ酸，パヒマン，エルゴステロールなど
- 大棗（タイソウ），2.0 g　　ジジフスサポニン，オレアノール酸，ジジフスアラビナンなど
- 陳皮（チンピ），2.0 g　　d-リモネン，ヘスペリジン，シネフリンなど
- 甘草（カンゾウ），1.0 g　　グリチルリチン，イソフラボン，クマリンなど
- 生姜（ショウキョウ），0.5 g　　6-ショーガオール，6-ジンゲロール，α-ジンギベレンなど

副作用

（1）重大な副作用

1) 偽アルドステロン症：低カリウム血症，血圧上昇，ナトリウム・体液の貯留，浮腫，体重増加などの偽ア
   ルドステロン症があらわれることがあるので，観察（血清カリウム値の測定など）を十分に行い，異常が
   認められた場合には投与を中止し，カリウム剤の投与などの適切な処置を行うこと．

2) ミオパチー：低カリウム血症の結果としてミオパチーがあらわれることがあるので，観察を十分に行い，
   脱力感，四肢痙攣・麻痺などの異常が認められた場合には投与を中止し，カリウム剤の投与などの適切な
   処置を行うこと．

3) 肝機能障害，黄疸：AST（GOT），ALT（GPT），Al-P，γ-GTPなどの著しい上昇を伴う肝機能障害，黄
   疸があらわれることがあるので，観察を十分に行い，異常が認められた場合には投与を中止し，適切な処
   置を行うこと．

（2）その他の副作用

過敏症[注1]：発疹，じんま疹など（頻度不明）

消化器：悪心，腹部膨満感，下痢など（頻度不明）

　　注1）このような症状があらわれた場合には投与を中止すること．

主なエビデンス　臨床系

① 胃炎

- 三好秋馬 他，診断と治療，1991, 79, 789-810.

  【胃炎（急性および慢性胃炎の急性増悪期）の患者で，不定の上腹部愁訴を3つ以上有し，内視鏡検査また
  はレントゲン検査により，消化性潰瘍および胃癌でないことが確認された患者207例を封筒法により，無作
  為にA群：六君子湯投与109例とB群：アズレンスルホン酸ナトリウム水和物・L-グルタミン顆粒（2 g/
  日）投与98例とに割り付けて4週間投与した．食欲不振（1週目），心窩部痛（2，4週目），腹部不快感（2
  週目），易疲労感（1，4週目）でA群がB群に比較して有意に高い症状改善度を示した．内視鏡検査では，
  所見別にはびらんの改善においてA郡がB群に比較し有意に高い改善度を示した．また4週間後の内視鏡
  的総合改善度においても，A群がB群に比較して有意に高い改善度を示した．同様に，4週間後の全般改善
  度，および全般有用性においても，A群がB群に比較して有意に高い改善度を示した．】

- 竹本忠良 他，消化器科，1990, 12, 223-234.

  【内視鏡検査により委縮性胃炎，表層性胃炎，びらん性胃炎と診断され，かつ腹痛，腹部膨満感などの上腹
  部愁訴を有していた患者70例を封筒法により，六君子湯群38例と塩酸セトラキサート（800 mg/日）群
  32例に割り付け，4週間投与した．六君子湯群は塩酸セトラキサート群に比較して，疲労倦怠感で有意に高
  い症状改善度を示し，内視鏡検査におけるびらんの改善では高い改善傾向を示した．また，総合的な自覚症
  状改善度においても有意に高く，全般改善度，有用性では高い傾向を示した．】

- 太田康幸 他，診断と治療，1990, 78, 2935-2946.

  【腹痛や腹部膨満感などの自覚症状を有し，かつ内視鏡的に何らかの胃炎性病変が確認されて胃炎（急性胃
  炎または慢性胃炎の急性増悪）と診断され，内科的治療の適応となる患者64例を封筒法により，A群：六
  君子湯投与20例，B群：半夏瀉心湯投与14例，C群：ゲファルナート（300 mg/日）16例に割り付け4
  週間投与した．期間中に症状が消失した場合は試験を終了した．その結果，自覚症状改善度（5段階評価）

六君子湯　301

および内視鏡所見改善度（5段階評価）に3群間で統計学的有意差はなかった．内視鏡的総合改善度，および自覚症状改善度と内視鏡所見改善度を総合した全般改善度の分布において，いずれも漢方製剤投与群がやや高い傾向（p < 0.1）を示したが，各2群間には統計学的有意差は認められなかった．全般有用性（5段階評価）で「有用以上」はA群で80.0％，B群で85.7％，C群で56.3％であり，その分布で有意差が認められ（p < 0.05），2群間の多重比較でB群がC群に比べて有意に高かった（p < 0.05）．】

- 小松崎修，漢方医，1993, 17, 120-131.

【胃炎で，3つ以上の上腹部不定愁訴を有する初診患者30例を封筒法により，六君子湯群15例と対照群（アズレンスルホン酸ナトリウム水和物・L-グルタミン顆粒2 g）15例に無作為に割り付け，4週間投与した．その結果自覚症状では，腹部膨満感で六君子湯群が対照群に比較して有意に高い症状改善度を示した．内視鏡検査や病理組織では，改善効果は著明ではなかった．全般改善度，全般有用性は，六君子湯群が対照群に比較して有意に高い改善度，有用度を示した．】

② 機能性ディスペプシア（FD）

- Tominaga, K., *Neurogastroenterol. Motil.*, 2018, 30, doi：10.1111/nmo.13319.

【FD患者に対する六君子湯の有効性および安全性に関する多施設二重盲検比較試験（DREAM study）において，対象128例に六君子湯を8週間投与により，患者印象（overall treatment efficacy）における有効性が示された（p = 0.019）．六君子湯の8週間投与により，評価した消化器症状（Patient Assessment of Upper GI-Symptom, Grobal Overall Symtom Scales, Mfssg），不安症状（HADS）のすべてにおいて改善効果が認められた．不安症状と消化器症状の改善度には，正の相関性が認められた．】

- 原澤茂 他，医のあゆみ，1998, 187, 207-229.

【運動不全型の上腹部愁訴（dysmotility-like dyspepsia）患者296例を対象とし，六君子湯群147例と低用量（40倍希釈の六君子湯顆粒を同量）群149例に割り付け，二重盲検ランダム化比較試験を行った．有効性の解析対象は235例（六君子湯群118例，低用量群117例）．改善以上の率は運動不全型症状類型別総合改善度で六君子湯群59.3％，低用量群40.2％，最終全般改善度でも六君子湯群60.2％，低用量群41.0％で，いずれも六君子湯群は低用量群より有意に高い改善率を示した（いずれも p = 0.004）．さらに有用度で，有用以上の率は六君子湯群が58.8％で，低用量群の39.3％に比べ有意に高い有用度を示した（p = 0.003）．また，開始時の重症度が中等度以上である症例において，六君子湯群では食欲不振の症状消失日数が有意に短かった（p = 0.036）．】

- Suzuki, H. *et al.*, *Neurogastroenterol. Motil.*, 2014, 26, 950-961.

【FD患者に六君子湯またはプラセボを8週間投与する多施設ランダム化二重盲検プラセボ対照並行群間比較試験を行った．プライマリー・エンドポイントは，8週後における六君子湯のレスポンダーの特徴をGPA（global patient assessment）スコアを用い特定することである．4大ディスペプシア症状（心窩部痛，心窩部灼熱感，食後膨満感，早期飽満感）の改善率も評価した．さらに，投与前後における血漿グレリン濃度を測定した．247例を無作為に2群に分け，8週後におけるGPAスコアの改善率は六君子湯群（33.6％）のほうがプラセボ群（23.8％）より高かったが，両群間に有意差はなかった（p = 0.09）．8週時の心窩部痛は，六君子湯群のほうが有意（p = 0.04）に改善し，食後膨満感は改善傾向（p = 0.06）がみられた．*Helicobacter pylori*感染症例では，六君子湯のほうが効果的であり（六君子湯群 40.0％ vs プラセボ群 20.5％，p = 0.07），非感染症例ではそれよりも効果が低かった（六君子湯群 29.3％ vs プラセボ群 25.6％，p = 0.72）．*H.pylori*陽性症例においては，六君子湯群ではアシルグレリン濃度の改善が認められた．両群とも重篤な副作用は発生しなかった．六君子湯の8週間投与によりFD症状の改善，とくに心窩部痛および

食後膨満感の改善がみられた.】

- 三好秋馬 他, *Prog. Med.*, 1991, 11, 1605-1631.

【2つ以上の不定の消化器愁訴を有する慢性萎縮性胃炎などの, いわゆる non-ulcer dyspepsia の患者で, 運動機能低下を伴う215例を封筒法により, 六君子湯群111例とシサプリド（7.5 mg/ 日）104例に割り付け, 4週間投与した. その結果, 疲労倦怠感と総合的な自覚症状改善度で六君子湯群がシサプリド群に比較して有意に高い改善度を示した. 内視鏡検査では, びらんの改善において, また（自覚症状, 内視鏡検査を含めた）全般改善度, 有用性においても, 六君子湯群がシサプリド群に比較し高い改善傾向を示した.】

- Tatsuta, M. *et al.*, *Aliment. Pharmacol. Ther.*, 1993, 7, 459-462.

【1年以上にわたる上腹部不定愁訴があり, 内視鏡的に慢性胃炎が確認されている患者42例を六君子湯群22例とプラセボ（膵臓性消化酵素配合剤3錠）群20例に無作為に割り付け, 1週間投与した. その結果, 自覚症状では, プラセボ群では有意な症状改善が得られなかったのに対して, 腹部膨満感, 胸やけ, げっぷ, はきけについて六君子湯群では有意な症状改善を示した. 胃排出能検査については, プラセボ群では有意な改善が得られなかったのに対して, 六君子湯群では30, 45, 60分値のいずれにおいても, 有意な胃排出の改善が認められた.】

- Arai, M. *et al.*, *Hepatogastroenterology*, 2012, 59, 62-66.

【RomeⅢ基準を満たす FD 患者27例を六君子湯群13例とドンペリドン（30 mg/ 日）14例に無作為に割り付け, 4週間投与した. 投与2週で六君子湯群ではすべての症状が有意に改善し, 4週では胃酸逆流, 腹痛, 消化不良の3症状が改善した. ドンペリドン群ではこれら3症状が2週で有意に改善したが, 4週では消化不良のみ改善した. 投与2週後で六君子湯群の血中アシルグレリン（AG）濃度が投与前に比し有意に増加した（$p < 0.05$）が, ドンペリドン群では有意な変化は認められなかった. 六君子湯群では AG 増加と消化器症状(逆流, 消化不良)改善が有意な正の相関を示した. 両群とも血清レプチン濃度に有意な変化はなかった. 抑うつ症状スコアは六君子湯群では有意に変化しなかったが, ドンペリドン群では4週で有意な改善が認められた（$p = 0.04$).】

- 山口武人 他, *Med. Sci. Digest*, 2007, 33, 748-752.

【上腹部症状を有し上部消化管内視鏡検査が必要とされる患者120例を封筒法により, H2RB（ラニチジン150 mg/ 日）群39例, PPI（オメプラゾール20 mg/ 日）群40例, 六君子湯群41例に無作為に割り付け, 内視鏡検査まで継続投与した. 全症例の検討では全消化管症状 QOL は投与前後でいずれの群も有意に改善し, とくに六君子湯群は H2RB 群, PPI 群に対し有意に改善した. 各項目別 QOL では H2RB 群は酸逆流のみ, PPI 群は酸逆流と腹痛, 六君子湯群は酸逆流, 腹痛, 消化不良で改善した. 酸逆流は六君子湯群が H2RB 群に対し, 腹痛は PPI 群, 六君子湯群が H2RB 群に対し, 消化不良では六君子湯群が H2RB 群, PPI 群に対し有意に改善した. 逆流性食道炎症例の検討でも全消化管症状 QOL は投与前後でいずれの群も有意に改善し, 各項目別 QOL は H2RB 群は酸逆流のみ, PPI 群, 六君子湯群は酸逆流, 腹痛, 消化不良で改善したが, 薬剤間での効果の差はなかった.】

③ 胃食道逆流症（GERD）

- Tominaga, K. *et al.*, *J. Gastroenterol.*, 2014, 49, 1392-1405.

【PPI 治療抵抗性非びらん性胃食道逆流症（NERD：non-erosive reflux disease）患者242例をランダムに六君子湯群［ラベプラゾール＋六君子湯］とプラセボ群［ラベプラゾール＋プラセボ］に分けた. 4週後, 8週後に, Fスケール（frequency scale for symptoms of GERD：FSSG）, gastrointestinal symptom rating scale（GSRS）, SF（short-form rating scale）-8を用いて, 症状と QOL を評価した. その結果,

FSSG および GSRS スコアにおいては，4 週後，8 週後ともに両群間に有意な改善効果はなかった．4 週後における SF-8 の精神的健康度スコア（MCS）は，六君子湯群のほうがプラセボ群より有意に改善していた（p < 0.05）．六君子湯 8 週間投与によって，BMI 22 未満の患者において MCS スコアがより改善を示し（p < 0.05），女性および高齢（65 歳以上）患者の FSSG 酸関連運動不全症状については有意な改善が認められた．】

- 小出明範，*Medical Tribune* インターネット速報（DDW），2005, 6-7.

 【GERD 患者 56 例を六君子湯併用群（六君子湯＋オメプラゾール 20 mg）と PPI 単独群（オメプラゾール 20 mg）に無作為に割り付け，8 週間投与した．8 週後の逆流性食道炎に対する内視鏡的治癒率は両群間に有意差を認めなかった．一方，GSRS スコアは，全消化管症状，逆流症状，腹痛の 3 項目で有意に六君子湯併用群で優れていた．】

- Sakata, Y. *et al.*, *BMC Gastroenterol.*, 2014, 14, 1-10, doi：10.1186/1471-230X-14-116.

 【PPI 治療抵抗性 NERD 症例 242 例を，ランダムに六君子湯群［ラベプラゾール 10 mg/ 日＋六君子湯］とプラセボ群［ラベプラゾール＋プラセボ］に分け，8 週間の試験を実施した．このうち 95 例が，高齢（≧ 65 歳）の酸関連運動不全症状（ARD）症例（六君子湯群 52 例，プラセボ群 43 例）であった．この両群について，FSSG 質問票の 12 項目と GSRS の 15 項目の 4 週および 8 週時の変化と治療効果を比較検討した．その結果，FSSG スコアは六君子湯群およびプラセボ群とも有意に減少した．しかし，8 週時における FSSG 全体スコアと ARD スコアの改善の度合いは，六君子湯群のほうがプラセボ群よりも有意に大きかった．8 週間の六君子湯併用により，ARD 質問票のうち 3 項目（腹部膨満感，食後の胃もたれ感，食後の嘔気）と酸逆流関連症状の 1 項目（食後の胸やけ）が有意に改善していた．】

- 小出明範，*Medical Q.*, 2006, 187.

 【PPI に反応しない NERD 患者 118 例を PPI 単独群（オメプラゾール 20 mg）37 例，六君子湯単独群 39 例，併用群（オメプラゾール 20 mg ＋六君子湯）42 例の 3 群に無作為に割り付け，4 週間投与した．投与前に比べて PPI 単独群では，全消化管症状，腹痛，逆流症状で，六君子湯単独群では，全消化管症状，消化不良症状，逆流症状で，併用群では，全消化管症状，逆流症状，腹痛，消化不良症状の 4 項目すべてで有意な改善効果が認められた．併用群では全消化管症状，逆流症状に関して，各単独群に比較して有意に高い改善効果を認めた．腹痛は六君子湯単独群に対して，PPI 単独群と併用群で有意に高い改善効果を認めた．消化不良症状に関しては，六君子湯単独群と併用群は PPI 単独群に比較して，有意に高い改善効果を認めた．】

④ **プロトンポンプ阻害薬抵抗性非びらん性胃食道逆流症（PPI 抵抗性 NERD）**

- Odaka, T. *et al.*, *Curr. Ther. Res. Clin. Exp.*, 2017, 84, 37-41.

 【プロトンポンプ阻害薬抵抗性非びらん性胃食道逆流症（PPI 抵抗性 NERD）患者の食道機能に対する六君子湯の有効性を評価した．六君子湯（7.5 g/ 日）を 8 週間投与後，PPI 抵抗性 NERD 患者において下部の食道括約筋（p < 0.05）の蠕動運動収縮（p < 0.05），大量瞬時輸送（p < 0.01）が向上した．】

⑤ **術後の消化管症状**

- 水野修吾 他，*Prog. Med.*, 2001, 21, 1366-1367.

 【胃がん切除患者 46 例を六君子湯群 25 例と非投与群 21 例に無作為に割り付けた．消化器症状は術後 2 週目で非投与群では 7 例（33%），六君子湯群では 4 例（16%）で，いずれの症状も六君子湯群で非投与群に比べ少なかった．4 週目には六君子湯群では逆流症状 1 例（4%），胃もたれ 1 例（4%）のみだったが，非投与群では逆流症状 3 例（14%），胸やけ 1 例（5%），胃もたれ 1 例（5%），食欲不振 2 例（10%）を認めた．逆流性食道炎の内視鏡所見では，術後 3 週目には非投与群でロサンゼルス分類*のグレード A，B はそれぞれ 2 例（10%），1 例（5%）であったが，六君子湯群ではグレード A が 1 例（4%）のみであった．術後 6

週目には非投与群でグレード A を 1 例（5%）認めたが，六君子湯群には認めなかった．術後平均在院日数は非投与群では 47 ± 13 日，六君子湯群では 39 ± 13 日で有意差はなかったが，在院日数の短縮を認めた．＊ロサンゼルス分類：（グレード A）長径が 5 mm を超えない粘膜障害のあるもの，（グレード B）少なくとも 1 か所の粘膜障害の長径が 5 mm 以上あり，それぞれ別の粘膜ヒダ上に存在する粘膜障害が互いに連続していないもの．】

- Takahashi, T., *World. J. Surg.*, 2009, 33, 296-302.

【幽門輪保存胃切除術施行後の患者 11 例を無作為に 2 群に分け，クロスオーバー試験を行った．A 群：六君子湯 4 週間投与，その後 4 週間非投与，B 群：4 週間非投与，その後六君子湯 4 週間投与．gastrointestinal QOL index（GIQLI）では有意差は認められなかったが，うっ滞関連症状は投与期間で有意に低下した．sigstad score（ダンピング症状）に有意差はなかった．シンチグラムでは固体の胃内残存率について，投与期間で低下した．液体では消化管排泄シンチグラムで有意差を認めなかった．】

⑥ 抗がん剤治療に伴う食欲不振

- Seike, J., *Int. J. Surg. Oncol.*, 2011, 2011, doi：10.1155/2011/715623.

【ドセタキセル /5-FU/ シスプラチン治療を行う予定の進行性食道がん患者 19 例を対象に，六君子湯群 9 例と非投与群 10 例に無作為に分け，症状発現頻度ならびに嘔気，嘔吐，食欲不振，QOL の各スコアを評価した．六君子湯群は非投与群と比較して症状発生率が低かった．嘔気スコアは，非投与群と比較して六君子湯群で有意な低下を示した．QOL スコアは非投与群で有意な低下が認められたが，六君子湯群では認められなかった．】

- Ohno, T. *et al.*, *Clin. Exp. Gastroenterol.*, 2011, 4, 291-296.

【切除不能または再発性の胃癌患者 10 例を，六君子湯群と非投与群に無作為に分けてクロスオーバー試験を実施した．すべての患者に S-1 ＋シスプラチンによる化学療法を行った．六君子湯の投与期間中，シスプラチンによって誘発されるアシル化グレリンの血漿中濃度低下は観察されなかった．六君子湯の投与期間中の平均経口摂取量は非投与期間より有意に多く，食欲不振のグレードは六君子湯の投与期間のほうが非投与期間より有意に低かった．】

⑦ 薬剤（抗がん剤以外）による食欲不振

- Oka, T., *Biopsychosoc. Med.*, 2007, doi：10.1186/1751-0759-1-21.

【うつ症状のある患者 50 例を，フルボキサミン（FLV 150 mg）群 25 例と併用群（FLV 150 mg ＋六君子湯）25 例に無作為に分け 8 週間その作用を検討した．併用群は FLV 群と比較して有害事象や悪心を訴える患者数が少なかった．また，投与 2 週目において併用群のみ GSRS スコアの改善が認められた．】

- 岡孝和, *Medical Tribune*, 2008, 41, 82.

【うつ病患者 40 例を併用群（ミルナシプラン 100 mg ＋六君子湯）22 例とミルナシプラン（150 mg）群 22 例に無作為に割り付け，8 週間その作用を検討した．併用群はミルナシプラン群に比べ，消化器症状，とくに悪心が有意に少なかった．また，併用群での治療後の消化器症状（GSRS）のうち全消化器症状，酸逆流症状，腹痛，消化不良症状項目において治療前に比べ有意に低下したが，ミルナシプラン群では全項目においてスコアが変化しなかった．一方，治療 8 週後の self-rating depression scale（SDS）スコアで併用群がミルナシプラン群より有意に低かった（4 週後では有意差なし）．】

- 伏木弘 他, 産婦漢方研のあゆみ, 2003, 20, 138-139.

【ヘモグロビン（Hb）11.0 g/dL 未満，ヘマトクリット（Ht）33.0％未満，および平均赤血球容積（MCV）85 μm^2 未満の妊婦（妊娠 5 か月以上）120 例を A 群：クエン酸第一鉄ナトリウム 100 mg，六君子湯，と B

群：クエン酸第一鉄ナトリウム 100 mg に無作為に割り付け，14 日間投与した．治療前と治療後の Hb 値の上昇の程度は，A 群で 0.8（2.4〜-0.9）g/dL であったのに対し，B 群では 0.3（2.1〜-1.2）g/dL と有意に A 群で改善が認められた（p = 0.002）．また A 群ではクエン酸第一鉄ナトリウムの服用が良好だった．】

⑧ パーキンソン病の胃腸症状

• Yakabi, K. *et al.*, *Curr. Ther. Res. Clin. Exp.*, 2017, 87, 1-8.

【患者を，グループ A（4 週間の無治療後，六君子湯 7.5 g/ 日を 4 週間投与）かグループ B（六君子湯 7.5 g/ 日を 4 週間投与後，4 週間無治療）に無作為割り付けし，食欲，胃腸症状に関わる QOL と抑うつを VAS，gastrointestinal symptom rating scale，self-rating depression scale を用いて，二重盲検で評価した．無治療と比較して，六君子湯投与は，食欲増加をもたらした（p < 0.05）．また，無治療と比較して，六君子湯投与後は gastrointestinal symptom rating scale，self-rating depression scale を減少させた（p < 0.05）．】

主なエビデンス　症例報告

• 佐藤純一 他，*Prog. Med.*, 1991, 11, 1633-1645.

【慢性胃炎で上腹部不定愁訴を有する患者 94 例に六君子湯を 4 週間投与した．その結果，自他覚症状の総合改善度は，著明改善が 1 週で 48.6 %，2 週で 63.3 %，4 週で 76.4 % であった．全般改善度は，著明改善 63.0 %，中等度改善以上は 83.7 %，軽度改善以上は 94.6 % であった．有用度は，きわめて有用が 65.2 %，有用以上が 85.9 %，やや有用以上が 93.5 % であった．副作用は 1 例で胸やけを認めたが，臨床検査値の異常は認められなかった．また，65 歳未満と 65 歳以上の検討では，65 歳以上の群で改善度が高かった．】

• Kusunoki, H. *et al.*, *Intern. Med.*, 2010, 49, 2195.

【FD 患者において六君子湯の胃十二指腸機能に対する効果を評価した．GSRS の全体スコアでは変化がなかったが，15 の設問のうち 3 つが減少した．六君子湯投与により，近位胃の拡大率がかなり大きくなった．また，胃排出時間，運動性インデックスがかなり増加した．】

• 中田博也，*Prog. Med.*, 2015, 35, 1981-1983.

【modified F scale による問診にてディスペプシア症状最低 1 点以上の症状を有し，ヘリコバクターピロリ陰性またはヘリコバクターピロリ陽性で除菌を希望しない患者 25 例に，エソメプラゾール 1 日 1 回朝 20 mg，アコチアミド毎食前 1 回 100 mg，六君子湯毎食前 1 回 2.5 g の 3 剤を投与し，投与前と投与 2 週間後の自覚症状を modified F scale により評価し，toral score，GERD 症状 score，ディスペプシア症状 score に分け，比較検討した．toral score は投与前 14.30 から投与後 5.65 に有意に低下した．GERD 症状 score は投与前 6.68 から投与後 2.12 に有意に低下した．ディスペプシア症状 score は 7.60 から 3.52 に有意に低下した．】

• Tominaga, K. *et al.*, *J. Gastroenterol.*, 2012, 47, 284-292.

【ラベプラゾール（10 mg/ 日）の 4 週間以上の内服にもかかわらず効果の得られなかった PPI 抵抗性 GERD 患者 104 例を対象に前向きな多施設無作為試験を行い，六君子湯群：六君子湯＋ラベプラゾール標準量投与 53 例とラベプラゾール群：ラベプラゾール 2 倍量投与 51 例で比較した．両群ともに FSSG スコアの低下が認められ，その改善率に差はなかった．サブグループ解析で，六君子湯群の男性 NERD 患者の改善率がラベプラゾール群の男性 NERD 患者よりも有意に高かった．また，六君子湯群において，BMI の高い NERD 患者よりも低い NERD 患者でより有効であった．】

• 畑田智子 他，日小外会誌，2016, 52, 243-246.

【胃食道逆流現象（GER）の診断をされた乳児 17 名に六君子湯による治療を行い，内服開始後の症状なら

びに酸逆流時間率より効果判定を行った．六君子湯内服開始量は平均 0.27 g/kg/day であった．17 例中 11
例（64.7%）に明らかな GER 症状の改善を認めた．】

- Kawai, T., *J. Clin. Biochem. Nutr.*, 2017, 60, 143-145.
【8 週間プロトンポンプ阻害剤（PPI）を投与し無効だったプロトンポンプ阻害剤抵抗性胃食道逆流症患者
（PPI 抵抗性 GERD）47 名に，6-8 週間 PPI および六君子湯を投与した．胸やけ，充満，腹部を得点化し
reflux esophagitis symptom questionnaire を用いて生活の質（QOL）を調査した．そして，毎日の活動，
食事（量および好物の変化）と睡眠に関しても調査した．改善はすべての項目でみられた．六君子湯と PPI
の併用療法が PPI 抵抗性 GERD 患者の食事，睡眠に関連した QOL を改善した．】

- Kawahara, H. *et al.*, *Pediatr. Surg. Int.*, 2007, 23, 1001-1005.
【徴候的な胃食道逆流を持つ子供に対する六君子湯の効果を検討した．六君子湯は嘔吐などの症状を改善した．
また，食道酸クリアランスを改善し，食道末梢部の酸暴露を抑制した．】

- Kawahara, H. *et al.*, *Pediatr. Surg. Int.*, 2014, 30, 927-931.
【食道 pH モニタリングで逆流の指標（RI：reflux index）となる pH ＜ 4.0 の時間が 4.0% 超であり，嘔吐か
つ／または呼気性喘鳴を訴える患者 7 例（中間値 6 歳；1 か月〜17 歳）を対象とし，六君子湯を投与した．
食道 pH 多チャンネルインピーダンスモニタリングを用い，投与前と比較した投与 7 日（6〜10 日）後にお
ける六君子湯の効果をレトロスペクティブに検討した．統計解析は Wilcoxon signed-rank test を用いて行っ
た．pH 単独の解析では，5 分を超える酸逆流の回数の中間値（14 vs 10，p = 0.046）と酸クリアランス時
間の中間値（184 vs 134，p = 0.03）は有意に減少したが，RI 減少の中間値（16.0% vs 17.9%，p = 0.06）
については有意差はなかった．pH とインピーダンスを組合せ解析を行ったところ，酸逆流回数の中間値（36
vs 36，p = 0.03）および酸逆流時間の割合（1.9% vs 1.1%，p = 0.046）は有意に減少した．非酸逆流なら
びに食道クリアランス時間には影響がなかった．】

- 奥野聡子 他，麻酔，2008, 57, 1502-1509.
【婦人科疾患腹腔鏡手術患者 142 例を六君子湯（手術当日朝 2.5 g，術中六君子湯坐剤 2 個（3 g）直腸内投与，
手術翌日と翌々日に 1 日量）群 91 例と非投与群 51 例に無作為に割り付けた．術後悪心・嘔吐の発生率で両
群間に有意差はなかった．悪心・嘔吐スコアの推移では，各時期におけるスコアに両群間に有意差はなかっ
たが，六君子湯群では術翌々日の嘔吐スコアが帰室時，術当日，術翌日のいずれのスコアより有意に低く，
術翌日のスコアは帰室時より有意に低かった．これに対して非投与群では術翌々日のスコアが術翌日より有
意に低値であった以外に有意差はなかった．術後食事摂取量については，六君子湯群では，術翌々日の朝に
はその夕食と同程度の摂取が可能になっていたのに対して，非投与群では術翌々日の昼食まで有意に低かっ
た．一方，各時期における術後食事摂取量において両群間に有意差はなかった．】

- 植原亮平，第 8 回日本消化管学会総会学術集会ワークショップ 4 PROCEEDING 上部消化器症状と漢方，
2012, 16-7.
【胃の内視鏡的粘膜下層剥離術（ESD：endscopic submucosal dissection）施行後に上部消化管症状を有す
る患者 11 例を六君子湯併用群（PPI ＋六君子湯）6 例と PPI 群 5 例に無作為に割り付けた．その結果，
ESD 施行 8 週後の胃排出能（¹³C 呼気試験）では，六君子湯併用群と PPI 群で有意差なく，いずれも 0 週と
比較して改善はなかった．症状は，PPI 群では，0 週と比較して，4 週後，8 週後で，いずれの症状も改善
はなく，六君子湯併用群では，0 週と比較して，4 週後，8 週後に，GSRS の下位尺度で腹痛と全体スコアが
有意に改善し，症状では 8 週後に，心窩部痛と空腹痛が有意に改善した．】

- Kawahara, H. *et al.*, *Pediatr. Surg. Int.*, 2009, 25, 987-990.

【重症心身障害者9例で胃排出遅延に対する六君子湯の効果を調査した．^{13}C-アセテート呼気検査とBreathIDシステムでの検討により，六君子湯は重症心身障害者の胃排出遅延を改善した．】

- Oyachi, N. *et al.*, *Pediatr. Int.*, 2008, 50, 581-583.
【アトロピンが投与できない乳児肥厚性幽門狭窄の患者（生後4か月）に六君子湯（0.2 g/kg/日）を投与した．六君子湯投与1週間後に嘔吐はなくなり，固形物を摂取できるようになった．また六君子湯投与3週間で体重は500 g（4694 gから5202 g）増加し，8か月のフォローアップ期間，健康であった．】

- 原澤茂 他，消化器科，1990, 12, 215-222.
【食欲不振などを有する胃排出能遅延慢性胃炎患者（n = 7）に投与したところ，2，4週後の胃排出能が改善した（アセトアミノフェン法）．】

- 原田克彦 他，漢方医学，2014, 38, 40-43.
【3か月間に外来患者と併設通所介護施設利用者の合計32名に対して，六君子湯（7.5 g/日）の投与前後で，delayed verbal recall（DVR）を用いて，mini mental state examination（MMSE）などの認知機能の変化を検討した．疾患の内訳は，認知症5名（アルツハイマー病4名，レビー小体型認知症1名），主観的認知機能障害（SCI）19名，軽度認知障害（MCI）8名であった．MMSEが23以下の群では六君子湯の服用後に近似記憶の改善はみられなかったが，SCIやMCI，軽度認知症が中心となるMMSEが24以上の群ではスコアの改善が認められた．】

- 中山毅 他，日東医誌，2017, 68, 105-110.
【食欲不振や嘔吐の症状を伴った妊娠悪阻の患者49名を対象とし，六君子湯による悪阻への効果について後方的検討を行った．emesis index（EI）を用い，六君子湯1日7.5 g投与群21名，小半夏加茯苓湯1日7.5 g投与群10名，メトクロプラミド点滴静注投与群18名を投与した群を比較対象とした．すべての群において内服後のEI合計値の低下を認めたが，とくに六君子湯群7日後のEI合計値が，他群より有意に低下していた．】

- 加藤士郎 他，漢方医学，2017, 41, 50-52.
【摂食困難を来たしPEGを造設した35例を対象に，六君子湯（3例），補中益気湯（4例），十全大補湯（6例），人参養栄湯（4例）の補剤を投与したA群17例と，補剤を投与しなかった対照群18例について，比較し検討した．経口摂取移行が可能であった症例はA群がB群に比して有意に多く（p < 0.05），必要とした日数はB群と比較して有意に短かった（p < 0.05）．胃ろうを中止し得た症例数もA群がB群より有意に多く，（p < 0.05），必要とした日数はB群と比較して有意に短かった（p < 0.05）．体重の推移もA群が増加傾向にあった．】

- Nakano, S. *et al.*, *J. Med. Invest.*, 2016, 63, 227-229.
【内視鏡検査で異常がみられず，咽喉頭異常感症（GP）を訴える患者106人名に，4〜8週間，高用量のプロトンポンプ阻害薬（PPI）を投与し，そのうち，症状が改善しなかった41人のPPI抵抗性GP患者22名に六君子湯および高用量PPIを投与した．4週後，22名中14人が症状改善した．評価方法はvisual analogue scaleやreflux finding scoreを用いた．】

- Doi, H. *et al.*, *Eur. Neurol.*, 2014, 71, 193-195.
【パーキンソン病で胃不全麻痺のある患者20名に，六君子湯を投与し，67%の患者の胃腸症状（とくに食欲不振，膨満感）が改善した．】

- Nakamura, M., *J. Surg. Res.*, 2016, 204, 130-138.
【食道切除後の食道がん患者20名に手術4週間後から48週間，毎食前に六君子湯を2.5 g投与した（六君

子湯群）．別の 20 名には六君子湯を投与しなかった（対照群）．2 群間の，体重減少率，生活の質（functional assessment of cancer therapy-esophageal scale）を評価した．体重減少率は，対照群（p = 0.016）に比べ，六君子湯群で有意に少なかった．六君子湯群において摂食量に満足していると感じている割合は，対照群に比べて，有意に高かった（p = 0.031）.】

主なエビデンス　基礎研究系

① 消化管運動亢進作用

- 村国均 他, 日東洋医誌, 1992, 43, 255-262.
  【イヌに経口投与したところ，空腹期強収縮運動（IMC）の発現周期および全小腸伝播時間（TET）が短縮した.】

- Tominaga, K. *et al.*, *Evid. Based Complement. Alternat. Med.*, 2011, 2011, doi：10.1093/ecam/nep173.
  【六君子湯（経口）およびその成分のヘスペリジン（経口），5-HT$_3$ 受容体アンタゴニストであるオンダンセトロン（皮下）の投与は，ラットのセロトニンによる胃排出遅延を回復させた．六君子湯やオンダンセトロンによる胃排出改善作用はアトロピンの前処置によって消失した.】

- Kido, T. *et al.*, *J. Pharmacol. Sci.*, 2005, 98, 161-167.
  【ラットに六君子湯，ヘスペリジン，L-アルギニンを経口投与したところ，NO 合成酵素非選択的阻害剤 L-NNA によって誘発される胃排出遅延が改善した.】

- Sakai, Y. *et al.*, *Am. J. Chin. Med.*, 2004, 32, 245-256.
  【六君子湯の混餌投与により，血糖レベルを減少させずに，糖尿病ラットの胃平滑筋で認められるデアシルグリセロールキナーゼ（DGK）活性とホスファチジン酸系の変化を抑制した．六君子湯はホスホリパーゼ C を介して DGK とジアシルグリセロール系の過反応性に影響を及ぼした.】

- Nahata, M. *et al.*, *Am. J. Physiol. Gastrointest. Liver Physiol.*, 2012, 303, G42-G53.
  【GERD モデルラットにおいて，血漿中グレリン濃度が高値であるにもかかわらず，胃排出，摂食，消化管運動の低下が認められた．また，グレリン投与によるこれらのパラメータの亢進は認められず，グレリン反応性の低下が示唆された．六君子湯の飲水投与は，グレリンによる消化管運動ならびに胃排出の亢進作用を回復させ，GERD ラットにおけるグレリン抵抗性を改善した.】

- Shiratori, M. *et al.*, *Neurogastroenterol. Motil.*, 2011, 23, 323-329.
  【胃底部の感覚運動機能に対する六君子湯の作用をバロスタットを用いて検討した．健常人 9 名で六君子湯の 2 週間経口投与と 2 週間の未治療期間とによる無作為クロスオーバー試験を行った．ストレスは感覚閾値での胃容量を減少させ，不快感閾値での不安を増大させ，これらの反応は六君子湯投与によって有意に抑制された.】

② 胃適応性弛緩に対する作用

- Hayakawa, T. *et al.*, *Drugs Exp. Clin. Res.*, 1999, 25, 211-218.
  【モルモット摘出胃のコリン作動性およびアドレナリン作動性神経を遮断した系において，内圧依存性の胃適応性弛緩を増強した（*in vitro*）．また，増強した内圧依存性の胃適応性弛緩は，NO 合成酵素阻害剤である NG-nitro L-arginine により消失したが，本剤の添加により再出現した（*in vitro*）.】

- Kito, Y. *et al.*, *Am. J. Physiol. Gastrointest. Liver Physiol.*, 2010, 298, G755-G763.
  【六君子湯は，プロスタグランジン E$_2$ アナログである enprostil によって収縮されたラットの胃底部輪層筋を用量依存的に弛緩させた．この弛緩作用は，正常ラットと比較して，糖尿病ラットでより顕著であった.】

③ **胃粘膜障害に対する作用**

- 小林隆 他，和漢医薬誌，1994, 11, 123-133.
 【ラットに経口投与したところ，Compound 48/80 による胃粘膜病変の形成が抑制され，胃粘膜組織の過酸化脂質量増加，Se 含有グルタチオンペルオキシダーゼ活性低下およびミエロペルオキシダーゼ（MPO）活性上昇がそれぞれ抑制された.】

- 村上和憲，日東洋医誌，1997, 48, 1-6.
 【ラットに経口前投与したところ，インドメタシンによる胃粘膜病変の形成が抑制され，MPO 活性上昇が抑制された．また，インドメタシンによる胃底腺下部の白血球浸潤が抑制された.】

- Kurose, I. *et al.*, *Pathophysiology*, 1995, 2, 153-159.
 【ラットに経口前投与したところ，胃動脈の反復電気刺激による胃粘膜病変の形成が抑制され，MPO 活性上昇が抑制された．また，胃粘膜内の PAF 産生量増加および白血球数減少が抑制された.】

- Yu, X. M. *et al.*, *Acta. Histochem. Cytochem.*, 1995, 28, 539-547.
 【ラットに経口前投与したところ，アドリアマイシンによる胃粘膜の壁細胞障害が抑制された.】

- 緒方優美 他，診断と治療，1992, 80, 1257-1261.
 【ラットに経口前投与したところ，エタノールによる胃体部深層粘膜の粘液量減少が抑制され，胃表層粘液量が増加した.】

- Araki, Y. *et al.*, *Exp. Ther. Med.*, 2012, 3, 645-649.
 【消化管内腔の胆汁酸塩吸着作用に関して，六君子湯は食物繊維であるαセルロースよりも150倍程度強い吸着作用を示した．また，六君子湯は親水性の胆汁酸よりも疎水性の胆汁酸に対して強い吸着作用を有した（*in vitro*).】

- Miwa, H. *et al.*, *J. Gastroenterol.*, 2010, 45, 478-487.
 【食道炎モデルラットに六君子湯を飲水投与したところ，10日目で有意に低下していた自発運動量を有意に回復させた．食道炎モデルラットの非びらん部の食道粘膜上皮の細胞間隙は拡大していたが，六君子湯投与により細胞間隙拡大が有意に抑制された.】

- Arakawa, T. *et al.*, *Drugs Exp. Clin. Res.*, 1999, 25, 207-210.
 【六君子湯の胃内投与により，ラットのエタノールによる胃粘膜障害を用量依存的に抑制した．L-NNA の前処置によって六君子湯の保護作用は消失した.】

- Goso, Y. *et al.*, *Comp Biochem. Physiol. C. Pharmacol. Toxicol. Endocrinol.*, 1996, 113, 17-21.
 【六君子湯（1,000 mg/kg），生姜（500 mg/kg），甘草（500 mg/kg）の経口投与により，70%エタノールで誘発されたラットの胃粘膜障害が有意に抑制された．エタノール処置ラットでは深部粘膜のムチン含量が減少したが，六君子湯や生姜の前処置でこれは抑制された．六君子湯や甘草の前処置は表層部のムチン含量を140%，146%とそれぞれ増加させた.】

④ **小腸粘膜保護作用**

- Tamaki, K. *et al.*, *Evid. Based Complement. Alternat. Med.*, 2012, 2012, 1-7, doi：10.1155/2012/278958.
 【ラットの IEC-6 細胞において，HSP60 は六君子湯によって大きく誘導された．細胞の壊死およびアポトーシスは，HSP60 の過剰発現とともに六君子湯による前処理で有意に抑制された.】

⑤ **胃粘膜血流低下抑制作用**

- Kurose, I. *et al.*, *Pathophysiology*, 1995, 2, 153-159.
 【ラットに経口前投与したところ，胃動脈の反復電気刺激による胃粘膜血流低下が抑制された.】

⑥ 食欲増進に対する作用

- Saegusa, Y. *et al.*, *Am. J. Physiol. Endocrinol. Metab.*, 2011, 301, 685-696.
  【新奇環境変化ストレスモデルマウスに経口投与したところ，摂餌量低下が抑制された．】

- Takeda, H. *et al.*, *Gastroenterology*, 2008, 134, 2004-2013.
  【シスプラチン誘発食欲低下モデルラットに経口投与したところ，摂餌量低下が抑制された．また，グレリンの血中濃度低下を改善し，摂餌量の低下の抑制が認められた．摂餌量の改善効果は，グレリン受容体拮抗剤（D-Lys3)-GHRP-6 の併用投与で消失した．】

- Takeda, H. *et al.*, *Endocrinology*, 2010, 151, 244-252.
  【加齢マウスに経口投与したところ，摂餌量低下が抑制された．】

＜グレリンに対する作用＞

- Fujitsuka, N. *et al.*, *Biol. Psychiatry*, 2009, 65, 748-759.
  【SSRI を処置し消化管運動障害を惹起したラットに経口投与したところ，セロトニン 2C（5-HT$_{2C}$）受容体拮抗作用を介したグレリン分泌促進作用により，摂餌量低下，消化管運動低下および胃排出遅延が改善された．】

- Fujitsuka, N. *et al.*, *Transl. Psychiatry*, 2011, doi：10.1038/tp.2011.25.
  【六君子湯投与により担がんラットの低下した摂餌量，体重，体脂肪量が回復した．絶食ラットに副腎皮質刺激ホルモン放出因子（CRF）を脳室内投与すると血中アシルグレリンが低下するが，六君子湯投与により視床下部の CRF が減少した．また，グレリン受容体発現細胞にグレリンを添加すると細胞が活性化して Ca^{2+} イオン流入が増加するが，この細胞内 Ca^{2+} 濃度の増加が六君子湯によって増強された．また，六君子湯はグレリン受容体へのグレリンの結合活性を増強した．これらの増強作用は蒼朮の成分の 1 つであるアトラクチロジンに認められた．】

- Sadakane, C. *et al.*, *Biochem. Biophys. Res. Commun.*, 2011, 412, 506-511.
  【シスプラチンを投与されたラットに六君子湯を経口投与したところ，血漿グレリンレベルの減少とアシル-デスアシルグレリン比が改善した．また，グレリン脱アシル化酵素に対する阻害活性を示した．さらに，六君子湯の成分である 10-ジンゲロールは，グレリンの脱アシル化を抑制した．】

- Nahata, M. *et al.*, *Psychoneuroendocrinology*, 2013, 38, 2051-2064.
  【老齢マウスへの新奇環境ストレスの負荷は，摂餌量を低下させ，コルチコステロン分泌を増加させた．これらの老齢マウスにおける反応は，若齢マウスと比較して顕著であった．また，新奇環境ストレスによって老齢マウスでは，視床下部の CRF，下垂体の CRF1R およびプロオピオメラノコルチン遺伝子発現が増加あるいは増加傾向を示した．5-HT$_{2C}$ 受容体拮抗剤である SB242084 または六君子湯の投与により，環境変化による老齢マウスの摂餌量の減少ならびにストレスホルモン濃度の増加が抑制された．】

- Yakabi, K. *et al.*, *Am. J. Physiol. Endocrinol. Metab.*, 2011, 301, E72-E82.
  【ストレスホルモンの 1 つであるウロコルチンをラットの脳室内に投与すると，グレリン分泌の低下とともに摂餌量が低下した．グレリン（静脈内）および六君子湯（経口）の投与によってこの摂餌量の低下は回復した．】

- Nahata, M. *et al.*, *Neurogastroenterol. Motil.*, 2014, 1-11, doi：10.1111/nmo.12336.
  【マウスにアシルグレリン（腹腔内）または六君子湯（経口）を投与することにより，拘束ストレスによって誘発された胃排出の遅延と前庭部運動の低下を改善した．これらの六君子湯の改善効果は，グレリン受容体拮抗剤の同時投与によって消失した．】

- Yakabi, K. *et al*., *Regul. Pept.*, 2010, 161, 97-105.
  【ラットのシスプラチンにより誘発された食欲不振は，5-HT$_{2C}$ 受容体阻害薬や六君子湯の経口投与により，視床下部の GHS-R（growth hormone secretagogue receptor）1a のシグナルトランスダクションの低下を抑制することで改善された．】

⑦ **活性酸素消去作用**
- 小林隆 他，和漢医薬誌，1994, 11, 123-133.
  【ラット胃粘膜において，スーパーオキサイドアニオン，ヒドロキシラジカル消去活性を示し，MPO 活性を阻害した（*in vitro*）．】

⑧ **薬物代謝酵素に対する作用**
- Ito, K. *et al*., *Biol. Pharm. Bull.*, 2008, 31, 893-896.
  【薬物代謝酵素であるヒト CYP3A4, 2C9, 2C19, 2D6, 2E1 に対する六君子湯の抑制率は，0.1 mg/mL より低い濃度で 50％以下であった．また，ATPase 活性に 0.1 mg/mL 以下の濃度で影響を及ぼさなかった．したがって六君子湯は CYP アイソザイムと P-gp の抑制に関して相互作用はない（*in vitro*）．】

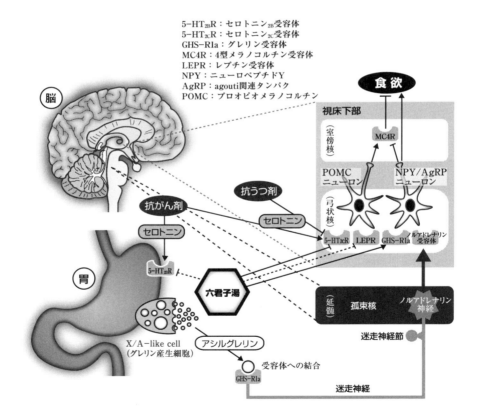

【基礎研究から推察される六君子湯の食欲不振改善効果メカニズム】
六君子湯の食欲不振改善効果はグレリンを介したもので，5-HT の 5-HT$_{2b}$ および 5-HT$_{2c}$ 受容体への結合を阻害することで抗がん剤や抗うつ剤投与によるグレリン分泌低下を改善し，ホスホジエステラーゼ 3 活性を阻害することによるレプチンシグナルの抑制，あるいは視床下部における GHS-R1a 遺伝子発現の亢進を介してグ

レリンのシグナルを増強させ，活性体であるアシルグレリンを不活性体のデスアシルグレリンに変換する代謝酵素（エステラーゼ）を阻害することでグレリンの分解を抑制する．

名前の由来

漢方医学では，主薬のことを君子になぞらえて君薬といっている．本方は，茯苓・甘草・人参・蒼朮の4種の君薬が入っている四君子湯を基本に陳皮・半夏の2種の君薬を加えた処方であることを表現して六君子湯と名付けられた．

立効散 りっこうさん 甘

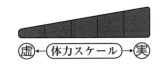

口腔，顎・顔面領域の急性疼痛，歯痛，抜歯後痛から舌痛，舌咽神経痛，三叉神経痛に至るまで幅広く有効な漢方薬である．

効能または効果

抜歯後の疼痛，歯痛

使用目標＝証

歯痛，歯齦痛および口腔内の腫脹・疼痛に用いる．

臨床応用

- 抜歯後の疼痛
- 口腔疼痛（口内炎を含む）（ブシ末併用）
- アスピリン喘息患者の口腔疼痛
- 舌痛症
- 象牙質知覚過敏症

味

渋くて辛い

構成生薬

- 細辛（サイシン），2.0 g　　メチルオイゲノール，ヒゲナミン，ペリトリンなど
- 升麻（ショウマ），2.0 g　　シミゲノール，シミフギンなど
- 防風（ボウフウ），2.0 g　　フラキシジン，5-O-メチルピサミノールグルコシド，サポシニコバン A～C など
- 甘草（カンゾウ），1.5 g　　グリチルリチン，イソフラボン，クマリンなど
- 竜胆（リュウタン），1.0 g　　ゲンチオピクロシド，ゲンチシン，ゲンチアノースなど

副作用

重大な副作用

1) 偽アルドステロン症：低カリウム血症，血圧上昇，ナトリウム・体液の貯留，浮腫，体重増加などの偽アルドステロン症があらわれることがあるので，観察（血清カリウム値の測定など）を十分に行い，異常が認められた場合には投与を中止し，カリウム剤の投与などの適切な処置を行うこと．
2) ミオパチー：低カリウム血症の結果としてミオパチーがあらわれることがあるので，観察を十分に行い，脱力感，四肢痙攣・麻痺などの異常が認められた場合には投与を中止し，カリウム剤の投与などの適切な処置を行うこと．

特記事項

本剤は口に含んでゆっくり服用する．湯に溶かした液体を口腔局所にあたるように含み，しばらくしてから飲み込む．

主なエビデンス 　症例報告

● 吉野晃 他，日口腔診断会誌，2000, 13, 107-112.

【抜歯術を施行した50例を対象とした．抜歯はすべて局所麻酔下で施行し，難易度により普通抜歯37例，難抜歯13例，骨性水平埋伏抜歯10例の3群に分類した．立効散は1/3日量で局所麻酔の効力が消失すると思われる抜歯2時間後に使用した．その後は毎食前に1日量まで服用させた．服用方法は，立効散を湯に溶かし，10秒間口腔内に含んでから服用するよう指導した．抜歯後疼痛に対する立効散の効果は，普通抜歯で著効8例（21.6％），有効13例（35.1％），やや有効13例（34.1％），無効3例（8.1％）であった．難抜歯では，著効2例（15.4％），有効4例（30.8％），やや有効3例（23％），無効4例（30.8％）であった．骨性水平埋伏抜歯では，著効0例，有効3例（30％），やや有効1例（10％），無効6例（60％）であった．】

● 神谷浩，日東洋医誌，1994, 45, 147-150.

【抜歯を受けた20例を対象とした．歯牙分割などを行って抜歯した場合を難抜歯，それ以外の比較的容易な抜歯を普通抜歯とした．局所麻酔作用が消失して抜歯後疼痛が発現したときに，立効散は1/3日量を服用させた．立効散は，水または微温湯で口に含み，抜歯創にしばらく接触させてから，ゆっくり服用するようにさせた．普通抜歯（11例）では，有効が10例（91％），やや有効が1例（9％）で，無効例はなかった．難抜歯（9例）では，有効が3例（33％），やや有効が3例（33％），無効が3例（33％）であった．】

● 坂田健一郎 他，痛みと漢方，2014, 24, 78-82.

【外来を受診し舌痛症と診断された患者の中で，立効散を28日間以上単独投与した21例を対象とした．服用方法は立効散を約100 mLの湯で溶解し，短時間口腔内（約30秒程度）に留めた後，嚥下させた．舌痛の改善の評価方法は自覚症状のvisual analog scale（VAS）が投与前と比較し，4週投与後に50％以上減少した場合とした．立効散の全体の改善率は43％（9/21）であった．】

● 柿木保明，痛みと漢方，1997, 7, 61-64.

【対象は口腔領域の鎮痛を必要とした153例（歯周炎急性炎症53例，抜歯後疼痛45例，義歯性潰瘍20例，歯髄炎18例，アフタ・口内炎9例，舌痛症5例，歯肉炎3例）で，立効散単独投与が72例，立効散とブシ末併用が81例であった．ブシ末の投与量は1回量1.0 gから開始し，効果が不十分な場合は投与量を増量した．治療効果については，臨床的および患者の自覚度から，著効，有効，やや有効，無効の4段階で評価した．立効散単独では，著効34.8％，有効62.8％であり，無効例が1例（1.4％）であった．立効散にブシ末を併用した群では，著効が61.8％，有効29.6％であり，統計学的に有意に著効例が多くみられ，無効例はみられなかった．】

● 神谷浩，日歯東洋医会誌，1995, 14, 23-27.

【歯頸部に知覚過敏を訴え，診査の結果，象牙質知覚過敏症と診断された25例を対象とした．患歯の歯頸部にフッ化ジアンミン銀を塗布した後，立効散を内服させた．立効散は水または微温湯で口に含み患歯にしばらく接触させてからゆっくり服用するようにさせた．自覚評価，冷気刺激試験，擦過刺激試験のスコアの変化から有効率は，有効20例（80％），やや有効2例（8％），無効3例（12％）であった．】

● 柿木保明，漢方免疫アレルギー，1996, 10, 43-50.

【対象は，歯科外来を受診したアスピリン喘息患者を11例とした．アスピリン喘息患者の口腔疼痛に対する立効散の効果は，極めて有用4例（36.3％），有用6例（54.5％），無効1例（2.0％）だった．比較的粘膜表面に近いと考えられる疼痛や歯周炎の急性炎症などでは完全な鎮痛効果が得られる傾向があったが，智歯難抜歯では軽度の鎮痛効果しか得られなかった．今回の投与に際しては，服用後1時間は病院内に待機し，発

立効散 　315

作誘発がないことを確認後に帰宅させたが，全例で発作誘発は認められなかった.】

主なエビデンス 基礎研究系

① 抗炎症効果

- Horiike, N. *et al.*, *In Vivo*, 2014, 28, 563-570.

【ヒトおよびマウスの炎症モデルにおいて炎症誘発性物質の産生抑制効果を検討した．ヒト歯肉線維芽細胞およびヒト歯肉膜線維芽細胞において，立効散は PGE_2 の直接的産生誘導はせず，IL-1β（5 ng/mL）誘発 PGE_2 産生を，それぞれ 4.0 以上，4.3 以上の選択性指数をもって抑制した．マウスマクロファージ様細胞 RAW264.7 において，立効散は用量依存的に TNF-α 産生を促進し，ピーク濃度はリポ多糖類(LPS)0.4 mg/mL で刺激したものよりわずかに低い程度であった．高濃度の立効散（4 mg/mL）では，LPS の有無にかかわらず TNF-α 産生は有意に減少した．立効散は LPS 刺激 RAW264.7 細胞において，選択性指数 7.6 で用量依存的に IL-1β 産生を抑制した.】

② 炎症様疼痛抑制効果

- 堀江憲夫 他，歯薬物療，2014, 33, 1-9.

【マウスの腹腔内に投与された酢酸の化学的刺激によって炎症様疼痛が発現する酢酸法（体幹の伸長運動の回数）を用いて検討した．立効散は 0.5％カルボキシルメチルセルロース溶液に溶解し懸濁液として皮下投与した．体幹の伸長運動の回数は，対照群と比較して有意な抑制効果を示し（p＜0.01），前処置時間を 20 分延長することで増強された.】

③ リン酸カルシウム沈澱物形成抑制

- 日高三郎 他，歯基礎医会誌，1992, 34, 266-273.

【リン酸カルシウム沈澱物形成に対する抑制因子の効果は，ハイドロキシアパタイト（HAP）への転換反応を誘導するに要する時間の延長か，あるいは，HAP 結晶成長の速度の減少によって測定した．立効散は，0.35 mg/mL で HAP への転換反応を 50％抑制し，その時の HAP への転換反応を誘導するに要する時間は 2.6 倍であった（*in vitro*).】

名前の由来

服用すると，たちどころに効果のあらわれることから名付けられた.

苓姜朮甘湯 甘

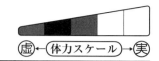

冷えが原因と思われる腰痛や頻尿など．また，こむら返りにも使われる．

効能または効果

腰に冷えと痛みがあって，尿量が多い次の諸症：
腰痛，腰の冷え，夜尿症

使用目標＝証

比較的体力が低下した人で，腰部より下肢にかけての冷えが顕著で，頻尿を訴える場合に用いる．
1) 冷えのために腰下肢に疼痛を訴えることもある

臨床応用

- 腰痛
- こむら返り

味

- 甘くて辛い

構成生薬

- 茯苓（ブクリョウ），6.0 g　　エブリコ酸，パヒマン，エルゴステロールなど
- 乾姜（カンキョウ），3.0 g　　6-ショーガオール，6-ジンゲロール，α-ジンギベレンなど
- 白朮（ビャクジュツ），3.0 g　　アトラクチロン，ジアセチルアトラクチロジオール，アトラクタン A, B, C など
- 甘草（カンゾウ），2.0 g　　グリチルリチン，イソフラボン，クマリンなど

副作用

(1) 重大な副作用

1) 偽アルドステロン症：低カリウム血症，血圧上昇，ナトリウム・体液の貯留，浮腫，体重増加などの偽アルドステロン症があらわれることがあるので，観察（血清カリウム値の測定など）を十分に行い，異常が認められた場合には投与を中止し，カリウム剤の投与などの適切な処置を行うこと．
2) ミオパチー：低カリウム血症の結果としてミオパチーがあらわれることがあるので，観察を十分に行い，脱力感，四肢痙攣・麻痺などの異常が認められた場合には投与を中止し，カリウム剤の投与などの適切な処置を行うこと．

主なエビデンス　臨床系

① 腰痛
- 長坂和彦 他，和漢医薬学雑誌，1999, 16, 83-89.

【腰痛を主訴に受診し苓姜朮甘湯加附子の煎じ薬を服用した25例，エキス剤（苓姜朮甘湯7.5 gと修治附子末の併用）を服用した14例計39例（平均年齢64.0±12.1歳）を対象に内服8週後の効果を日本整形外科学会腰痛治療判定基準（JOA）および visual analog scale（VAS）を用いて判定した．VAS が25％以下となれば著効，50％以下は有効，75％以下はやや有効，その他は無効とした．有効率は煎じ薬で著効44％，有効12％，やや有効21％，無効23％であった．エキス剤では著効8％，有効50％，やや有効21％，無効21％であった．JOA は18.9±4.9（S.D.）から22.5±4.2に改善し，VAS と相関がみられた．副作用は煎じ薬で浮腫1例，血圧上昇4例で，エキス剤では認めなかった．】

② こむら返り

- 小林永治，漢方と最新治療，2006, 25, 111-115.

【吊れ（こむら返り）を主訴として来院した39例（男性12例，女性27例，平均年齢74±10.0歳）に苓姜朮甘湯1日5.0 gを朝夕分2で投与し，吊れに対して有効であるかを観察した．同様に芍薬甘草湯1日2.0 gを眠前に投与しその効果を比較検討した．一部症例は苓姜朮甘湯1日2.5 gまたは7.5 gを投与した．苓姜朮甘湯単独投与35例中27例（77.1％）が有効であり，無効3例（8.6％），効果が一定しないもの（時に有効，時に無効）3例，判定不能2例であった．無効3例は全例でその後投与した芍薬甘草湯が有効であった．効果が一定しない3例のうち，1例は芍薬甘草湯に変更してまた残り2例は芍薬甘草湯を併用して有効であった．単独投与なく芍薬甘草湯が先行しその後苓姜朮甘湯と併用した3例および併用のみ施行した1例はすべて有効であった．芍薬甘草湯を使用していたのは39例中22例であり，有効13例（59.1％），無効4例（18.2％）であった．5例（22.7％）で効果が一定しなかった．無効4例のうち3例は苓姜朮甘湯に変更して，1例は苓姜朮甘湯を併用して吊れが改善した．】

主なエビデンス 　症例報告

- 穴吹弘毅，漢方医学，2006, 30, 120-123.

【腰痛症患者29例に苓姜朮甘湯を5 gあるいは7.5 g/日投与した．この中には桂枝茯苓丸の併用例も含まれており，下肢の冷えがある症例には附子（1 g/日）を加味されている．投与後1, 2, 4, 6週に腰痛，下肢痛，しびれなどを VAS により検討した．29例のうち11例が著効した．著効した患者11例において腰痛は投与前平均77.7から1週後38.9，2週後28.2，4週後16.4，6週後10.3と有意な改善が認められた．著効した症例の臨床症状から推察すると，椎間板障害が主に関与する慢性腰痛症（発症3か月以上）に最も効果があることが判明した．効果のなかった17例のうち8例が急性発症（発症後1か月未満）の腰椎椎間板ヘルニア（神経根症状のあるものも含む），7例は腰部脊柱管狭窄症（馬尾神経障害型，神経根型両者を含む），2例は坐骨神経痛（腰椎分離症1例，腰椎すべり症1例）であった．腰以下の冷え，頻尿と有意な関係はなかった．】

- 小林永治，漢方の臨床，2014, 61, 779-784.

【冷えを主訴として苓姜朮甘湯を1日7.5 gで投与された28例（女性21例，男性7例，平均年齢68.5歳，中央値70歳）において，冷え，こむら返り，頻尿に対する効果を検証した．冷えは28例中改善21例，無効2例，記載なし5例であった．こむら返りは合併した21例中改善19例，無効1例，記載なし1例であった．頻尿は合併した20例中改善4例，無効4例，記載なし12例であった．】

主なエビデンス 　基礎研究系

① ブタ腎上皮細胞（LLC-PK1）増殖作用

- 飯塚晃 他，日本未病システム学会雑誌，2013, 19, 30-35.

【腎臓領域に用いられる 30 種類の漢方エキスについて，ブタ腎上皮細胞の DNA 増殖活性を検討した．七物降下湯，十全大補湯，当帰芍薬散，猪苓湯，人参養栄湯，補中益気湯の 6 処方が，対照群に比し 1.5 倍以上の増殖活性を示した．苓姜朮甘湯の増殖活性はコントロールを 100％とすると，138.5％の増殖活性を示した．】

名前の由来

本方は，茯苓，乾姜，白朮，甘草の 4 種類の生薬からなっている．処方名はこれらの生薬より 1 文字ずつ取って名付けられた．

苓姜朮甘湯　　319

苓桂朮甘湯 (りょうけいじゅつかんとう) 甘

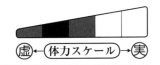

めまい，身体動揺感，立ちくらみなどに用いる．

効能または効果

めまい，ふらつきがあり，または動悸があり尿量が減少する人の次の諸症：
神経質，ノイローゼ，めまい，動悸，息切れ，頭痛

使用目標＝証

比較的体力の低下した人で，めまい，身体動揺感，立ちくらみなどを訴える場合に用いる．
1）息切れ，心悸亢進，頭痛，のぼせ，尿量減少などを伴う場合
2）心窩部に振水音を認める場合

臨床応用

- 起立性調節障害
- 頭痛
- パニック障害の動悸
- 耳鳴り
- 自律神経失調症
- 月経前症候群
- 視力低下

味

甘い

構成生薬

- 茯苓（ブクリョウ），6.0 g　　エブリコ酸，パヒマン，エルゴステロールなど
- 桂皮（ケイヒ），4.0 g　　ケイヒアルデヒド，ケイヒ酸，エピカテキンなど
- 蒼朮（ソウジュツ），3.0 g　　アトラクチロジン，ヒネソール，β-オイデスモールなど
- 甘草（カンゾウ），2.0 g　　グリチルリチン，イソフラボン，クマリンなど

副作用

(1) 重大な副作用

1) 偽アルドステロン症：低カリウム血症，血圧上昇，ナトリウム・体液の貯留，浮腫，体重増加などの偽アルドステロン症があらわれることがあるので，観察（血清カリウム値の測定など）を十分に行い，異常が認められた場合には投与を中止し，カリウム剤の投与などの適切な処置を行うこと．
2) ミオパチー：低カリウム血症の結果としてミオパチーがあらわれることがあるので，観察を十分に行い，脱力感，四肢痙攣・麻痺などの異常が認められた場合には投与を中止し，カリウム剤の投与などの適切な処置を行うこと．

(2) その他の副作用

過敏症[注1]：発疹，発赤，搔痒など（頻度不明）

注1）このような症状があらわれた場合には投与を中止すること．

主なエビデンス 臨床系

① 起立性調節障害

- 近藤貴仁 他，耳鼻展望，2010, 53, 287-293.

【めまい外来にて精査を行い中枢疾患や内耳末梢性疾患が否定された症例の中で，大国の分類にて起立性調節障害と診断された31例を対象とした．苓桂朮甘湯投与前，投与2週間後，投与4週間後にVAS（visual analog scale）とシェロングテストを用いて評価を行った．VASは，苓桂朮甘湯投与2週間後で改善例が25例（80.6%），不変例が1例，悪化例が5例で，投与4週間後で改善例が26例（83.9%），不変例が2例，悪化例が3例であった．シェロングテストでは，苓桂朮甘湯投与前は20例（64.5%）が陽性で，11例が陰性であったが，2週間後および4週間後で陽性が16例（51.6%），陰性が15例であった．2週間後のVAS改善率［（治療前VAS値-治療後VAS値）÷治療前VAS値×100（%）］は，シェロングテスト陽性（p = 0.0027），男性（p = 0.0152），40歳以上（p = 0.0318）で有意に改善した．】

② 視力低下

- 上川床総一郎 他，視覚の科，1995, 16, 17-20.

【視力低下の認められたVDT作業者39例67眼を対象とした．A群（20例35眼）は，トロピカミド・フェニレフリン点眼液を患眼に夜1回点眼し，B群（18例32眼）は，トロピカミド・フェニレフリン点眼液に，苓桂朮甘湯を投与して比較検討した．治療前の裸眼視力を0.2以下，0.3から0.6，0.7から0.9の3つのグループに分類した．治療前の裸眼視力が0.3から0.6のグループで，A群が14眼中3眼の向上であったのに対して，B群では14眼中9眼の向上がみられた（p < 0.05）．】

主なエビデンス 症例報告

- 杉谷雅人 他，脳神経外科と漢方 講演記録集，2008, 3, 40-42.

【頭痛・めまい・肩こりがあり，ふらふらするという主訴の患者21例を対象とし，苓桂朮甘湯を3週間投与した．効果は著効・有効を合わせて76%で効果があった．】

- 田口喜一郎，現代東洋医（臨増），1988, 9, 186-189.

【対象は，難聴の有無にかかわらず，明確な器質的疾患を見出すことのできなかった耳鳴り疾患者20例とした．釣藤散，メコバラミン，ジヒドロエルゴトキシンメシル酸塩併用群（A群）10例，苓桂朮甘湯，メコバラミン，ジヒドロエルゴトキシンメシル酸塩併用群（B群）10例の2群に分けた．耳鳴りに対する効果判定は，ラウドネスバランス法と自覚的評価とを併せて，2週毎に前回よりどの程度の変動を示したかを判定し，著明改善（耳鳴りの大きさが5 dB以上減少し，ほとんど気にならなくなった場合），改善（耳鳴りの大きさが自覚的に明らかに減少した場合），不変，悪化（耳鳴の大きさが5 dB以上増し，自覚的にも悪化した場合）の4段階評価を行った．その結果，A群は改善4例，B群は著明改善2例，改善2例であった．さらに，両群の不変，悪化例12例をC群として苓桂朮甘湯，メコバラミン，カルバマゼピンで8週間投与した．その結果，著明改善2例，改善5例，不変5例であった．】

- 西村公宏 他，産婦漢方研のあゆみ，2002, 67-70.

【月経前の黄体期に頭痛・イライラ・抑うつ感・浮腫・便秘などの身体あるいは精神症状を主訴とした15例を対象とした．月経前の症状（頭痛・肩こり・めまい・耳鳴・動悸・のぼせ・イライラ・抑うつ感・不安感・易怒性・疲労感・眠気・浮腫・尿回数減少・腰痛・冷え・乳房痛・便秘）の18項目について，0~3点までの4段階にスコア化し，苓桂朮甘湯の投与前後の症状の改善度を性成熟期の25~34歳4例（Ⅰ群），35

〜44 歳 17 例（Ⅱ群），更年期の 45〜49 歳 4 例（Ⅲ群）において検討した．同時に簡易更年期指数の改善度を検討した．スコアの症例全体では，投与前 28.3 ± 14.1 から 12.9 ± 5.3 へ改善を示した．項目別では，頭痛・肩こりは全体およびⅠ群・Ⅱ群・Ⅲ群ともに投与前のスコアは高値であり，改善度も著明であった．動悸・のぼせは，Ⅲ群において著明な改善度を示した．イライラ・抑うつ感・不安感は，全体およびⅠ群・Ⅱ群・Ⅲ群共に前値も高く，改善度も著明であった．簡易更年期指数は全体およびⅠ群・Ⅱ群・Ⅲ群ともに投与後に有意な改善を示し，Ⅲ群で前値 75.7 ± 6.1 から 35.0 ± 13.2 へと著明改善を示した．】

主なエビデンス　基礎研究系

① 毛様体筋弛緩作用

- 上川床総一郎 他，日眼紀，1995, 46, 369-372.

【ウシ毛様体筋の発生張力に対する苓桂朮甘湯とムスカリン性受容体拮抗薬，シクロペントレートとの併用効果の特性について，ウシ毛様体筋を用いて，その作用特性について検討した．ウシ毛様体筋標本にコリン作動薬，カルバコールを作用させて誘発した収縮下で，苓桂朮甘湯 1 日成人量を 10^3 倍希釈量投与すると明らかな弛緩反応が惹起された．】

名前の由来

4 つの構成生薬の名前から 1 文字ずつ取って名付けられた．

ブシ末 附

ブシ末の代表的な薬理作用として，温熱作用，鎮痛作用，強心作用，利水作用，自律神経・中枢興奮作用が知られている．疼痛や冷えを緩和するために用いられることが多い．とくに局所的に冷えが長期間続く難治性疼痛に有効であるといわれる．様々な漢方処方に追加併用される．

効能または効果

漢方処方の調剤に用いる

臨床応用

- 変形性膝関節症よる疼痛（防已黄耆湯併用）
- 難治性帯状疱疹後神経痛（PHN）（桂枝加朮附湯併用）
- 口腔疼痛（立効散併用）
- 意欲向上（真武湯併用）
- 疼痛疾患（漢方処方併用）
- 慢性腰下肢痛（ブシ末配合漢方処方併用）
- 頸部脊椎管狭小化病変術後の疼痛（牛車腎気丸併用）

用法・用量

漢方エキス製剤に加えて用いる．少量から始め，様子をみながら増減する．

特記事項

劇薬である．

投与量：始めは 1.5 g/ 日，分 3 くらいから使用し，様子をみて 3.0〜4.5 g/ 日，分 3 程度とするのがよい．痛みが強い場合は 6.0 g/ 日，分 3 まで増量できる．

- ブシ末を含んだ牛車腎気丸，八味地黄丸，桂枝加朮附湯などの漢方処方は，ブシ末の含有量が少ないため，鎮痛作用などを強化するためにブシ末が加味されることがある．一方，ブシ末を含まない漢方処方を使っていて，鎮痛効果を必要とする場合にもブシ末が加味されることがある．
- ブシ末を服用して舌のしびれ，悪心・嘔吐，動悸などがある場合は減量する．
- ブシ末を用いる際の注意点として，体力や腹力が充実して，脈が強く触れる，悪寒，悪風*を伴わない高熱，腹が堅く張って便臭の強い便秘などの場合は慎重に投与する必要がある．また，既往歴に狭心症がある，あるいは治療中の患者は，少量から開始することが必要である（福田佳弘．TSUMURA MEDICAL TODAY．2007）.

  ＊悪風：寒気のこと．風にあたると寒気がし，風がなくなれば寒気を感じない.

- エキス製剤ではなく，刻み生薬を調剤し，これを煎じる場合は，ほかの生薬を入れる前にブシのみ水に入れて煎じ，ブシを取り除いた後，この抽出液に残りの生薬を加えて煎じる（ブシの先煎じ）．こうすることでブシ中毒を防ぐことができると考えられている．生薬の抽出液は弱酸性になる場合が多いが，ブシ中毒の原因となるブシジエステルアルカロイドは酸性液には中性の水よりも多く抽出されてしまうため，ほかの生薬といっしょに抽出すると期待されるよりも多量のアルカロイドが抽出されてしまうことがある．これがブシ中毒の原因と考えられている．そこで，ブシ中毒を避けるためにブシだけ先に煎じてほかの生薬を投入する

前に煎液からブシは除去するのである.

構成生薬

日本薬局方ブシは，トリカブトの塊根を高圧蒸気処理により加工したものである.
・附子（ブシ），ベンゾイルアコニン，アコニチン，ヒゲナミンなど

副作用

その他の副作用

心悸亢進，のぼせ，舌のしびれ，悪心など（頻度不明）

主なエビデンス　臨床系

① **口腔疼痛（立効散併用）**
• 柿木保明，痛みと漢方，1997, 7, 61-64.
【対象は口腔領域の鎮痛を必要とした153例で，立効散単独投与が72例，立効散とブシ末併用が81例であった．ブシ末の投与量は，1回量1.0 gから開始し，効果が不十分な場合は投与量を増量した．治療効果については，臨床的および患者の自覚度から，著効，有効，やや有効，無効の4段階で評価した．立効散単独では，著効34.8％，有効62.8％であり，無効例が1例（1.4％）であった．立効散にブシ末を併用した群では，著効が61.8％，有効29.6％であり，統計学的に有意に著効例が多くみられ，無効例はみられなかった．】

② **頸部脊椎管狭小化病変術後の疼痛（牛車腎気丸併用）**
• 前島貞裕 他，脳神経外科と漢方 講演記録集，2003, 1, 62-63.
【術後症状が残存した頸部脊椎管狭小化病変患者24例を対象とした．八味地黄丸単独，牛車腎気丸単独，牛車腎気丸にブシ末1.0 gを併用した3群に無作為に分けた．病状の安定した術後2か月目より，2か月間投与した．漢方療法前後で改善率（100％ -% VAS：visual analog scale），（% VAS ＝漢方投与後のVAS/ 漢方投与前のVAS × 100）を検討した．漢方療法の痛みに対する平均改善率は八味地黄丸投与群が24.8％，牛車腎気丸単独投与群が37.1％，牛車腎気丸・ブシ末投与群が45.5％であった．八味地黄丸投与群と牛車腎気丸・ブシ末投与群間には有意差を認めた（p < 0.05）．感覚異常に対する平均改善率は八味地黄丸投与群が21.4％，牛車腎気丸単独投与群が24.2％，牛車腎気丸・ブシ末投与群が28.5％であった．】

主なエビデンス　症例報告

• 小成嘉誉，漢方医，2013, 37, 280-284.
【一次性変形性膝関節症の患者18例に対して防已黄耆湯を4週間投与した後，鎮痛効果が不十分な患者に対し，さらに最長8週間ブシ末3.0 g/ 日を併用投与して治療効果を検討した．日本整形外科学会の変形性膝関節症治療成績判定基準において，登録時のスコアが76.4 ± 14.7，防已黄耆湯単独投与終了時のスコアが80.0 ± 15.0，ブシ末併用投与終了時のスコアが88.6 ± 13.4と改善を示した．また，患者の満足度において，「よかった」と回答した患者が防已黄耆湯単独投与終了時では63.6％だったのに対し，ブシ末併用投与終了時には90.9％に増加した．】
• 中永士師明，日職災医会誌，2010, 58, 150-154.
【疼痛性疾患に対して漢方処方にブシ末を加えて検討した．ブシ末を330例に処方（1.0～7.0 g/ 日）し，4週間後の効果を判定した．効果判定にはVASを用いた．投与前に比べて4週間後のVASが50％以下であ

れば著効，51〜75％であれば有効，76％以上もしくは4週間以内に処方を変更した場合は無効と判定した．治療効果は著効152例，有効104例，無効74例で，著効と有効を合わせると77.6％であった．】

- 大関潤一，痛みと漢方，2006, 16, 49-53.

【漢方処方にブシ末加えて漸増して用いた疼痛性疾患70例を対象とした．効果判定にはVASを用いた．有効はVAS：20〜30 mm，軽快はVAS：50 mm前後として評価した．使用したブシ末の量では，7割に3〜6 gで効果がみられたものが多かった．疼痛改善効果は，70症例中有効60例，軽快5例，不変5例で，悪化例はなかった．有効，軽快例を合わせると，70症例中65例（92％）に痛みの改善効果が認められた．】

- 中西美保，痛みと漢方，2008, 18, 40-43.

【寒冷暴露で増悪する傾向にある難治性のpost herpetic neuralgia（PHN）症例16例に対して，桂枝加朮附湯とブシ末との併用投与を行った．有効を「投与前のVASが，投与後に半減した症例」と定義したところ，有効率は62.5％であった．追加したブシ末の量は，1.0〜5.0 g/日と幅があった．】

- 白崎修一 他，痛みと漢方，2001, 11, 66-69.

【ブシ末を配合している漢方処方と神経ブロックを併用投与している高齢者慢性腰下肢痛患者52例を対象に，ブシ末の鎮痛作用について検討した．ブシ末は0.5〜2.0 g/日投与した．10点法を用いたペインスコアによる評価では，初診時の平均スコアは6.3であったが，漢方薬投与開始後2か月で3.8と低下し，ブシ末の鎮痛作用が示唆された．】

- 岡本尭，第2回日本漢方治療シンポジウム講演内容，1990, 41-52.

【胃癌の胃切除後の患者に対する術後の漢方医学的ケアとして，術前から虚証傾向のある患者28例を対象とした．胃全摘除後，真武湯とブシ末を投与して仕事に対する意欲を調査した．減退した患者は，真武湯と附子末投与群で28例中4例（14％），対照群397例中104例（26.3％）であった．】

主なエビデンス　基礎研究系

① 鎮痛作用

- 有田英子 他，麻酔，2007, 56（増刊），S199-S211.

【SDラットの神経因性疼痛モデルにブシ末を混餌投与し，鎮痛作用として機械的アロディニアと熱過敏に対する効果を検討したところ，30分，60分後で用量依存的に抑制された．】

② モルヒネ耐性抑制・回復作用

- 有田英子 他，麻酔，2007, 56（増刊），S199-S211.

【モルヒネ耐性抑制の投与方法は，ddYマウスを6群に分け，3群は，7日間連日モルヒネ皮下投与と蒸留水，ブシ末を0.1，0.3 g/kg経口投与し，3群は，7日間連日生食皮下投与と蒸留水，ブシ末0.1，0.3 g/kg経口投与とした．モルヒネ耐性回復作用の投与方法は，モルヒネを14日間連日皮下投与し，8日目より7日間連日，それぞれブシ末0.1，0.3 g/kgあるいは蒸留水を経口投与した．マウス鎮痛の程度は，analgesy meterを用いて，mechanical nociceptive thresholdを測定したところ，ブシ末はモルヒネ耐性の発現を用量依存的に抑制し，形成されたモルヒネ耐性をブシ末が用量依存的に回復させた．】

③ 血漿中インターロイキン（IL）-18産生を抑制

- Nakae, H., *J. Complement. Integr. Med.*, 2010, 7, 0-9, doi：10.2202/1553-3840.1353.

【ブシ末を健常成人ボランティア15例に服用させ，ブシ末が，IL-18の産生を抑制するかどうかを検討した．ブシ末を1日3 g，3日間投与し，最終投与前，90分，72時間後に採血し，濃度を測定した．投与72時間後には，投与90分に比較し有意にIL-18の濃度は低下していた．】

④ 皮膚温および組織血流量

- 中永士師明, 日東洋医誌, 2008, 59, 809-812.

【健常人 14 例に対してブシ末を 3 g/ 日を 3 日間処方した. 服用直前, 服用 90 分後, 服用 72 時間後の 3 回, 示指の皮膚温, 組織血流量を測定した. 皮膚温に関して, 直前と 90 分後の間には有意差を認めなかったが, 72 時間後との間には有意差を認めた ($p = 0.0219$). また, 90 分後と 72 時間後との間にも有意差を認めた ($p = 0.0253$). 組織血流量に関して, 直前と 90 分後の間には有意差を認めなかったが, 72 時間後との間には有意差を認めた ($p = 0.0219$). しかし, 90 分後と 72 時間後との間には有意差を認めなかった. 皮膚温と組織血流量との間には有意の相関関係が認められた ($p = 0.0052$).】

名前の由来

トリカブトの主根を烏頭といい, 附子は, その形状が母（烏頭）に附いている子（附子）のようであるから名付けられた. ブシ末は, その子根を減毒加工したものである. トリカブトの名前の由来は, 花の形が舞楽のかぶり物である鳥兜に似ているためといわれている.

索　　引

あ

阿膠	9, 184
アクアポリン	258
あくび行動抑制作用	35
足腰の冷え	9
アスペルガー症候群	295
アセチルコリン刺激に対する作用	150
アトピー性喘息	85
アトピー性皮膚炎	18, 44, 107, 251, 252, 273
アトピー性皮膚炎に対する作用	297
アポトーシス抑制作用	113
アラキドン酸代謝物抑制作用	88
アルコール代謝改善作用	71
アルツハイマー型認知症	227, 249
アレルギー性結膜炎	146
アレルギー性鼻炎	146
IgA 腎症	92
IgE 依存性皮膚反応に対する影響	256
IgE 産生抑制作用	88
RS ウイルス増殖阻害作用	282

い

胃アトニー	152, 204, 300
胃運動障害	110
胃炎	16, 109, 238, 300, 301
胃潰瘍	78, 109
胃拡張	204
胃下垂	152, 237, 270, 272, 300
息切れ	320
息苦しさ	83
胃酸過多	109, 172
胃酸・ペプシンの分泌抑制作用	144
胃弱	237
萎縮腎	204
移植後拒絶反応抑制作用	8
胃食道逆流症	232, 237, 303
痛み	55, 224
胃腸炎	52
胃腸虚弱	48, 152, 248
胃腸疾患	152

胃腸症状	306
胃痛	300
胃適応性弛緩に対する作用	309
遺伝子発現変化作用	49, 51
遺伝毒性	246, 278
胃内停水	68
胃粘膜血流低下抑制作用	310
胃粘膜障害に対する作用	144, 310
胃粘膜障害面積縮小作用	19
胃排出促進作用	244
イライラ	16, 73, 191, 290
イレウス	163
イレウス抑制作用	169
陰萎	55, 73, 224, 270
咽喉頭異常感症	49
インスリン感受性	41
インスリン抵抗性改善	61, 157, 265
インターフェロン産生誘導作用	214
茵蔯蒿	1, 6
茵蔯蒿湯	1
茵蔯五苓散	6
咽頭異常感症	48
陰嚢胞水腫	259
インフルエンザ	279, 280
インフルエンザウィルス感染症に対する作用	23
EB ウイルス抑制作用	108

う

ウイルス感染に対する作用	150
打ち身	187
うつ乳	22
うつ病	205
温経湯	9
運動器疾患	39
運動麻痺	152

え

栄養障害	204
栄養状態改善	207, 274
エストロゲン様作用	202
エストロゲン類似作用	113
越婢加朮湯	13
遠位結腸輪走筋の収縮活性	38
嚥下障害	232

塩酸リトドリンの副作用	74
炎症	4, 21, 133, 260
炎症細胞に対する作用	150
炎症様疼痛抑制効果	316
ADHD	294
FSH 分泌	197
HCV ウイルス感染抑制	211
MRSA 感染	274
NO 産生促進による末梢血流改善作用	60
NO 産生に対する作用	88

お

黄耆	25, 121, 155, 207, 248, 259, 271
黄芩	16, 66, 73, 78, 83, 91, 128, 134, 155, 172, 200, 238, 265
黄体機能不全	11
黄疸	1, 2, 172
嘔吐	6, 63, 68, 69, 90, 172, 300
黄柏	16, 248
往来寒熱	78
黄連	16, 200, 238
黄連解毒湯	16
悪寒	78
オキシブチニン	258
悪心	63, 68, 90, 172
悪阻	204
遠志	25, 207
温熱作用	323

か

外傷性頸部症候群	74
咳嗽	83, 146, 216
潰瘍性大腸炎	92
過活動(性)膀胱	57, 60
喀痰	83
角膜炎	21
下肢痛	55
かすみ目	55
かぜ	21, 48, 279
かぜ症候群後咳嗽	218
肩こり	21, 42, 172, 177, 187, 191, 195, 265
脚気	13, 195, 224
脚気衝心	63
葛根	21
葛根湯	21

索　　引　327

活性酸素消去作用 312
活性酸素抑制作用 145
滑石 66, 184, 265
化膿症 213
化膿性炎症 213
過敏性腸症候群 37, 49, 237
下部尿路症状 57
加味帰脾湯 25
加味逍遙散 29
かゆみ 55
かゆみ抑制効果 256
カルシウムイオン動員作用 189
がん化学療法の副作用 273
がん患者の生存期間延長 124
肝機能障害 78, 133, 172
肝機能障害の軽減 274
乾姜 146, 161, 204, 238, 248, 317
肝血流量低下抑制作用 142
肝硬変 1, 92, 122
肝再生促進作用 143
肝障害抑制作用 81, 142, 175
関節炎 13, 259
関節炎に対する抗炎症作用 15
肝切除後の肝再生増進作用 4
関節痛 39, 52, 114, 287
関節リウマチ 13, 39, 261, 279
乾癬 93
肝線維化抑制作用 4, 143
感染予防効果 126
甘草 9, 13, 21, 25, 29, 34, 36, 39, 48, 52, 66, 78, 83, 91, 101, 109, 114, 121, 128, 134, 146, 155, 158, 177, 187, 191, 200, 204, 207, 213, 216, 238, 251, 259, 265, 271, 279, 287, 291, 300, 314, 317, 320
肝・胆道障害抑制作用 111
がんの増殖抑制効果 126
がんの転移抑制効果 126
甘麦大棗湯 34
感冒 21, 52, 78, 133, 136, 146, 270, 279
感冒に対する作用 278
顔面紅潮 16
顔面神経麻痺 95
間葉幹細胞に対する作用 113
κ-オピオイド受容体を介した抗侵害受容 60

き

気管支炎 83, 109, 133, 146, 148, 216

気管支拡張作用 221
気管支喘息 83, 84, 133, 146, 148, 216, 217
桔梗 52, 213, 265
菊花 177
枳実 52, 109, 128, 172, 187, 213, 284
基礎代謝量の増加 265
気道粘膜線毛輸送の改善作用 87
機能性ディスペプシア 232, 237, 300, 302
嗅覚障害 197
急性胃腸炎 90
急性胃腸カタル 68, 172, 204, 237
急性疼痛 314
急性熱性疾患 21, 279
急性熱性病 133
境界性パーソナリティ障害 294
胸脇部圧重感 172
強心作用 323
杏仁 128, 279, 284
局所脳血流量増加作用 19
虚血性大腸炎 167
虚弱体質 29, 259, 270
去痰作用 221
切り傷 106
起立性調節障害 321
起立性低血圧症 69
筋炎 259
筋痙攣 116
筋弛緩作用 119
筋疾患 39
緊張型頭痛 63, 177, 178, 249
筋肉痛 114, 116, 287
筋疲労抑制作用 119

く

空間記憶障害改善作用 28
くしゃみ 146
クローン病 167

け

荊芥 265
桂枝加芍薬湯 36
桂枝加朮附湯 39
桂枝茯苓丸 42
軽症うつ 26
軽度喘息 83
桂皮 6, 9, 21, 36, 39, 42, 52, 56, 68, 73, 78, 91, 121, 146, 191, 200, 207, 225, 279, 287, 320

痙攣 114
痙攣性便秘 128
血圧降下作用 76, 153, 230
血圧上昇抑制作用 19, 181
血液流動性に対する作用 193
結核症 270
血管炎等に対する組織学的改善作用 19
血管収縮作用 65
月経困難 9, 29, 42, 188, 191, 195, 196
月経痛 52, 187
月経不順 9, 29, 42, 112, 187, 191, 195, 200, 259
血漿中インターロイキン-18産生抑制 325
結晶の上皮細胞への付着抑制 67
血小板活性化因子産生抑制作用 88
血小板凝集抑制作用 19, 65
血小板減少 26, 70, 138
結石形成抑制作用 186
血中アンモニア濃度上昇抑制 126
血糖値改善 206
血尿 184
げっぷ 237
結膜炎 21
ケミカルメディエーター産生・遊離抑制作用 87, 150
下痢 36, 68, 90, 184, 237, 239
倦怠感 195

こ

降圧作用 189
抗アレルギー作用 23, 144, 149, 176, 194, 222
高アンモニア血症 167
膠飴 161
抗うつ 49, 51
抗炎症作用（効果） 15, 19, 87, 100, 108, 144, 149, 214, 245, 282, 288, 316
紅花 187
抗潰瘍作用 81, 111
口渇 68, 90, 251
睾丸炎 42
抗がん剤の抗腫瘍効果に対する影響 246
抗がん剤の副作用軽減 126
抗菌作用 108, 245
口腔乾燥症 219, 252

口腔疼痛	324
口腔粘膜炎	240
抗痙攣作用	77
攻撃性抑制作用	296
高血圧	
	16, 73, 152, 172, 174, 177,
	179, 187, 191, 224, 225, 265
高血圧随伴症状	17
抗血液毒性作用	212
抗血栓症作用	113
抗高脂血症作用	154
抗酸化作用	49, 154
好酸球に対する作用	88
高脂血症	173
抗腎炎作用	186
抗侵害受容（鎮痛）作用	119
向精神作用	76
香蘇散	48
抗動脈硬化作用	76
行動薬理学的作用	113
口内炎	1, 138, 237, 240
抗認知症作用	181
更年期障害	9, 29,
	30, 32, 42, 47, 52, 179, 187,
	188, 195, 196, 200, 201, 202
更年期障害に対する作用	199
更年期障害頻用漢方薬	202
更年期症候群	11
更年期症状	27
広汎性発達障害	295
抗肥満作用	264
高ビリルビン血症	1
抗不安（様）作用	27, 32, 50,
	87, 235, 296
香附子	48, 200
興奮抑制作用	103
粳米	216, 251
厚朴	52, 83, 128, 187, 231, 284
肛門裂傷	106
抗老化作用	211
誤嚥性肺炎の予防	232
こしけ	9
牛膝	56
五積散	52
牛車腎気丸	55
呉茱萸	9, 63
呉茱萸湯	63
骨塩量減少症	198
骨髄抑制	123
骨粗鬆症	27
骨代謝に対する作用	230
骨量減少	43
ゴナドトロピン産生促進作用	

	11
ゴマ油	106
五味子	146, 207
こむら返り	112, 114, 317, 318
五淋散	66
五苓散	68

さ

柴胡	25, 29, 73, 78, 83, 91, 109,
	134, 172, 271, 291
柴胡加竜骨牡蛎湯	73
柴胡桂枝湯	78
細辛	146, 314
サイトカイン産生に対する作用	
	88
サイトカインに対する作用	
	24, 150
細胞増殖抑制作用	100
細胞保護作用	4
柴朴湯	83
催眠延長	103
柴苓湯	90
坐骨神経症	52
坐骨神経痛	224
酸化ストレスの減弱	4
産後回復不全	133, 137
三叉神経痛	80, 314
山梔子	1, 16, 25, 29, 66, 265
山茱萸	56, 225
山椒	161
酸棗仁	25, 101
酸棗仁湯	101
酸棗仁湯の薬理作用	103
残尿感	66, 155, 184
山薬	56, 225

し

痔	42, 106, 107, 172, 195, 270
紫雲膏	106
シェーグレン症候群	219
地黄	56, 66, 112, 121, 128, 207,
	225
痔核	106
弛緩性便秘	284
四逆散	109
子宮下垂	270
子宮筋腫	43, 196
子宮腺筋症	43
子宮内膜炎	42
子宮内膜症	188
子宮に対する作用	46, 199
子宮の炎症	42
地骨皮	155

紫根	106
脂質過酸化抑制作用	176
脂質代謝異常	173
脂質代謝改善作用	175
止瀉作用	37, 245
歯周病	214
歯痛	314
実験的骨減少改善作用	28
実験的糖尿病抑制作用	230
実験的慢性腎炎抑制作用	15
湿潤傾向	13
湿疹	9, 13, 16
しびれ	55, 57, 60, 224
しぶり腹	36
自閉症	294
しみ	112
四物湯	112
しもやけ	9, 112
芍薬	9, 21,
	29, 36, 39, 42, 52, 66, 78, 109,
	112, 114, 121, 146, 152, 172,
	195, 207, 213, 265, 284, 287
芍薬甘草湯	114
車前子	56, 66, 155
シャルル・ボネ症候群	294
習慣性頭痛	63
習慣性片頭痛	63
習慣性便秘	284
習慣性流産	195
十全大補湯	121
愁訴	85
十二指腸潰瘍	78
手指，手関節腫脹	45
術後肝障害	136
術後低ナトリウム血症	70
腫瘍細胞増殖抑制作用	8
循環系に対する作用	176
循環状態の改善	198
潤腸湯	128
消炎	259
消化管運動機能改善	163
消化管運動機能調節作用	160
消化管運動亢進作用	72, 309
消化管運動促進作用	168
消化管過剰運動抑制作用	169
消化管症状	304
消化管粘膜障害に対する作用	
	244
消化管ホルモンに対する作用	
	82
消化管ホルモン分泌作用	170
消化器症状	37
消化不良	152, 237, 300

索　引　329

生姜	9, 13, 21, 25, 29, 36, 39, 48, 52, 63, 73, 78, 83, 91, 134, 152, 172, 177, 213, 231, 248, 259, 265, 271, 300
小柴胡湯	133
小青竜湯	146
小腸液分泌促進作用	131
小腸粘膜保護作用	310
小児アレルギー性鼻炎	281
小児疳症	290
小児自閉症	295
小児喘息	83
小児夜啼症	73
小麦	34
升麻	271, 314
暑気あたり	68, 90
食後愁訴症候群	300
褥瘡	107, 123
褥瘡創傷治癒促進効果	107
食欲増進に対する作用	311
食欲不振	121, 172, 207, 270, 271, 300, 305
食欲不振に対する作用	278
自律神経失調症	112
自律神経・中枢興奮作用	323
視力低下	321
しわがれ声	231
腎炎	13, 224, 259
心悸亢進	73, 152
神経	39
神経筋遮断作用	41
神経質	48, 109, 320
神経症	9, 25, 200, 237, 290
神経障害改善作用	61
神経衰弱	73, 152
神経性胃炎	231, 232, 237
神経性食道狭窄症	231
神経性心悸亢進症	73
神経痛	21, 39, 52
滲出性中耳炎	94
腎障害改善作用	264
尋常性疣贅	107
腎石症	184, 185
腎臓炎	184
腎臓に対する作用	230
心臓弁膜症	152, 195
身体動揺感	320
深部静脈血栓症	45
心不全	152
真武湯	152
じんま疹	1, 6, 21, 172
C 線維亢進抑制	60
cAMP phosphodiesterase 阻害	

作用	35
COPD	219, 271
COPD の 2 次感染予防	209

す

膵炎抑制作用	81
水瀉性下痢	90
水腫	260
膵臓炎	78
錐体外路症状	117
水毒	68
水疱形成	13
睡眠改善作用	50
睡眠呼吸障害	272
睡眠時間延長	102, 103
睡眠障害	102, 293
睡眠障害改善作用	297
頭重	172, 177, 195
頭痛	42, 52, 63, 68, 177, 187, 191, 195, 248, 320
ステロイド受容体に対する作用	89
ストレス潰瘍抑制効果	206

せ

性機能障害	226
精子運動延長作用	206
性周期に対する作用	12
精神疾患	102
精神神経症状	29, 201
精神不安	25, 73, 191
清心蓮子飲	155
精巣に対する作用	277
生体機能低下状態	204
制吐作用	245
咳	83, 216, 217, 219, 231
脊髄疾患	152
癤	213, 259
舌咽神経痛	314
石膏	13, 177, 251, 265
摂餌・摂水量の増加抑制	206
癤腫症	213
接触性皮膚炎抑制作用	15
接着分子発現抑制作用	88
舌痛	85, 314
セロトニン 1A 受容体抑制作用	181
線維芽細胞増殖抑制作用	15
遷延性咳嗽	218
川芎	9, 52, 101, 112, 121, 195, 200, 265, 291
喘息	279
仙痛発作	117

喘鳴	146
せん妄	293
前立腺炎	155
前立腺肥大	57, 224

そ

蒼朮	6, 13, 25, 29, 39, 52, 68, 91, 121, 152, 195, 200, 204, 259, 271, 287, 291, 300, 320
創傷治癒作用	108
造精機能に対する作用	230
蘇木	187
蘇葉	48, 83, 231

た

大黄	1, 128, 158, 172, 187, 191, 265, 284
大黄甘草湯	158
帯下	42
大建中湯	161
大柴胡湯	172
体脂肪の減少	265
代謝異常改善	268
対象記憶認識改善作用	28
帯状疱疹	107
帯状疱疹後神経痛	40, 272
大棗	13, 21, 25, 34, 36, 39, 52, 63, 73, 78, 83, 91, 134, 172, 213, 216, 238, 259, 271, 300
大腸内視鏡検査前処置法	159
大腸内視鏡検査の苦痛	117
耐糖能異常	156
体内酵素に対する作用	222
体力増強	270
体力低下	207
体力低下に対する作用	277
唾液分泌および膀胱機能に及ぼす影響	257
唾液分泌促進作用	257
多汗症	259, 270
沢瀉	6, 56, 66, 68, 91, 184, 195, 225, 248
立ちくらみ	320
脱肛	270
脱力感	55, 224
ダナゾールの副作用軽減	262
多嚢胞性卵巣症候群	10
打撲	42, 187
痰	146, 216, 217
胆管平滑筋弛緩作用	5
胆汁分泌促進作用	4
単純性イレウス	161
男性更年期	74

男性不妊	74, 209, 226, 272
胆石	78, 109, 172
胆石形成抑制作用	7, 176
胆道閉鎖症	1, 2
胆嚢炎	78, 109, 172

ち

遅延型アレルギーに対する作用	113
知覚麻痺	152
腟炎	227
血の道症	16, 29, 112, 200
知母	101, 251
注意欠陥多動障害	294
中耳炎	21
中途覚醒	103
腸管血流改善作用	169
腸管平滑筋に対する作用	38
腸管輸送能に対する作用	38
丁子	200
釣藤鈎	177, 291
釣藤散	177
腸内細菌増殖抑制作用	194
猪苓	6, 68, 91, 184
猪苓湯	184
鎮咳作用	221
鎮痛	60, 259, 323, 325
鎮痛剤の使用量低減	40
陳皮	48, 52, 177, 187, 207, 248, 271, 300

つ

通導散	187
強い興奮	34
つわり	204, 231

て

手足の冷え	121, 207
低音障害型感音難聴	94
低血圧	249
テトラサイクリン	258
てんかん	73
伝染性軟属腫	287
天麻	248

と

桃核承気湯	191
当帰	9, 25, 29, 52, 66, 106, 112, 121, 128, 187, 195, 200, 207, 265, 271, 287, 291
動悸	16, 195, 201, 265, 320
当帰芍薬散	195
統合失調症	294

統合失調症に対する作用	297
疼痛	39, 40, 106, 114, 117, 213, 314, 323, 324
疼痛の下行性抑制系機能低下に対する改善作用	32
糖尿病	68, 172, 224, 225
糖尿病性神経障害	57, 110
糖尿病代謝性障害改善作用	264
糖尿病に対する効果	256
糖尿病発症抑制	206
桃仁	42, 128, 191
頭皮皮膚炎	107
頭皮放射性皮膚炎	107
動脈硬化症	73
特発性血小板減少性紫斑病	26
特発性血尿	93
豚脂	106

な

内麦粒腫	214
夏やせ	270
難治性疼痛	323
難治性便秘	159, 285

に

乳汁分泌不足	123
乳腺炎	21
乳腺症	188, 192
乳幼児感冒性消化不良症	93
ニューロペプチド濃度上昇作用	222
尿意切迫感	57
尿管結石	185
尿タンパク抑制作用	264
尿道炎	184
尿毒症	68
尿量減少	68, 90
尿路不定愁訴	184, 185, 226
女神散	200
人参	9, 25, 63, 73, 78, 83, 91, 121, 134, 155, 161, 177, 200, 204, 207, 216, 238, 248, 251, 271, 300
妊娠腎	259
人参湯	204
人参養栄湯	207
妊娠ラットに対する作用	199
認知機能障害	249
認知症	26, 178, 290, 292

ね

ねあせ	121, 207
熱感	13, 201

熱傷	107
ネフローゼ	1, 13, 68, 92, 152, 259

の

ノイローゼ	16, 172, 320
脳溢血	152, 172
脳虚血障害	20
脳血管障害	179
脳血管障害後遺症	17, 198
脳血管性認知症	17
脳血流保持作用	181
脳梗塞急性期	94
のどの渇き	251
のぼせ	16, 42, 52, 187, 191, 265
ノンレム睡眠増加作用	103

は

肺炎	78, 133
肺結核	78
排尿困難	55, 57
排尿障害	55, 57, 184
排尿痛	66, 155, 184
排膿散及湯	213
排便異常	161
排卵障害	10, 31, 197
排卵誘発作用	11, 199
はきけ	237
パーキンソン病	294, 306
麦芽	248
麦門冬	9, 155, 177, 216
麦門冬湯	216
パクリタキセル	61
八味地黄丸	224
薄荷	29, 265
発汗	40
発がんプロモーター抑制作用	108
発がん抑制作用	126
白血球減少	26, 123
白血球に対する作用	276
醱酵性下痢	237
抜歯後痛	314
発熱	78
発熱に対する作用	282
鼻水	146
半夏	9, 52, 73, 78, 83, 91, 134, 146, 172, 177, 216, 231, 238, 248, 300
半夏厚朴湯	231
半夏瀉心湯	237
半夏白朮天麻湯	248
半身不随	152, 195, 270

索　引　331

煩悶	73

ひ

非アルコール性脂肪性肝炎	267
鼻アレルギー	147
冷え	52, 224, 248, 317, 323
冷え症	9, 11, 29, 42, 53, 63, 112
鼻炎	146
鼻カタル	109
ひきつけ	34
鼻出血	16
ヒスタミン遊離抑制作用	88
ヒステリー	73, 109
非特異的熱発	137
皮膚炎	16, 106, 107
皮膚温および組織血流量	326
皮膚感染症改善作用	215
皮膚障害	107
皮膚掻痒症	16
皮膚病	259
鼻閉	146
鼻閉塞	279, 281
肥満症	259, 262, 265, 266
肥満糖尿病の脂質代謝に対する効果	257
肥満に対する作用	267
白芷	52
白朮	207, 248, 265, 317
白虎加人参湯	251
病後の体力低下	121
鼻涙管狭窄症	49
疲労回復	112
疲労倦怠	121, 207, 271
貧血	25, 112, 121, 122, 195, 207, 208
貧血改善作用	126
頻尿	55, 57, 66, 155, 317
檳榔子	200
P糖タンパク質に対する阻害作用	160
PCBS, PCDF 毒性抑制作用	8

ふ

不安感	34
不安作用	104
不安神経症	83, 231
不快感	227
腹痛	36, 168, 195
腹部膨満感	36, 161, 168
腹膜炎	42, 152
茯苓	6, 25, 29, 42, 52, 56, 66, 68, 73, 83, 91, 101, 121, 152, 155, 177, 184, 195, 207, 225,
	231, 248, 291, 300, 317, 320
附子	39, 56, 152, 225, 324
ブシ末	323
浮腫	13, 68, 69, 90, 95, 184, 195, 259
婦人科(系)疾患	42, 187, 191, 195
ブタ腎上皮細胞増殖作用	318
二日酔	16, 68, 237
二日酔のむかつき	6
不妊症	195
不眠	9, 16, 25, 26, 73, 102, 103, 172, 201, 231, 290, 293
不眠改善	103
プロスタグランジンE$_2$に対する作用	23
プロトンポンプ阻害作用	111
プロトンポンプ阻害薬抵抗性非びらん性胃食道逆流症	304

へ

閉経期, 閉経後女性の血圧	44
閉塞感	231
閉塞性睡眠時無呼吸症候群	267
変形性膝関節症	14, 259
片頭痛	63, 64
扁桃腺炎	21
便秘	128, 129, 158, 166, 172, 187, 191, 265, 267, 284, 285
Helicobacter pylori 除菌	80, 239

ほ

防已	259
防已黄耆湯	259
膀胱炎	66
膀胱炎抑制	67
膀胱カタル	224
膀胱機能改善作用	60
放射線性口内炎	6, 7
放射線粘膜炎	85
放射線皮膚炎	107
放射線誘発頭皮皮膚炎	107
放射線療法による副作用	124
放射線療法の副作用	273
芒硝	187, 191, 265
乏精子症改善効果	211
防風	177, 265, 314
防風通聖散	265
牡丹皮	9, 29, 42, 56, 225
補中益気湯	270
ホットフラッシュ	44
ホットフラッシュモデルに対す

る作用	194
ほてり	251
哺乳困難	279
ホルモンに対する作用	46, 199
牡蛎	73

ま

麻黄	13, 21, 52, 146, 265, 279, 287
麻黄湯	279
麻子仁	128, 284
麻子仁丸	284
末梢神経障害	107, 119
麻痺性イレウス	161
慢性胃腸カタル	204, 237
慢性胃腸障害	133
慢性炎症	41
慢性肝炎	79, 135
慢性関節リウマチ	95, 137, 288
慢性硬膜下血腫	69, 94
慢性糸球体腎炎	92
慢性疾患	270
慢性腎炎	195
慢性腎臓病	73
慢性心不全	262
慢性腎不全	159
慢性じんま疹	6
慢性膵炎	79
慢性頭痛	63, 178
慢性前立腺炎	156
慢性腸炎	152
慢性肺気腫	85
慢性閉塞性肺疾患	219, 271

み・む

耳鳴り	179, 233
むくみ	6, 55, 90, 265
むくみ改善作用	99
無月経	10
無症候性脳梗塞	45
胸やけ	237

め

めまい	16, 42, 68, 177, 187, 191, 195, 248, 249, 320
免疫・栄養状態改善	124
免疫傷害抑制効果	250
免疫増強作用	125
免疫調整作用	82, 143, 276
免疫能改善	274
免疫賦活	207
免疫複合体結合能上昇抑制作用	

	235
免疫複合体除去作用	144
免疫抑制状態改善作用	126
面疔	213

も

毛様体筋弛緩作用	322
木通	66, 187
木香	25, 200
モノアミン代謝抑制作用	236
モルヒネ耐性抑制・回復作用	
	325

や

夜間頻尿	102
薬物代謝酵素に対する作用	312
火傷	106
夜尿症	13, 295, 317

ゆ

疣贅	107
有痛性筋痙攣	114
UGT1A1 の活性低下作用	131

よ

瘍	213
癰	259
腰下肢痛	58
腰痛	52, 55, 187, 191, 224, 226, 317
腰部脊柱管狭窄症	226
薏苡仁	287
薏苡仁湯	287
抑うつ	11, 34, 48, 200, 202
抑うつ作用	35
抑肝散	290
夜泣き	34, 290

り

リウマチ	152
リウマチ因子抑制作用	154
利水作用	15, 99, 323
利胆作用	50
六君子湯	300
立効散	314
利尿	71, 100, 186, 259
流感	78

竜眼肉	25
竜骨	73
竜胆	314
流涙	146
苓姜朮甘湯	317
苓桂朮甘湯	320
淋炎	184
リン酸カルシウム沈澱物形成	
抑制	316
リンパ腺炎	21, 133
リンパ浮腫	56

れ

冷感	57, 60
レイノー現象	18
裂肛	128, 130
連翹	265
漣肉	155

ろ

老人性(皮膚)掻痒症	58, 152, 227
ロタウイルス感染症	93

プロフィール

松原　和夫（まつばら　かずお）

京都大学医学部附属病院教授・病院長補佐・薬剤部長・臨床研究総合センター治験管理部長

1978 年　京都大学薬学部卒業
1978 年　島根県職員
1979 年〜1997 年　島根医科大学医学部法医学教室
　　　　　　　　　（教務員，助手，学内講師，助教授）
1990 年〜1991 年　ロヨラ大学シカゴ医学部生化学客員
　　　　　　　　　講師
1997 年　旭川医科大学医学部教授，病院薬剤部長
2012 年より現職
大学卒業後，日本海に浮かぶ離島の保健所薬剤師，法医学教室で解剖のお手伝い，大きな島の薬剤部長から古都の薬剤部長へと全国を転々として，国籍（故郷）不明になってしまいました．趣味も行く先々で変遷していますが，宴会好きなところは変わりません．また，島に居た時に思った「おばあちゃんやおじいちゃんの役に立ちたい」という気持ちだけは今もずっと持っています．

尾崎　淳子（おざき　じゅんこ）

京都大学医学部附属病院薬剤部薬剤主任

1993 年　京都大学薬学部卒業
1995 年　京都大学大学院薬学研究科修士課程修了
1995 年　京都大学医学部附属病院薬剤師
現在に至る．
自称，薬剤部一の白物家電マニア．家電を駆使してどれだけ家事を省略できるか日々検討中．もちろん自宅は太陽光発電＆オール電化．電気自動車も所有済みです．最近，家庭用蓄電池を取り付けました．

吉田　優子（よしだ　ゆうこ）

京都大学医学部附属病院薬剤部薬剤主任

1995 年　東北大学薬学部卒業
1997 年　東北大学薬学研究科博士前期課程修了
生薬学の試験で生薬のラテン名が書けなかった暗い思い出のせいか，ここまで漢方薬は避けてきていました．この本に関わってから，身近に感じられるようになった気がします．旅先をのんびり散策するのが好きです．

伊藤　美千穂（いとう　みちほ）

京都大学大学院薬学研究科准教授

1992 年　京都大学薬学部卒業
1996 年　同博士後期課程中退，京都大学薬学部助手
2002〜3 年　米国ワシントン州立大学生物化学研究所に
　　　　　　留学
2003 年　京都大学大学院薬学研究科助教授，2007 年同
　　　　　准教授，現在に至る
以前は現地調査のため，最近は国際会議出席のための外国出張が多い．趣味＆ストレス解消は，料理＆菓子作り＆ミシンで袋物作りなのだが，他人の目から普段の生活や行動をみているとこれはなかなか信じ難いそうだ．

森田　真樹子（もりた　まきこ）

京都大学医学部附属病院薬剤部
妊婦授乳婦薬物療法認定薬剤師

1999 年　北海道薬科大学薬学部生物薬学科卒業
2012 年より現職
北海道の民間病院，大学病院を経て，気が付けば海を越えて京都へ．
趣味は世界のスパイス集め．

―困り果ててる普通の医療関係者に向けた―
エビデンス・ベース
漢方薬活用ガイド（机上版・ポケット版）〔第 2 版〕
定価（本体 5,800 円＋税）

2015 年 11 月 19 日　初版発行©
2018 年 11 月 21 日　第 2 版
　　　　　　　　　　　1 刷発行

監 修 者　京都大学医学部
　　　　　附属病院薬剤部
編 著 者　伊 藤 美千穂

発 行 者　廣 川 重 男

印 刷・製 本　日本ハイコム
表紙デザイン　㈲羽鳥事務所

発行所　京 都 廣 川 書 店
　　　東京事務所　東京都千代田区神田小川町 2-6-12 東観小川町ビル
　　　　　　　　　TEL 03-5283-2045　FAX 03-5283-2046
　　　京都事務所　京都市山科区御陵中内町　京都薬科大学内
　　　　　　　　　TEL 075-595-0045　FAX 075-595-0046

URL http://www.kyoto-hirokawa.co.jp/

ISO14001 取得工場で印刷しました

―― 京都廣川・刊行書（ヲ-3）――

大観 漢方生薬学
生薬のパノラマ的解析から漢方医療の実際面への応用へ

編著　京都薬科大学名誉教授　吉川　雅之
　　　近畿大学薬学部教授　　松田　秀秋

どこに効くのか、何に効くのかという新しく的確な観点から、約100種の生薬を分類・解説している。
美しく貴重な生薬のカラー写真も多数掲載。

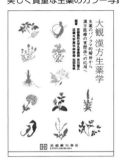

B5判　240頁　6,000円（税別）2色刷
ISBNコード：978-4-901789-26-4

症例実解 漢方薬学〔第2版〕

共著　東邦大学教授　　　　　小池　一男
　　　元徳島文理大学教授　　庄子　　昇
　　　東邦大学講師 漢方薬剤師　塚田　健一

漢方の基礎を概説した上で、疾患への対応を実例を挙げて解説。
真に使えるテキストとなった。

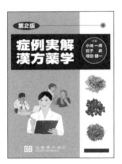

B5判　332頁　6,800円（税別）
ISBNコード：978-4-906992-93-5

病態からみた 漢方薬物ガイドライン ［第3版］
処方構成・適正使用・科学的根拠の解説まで

著　福山大学薬学部教授　岡村　信幸

医療現場で必要とされる漢方生薬の特性や、
治療指針・適正使用についても解析した書籍。

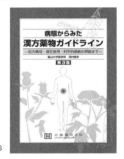

B5判　360頁　4,000円（税別）
ISBNコード：978-4-906992-67-6

生薬学へのいざない
生薬学は今日の医療にどう役立つのか

編著　京都大学大学院薬学研究科准教授　伊藤　美千穂

現代医療の現場で求められる生薬の知識を若手研究者3名がコンパクトにまとめた書。半年間の講義に最適。読物としても楽しめる。

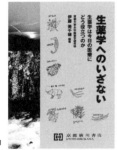

A5判　220頁　3,800円（税別）
ISBNコード：978-4-901789-27-1

総天然色　世界の漢方生薬画譜　〜漢方生薬の一生を追って〜

編集　近畿大学薬学部教授　松田　秀秋

厳選された100種の薬用植物・生薬の原材料段階から最終製品に至るまでの一生を豊富なカラー写真で通観することを目指した。
厳選された写真を工夫をこらして加工し、それを吟味された用紙の上に配置した結果、写真集という概念を凌駕する、まさに「画譜」がここに完成した。

◆豪華限定版

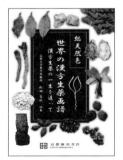

A4判　200頁　23,000円（税別）
本文特漉用紙　美装函入り
ISBNコード：978-4-901789-74-5

京都廣川書店
KYOTO HIROKAWA
URL: http://www.kyoto-hirokawa.co.jp/

困り果ててる普通の医療関係者に向けた

エビデンス・ベース
漢方薬活用ガイド
第2版

ポケット版

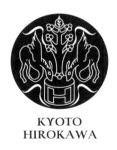

KYOTO
HIROKAWA

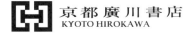

京都廣川書店
KYOTO HIROKAWA

目　次（疾患・症状別）

- **便秘** ……………………………………………………………………………………… 1
- **下痢** ……………………………………………………………………………………… 2
- **吐気，嘔吐，悪心** ……………………………………………………………………… 3
- **咳** ………………………………………………………………………………………… 4
- **心疾患**（心臓弁膜症，心悸亢進，神経性心悸亢進症，心不全で心悸亢進，動悸，息切れ）…… 5
- **腎疾患**（ネフローゼ，萎縮腎，慢性腎炎，浮腫，妊娠腎，腎臓病，尿毒症，腎石症）…… 6
- **気管支喘息**（小児・成人）……………………………………………………………… 8
- **慢性閉塞性肺疾患（COPD）**（咳，痰，息切れ）…………………………………… 9
- **かぜ症候群**（感冒，インフルエンザ，気管支炎，肺炎）………………………… 11
- **胃炎**（食道炎・胃潰瘍・十二指腸潰瘍）…………………………………………… 13
- **腸炎**（便秘，下痢，過敏性腸症候群）……………………………………………… 16
- **痔**（脱肛，脱肛の痛み，肛門裂傷，痔出血）……………………………………… 18
- **肝・胆・膵疾患**（胆嚢炎，胆石症，肝機能障害，黄疸，肝硬変症）…………… 19
- **糖尿病・糖尿病性腎症** ………………………………………………………………… 20
- **肥満症** …………………………………………………………………………………… 21
- **高血圧**（高血圧の随伴症状）………………………………………………………… 22
- **痛風**（関節痛）………………………………………………………………………… 23
- **血液疾患**（鉄欠乏性貧血，術前自己血貯血，特発性血小板減少性紫斑病）…… 24
- **免疫疾患**（関節リウマチ）…………………………………………………………… 25
- **神経内科疾患**（認知症，パーキンソン病，脳血管障害後遺症）………………… 26
- **頭痛** ……………………………………………………………………………………… 27
- **神経症**（ノイローゼ，ヒステリー，てんかん）…………………………………… 28
- **不眠症**（心身が疲れ弱って眠れないもの）………………………………………… 30
- **関節痛**（慢性関節炎，腰痛，肩こり，五十肩）…………………………………… 31
- **泌尿器障害**（血尿，残尿感，排尿痛，頻尿，膀胱炎，尿道炎，排尿困難，前立腺肥大症）…… 33
- **勃起障害**（陰萎・遺精）……………………………………………………………… 34
- **アトピー性皮膚炎**（皮膚炎，皮膚病）……………………………………………… 35
- **湿疹**（じんま疹，化膿性皮膚疾患，褥瘡）………………………………………… 37
- **月経異常**（月経不順，月経困難症，月経痛）……………………………………… 39
- **更年期障害**（頭重，頭痛，めまい，肩こりなど）………………………………… 40
- **産前・産後**（つわり，妊娠中の諸病，妊娠腎，産後の神経症・精神不安，産後回復不全，乳腺炎）… 42
- **乳腺症** …………………………………………………………………………………… 44
- **小児科**（小児喘息，小児虚弱体質，夜尿症，夜泣き，小児疳症，乳児の鼻閉塞，哺乳困難，ひきつけ）… 45
- **眼科疾患**（アレルギー性結膜炎，角膜炎，黄斑浮腫，ぶどう膜炎，白内障，ドライアイ，視力低下，眼瞼痙攣）… 49

iii

- ・アレルギー性鼻炎・花粉症〔鼻炎，慢性鼻炎，鼻づまり，鼻かぜ〕 ················· 50
- ・めまい ················· 52
- ・扁桃炎〔扁桃周囲炎，扁桃腺炎〕 ················· 53
- ・歯科・口腔外科〔口内炎，口腔乾燥症，舌痛症，味覚異常，抜歯後疼痛，顎関節症〕 ·········· 54
- ・緩和ケア＜全身倦怠感，免疫力低下＞ ················· 56
- ・緩和ケア＜消化器症状＞〔食欲不振，嘔気・嘔吐，便秘，腹部膨満感，下痢〕 ··········· 57
- ・緩和ケア＜精神的症状＞〔抑うつ，不安〕 ················· 58
- ・緩和ケア＜軽度のがん性疼痛＞〔筋肉・関節痛，胃痛，腹痛，関節炎，坐骨神経痛，腰痛，しびれ〕·· 59
- ・緩和ケア＜その他＞〔浮腫，口渇，口腔乾燥，咳嗽，血尿〕 ················· 60
- ・化学療法合併症〔食欲不振，嘔気・嘔吐，便秘，口内炎，下痢，末梢神経障害，筋肉痛〕 ········· 61
- ・放射線療法合併症〔下痢，浮腫，咳，腹部膨満感，火傷〕 ················· 63
- ・術後に用いる漢方＜肝機能障害，黄疸＞ ················· 65
- ・術後に用いる漢方＜下痢＞ ················· 66
- ・術後に用いる漢方＜体力低下＞ ················· 67
- ・術後に用いる漢方＜食欲不振＞ ················· 68
- ・術後に用いる漢方＜浮腫（むくみ）＞ ················· 69
- ・術後に用いる漢方＜便秘＞ ················· 70

参考文献 ················· 71

索　引 ················· 72

● 便秘

処方名 (虚←体力スケール→実)	効能または効果	使い分けのポイント	小児使用	妊婦使用	授乳婦	エビデンスレベル
大建中湯 だいけんちゅうとう	腹痛，腹部膨満感 ※イレウス，パーキンソン病の便秘	冷えにより悪化する場合，強い腹痛を伴う場合，オピオイドによる便秘にも用いられる	○	○	○	C
麻子仁丸 ましにんがん	便秘	高齢者の硬便，弛緩性便秘の場合	○	×*	×	C
桂枝加芍薬大黄湯 けいしかしゃくやくだいおうとう	急性腸炎，大腸カタル，常習便秘，宿便，しぶり腹 ※パーキンソン病の便秘	子どもの便秘，腹部膨満と強い腹痛を伴う便秘に用いる	○	×	×	C
潤腸湯 じゅんちょうとう	便秘	高齢者の緩和な便秘に	○	×	×	C
調胃承気湯 ちょういじょうきとう	便秘	大黄甘草湯に塩類下剤芒硝を加えた強化処方	○	×	×	C
大黄甘草湯 だいおうかんぞうとう	便秘	常習性の便秘に広く用いる	○	×	×	A
大承気湯 だいじょうきとう	急性便秘，常習便秘，食あたり（すみやかに出す）	腹痛，腹部膨満感，便意を催すが快く出ない場合	○	×	×	D
大黄牡丹皮湯 だいおうぼたんぴとう	便秘	右下腹部痛を伴う便秘に	○	×	×	C
桃核承気湯 とうかくじょうきとう	便秘	左下腹部痛を伴う便秘に	○	×	×	C
三黄瀉心湯 さんおうしゃしんとう	便秘	のぼせてイライラしている人，熱感のある便秘に	○	×	×	C
通導散 つうどうさん	便秘	月経不順，月経痛，精神症状を伴う場合	○	×	×	D
防風通聖散 ぼうふうつうしょうさん	便秘	肥満を伴う便秘に	○	×	×	C

※印は疾患に対応した効能・効果がないため，参考となる効能・効果を記載した．

*麻子仁丸は，構成生薬の面からは妊婦使用は×であるが，臨床での使用例がある．

● 下痢

処方名 虚←体力スケール→実	効能または効果	使い分けのポイント	小児使用	妊婦使用	授乳婦	エビデンスレベル
しくんしとう 四君子湯	下痢，嘔吐，胃腸虚弱	あまり激しくない下痢，食欲不振に	○	○	○	D
けいひとう 啓脾湯	下痢，消化不良，胃腸虚弱，慢性胃腸炎	早朝の下痢，無痛性の下痢，食べたものがそのまま出てくるような場合	○	○	○	B
せいしょえっきとう 清暑益気湯	下痢	暑気あたり，食欲不振，全身倦怠感がある人	○	○	○	D
はんげしゃしんとう 半夏瀉心湯	消化不良，醗酵性下痢，悪心・嘔吐	腹鳴を伴う下痢，不安・不眠などの精神症状がある場合，イリノテカンによる下痢に有効	○	○	○	B
さいれいとう 柴苓湯	水瀉性下痢，急性胃腸炎	発熱を伴う下痢，のどが渇く，排尿が少ない場合，乳幼児の感冒性消化不良症に有効	○	○	○	B
ごれいさん 五苓散	下痢	浮腫，悪心，嘔吐，頭痛，めまいなどを伴う水様性の下痢，胃腸炎，尿量減少がある場合	○	○	○	B
ちょれいとう 猪苓湯	下痢	熱はなく，血便があるような場合	○	○	○	D

3

● 吐気，嘔吐，悪心

※つわりに関しては P.42 参照のこと。

処方名 ←体力スケール→ 実	効能または効果	使い分けのポイント	小児使用	妊婦使用	授乳婦	エビデンスレベル
四君子湯 （しくんしとう）	胃腸虚弱，慢性胃炎，胃のもたれ，嘔吐	嘔吐があり，食欲不振と気力の衰えが著しい人	○	○	○	D
六君子湯 （りっくんしとう）	食欲不振，嘔吐	やせ型で気力や胃腸機能が低下した人，高齢者や女性に効果が高い，妊婦貧血治療のための経口鉄剤の副作用軽減	○	○	○	B
呉茱萸湯 （ごしゅゆとう）	嘔吐 ※吃逆（しゃっくり）	嘔吐時に頭痛，手足の強い冷感がある人腹部膨満などに伴うしゃっくりに用いる	○	○	○	C
小半夏加茯苓湯 （しょうはんげかぶくりょうとう）	嘔吐（急性胃腸炎）	妊娠悪阻（つわり），少しずつ何回も吐く場合	○	○	○	C
二陳湯 （にちんとう）	悪心，嘔吐	みぞおちが気持ち悪く，めまい，動悸，頭痛がある人	○	○	○	D
半夏瀉心湯 （はんげしゃしんとう）	悪心・嘔吐，食欲不振を伴う消化不良，醗酵性下痢	腹鳴を伴う下痢，不安・不眠などの精神症状がある場合，イリノテカンによる下痢に有効	○	○	○	D
五苓散 （ごれいさん）	二日酔，急性胃腸カタル，悪心，嘔吐，胃内停水	水を飲みたいけれども吐いてしまう人	○	○	○	C
茵陳五苓散 （いんちんごれいさん）	嘔吐，二日酔のむかつき	上腹部が張って苦しく，口渇，頭痛がある人	○	○	○	D
大柴胡湯 （だいさいことう）	胃酸過多症，急性胃腸カタル，悪心，嘔吐，食欲不振	上腹部が張って苦しく，腹痛がある人	○	×	×	D

● 咳

処方名 (虚←体力スケール→実)	効能または効果	使い分けのポイント	小児使用	妊婦使用	授乳婦	エビデンスレベル
じん そ いん 参蘇飲	咳	胃腸虚弱で長引いた咳がある人。胃腸虚弱な子どものこじれたかぜに対しても	○	○	○	D
じ いん し ほうとう 滋陰至宝湯	虚弱なものの慢性の咳・痰	胃腸虚弱で慢性的な咳嗽がある人	○	○	○	D
じ いんこうか とう 滋陰降火湯	のどにうるおいがなく痰は出なくて咳込むもの	皮膚乾燥と気道乾燥があり，痰の切れにくい咳嗽がある人	○	○	○	D
しょうせいりゅうとう 小青竜湯	咳嗽	顔色が蒼白で水様性鼻汁，くしゃみ，鼻閉があり，やや冷え症の傾向の人	○	○	×	D
ばくもんどうとう 麦門冬湯	気管支炎，気管支喘息，痰の切れにくい咳 ※ COPD の咳嗽	口腔乾燥感や気道の乾燥感があり，咳は乾いていて声が嗄れている人，咳嗽症に適用され，柴朴湯を併用する場合もある	○	○	○	B
せいはいとう 清肺湯	痰の多く出る咳 ※ COPD の喀痰，呼吸困難感	慢性的に膿性痰を喀出するような咳がある人，咽喉頭痛，嗄声，咽喉頭異常感などがある場合	○	○	○	B
さいぼくとう 柴朴湯	咳，小児喘息，気管支喘息，気管支炎	感冒の後半で，二次的な細菌感染が疑われる場合，乾性咳嗽以外の子どもの喘息に適用される標準処方の1つ	○	○	○	C
ちくじょうんたんとう 竹茹温胆湯	咳や痰が多くて安眠ができないもの	痰と微熱が長引いて倦怠感が強く，不安で不眠を伴う人	○	○	○	C
はん げ こうぼくとう 半夏厚朴湯	咳	喉に何か引っかかっているようで，それを喀出しようとして思わず出るような咳	○	○	○	C
ご ことう 五虎湯	咳，気管支喘息	咳嗽の標準処方，子どもの急性の咳にも	○	○	×	C
さいかんとう 柴陥湯	咳，咳による胸痛	咳で胸が痛くなるような人	○	○	○	D

5

● **心疾患**（心臓弁膜症，心悸亢進，神経性心悸亢進症，心不全で心悸亢進，動悸，息切れ）

関連症状（心臓性喘息，心臓衰弱，浮腫）

処方名 虚←（体力スケール）→実	効能または効果	使い分けの ポイント	小児 使用	妊婦 使用	授乳 婦	エビデンスレベル
真武湯 しんぶとう	心不全で心悸亢進，心臓弁膜症	貧血がありやせて，力のない話し方の人，新陳代謝が低下し，末梢循環が不良となった場合	×	×	○	D
当帰芍薬散 とうきしゃくやくさん	動悸，心臓弁膜症	貧血改善効果と利尿効果がある 末梢性の浮腫，易疲労に有効	○	○	○	D
桂枝人参湯 けいしにんじんとう	動悸	胃腸が弱く，のぼせとともに動悸を覚えるような場合	○	○	○	D
炙甘草湯 しゃかんぞうとう	動悸，息切れ	動悸などとともに息切れを自覚し，皮膚乾燥，疲労感，手足のほてりを伴う場合	○	○	○	C
苓桂朮甘湯 りょうけいじゅつかんとう	動悸，息切れ	めまい，立ちくらみ，身体動揺感がある場合（パニック障害の動悸）	○	○	○	C
苓甘姜味辛夏仁湯 りょうかんきょうみしんげにんとう	心臓衰弱	顔色が悪く，浮腫に加えて息切れがある人，冷えがある場合 軽症例には注意深く単独で用いる	○	○	○	D
五苓散 ごれいさん	浮腫	口渇および尿量減少がある場合の，種々の原因による浮腫に用いる	○	○	○	D
柴胡加竜骨牡蛎湯 さいこかりゅうこつぼれいとう	神経性心悸亢進症	便秘傾向があり，尿量減少を伴う場合	○	○	○	D
木防已湯 もくぼういとう	心臓性喘息，心臓に基づく疾患，浮腫	喘鳴を伴う呼吸困難や咳嗽などがある場合	○	○	○	C
黄連解毒湯 おうれんげどくとう	心悸亢進	興奮して心悸亢進を来たすような場合	○	○	○	D

6

● 腎疾患 (ネフローゼ, 萎縮腎, 慢性腎炎, 浮腫, 妊娠腎, 腎臓病, 尿毒症, 腎石症)

処方名 (虚→体力スケール→実)	効能または効果	使い分けのポイント	小児使用	妊婦使用	授乳婦	エビデンスレベル
にんじんとう 人参湯	萎縮腎	下痢, 四肢冷感, 胃が冷え (食欲があまりない, または食べ物がつかえているような感じ), 心窩部痛などがある場合	○	○	○	C
しんぶとう 真武湯	ネフローゼ	手足が冷えてむくみがあり, めまいなどがある場合	×	×	○	D
とうきしゃくやくさん 当帰芍薬散	慢性腎炎, 浮腫 (妊娠中)	貧血様で疲れやすく, 頭痛, めまいなどがある場合	○	○	○	C
ぼういおうぎとう 防已黄耆湯	ネフローゼ, 腎炎, 妊娠腎	口渇はあまりみられず, 色白で自然と発汗する傾向があり, 疲れやすい場合	○	○	○	C
ごしゃじんきがん 牛車腎気丸	浮腫	八味地黄丸の強化処方で, 排尿障害 (夜間頻尿, 尿量減少), 浮腫, 腰・下肢痛が顕著な人	×	×	○	C
はちみじおうがん 八味地黄丸	腎炎	疲労倦怠, 尿量減少, 冷えなどがあり, 一般に成人に適応される	×	×	○	C
ろくみがん 六味丸	浮腫	手足がほてり, 口渇, 排尿障害がある場合	○	×	○	C
りょうかんきょうみしんげにんとう 苓甘姜味辛夏仁湯	腎臓病	顔色が悪く, 浮腫に加えて息切れがある人, 冷えがある場合	○	○	○	D
さいれいとう 柴苓湯	浮腫 ※慢性腎炎, ネフローゼ症候群, IgA腎症	小柴胡湯の消炎・抗アレルギー作用と五苓散の利水作用を期待して用いられる	○	○	○	B
ごれいさん 五苓散	浮腫, ネフローゼ, 尿毒症	口渇があり尿量が少ない場合, 尿毒症の頭痛や悪心などの自覚症状改善に有効	○	○	○	B
ちょれいとう 猪苓湯	腎炎, 腎石症, 浮腫 (腰以下)	肉眼的血尿と排尿時不快感がある場合, 尿路結石の標準処方	○	×	○	C
えっぴかじゅつとう 越婢加朮湯	ネフローゼ, 腎炎	胃腸が強く, 口渇, 浮腫がある場合, 急性期の腎炎に用いられる	○	○	×	D
いんちんこうとう 茵陳蒿湯	ネフローゼ	便秘傾向で首から上に発汗し, 喉が渇くが尿は少ない人	○	×	×	D
いんちんごれいさん 茵陳五苓散	浮腫	口渇, 尿量減少などがあり, 軽度の肝機能障害や黄疸を伴う場合	○	○	○	D

処方名 (虚←(体力スケール)→実)	効能または効果	使い分けのポイント	小児使用	妊婦使用	授乳婦	エビデンスレベル
柴胡加竜骨牡蛎湯 さいこかりゅうこつぼれいとう	慢性腎臓病	便秘傾向があり，尿量減少を伴う場合	○	○	○	C
木防已湯 もくぼういとう	腎臓に基づく疾患，浮腫	下肢にむくみがあり，尿量減少傾向の人，息切れや動悸がして口渇がある場合	○	○	○	D
防風通聖散 ぼうふうつうしょうさん	浮腫	便秘して軽い浮腫を伴う場合	○	×	×	D

● 気管支喘息 （小児・成人）

処方名 虚 ←(体力スケール)→ 実	効能または効果	使い分けのポイント	小児使用	妊婦使用	授乳婦	エビデンスレベル
麦門冬湯 （ばくもんどうとう）	気管支喘息	気道過敏症があって咳を主症状とする人	○	○	○	B
小青竜湯 （しょうせいりゅうとう）	気管支喘息	発作時に水様痰を喀出し，寛解期は胃部振水音や背部の悪寒があり，冷え症で，顔色不良の人	○	○	×	B
苓甘姜味辛夏仁湯 （りょうかんきょうみしんげにんとう）	気管支喘息	基礎に肺気腫があり，ときどきわずかに浮腫がある高齢者	○	○	○	D
柴朴湯 （さいぼくとう）	小児喘息，気管支喘息	寛解期の標準処方で，から咳には適応されない	○	○	○	B
小柴胡湯 （しょうさいことう）	気管支喘息	痰がからむ咳，食欲不振，口が苦く，便秘がない人	○	○	○	C
神秘湯 （しんぴとう）	小児喘息，気管支喘息	ときどき発作があって，やや神経質になっている人	○	○	×	D
麻杏甘石湯 （まきょうかんせきとう）	小児喘息，気管支喘息	胃腸のしっかりした，水分をよくとり暑がりの傾向がある人 子どもの標準処方	○	○	×	D
五虎湯 （ごことう）	気管支喘息	咳嗽が顕著で，慢性化した人，子どもに適応される	○	○	×	D
麻黄湯 （まおうとう）	喘息	日頃から喘息があり，感冒罹患がきっかけで発作に陥った場合	○	○	×	D

● 慢性閉塞性肺疾患（COPD）（咳，痰，息切れ）

関連症状（病後の体力低下，咳による胸痛）

処方名 虚 ←体力スケール→ 実	効能または効果	使い分けのポイント	小児使用	妊婦使用	授乳婦	エビデンスレベル
十全大補湯 じゅうぜんたいほとう	病後の体力低下 ※COPDの2次感染予防	貧血があり，顔色が悪くて気力に乏しい人	○	○	○	B
人参養栄湯 にんじんようえいとう	病後の体力低下 ※COPDの2次感染予防	十全大補湯の症状に慢性の咳嗽などの呼吸器疾患がある人で，あれこれと悩んで気の引き立たない場合	○	○	○	B
補中益気湯 ほちゅうえっきとう	病後の体力増強 ※COPD患者の感冒罹患回数の減少，2次感染予防	倦怠感が持続し，気力や食欲の回復が不十分と思われる場合	○	○	○	B
参蘇飲 じんそいん	咳	胃腸虚弱で長引いた咳がある人	○	○	○	D
滋陰至宝湯 じいんしほうとう	虚弱なものの慢性の咳・痰	胃腸虚弱で慢性的な咳嗽がある人	○	○	○	D
滋陰降火湯 じいんこうかとう	のどにうるおいがなく痰は出なくて咳込むもの	皮膚乾燥と気道乾燥があり，痰の切れにくい咳嗽がある人	○	○	○	D
炙甘草湯 しゃかんぞうとう	息切れ	動悸などとともに息切れを自覚し，皮膚乾燥，疲労感，手足のほてりを伴う場合	○	○	○	D
麦門冬湯 ばくもんどうとう	痰の切れにくい咳 ※COPDの咳嗽	口腔乾燥感や気道の乾燥感があり，咳は乾いていて声が嗄れている人	○	○	○	B
清肺湯 せいはいとう	痰の多く出る咳 ※COPDの喀痰	慢性的に膿性痰を喀出するような咳がある人	○	○	○	B
柴朴湯 さいぼくとう	咳	感冒の後半で，二次的な細菌感染が疑われる場合	○	○	○	C
竹筎温胆湯 ちくじょうんたんとう	咳や痰が多くて安眠ができないもの	痰と微熱が長引いて倦怠感が強く，不安で不眠を伴う人	○	○	○	C
半夏厚朴湯 はんげこうぼくとう	咳	喉に何か引っかかっているようで，それを喀出しようとして思わず出るような咳	○	○	○	C
五虎湯 ごことう	咳	咳嗽の標準処方	○	○	×	C
柴陥湯 さいかんとう	咳，咳による胸痛	咳で胸が痛くなるような人	○	○	○	D

処方名 虚←(体力スケール)→実	効能または効果	使い分けのポイント	小児使用	妊婦使用	授乳婦	エビデンスレベル
木防已湯 もくぼういとう	心臓性喘息	喘鳴を伴う呼吸困難や咳嗽がある人	○	○	○	D

● かぜ症候群 (感冒，インフルエンザ，気管支炎，肺炎)

関連症状（風邪，流感，咳）

処方名 ⓥ←(体力スケール)→ⓙ	効能または効果	使い分けの ポイント	小児 使用	妊婦 使用	授乳 婦	エビデンス レベル
こうそさん 香蘇散	胃腸虚弱で神経質の人の感冒の初期	ほかの薬を使い難いような胃腸虚弱な人や高齢者で，抑うつ傾向のある場合	○	○	○	D
まおうぶしさいしんとう 麻黄附子細辛湯	感冒，気管支炎	冷え，悪寒，発熱，全身倦怠感，咽頭痛などがある場合．高齢者や虚弱者によく用いられる	×	×	×	B
ほちゅうえっきとう 補中益気湯	感冒	感冒の諸症状がなくなり，倦怠感，食欲不振，微熱が残る場合	○	○	○	C
けいしとう 桂枝湯	体力が衰えたときのかぜの初期	頭痛，発熱，悪寒，身体痛などがあり，自然に汗が出やすい人	○	○	○	C
じんそいん 参蘇飲	感冒，咳	胃腸虚弱な人，感冒がやや長引いた場合	○	○	○	D
ばくもんどうとう 麦門冬湯	痰の切れにくい咳，気管支炎	気道の乾燥感，咽喉の刺激感があり，咳込むような場合．かぜ症候群後に咳が遷延する場合	○	○	○	B
しょうせいりゅうとう 小青竜湯	感冒，気管支炎	顔色が青白く，冷えがあり，水様痰，水様鼻汁，咳嗽，悪寒がある場合	○	○	×	A
れいかんきょうみしんげにんとう 苓甘姜味辛夏仁湯	気管支炎	水様痰がある場合，胃腸虚弱者にも適用可能，肺気腫の労作時呼吸困難にも著効例あり	○	○	○	D
さいこけいしとう 柴胡桂枝湯	感冒，流感，肺炎	発症後2〜3日して改善せず，頭痛，悪寒，関節痛，食欲不振，倦怠感などがある場合	○	○	○	C
ごしゃくさん 五積散	感冒	頭痛，関節痛があるかぜの初期	○	○	×	D
ちくじょうんたんとう 竹筎温胆湯	インフルエンザ，感冒，肺炎	咳嗽，喀痰，微熱が長引き，不安・不眠を伴う場合	○	○	○	C
さいぼくとう 柴朴湯	気管支炎，咳	痰がからむ咳が強く，精神不安，抑うつ傾向である場合	○	○	○	D
しょうまかっこんとう 升麻葛根湯	感冒の初期	頭痛，発熱，悪寒などがある発熱性疾患の初期に用いる	○	○	○	D
せんきゅうちゃちょうさん 川芎茶調散	感冒	感冒初期の頭痛	○	○	○	D

処方名 (虚)←体力スケール→(実)	効能または効果	使い分けのポイント	小児使用	妊婦使用	授乳婦	エビデンスレベル
小柴胡湯 (しょうさいことう)	感冒, 肺炎, 気管支炎	5日以上経過して長引き, 口が苦い, 食欲低下, 倦怠感, 咳, 痰を伴う場合	○	○	○	A
神秘湯 (しんぴとう)	気管支炎	呼吸困難があり, 喀痰は少なく抑うつ傾向の人	○	○	×	C
葛根湯 (かっこんとう)	感冒, 鼻かぜ	感冒初期で, 悪寒, 発熱, 頭痛があり, 汗が出ない, または少なく, うなじがこわばる場合	○	○	×	B
四逆散 (しぎゃくさん)	気管支炎	季肋部の苦満感と肋骨弓下部の抵抗・圧痛があり, 肩・項背部のこり, 不安・不眠などの精神神経症状を伴う場合	○	○	○	D
麻黄湯 (まおうとう)	感冒, インフルエンザ (初期のもの)	関節痛, 悪寒が強い場合, 子どものインフルエンザにも適用される	○	○	×	B

● 胃炎 （食道炎・胃潰瘍・十二指腸潰瘍）

処方名　(虚)←体力スケール→(実)	効能または効果	使い分けのポイント	小児使用	妊婦使用	授乳婦	エビデンスレベル
じゅうぜんたいほとう 十全大補湯	食欲不振	貧血があり，顔色が悪く気力に乏しい人	○	○	○	C
しんぶとう 真武湯	胃腸疾患，胃腸虚弱症，慢性腸炎，胃アトニー症，胃下垂症	顔色が悪く，手足が冷たい人	×	×	○	C
せいしょえっきとう 清暑益気湯	食欲不振	暑気あたり，食欲不振，全身倦怠感がある人	○	○	○	C
しくんしとう 四君子湯	胃腸虚弱，慢性胃炎，胃のもたれ，嘔吐	嘔吐があり，食欲不振と気力の衰えが著しい人	○	○	○	D
にんじんとう 人参湯	急性・慢性カタル，胃アトニー症，胃拡張	胃が冷え（食欲があまりない，または食べ物がつかえているような感じ），息切れや倦怠感がある人	○	○	○	D
りっくんしとう 六君子湯	胃炎，胃アトニー症，胃下垂，食欲不振，胃痛，嘔吐	やせ型で気力や胃腸機能が低下した人，高齢者や女性に効果が高い	○	○	○	A
あんちゅうさん 安中散	神経性胃炎，慢性胃炎，胃アトニー症	甘味好きの冷え性の人	○	○	○	C
ほちゅうえっきとう 補中益気湯	食欲不振，胃下垂	抑うつ傾向，全身倦怠感があり，食欲がない，味がしない場合	○	○	○	C
けいひとう 啓脾湯	胃腸虚弱，慢性胃炎	早朝の下痢，無痛性の下痢，食べたものがそのまま出てくるような場合	○	○	○	D
けいしにんじんとう 桂枝人参湯	慢性胃腸炎，胃アトニー症	人参湯が適応される状態で，頭痛と動悸がある人	○	○	○	D
しょうけんちゅうとう 小建中湯	慢性胃腸炎	胃腸が弱くて食が細く，腹痛，動悸，手足のほてり，頻尿などがある人	○	○	○	D
にんじんようえいとう 人参養栄湯	食欲不振	消耗性疾患，あるいは外科手術後の体力低下を伴う人	○	○	○	C
ぶくりょういん 茯苓飲	胃炎，胃アトニー症，溜飲（げっぷ）	げっぷや胃内容の逆流がある人	○	○	○	C
ごしゅゆとう 呉茱萸湯	嘔吐	嘔吐時に頭痛，手足の強い冷感がある人	○	○	○	C
はんげびゃくじゅつてんまとう 半夏白朮天麻湯	胃腸虚弱	起立性低血圧で疲れやすさ，頭痛，めまいのある人	○	○	○	D

14

処方名 (虚)←〔体力スケール〕→(実)	効能または効果	使い分けのポイント	小児使用	妊婦使用	授乳婦	エビデンスレベル
茯苓飲合半夏厚朴湯 （ぶくりょういんごうはんげこうぼくとう）	神経性胃炎、溜飲（げっぷ）、胃炎	げっぷ、抑うつ傾向、咽喉・食道部に異物感がある人	○	○	○	D
小半夏加茯苓湯 （しょうはんげかぶくりょうとう）	嘔吐（急性胃腸炎）	妊娠悪阻（つわり）、少しずつ何回も吐く場合	○	○	○	C
桂枝加芍薬大黄湯 （けいしかしゃくやくだいおうとう）	急性腸炎	お腹にガスが溜まって上手く出せず、強い腹痛のある人	○	○	×	C
柴胡桂枝湯 （さいこけいしとう）	胃潰瘍、十二指腸潰瘍	活動期を過ぎた胃潰瘍の再燃防止に効果あり	○	○	○	B
五積散 （ごしゃくさん）	胃腸炎	冷え症で関節痛、腰痛、頭痛を伴う人	○	○	×	D
二陳湯 （にちんとう）	悪心、嘔吐	みぞおちが気持ち悪く、めまい、動悸、頭痛がある人	○	○	○	D
柴苓湯 （さいれいとう）	急性胃腸炎	発熱など炎症所見を伴う胃腸炎の人	○	○	○	B
半夏厚朴湯 （はんげこうぼくとう）	神経性胃炎	咽喉・食道部に異物感がある人	○	○	○	B
半夏瀉心湯 （はんげしゃしんとう）	急・慢性胃腸カタル、胃下垂、神経性胃炎、胃弱、二日酔、げっぷ、胸やけ	胸やけ、胃部のつかえ、腹鳴を伴う下痢がある人	○	○	○	B
胃苓湯 （いれいとう）	急性胃腸炎	水瀉性下痢で腹痛を伴う人	○	○	○	C
黄連湯 （おうれんとう）	急性胃炎、二日酔	胸が苦しく、腹痛、嘔気のある人	○	○	○	C
小柴胡湯 （しょうさいことう）	慢性胃腸障害	食欲不振、悪心・嘔吐を伴う口が苦い人	○	○	○	D
五苓散 （ごれいさん）	二日酔、急性胃腸カタル、悪心、嘔吐、胃内停水	水を飲みたいけれども吐いてしまう人	○	○	○	C
四逆散 （しぎゃくさん）	胃炎、胃酸過多、胃潰瘍	神経質、手足の冷えやすい人	○	○	○	B
茵陳五苓散 （いんちんごれいさん）	嘔吐、二日酔のむかつき	上腹部が張って苦しく、口渇、頭痛がある人	○	○	○	D
平胃散 （へいいさん）	急・慢性胃カタル、胃アトニー症、食欲不振	消化不良があって、胃もたれがある人	○	○	○	D
黄連解毒湯 （おうれんげどくとう）	胃炎	日頃胃腸が丈夫な人の胃痛、胃もたれ	○	○	○	B

処方名			効能または効果	使い分けの ポイント	小児 使用	妊婦 使用	授乳 婦	エビデ ンス レベル
(虚)←(体力スケール)→(実)								
大柴胡湯 だいさいことう			胃酸過多症，急性胃 腸カタル，悪心，嘔 吐，食欲不振	上腹部が張って苦しく， 腹痛がある人	○	×	×	D

16

● 腸炎 （便秘，下痢，過敏性腸症候群）

関連症状（胃腸虚弱，消化不良，腹痛，腹部膨満感，しぶり腹，宿便，食あたり，冷え腹，下血）

処方名 虚←体力スケール→実	効能または効果	使い分けのポイント	小児使用	妊婦使用	授乳婦	エビデンスレベル
しんぶとう 真武湯	慢性腸炎，胃腸疾患，胃腸虚弱症，消化不良	下痢しやすい，顔色が悪く手足が冷え，めまい，易疲労感がある場合	×	×	○	D
しくんしとう 四君子湯	下痢，胃腸虚弱	あまり激しくない下痢，食欲不振に	○	○	○	D
だいけんちゅうとう 大建中湯	腹痛，腹部膨満感	腹部膨満感や便秘，激しい下腹部痛のある人	○	○	○	B
りっくんしとう 六君子湯	消化不良	お腹がもたれる場合，食欲不振，気力低下に	○	○	○	B
けいひとう 啓脾湯	下痢，消化不良，胃腸虚弱，慢性胃腸炎	早朝の下痢，無痛性の下痢，食べたものがそのまま出てくるような場合	○	○	○	B
とうきけんちゅうとう 当帰建中湯	下腹部痛	顔色が悪い人，冷えがある場合の下腹部痛，脱肛の痛みに	○	○	○	C
せいしょえっきとう 清暑益気湯	下痢	暑気あたり，食欲不振，全身倦怠感がある人	○	○	○	D
けいしかしゃくやくとう 桂枝加芍薬湯	しぶり腹，腹痛	過敏性腸症候群(IBS)，特に便秘・下痢交替型，下痢型に	○	○	○	B
とうきしぎゃくかごしゅゆしょうきょうとう 当帰四逆加呉茱萸生姜湯	下腹部痛	冷えで増悪する腹痛に	○	○	○	C
とうきとう 当帰湯	腹痛，腹部膨満感	肋間神経痛様の痛みが背中に抜けるような場合，足に冷えがある場合	○	○	○	C
ましにんがん 麻子仁丸	便秘	高齢者の硬便，弛緩性便秘の場合	○	×	×	C
けいしかしゃくやくだいおうとう 桂枝加芍薬大黄湯	しぶり腹，宿便，大腸炎，常習便秘，急性腸炎	過敏性腸症候群(IBS) 便秘・下痢交替型	○	×	×	C
じゅんちょうとう 潤腸湯	便秘	高齢者の緩和な便秘に	○	×	×	C
はんげしゃしんとう 半夏瀉心湯	消化不良，醗酵性下痢	腹鳴を伴う下痢，不安・不眠などの精神症状がある場合，イリノテカンによる下痢に有効	○	○	○	B

処方名 ⟨虚⟩←(体力スケール)→⟨実⟩	効能または効果	使い分けのポイント	小児使用	妊婦使用	授乳婦	エビデンスレベル
さいれいとう 柴苓湯	水瀉性下痢, 急性胃腸炎	発熱を伴う下痢, のどが渇く, 排尿が少ない場合, 乳幼児の感冒性消化不良症に有効	○	○	○	B
ちょういじょうきとう 調胃承気湯	便秘	大黄甘草湯に塩類下剤芒硝を加えた強化処方	○	×	×	C
いれいとう 胃苓湯	食あたり, 腹痛, 冷え腹, 急性胃腸炎	冷えで増悪する腹痛, 下痢	○	○	○	C
だいおうかんぞうとう 大黄甘草湯	便秘	常習性の便秘に広く用いる	○	×	×	A
ごれいさん 五苓散	下痢	浮腫, 悪心, 嘔吐, 頭痛, めまいなどを伴う水様性の下痢, 胃腸炎に	○	○	○	B
ちょれいとう 猪苓湯	下痢	熱はなく, 血便があるような場合	○	○	○	D
だいじょうきとう 大承気湯	急性便秘, 常習便秘, 食あたり (すみやかに出す)	腹痛, 腹部膨満感, 便意を催すが快く出ない場合	○	×	×	D
へいいさん 平胃散	消化不良	食欲不振, 食後の腹鳴, 下痢などがある場合	○	○	○	D
おうれんげどくとう 黄連解毒湯	下血	不眠, イライラ, 出血がある人	○	○	○	C
だいおうぼたんぴとう 大黄牡丹皮湯	便秘	右下腹部痛を伴う便秘に	○	×	×	C
とうかくじょうきとう 桃核承気湯	便秘	左下腹部痛を伴う便秘に	○	×	×	C
さんおうしゃしんとう 三黄瀉心湯	便秘	熱感のある便秘に	○	×	×	C
つうどうさん 通導散	便秘	月経不順, 月経痛, 精神症状を伴う場合	○	×	×	D
ぼうふうつうしょうさん 防風通聖散	便秘	肥満を伴う便秘に	○	×	×	C

18

● **痔**（脱肛，脱肛の痛み，肛門裂傷，痔出血）

処方名 虚←（体力スケール）→実	効能または効果	使い分けのポイント	小児使用	妊婦使用	授乳婦	エビデンスレベル
十全大補湯 じゅうぜんたいほとう	手足の冷え，貧血 ※病後の体力低下	子どもの肛門周囲膿瘍，痔瘻に効果がある	○	○	○	C
補中益気湯 ほちゅうえっきとう	痔，脱肛	脱肛傾向があり，疲れやすい人	○	○	○	C
当帰建中湯 とうきけんちゅうとう	痔，脱肛の痛み	疲れやすく貧血がある場合	○	○	○	D
当帰芍薬散 とうきしゃくやくさん	痔（妊娠中）	手足の冷えがある場合	○	○	○	D
芎帰膠艾湯 きゅうききょうがいとう	痔出血	血色の悪い人	○	○	○	C
潤腸湯 じゅんちょうとう	※裂肛	皮膚が乾燥傾向にある主に高齢者に用いる	○	×	×	D
乙字湯 おつじとう	いぼ痔，きれ痔	便秘，軽度の出血がある場合 手足が冷えやすい人は適さない	○	×	×	C
桂枝茯苓丸 けいしぶくりょうがん	痔	頭痛，肩こり，めまい，のぼせ，足の冷えなどがある場合	○	×	○	D
大黄牡丹皮湯 だいおうぼたんぴとう	痔	強い便秘がある場合	○	×	×	D
三黄瀉心湯 さんおうしゃしんとう	痔出血	あから顔，ほてり顔，便秘がある場合	○	×	×	D
大柴胡湯 だいさいことう	痔	上腹部の抵抗・圧痛があり，炎症と便秘がある場合	○	×	×	D
紫雲膏 しうんこう 外用処方	痔核による疼痛，肛門裂傷	外痔核や肛門の中に直接外用する，またはガーゼにのばして外用する	○	○	○	C

● 肝・胆・膵疾患 （胆嚢炎，胆石症，肝機能障害，黄疸，肝硬変症）

関連症状（胆嚢炎・胆石・肝機能障害・膵臓炎などの心下部緊張疼痛，肝硬変からの肝発が
ん抑制効果，肝硬変に伴う腓腹筋痙攣）

処方名 〈虚〈体力スケール〉実〉	効能または効果	使い分けのポイント	小児使用	妊婦使用	授乳婦	エビデンスレベル
十全大補湯	※肝硬変からの肝発がん抑制効果	肝硬変で，貧血があり，顔色が悪く気力に乏しい人	○	○	○	B
柴胡桂枝湯	胆嚢炎・胆石・肝機能障害・膵臓炎などの心下部緊張疼痛	食後右上腹部に痛みや張りがある人	○	○	○	C
小柴胡湯	慢性肝炎における肝機能障害の改善	食欲不振，口が苦く，便秘がない人	○	○	○	A
茵蔯蒿湯	黄疸，肝硬変症	便秘で心窩部の不快感があり，尿が少なく，かゆみを伴う人	○	×	×	B
四逆散	胆嚢炎，胆石症	イライラ，不眠，抑うつ感などの精神神経症状のある人	○	○	○	C
茵蔯五苓散	※胆汁うっ滞改善	口渇，尿量減少，黄疸がある場合	○	○	○	D
大柴胡湯	胆嚢炎，胆石症，黄疸，肝機能障害	上腹部が堅く張って痛み，嘔吐して便秘している人	○	×	×	C
芍薬甘草湯	急激に起こる筋肉の痙攣を伴う疼痛 ※肝硬変に伴う腓腹筋痙攣	肝硬変に伴うこむら返りがある人 頓服で使用する	○	○	○	A

● 糖尿病・糖尿病性腎症

関連症状（口渇，神経症状（しびれ），起立性低血圧）

処方名 (虚)←(体力スケール)→(実)	効能または効果	使い分けの ポイント	小児 使用	妊婦 使用	授乳 婦	エビデンスレベル
八味地黄丸 はちみじおうがん	糖尿病	倦怠感と下肢の冷感，しびれ感のある人	×	×	○	B
牛車腎気丸 ごしゃじんきがん	しびれ	八味地黄丸の強化処方で，排尿障害（夜間頻尿，尿量減少），浮腫，腰・下肢痛が顕著な人	×	×	○	B
清心蓮子飲 せいしんれんしいん	耐糖能異常 ※糖尿病	精神不安定で，気力が低下し，口渇がある人，インスリン非依存型糖尿病患者の耐糖能改善の効果が報告されている	○	×	○	B
柴苓湯 さいれいとう	むくみ ※糖尿病性腎症	口渇，尿量減少，浮腫などがある人，糖尿病性腎症の尿タンパク改善作用が報告されている	○	○	○	B
五苓散 ごれいさん	糖尿病 ※起立性低血圧	強い口渇があり，尿量減少のある人，起立性低血圧の改善の報告がある	○	○	○	A
白虎加人参湯 びゃっこかにんじんとう	のどの渇き	のどが渇いて大量の水を飲み，疲労感を覚える場合	○	○	○	D
大柴胡湯 だいさいことう	糖尿病	上腹部の抵抗・圧痛があり，血色がよく体格もがっちりして，かた太りで便秘や肩こりがある人	○	×	×	B

● 肥満症

関連症状（脂質異常症）

処方名 (虚)←(体力スケール)→(実)	効能または効果	使い分けのポイント	小児使用	妊婦使用	授乳婦	エビデンスレベル
ぼういおうぎとう 防已黄耆湯	肥満症	色白で疲れやすく，筋肉にしまりがなく，むくみのある人	○	○	○	C
ぼうふうつうしょうさん 防風通聖散	肥満症	腹部の皮下脂肪が厚く，便秘気味で，イライラ，のぼせのある人	○	×	×	A
だいさいことう 大柴胡湯	肥満症 ※脂質異常症	血色がよく体格もがっちりして，かた太りで便秘や肩こりがある人	○	×	×	B

● 高血圧 （高血圧の随伴症状）

関連症状（のぼせ，肩こり，耳鳴り，頭重，頭痛，めまい，不眠，不安）

処方名 （虚）←体力スケール→（実）	効能または効果	使い分けのポイント	小児使用	妊婦使用	授乳婦	エビデンスレベル
しんぶとう 真武湯	高血圧	下痢しやすい，顔色が悪く手足が冷え，めまい，易疲労感がある場合	×	×	○	C
はちみじおうがん 八味地黄丸	高血圧	手足が冷え，めまいがある場合，軽症高血圧の人	×	×	○	B
しちもつこうかとう 七物降下湯	高血圧の随伴症状（のぼせ，肩こり，耳鳴り，頭重）	貧血でやせた人，易疲労感，下半身の冷え，頻尿傾向がある場合	○	○	○	C
ちょうとうさん 釣藤散	慢性に続く頭痛で高血圧の傾向のあるもの	頭痛，めまい，イライラ，肩こりがある場合	○	○	○	B
だいじょうきとう 大承気湯	高血圧	比較的強度の便秘があり，気分が不安定な場合	○	×	×	D
さいこかりゅうこつぼれいとう 柴胡加竜骨牡蛎湯	高血圧	驚きやすい，気分が沈みがちで，不眠，夢をみやすい，動悸を覚えたりしやすい場合	○	○	○	C
おうれんげどくとう 黄連解毒湯	高血圧	つまらないことが気にかかり，イライラする人，顔がほてり気味の場合，高血圧を伴うのぼせ，顔面紅潮に有効	○	○	○	A
とうかくじょうきとう 桃核承気湯	高血圧の随伴症状（頭痛，めまい，肩こり）	のぼせ感や逆上感などの精神的な症状があり，便秘傾向の場合	○	×	×	C
さんおうしゃしんとう 三黄瀉心湯	高血圧の随伴症状（のぼせ，肩こり，耳鳴り，頭重，不眠，不安）	顔面が紅潮し，気分が不安定な人，耳鳴り，不眠などがある場合	○	×	×	C
つうどうさん 通導散	高血圧の随伴症状（頭痛，めまい，肩こり）	月経痛，頭痛，めまい，肩こりがある場合	○	×	×	D
だいさいことう 大柴胡湯	高血圧	筋肉質でがっちりした人，上腹部に抵抗・圧痛があり，ストレス，便秘，肩こりなどがある場合	○	×	×	C
ぼうふうつうしょうさん 防風通聖散	高血圧の随伴症状（頭痛，めまい，肩こり）	動悸，肩こり，のぼせがあり，便秘する場合	○	×	×	C

● 痛風（関節痛）

関連症状（四肢関節の腫脹，疼痛，熱感）

処方名 （虚）←(体力スケール)→（実）	効能または効果	使い分けの ポイント	小児 使用	妊婦 使用	授乳 婦	エビデンスレベル
だいぼうふうとう 大防風湯	痛風	症状が慢性化し貧血傾向の人，関節の変形，こわばりがある場合	×	×	○	D
けいし か ぶ しゅつぶ とう 桂枝加朮附湯	関節痛 ※痛風	四肢冷感，夜間の痛みがある場合	×	×	○	D
よく い にんとう 薏苡仁湯	関節痛 ※痛風	患部の熱感とこわばりがある場合	○	×	×	D
ま きょうよくかんとう 麻杏薏甘湯	関節痛 ※痛風	軽度な関節の腫脹・疼痛があり，発汗傾向，浮腫などを伴う場合	○	○	×	D
えっ ぴ か じゅつとう 越婢加朮湯	四肢関節の腫脹，疼痛，熱感 ※痛風，痛風様関節炎	口渇，尿量の減少を伴い，むくみ，発汗が顕著な人	○	○	×	D
ぼうふうつうしょうさん 防風通聖散	むくみ ※痛風	動悸，肩こり，のぼせがあり，便秘する場合	○	×	×	D

● 血液疾患 （鉄欠乏性貧血，術前自己血貯血，特発性血小板減少性紫斑病）

処方名 （虚）←（体力スケール）→（実）	効能または効果	使い分けのポイント	小児使用	妊婦使用	授乳婦	エビデンスレベル
じゅうぜんたいほとう **十全大補湯**	貧血 ※術前自己血貯血	病後など顔色不良で気力に乏しい人	○	○	○	B
にんじんようえいとう **人参養栄湯**	貧血 ※術前自己血貯血	十全大補湯の症状に慢性の咳嗽などの呼吸器疾患がある人	○	○	○	B
とうきしゃくやくさん **当帰芍薬散**	貧血 ※鉄欠乏性貧血	めまい，立ちくらみがある人	○	○	○	B
きひとう **帰脾湯**	貧血	虚弱体質で血色の悪い人	○	○	○	D
かみきひとう **加味帰脾湯**	貧血 ※特発性血小板減少性紫斑病	帰脾湯の症状に加えイライラなどの精神症状が強い人	○	○	○	C

● 免疫疾患 （関節リウマチ）

関連症状（関節痛・関節炎）

処方名 （虚）←[体力スケール]→（実）	効能または効果	使い分けのポイント	小児使用	妊婦使用	授乳婦	エビデンスレベル
だいぼうふうとう 大防風湯	下肢の関節リウマチ	手足の冷えがあり，消化器機能は衰えていない人	×	×	○	C
しんぶとう 真武湯	リウマチ	下痢しやすい，顔色が悪く手足が冷え，めまい，易疲労感がある場合	×	×	○	D
けいしかじゅつぶとう 桂枝加朮附湯	関節痛 ※関節リウマチ	痛みの軽い人，寒冷により増悪する人	×	×	○	C
ぼういおうぎとう 防已黄耆湯	関節炎 ※関節リウマチ	関節に水腫のある人	○	○	○	C
さいれいとう 柴苓湯	※関節リウマチ	ステロイド剤の減量・離脱，リウマチ初期，NSAIDs の無効例に使用する	○	○	○	B
よくいにんとう 薏苡仁湯	関節痛 ※関節リウマチ	慢性的な手足の関節・筋肉の疼痛・腫脹，熱感のある人	○	○	×	C
まきょうよくかんとう 麻杏薏甘湯	関節痛 ※関節リウマチ	初期で軽度な関節の腫脹と痛みや筋肉痛がある人	○	○	×	C
えっぴかじゅつとう 越婢加朮湯	関節リウマチ	口渇，尿量の減少を伴い，むくみ，発汗が顕著である人	○	○	×	C
まおうとう 麻黄湯	関節リウマチ	リウマチの初期の発熱と関節痛のある人	○	○	×	D

● 神経内科疾患 （認知症，パーキンソン病，脳血管障害後遺症）

関連症状（認知症の行動・心理症状（BPSD），胃排出能低下，排便機能障害，便秘，意欲低下，精神症状，嚥下障害，運動障害，筋痛）

処方名〈虚〉←体力スケール→〈実〉	効能または効果	使い分けのポイント	小児使用	妊婦使用	授乳婦	エビデンスレベル
しんぶとう 真武湯	脳溢血，脊髄疾患による運動ならびに知覚麻痺 ※脳血管障害後遺症	四肢の末梢に振戦や冷感があり，めまいなどのためにリハビリにも積極的ではない人	×	×	○	C
だいけんちゅうとう 大建中湯	※パーキンソン病の便秘	腹部膨満感や便秘，激しい下腹部痛のある人	○	○	○	D
りっくんしとう 六君子湯	胃炎，胃アトニー，胃下垂，消化不良，食欲不振，胃痛 ※パーキンソン病の胃排出能低下，排便機能障害	やせ型で気力や胃腸機能が低下した人 高齢者や女性に効果が高い	○	○	○	C
とうきしゃくやくさん 当帰芍薬散	※アルツハイマー型認知症の周辺症状，脳血管障害後遺症	足腰が冷えて麻痺側の血行が悪く，頭痛，めまいがある人	○	○	○	C
けいしかしゃくやくだいおうとう 桂枝加芍薬大黄湯	常習便秘 ※パーキンソン病の便秘	腹部膨満と強い腹痛を伴う便秘がある人	○	×	×	D
よくかんさんかちんぴはんげ 抑肝散加陳皮半夏	神経症 ※アルツハイマー型認知症の周辺症状	抑肝散が適応される状態より慢性化して，悪心，嘔吐，胃内停水などの消化器症状のある人	○	○	○	B
はんげこうぼくとう 半夏厚朴湯	神経性食道狭窄症 ※パーキンソン病の嚥下障害	抑うつ状態，咽喉・食道部に異物感，腸管内ガスの停滞のある人	○	○	○	B
ちょうとうさん 釣藤散	※血管性認知症の周辺症状	頭痛やめまい，イライラ，肩こりがあり，気がふさぐ人	○	○	○	A
さいぼくとう 柴朴湯	不安神経症 ※パーキンソン病の精神症状	不安，抑うつ気分，胸部不快感のある人	○	○	○	B
せんきゅうちゃちょうさん 川芎茶調散	※パーキンソン病の運動障害	安静時の振戦，固縮，動作緩慢，姿勢反射障害などの運動障害のある人	○	○	○	C
よくかんさん 抑肝散	神経症 ※認知症の周辺症状	神経興奮状態（多怒，イライラ，不眠など）がある場合の諸症状に用いられる	○	○	○	A
おうれんげどくとう 黄連解毒湯	不眠症，ノイローゼ ※パーキンソン病の精神症状，脳血管障害後遺症	慢性的なイライラなどの精神症状を西洋薬でコントロール不良な人	○	○	○	B
しゃくやくかんぞうとう 芍薬甘草湯	※パーキンソン病の筋痛	筋肉のこむら返りを時々認め，筋痛を訴える人 頓服で用いる	○	○	○	B

● 頭痛

処方名 （虚）←（体力スケール）→（実）	効能または効果	使い分けのポイント	小児使用	妊婦使用	授乳婦	エビデンスレベル
桂枝人参湯	頭痛	消化管が冷えている感じがする人	○	○	○	B
当帰芍薬散	頭痛	冷え症や貧血がある場合の月経前や妊娠中の頭痛に	○	○	○	C
呉茱萸湯	習慣性片頭痛，習慣性頭痛	手足の冷えと反復する頭痛，嘔吐のある人	○	○	○	A
当帰四逆加呉茱萸生姜湯	頭痛	冷え症で手足が冷えてくると腹痛や腰痛などが起こりやすい人	○	○	○	C
半夏白朮天麻湯	頭痛	胃腸が虚弱で，四肢冷感のある人，心窩部に胃内停水がある人	○	○	○	D
苓桂朮甘湯	頭痛	立ちくらみや疲れ目の起こりやすい人	○	○	○	D
五積散	頭痛	上半身ののぼせ，下半身の冷えがあり，腰痛や腹痛を伴っている人	○	○	×	D
釣藤散	慢性頭痛	朝方あるいはめざめ時に頭痛がある人	○	○	○	B
五苓散	頭痛	口渇と尿量減少があり，浮腫，めまい，下痢などがある人	○	○	○	C
川芎茶調散	頭痛	感冒初期や突発性の頭痛の頓服として用いられる	○	○	○	D
桂枝茯苓丸	頭痛	のぼせて赤ら顔で，月経困難症，月経前緊張症・更年期障害など婦人科疾患を伴う人	○	×	○	C

28

● 神経症 (ノイローゼ, ヒステリー, てんかん)

関連症状 (神経質, 不安神経症, 神経衰弱, 精神不安)

処方名 (虚)←体力スケール→(実)	効能または効果	使い分けの ポイント	小児 使用	妊婦 使用	授乳 婦	エビデ ンス レベル
しんぶとう 真武湯	神経衰弱*	下痢しやすい, 顔色が悪く手足が冷え, めまい, 易疲労感がある場合	×	×	○	D
しょうけんちゅうとう 小建中湯	神経質	胃腸が弱くて疲れやすい人 子どもによく用いる	○	○	○	C
さいこけいしかんきょうとう 柴胡桂枝乾姜湯	神経症	手足が冷えて疲れやすく, 気持がたかぶり動悸や息切れなどのする人	○	○	○	C
けいしかりゅうこつぼれいとう 桂枝加竜骨牡蛎湯	神経衰弱, 性的神経衰弱**	柴胡加竜骨牡蛎湯と比較すると体力が低下している場合, 手足が冷え動悸があり気の晴れない人	○	○	○	C
りょうけいじゅつかんとう 苓桂朮甘湯	神経質, ノイローゼ	顔色が悪くて立ちくらみがし, 動悸, 疲れ目などのある人	○	○	○	C
ぶくりょういんごうはんげこうぼくとう 茯苓飲合半夏厚朴湯	不安神経症	抑うつ的で気分がふさぎ, 咽喉・食道部に異物感がある人, 胃腸が弱い場合	○	○	○	C
うんけいとう 温経湯	神経症	手足がほてったり, 唇が乾く人, 性周期に関連して症状がみられる場合	○	×	○	B
かみきひとう 加味帰脾湯	精神不安, 神経症	顔面蒼白で身体が衰弱している人	○	○	○	C
よくかんさんかちんぴはんげ 抑肝散加陳皮半夏	神経症	抑肝散が適応される状態が進み, やや衰弱が加わった人	○	○	○	C
はんげこうぼくとう 半夏厚朴湯	不安神経症	貧血様で疲れやすく, 気がふさがって晴れない人, 咽喉・食道部に異物感がある人	○	○	○	C
さいぼくとう 柴朴湯	不安神経症	喘鳴, 咳嗽, 咽喉・食道部の異物感, 動悸, めまい, 食欲不振, 全身倦怠感などがある場合	○	○	○	C

* 神経衰弱:主症状は下記のどちらかがあること
   (1) 精神的努力のあとの疲労の増大についての持続的な訴え
   (2) わずかな努力のあとの身体的な衰弱や消耗についての持続的な訴え
       具体的症状としては, めまい, 筋緊張性頭痛, 睡眠障害, くつろげない感じ,
   イライラ感, 消化不良など.
** 性的神経衰弱:精力減退, 心因性性機能障害など.

処方名 (虚)←(体力スケール)→(実)	効能または効果	使い分けのポイント	小児使用	妊婦使用	授乳婦	エビデンスレベル
半夏瀉心湯 はんげしゃしんとう	神経症	食欲不振，軽度の心窩部痛，悪心・嘔吐，胸やけ，軟便程度の下痢がある場合	○	○	○	D
温清飲 うんせいいん	神経症	顔色が悪く，皮膚が乾燥傾向で，のぼせがある場合	○	○	○	D
柴胡清肝湯 さいこせいかんとう	神経症	皮膚が浅黒く，乾燥する傾向がある人 子どもによく用いる	○	○	○	D
四逆散 しぎゃくさん	神経質，ヒステリー	憂うつ感，イライラがあり，下痢をしやすい場合	○	○	○	C
抑肝散 よくかんさん	神経症	性急になり，興奮して不眠などがある人，眼瞼・顔面・手足の痙攣などがある場合	○	○	○	B
大承気湯 だいじょうきとう	神経症	体力が充実し，口渇，便秘傾向の人	○	×	×	D
柴胡加竜骨牡蛎湯 さいこかりゅうこつぼれいとう	神経衰弱，ヒステリー，てんかん	うつうつとして楽しめない人，肩こりがある場合	○	○	○	C
黄連解毒湯 おうれんげどくとう	ノイローゼ	つまらないことが気にかかり，イライラする人，顔がほてり気味の場合	○	○	○	B
大柴胡湯 だいさいことう	ノイローゼ	上腹部に抵抗・圧痛がある人，憂うつ感やイライラがある場合	○	×	×	C

● **不眠症**（心身が疲れ弱って眠れないもの）

処方名 虚—（体力スケール）—実	効能または効果	使い分けのポイント	小児使用	妊婦使用	授乳婦	エビデンスレベル
さいこけいしかんきょうとう 柴胡桂枝乾姜湯	不眠症	肩と背中が引きつれ痛み，顔色が悪く，倦怠感がある人	○	○	○	B
きひとう 帰脾湯	不眠症	顔色が悪く，抑うつなどの精神症状がある人	○	○	○	C
さんそうにんとう 酸棗仁湯	心身が疲れ弱って眠れないもの	心身が疲労している人	○	○	○	C
よくかんさんかちんぴはんげ 抑肝散加陳皮半夏	不眠症	抑肝散が適応される症状が長引く人	○	○	○	B
かみきひとう 加味帰脾湯	不眠症	顔色が悪く，あれこれと心配する人	○	○	○	C
うんけいとう 温経湯	不眠	手足がほてるなどの更年期障害がある人	○	×	○	D
はんげこうぼくとう 半夏厚朴湯	不眠症	咽喉・食道部に異物感があり，動悸・めまいがある人	○	○	○	D
よくかんさん 抑肝散	不眠症	神経がたかぶり，怒りやすい人，認知症の人の不眠，せん妄によく用いる	○	○	○	D
だいさいことう 大柴胡湯	不眠症	上腹部に抵抗・圧痛があり，便秘傾向の人せん妄に用いる	○	×	×	D

31

● 関節痛 （慢性関節炎，腰痛，肩こり，五十肩）

関連症状（神経痛，坐骨神経痛，筋炎，腰の冷え，筋肉痛，しびれ）

処方名 (虚←(体力スケール)→実)	効能または効果	使い分けのポイント	小児使用	妊婦使用	授乳婦	エビデンスレベル
大防風湯 だいぼうふうとう	慢性関節炎	筋肉がやせて関節が目立つ人	×	×	○	D
桂枝加朮附湯 けいしかじゅつぶとう	関節痛，神経痛	冷え症の人，筋肉痛，麻痺，しびれ感などがある場合	○	○	○	C
八味地黄丸 はちみじおうがん	腰痛，坐骨神経痛	手足の冷え，口内乾燥，易疲労感，頻尿がある場合	×	○	○	B
防已黄耆湯 ぼういおうぎとう	関節炎，筋炎	肥満女性の変形性膝関節症の標準処方，口渇が少なく，夏期の多汗，排尿困難，易疲労感がある場合	○	○	○	B
牛車腎気丸 ごしゃじんきがん	下肢痛，腰痛，しびれ	八味地黄丸の強化処方で，手足の冷え，口渇，排尿障害がある場合	×	○	○	B
当帰四逆加呉茱萸生姜湯 とうきしぎゃくかごしゅゆしょうきょうとう	腰痛	手足の冷えがあり，寒冷によって増悪する腰痛に用いる	○	○	○	C
苓姜朮甘湯 りょうきょうじゅつかんとう	腰痛，腰の冷え	氷水に漬けたような腰以下の冷えを自覚し，頻尿がある場合	○	○	×	C
五積散 ごしゃくさん	腰痛，関節痛，神経痛	冷え症で関節痛，腰痛，頭痛を伴う人	○	○	×	C
二朮湯 にじゅつとう	五十肩	肩関節や上腕の痛み，こりを目標に用いる．消化機能，皮膚・筋肉の緊張がやや弱い場合	○	○	○	C
疎経活血湯 そけいかっけつとう	関節痛，神経痛，腰痛，筋肉痛	貧血傾向や皮膚の乾燥があり，痛みやむくみがある場合	○	×	○	C
薏苡仁湯 よくいにんとう	関節痛，筋肉痛 ※関節腫脹	患部の熱感とこわばりがある場合	○	×	×	D
麻杏薏甘湯 まきょうよくかんとう	関節痛，神経痛，筋肉痛	患部に熱感があり炎症性疼痛を伴う関節痛，冷蔵倉庫に長時間いたことなどが原因で起こった神経痛などに用いる	○	×	×	D
葛根湯 かっこんとう	肩こり，上半身の神経痛	首から上の疼痛で，うなじがこわばる場合	○	○	×	C
桃核承気湯 とうかくじょうきとう	腰痛	便秘，のぼせがあり，左下腹部に抵抗・圧痛がある場合	○	×	×	C

処方名 (虚)←(体力スケール)→(実)	効能または効果	使い分けの ポイント	小児 使用	妊婦 使用	授乳 婦	エビデ ンス レベル
つうどうさん 通導散	腰痛	便秘があり，精神症状 が激しい人	○	×	×	C
しゃくやくかんぞうとう 芍薬甘草湯	急激に起こる筋肉の 痙攣を伴う疼痛	筋肉のひきつれに対す る速効性がある 頓服で使用する	○	○	○	A

● 泌尿器障害 (血尿, 残尿感, 排尿痛, 頻尿, 膀胱炎, 尿道炎, 排尿困難, 前立腺肥大症)

関連症状 (尿の濁り, 淋炎, 睾丸炎, 陰嚢水腫)

処方名 (虚)←(体力スケール)→(実)	効能または効果	使い分けの ポイント	小児 使用	妊婦 使用	授乳 婦	エビデ ンス レベル
はちみじおうがん 八味地黄丸	膀胱カタル, 前立腺肥大	下肢の冷えがあり, 手足のほてりや夜間頻尿がある人	×	×	○	B
ごしゃじんきがん 牛車腎気丸	排尿困難, 頻尿	八味地黄丸の強化処方で, 排尿障害 (夜間頻尿, 尿量減少), 浮腫, 腰・下肢痛が顕著な人	×	×	○	B
せいしんれんしいん 清心蓮子飲	残尿感, 頻尿, 排尿痛 ※慢性前立腺炎, 慢性尿道炎	精神不安定で, 気力が低下している人 (特に女性)	○	×	○	C
ろくみがん 六味丸	排尿困難, 頻尿	冷えがなく, 手足のほてりがある人	○	○	○	D
ぼういおうぎとう 防已黄耆湯	陰嚢水腫	日頃から汗かきで, 肥満でむくみがある人	○	×	○	D
ごりんさん 五淋散	頻尿, 排尿痛, 残尿感	尿が出にくく痛む人	○	×	○	D
ちょれいとうごうしもつとう 猪苓湯合四物湯	排尿困難, 排尿痛, 残尿感, 頻尿	皮膚が乾燥して, 頻尿, 残尿感, 排尿痛などの症状が慢性化し, 血尿が顕著な場合	○	×	○	B
ちょれいとう 猪苓湯	尿道炎, 淋炎, 排尿痛, 血尿, 残尿感	泌尿器障害の標準処方, 尿路結石排石作用あり	○	×	○	B
けいしぶくりょうがん 桂枝茯苓丸	睾丸炎	精索静脈瘤による慢性陰嚢痛のある人	○	×	○	D
りゅうたんしゃかんとう 竜胆瀉肝湯	排尿痛, 残尿感, 尿の濁り	泌尿器, 生殖器の炎症があり, 陰部掻痒感を伴う場合	○	×	○	C

● 勃起障害（陰萎・遺精）

処方名 (虚)←(体力スケール)→(実)	効能または効果	使い分けのポイント	小児使用	妊婦使用	授乳婦	エビデンスレベル
ほちゅうえっきとう 補中益気湯	陰萎	疲れやすくて気力の低下した人，精子運動量増加作用，精子濃度増加作用に	—	—	○	C
けいしかりゅうこつぼれいとう 桂枝加竜骨牡蛎湯	遺精，陰萎	冷え症で動悸などをしやすく，疲れやすくて神経質の人	—	—	○	C
はちみじおうがん 八味地黄丸	陰萎	白内障などの加齢に伴う機能低下がある人	—	—	○	C
さいこかりゅうこつぼれいとう 柴胡加竜骨牡蛎湯	陰萎	うつや神経質で，不眠がある人，季肋部の抵抗・圧痛がある人	—	—	○	C

● アトピー性皮膚炎 （皮膚炎，皮膚病）

関連症状（皮膚掻痒症（かゆみ），老人性皮膚掻痒症）

処方名 ⓥ←[体力スケール]→ⓡ	効能または効果	使い分けのポイント	小児使用	妊婦使用	授乳婦	エビデンスレベル
じゅうぜんたいほとう 十全大補湯	※アトピー性皮膚炎，病後の体力低下，疲労倦怠，食欲不振，ねあせ，手足の冷え，貧血	気力・体力が低下して，冷え症になっている場合，貧血がある人	○	○	○	C
しんぶとう 真武湯	老人性掻痒症	やせた冷え症の人，顔色が悪い，皮疹の赤みに乏しい場合	×	×	○	D
おうぎけんちゅうとう 黄耆建中湯	※アトピー性皮膚炎，虚弱体質，病後の衰弱，ねあせ	軟便，下痢気味の人，食欲不振，息切れがある場合，子どもによく用いる	○	○	○	D
ほちゅうえっきとう 補中益気湯	※アトピー性皮膚炎，病後の体力増強，多汗症	気力・体力が低下して，冷え症になっている場合	○	○	○	A
とうきいんし 当帰飲子	※アトピー性皮膚炎，慢性湿疹，かゆみ	乾燥が強く，掻いてもじくじくしない，発赤が少ない，四肢の冷感がある場合	○	○	○	B
ろくみがん 六味丸	※アトピー性皮膚炎，かゆみ	手足がほてる，口渇，排尿障害がある場合	○	×	○	B
はちみじおうがん 八味地黄丸	※アトピー性皮膚炎，老人性皮膚掻痒症	皮膚が乾燥している，口渇，多飲，多尿，下半身の衰え・冷えがある場合，高齢者によく用いる	×	×	○	B
ごしゃじんきがん 牛車腎気丸	かゆみ	口渇，排尿障害があり，手足の冷えがある場合	×	×	○	B
ぼういおうぎとう 防已黄耆湯	皮膚病，多汗症	水太りの肥満症の人の掻痒症に用いる	○	○	○	B
かみしょうようさん 加味逍遙散	※アトピー性皮膚炎，虚弱体質	不安・不眠，上半身のほてりと発汗がある場合	○	×	○	D
じゅうみはいどくとう 十味敗毒湯	※アトピー性皮膚炎，化膿性皮膚疾患・急性皮膚疾患の初期，じんま疹，急性湿疹，水虫	丘疹，膿疱や化膿傾向で滲出液に乏しい場合，体質的に皮膚が弱い人	○	○	○	B
うんせいいん 温清飲	※アトピー性皮膚炎	乾燥が強く，掻くと少しじくじくする場合，不安，不眠，のぼせなどの精神症状がある場合	○	○	○	B
さいこせいかんとう 柴胡清肝湯	※アトピー性皮膚炎，湿疹	かゆみが強い場合，色が浅黒く乾燥している人，疳が強い子どもによく用いる	○	○	○	C

処方名 虚←(体力スケール)→実	効能または効果	使い分けのポイント	小児使用	妊婦使用	授乳婦	エビデンスレベル
小柴胡湯 しょうさいことう	※アトピー性皮膚炎	食欲不振，口が苦い人	○	○	○	B
消風散 しょうふうさん	※アトピー性皮膚炎，分泌物が多く，かゆみの強い慢性の皮膚病	湿潤性の皮疹，赤みが強い，症状が全身に出現する場合，口渇がある場合	○	○	○	C
越婢加朮湯 えっぴかじゅつとう	※アトピー性皮膚炎，湿疹	赤みが強く，表面が盛り上がり，掻かなくてもじくじくする場合	○	○	×	C
白虎加人参湯 びゃっこかにんじんとう	※アトピー性皮膚炎，のどの渇きとほてりのあるもの	顔がほてり，皮膚が乾燥して掻いてもじくじくしにくい，顔に症状が強い場合	○	○	○	C
抑肝散 よくかんさん	※アトピー性皮膚炎，神経症，不眠症	不眠，イライラが強いなどストレスがある人	○	○	○	C
荊芥連翹湯 けいがいれんぎょうとう	※アトピー性皮膚炎，にきび	皮膚が浅黒く，にきびを合併している，脂汗をかくような人	○	○	○	C
黄連解毒湯 おうれんげどくとう	※アトピー性皮膚炎，皮膚掻痒症	赤みが強く，表面は乾燥していても掻くとじくじくする場合，結膜が充血，高血圧気味の人	○	○	○	B
紫雲膏 しうんこう 外用処方	※アトピー性皮膚炎，火傷	患部に塗布する	○	○	○	C

● 湿疹 （じんま疹，化膿性皮膚疾患，褥瘡）

処方名 （虚←体力スケール→実）	効能または効果	使い分けのポイント	小児使用	妊婦使用	授乳婦	エビデンスレベル
じゅうぜんたいほとう 十全大補湯	※褥瘡，病後の体力低下，疲労倦怠，食欲不振，ねあせ，手足の冷え，貧血	気力・体力が低下して，冷え症になっている場合，貧血がある人	○	○	○	B
ほちゅうえっきとう 補中益気湯	※褥瘡，病後の体力増強，多汗症	気力・体力が低下して，冷え症になっている場合，紫雲膏の外用と併用するとよい	○	○	○	C
とうきいんし 当帰飲子	慢性湿疹（分泌物の少ないもの），かゆみ	乾燥が強く，発赤が少ない場合，貧血性，四肢冷感のある人	○	○	○	C
うんけいとう 温経湯	湿疹，しもやけ	手足のほてりを訴えやすい人	○	×	○	C
じゅうみはいどくとう 十味敗毒湯	化膿性皮膚疾患・急性皮膚疾患の初期，じんま疹，急性湿疹，水虫	体質的に皮膚が弱い人，主として急性増悪期に用いるが，化膿性疾患が再燃しやすい場合は連用する	○	○	○	B
うんせいいん 温清飲	※湿疹，じんま疹	発熱，熱感があり掻痒感が強く，分泌物の少ない皮膚症状	○	○	○	B
さいこせいかんとう 柴胡清肝湯	湿疹	湿疹を繰り返し，皮膚が浅黒い人，子どもによく用いる	○	○	○	D
しょうまかっこんとう 升麻葛根湯	皮膚炎	急性皮膚疾患の初期，咽頭痛，頭痛，発熱などを伴う場合，麻疹に用いて発疹を出やすくする	○	○	○	D
はいのうさんきゅうとう 排膿散及湯	患部が発赤，腫脹して疼痛を伴った化膿症	化膿している場合	○	○	○	C
かっこんとう 葛根湯	じんま疹	胃腸の強い人	○	○	×	B
しょうふうさん 消風散	分泌物が多く，かゆみの強い慢性の皮膚病（湿疹，じんま疹，水虫，あせも，皮膚掻痒症）	湿疹の標準処方，かゆみで滲出液を伴う，口渇がある場合	○	○	○	C
えっぴかじゅつとう 越婢加朮湯	湿疹	赤く脹れ上がり，熱をもった湿疹に用いる	○	○	×	C
ちづそういっぽう 治頭瘡一方	湿疹，乳幼児の湿疹	頭から顔面までの湿疹に主に適用する，発赤，掻痒感は顕著ではない場合，便秘傾向の人	○	×	×	D
いんちんこうとう 茵蔯蒿湯	じんま疹	便秘，心窩部の膨満感・不快感がある場合	○	×	×	D

処方名 ← (体力スケール) → 実	効能または効果	使い分けのポイント	小児使用	妊婦使用	授乳婦	エビデンスレベル
茵蔯五苓散 (いんちんごれいさん)	じんま疹	口渇，尿量減少，浮腫などがある場合	○	○	○	C
大柴胡湯 (だいさいことう)	じんま疹	上腹部に抵抗・圧痛があり，胃腸のしっかりした便秘傾向の人	○	×	×	C
紫雲膏 (しうんこう) 外用処方	※褥瘡，火傷	早期の皮膚発赤の時点から使用して進展を防ぐ，潰瘍を形成している場合は，厚く塗ったガーゼで被覆し，排膿のたびにガーゼ交換する	○	○	○	C

● 月経異常 （月経不順，月経困難症，月経痛）

関連症状（子宮内膜炎，子宮ならびにその附属器の炎症，子宮下垂，下腹部痛，冷え症，月経時や産後の精神不安，腰痛）

処方名 虚→(体力スケール)→実	効能または効果	使い分けの ポイント	小児 使用	妊婦 使用	授乳 婦	エビデンスレベル
とうきしゃくやくさん 当帰芍薬散	月経不順，月経困難 ※月経前症候群	めまい，頭痛，動悸などがある場合	○	○	○	A
しもつとう 四物湯	月経不順，冷え症	貧血や皮膚の乾燥がある場合	○	○	○	C
とうきけんちゅうとう 当帰建中湯	月経痛，下腹部痛	冷えが強くて疲れやすい人	○	○	○	C
かみしょうようさん 加味逍遙散	月経不順，月経困難 ※月経前症候群	のぼせ，冷え，肩こりなどがあり，悩んで気分が安定しない人	○	×	○	C
ぼういおうぎとう 防已黄耆湯	月経不順 ※月経前症候群	多汗，水太りで，月経が2〜3か月に1回，あるいは経血がきわめて少ない場合	○	○	○	D
うんけいとう 温経湯	月経不順，月経困難	のぼせ，冷え，頭痛，口唇乾燥があり，手のひらがほてる人	○	×	○	B
ごしゃくさん 五積散	月経痛，冷え症，腰痛	他薬の無効な月経痛，冷え，のぼせがある場合	○	○	×	D
うんせいいん 温清飲	月経不順，月経困難	下腹痛があり，貧血気味の人，手足の冷えがある場合	○	○	○	C
けいしぶくりょうがん 桂枝茯苓丸	月経不順，月経困難，子宮内膜炎，子宮並びにその付属器の炎症，冷え症 ※月経前症候群	強い腹痛がある 子宮筋腫を縮小するという報告あり	○	×	○	B
けいしぶくりょうがんかよくいにん 桂枝茯苓丸加薏苡仁	月経不順 ※月経前症候群	腹痛，肩こり，にきびなどがある人	○	×	○	D
にょしんさん 女神散	月経不順	のぼせ，めまい，情緒不安などがある人	○	○	○	D
とうかくじょうきとう 桃核承気湯	月経不順，月経困難，月経時や産後の精神不安，腰痛 ※月経前症候群	便秘，イライラ，のぼせがある人	○	×	×	C
つうどうさん 通導散	月経不順，月経痛，腰痛	のぼせ，頭痛，めまい，便秘がある人	○	×	×	C
だいおうぼたんぴとう 大黄牡丹皮湯	月経不順，月経困難	便秘がある人	○	×	×	D
しゃくやくかんぞうとう 芍薬甘草湯	※月経前症候群	月経痛に頓服で使用する	○	○	○	C

● 更年期障害 (頭重, 頭痛, めまい, 肩こりなど)

関連症状 (血の道症, 女子陰部掻痒症, 陰部痒痛, 陰部湿疹, 腟炎, 子宮下垂)

処方名 虚←(体力スケール)→実	効能または効果	使い分けの ポイント	小児 使用	妊婦 使用	授乳 婦	エビデ ンス レベル
とうきしゃくやくさん 当帰芍薬散	更年期障害 (頭重, 頭痛, めまい, 肩こ りなど)	手足の冷えがある場合	○	○	○	B
ほちゅうえっきとう 補中益気湯	子宮下垂	子宮脱 (腹圧性尿失禁, 性器出血など), 全身 倦怠, 易疲労感, 食欲 不振など	○	○	○	C
しもつとう 四物湯	血の道症 (更年期障 害)	肌がざらざらして顔色 が悪い人	○	○	○	D
かみしょうようさん 加味逍遙散	更年期障害	肩こり, のぼせ, 不眠 がありいろいろ訴えが 絶えない場合	○	×	○	B
さいこけいしかんきょうとう 柴胡桂枝乾姜湯	更年期障害	のぼせ・冷え・発汗が あり顔色が悪い人	○	○	○	B
うんけいとう 温経湯	更年期障害	のぼせ, 冷え, 頭痛, 手掌口唇の角化・乾燥 がある人	○	×	○	B
ごしゃくさん 五積散	更年期障害	上半身の熱感, 下半身 の冷えがある場合	○	○	×	C
うんせいいん 温清飲	更年期障害	のぼせ, 冷え, 頭痛, 腹痛がある場合	○	○	○	C
せんきゅうちゃちょうさん 川芎茶調散	血の道症 (更年期障 害)	筋緊張性頭痛に	○	○	○	D
おつじとう 乙字湯	女子陰部掻痒症	便秘, 軽度の出血があ る場合 手足が冷えやすい人は 適さない	○	×	×	D
けいしぶくりょうがん 桂枝茯苓丸	更年期障害 (頭痛, めまい, のぼせ, 肩 こりなど)	のぼせがある人	○	×	○	B
けいしぶくりょうがんかよくいにん 桂枝茯苓丸加薏苡仁	血の道症 (更年期障 害)	桂枝茯苓丸の適応より 皮膚症状や炎症が強い 場合	○	×	○	C
にょしんさん 女神散	血の道症 (更年期障 害)	のぼせ, めまい, 情緒 不安などがある人	○	○	○	C
りゅうたんしゃかんとう 竜胆瀉肝湯	陰部掻痒症, 陰部痒 痛, 陰部湿疹, 腟炎	排尿困難, 頻尿, 混濁 尿, 血・膿尿などがあ る場合	○	×	○	D
つうどうさん 通導散	更年期障害	便秘があって, 精神症 状が激しい人	○	×	×	C

処方名			効能または効果	使い分けの ポイント	小児 使用	妊婦 使用	授乳 婦	エビデ ンス レベル
虚←(体力スケール)→実								
さんおうしゃしんとう 三黄瀉心湯			更年期障害	顔面紅潮，イライラし て落ち着かない人	○	×	×	D

42

● 産前・産後 (つわり，妊娠中の諸病，妊娠腎，産後の神経症・精神不安，産後回復不全，乳腺炎)

関連症状（貧血，浮腫，タンパク尿，痔出血）

処方名 (虚)←[体力スケール]→(実)	効能または効果	使い分けのポイント	小児使用	妊婦使用	授乳婦	エビデンスレベル
十全大補湯 じゅうぜんたいほとう	貧血	顔色不良で気力に乏しい人 乳汁分泌不足感に対して有効	○	○	○	B
人参湯 にんじんとう	妊娠悪阻（つわり）	嘔吐のやまないもの	○	○	○	D
六君子湯 りっくんしとう	※食欲不振，嘔吐	妊婦貧血治療のための経口鉄剤の副作用軽減	○	○	○	B
芎帰調血飲 きゅうきちょうけついん	産後の神経症，体力低下，月経不順 ※中等度以上のうつ症状，5分以上の泣き行動，苛立ち，マタニティブルー	産褥期の子宮収縮，血中ヘモグロビン濃度，乳汁分泌量に対して有効 分娩後の不定愁訴のうち，「ほてり」「頭呆感*」を改善する傾向	○	×	○	B
当帰芍薬散 とうきしゃくやくさん	妊娠中の諸病（浮腫，習慣性流産，痔，腹痛），貧血	めまい，頭痛，動悸などがあり，冷え症の人の習慣性流産に． 妊娠中の腹痛（おなかがひきつれるように，急に痛む）や塩酸リトドリンの副作用を軽減	○	○	○	B
人参養栄湯 にんじんようえいとう	貧血	顔色不良で心身ともに衰弱のめだつ場合 皮膚の乾燥や咳嗽，下痢がある場合	○	○	○	B
四物湯 しもつとう	産後あるいは流産後の疲労回復	顔色不良，易疲労感がある場合	○	○	○	C
防已黄耆湯 ぼういおうぎとう	妊娠腎，浮腫 ※タンパク尿	乏尿，体が重く感じる場合 皮膚が乾燥している場合は適さない	○	○	○	B
茯苓飲合半夏厚朴湯 ぶくりょういんごうはんげこうぼくとう	妊娠悪阻（つわり）	抑うつ状態，咽喉・食道部に異物感がある人 消化器症状が著明な場合	○	○	○	B
芎帰膠艾湯 きゅうききょうがいとう	※痔出血	子宮出血を伴う切迫流早産例の止血までの期間を短縮	○	○	○	B
帰脾湯 きひとう	貧血	抑うつ，精神不安，不眠などの精神症状を伴う場合	○	○	○	C
小半夏加茯苓湯 しょうはんげかぶくりょうとう	妊娠悪阻（つわり）	妊娠悪阻（つわり）の標準処方，軽度の口渇，尿量減少がある場合	○	○	○	C
加味帰脾湯 かみきひとう	貧血	微熱や熱感，胸苦しさを伴う場合	○	○	○	B

* 頭呆感：頭がぼ〜っとする感じのこと．

処方名 (虚)←(体力スケール)→(実)	効能または効果	使い分けの ポイント	小児 使用	妊婦 使用	授乳 婦	エビデンス レベル
半夏厚朴湯 はんげこうぼくとう	妊娠悪阻（つわり）	抑うつ状態，咽喉・食道部に異物感がある人めまい，不眠がある場合	○	○	○	B
柴苓湯 さいれいとう	むくみ	妊娠中の浮腫（軽度）	○	○	○	C
小柴胡湯 しょうさいことう	産後回復不全	口が苦い，悪心がある場合	○	○	○	C
葛根湯 かっこんとう	乳腺炎	乳汁うっ滞性乳腺炎，乳汁分泌不全，うっ乳にも有効	○	○	×	B
女神散 にょしんさん	産前産後の神経症	産後うつ，のぼせ，めまい，不安，動悸，精神不安，不眠，頭痛などがある人	○	○	○	D
桃核承気湯 とうかくじょうきとう	月経時や産後の精神不安	便秘，イライラ，のぼせがある人	○	×	×	C

● 乳腺症

処方名 (虚)←(体力スケール)→(実)	効能または効果	使い分けのポイント	小児使用	妊婦使用	授乳婦	エビデンスレベル
加味逍遙散 (かみしょうようさん)	※月経不順，月経困難，更年期障害，血の道症	精神不安，不眠，イライラなどの精神神経症状を訴える場合	○	×	○	B
桂枝茯苓丸 (けいしぶくりょうがん)	※月経不順，月経困難，子宮内膜炎，子宮ならびにその付属器の炎症，冷え症，更年期障害（頭痛，めまい，のぼせ，肩こりなど）	乳房痛を伴う乳腺症に有用	○	×	○	B
四逆散 (しぎゃくさん)	※神経質，ヒステリー	乳腺腫瘤に対して比較的早く効果があるイライラ，不眠，抑うつ感がある人	○	○	○	B
桃核承気湯 (とうかくじょうきとう)	※月経不順，月経困難，月経時や産後の精神不安，腰痛	乳房痛，乳腺腫瘤のいずれにも効果あり	○	×	×	B
通導散 (つうどうさん)	※月経不順，月経痛，更年期障害，腰痛	乳房痛，乳腺腫瘤のいずれにも効果あり精神神経症状が激しい場合	○	×	×	B

45

● **小児科** (小児喘息，小児虚弱体質，夜尿症，夜泣き，小児疳症，乳児の鼻閉塞，哺乳困難，ひきつけ)

関連症状（かぜ，インフルエンザ，咳，ねあせ，腹痛，嘔吐，下痢，消化不良，中耳炎，起立性調節障害）

処方名 (虚)(体力スケール)(実)	効能または効果	使い分けのポイント	小児使用	妊婦使用	授乳婦	エビデンスレベル
十全大補湯 じゅうぜんだいほとう	ねあせ，食欲不振	乳児の肛門周囲膿瘍，痔瘻に効果あり	○	○	○	C
香蘇散 こうそさん	胃腸虚弱で神経質の人の感冒の初期	ほかの薬を使い難いような胃腸虚弱な子どもの感冒	○	○	○	D
四君子湯 しくんしとう	胃腸虚弱，嘔吐，下痢	あまり激しくない下痢，食欲不振	○	○	○	D
人参湯 にんじんとう	急性・慢性胃腸カタル ※下痢	急性胃腸炎後に下痢が遷延する場合	○	○	○	D
黄耆建中湯 おうぎけんちゅうとう	虚弱体質，病後の衰弱，ねあせ ※アトピー性皮膚炎	軟便，下痢気味，食欲不振，息切れなどがある場合，子どもによく用いる	○	○	○	D
大建中湯 だいけんちゅうとう	腹痛，腹部膨満感	子どもの便秘に用いる	○	○	○	B
六君子湯 りっくんしとう	消化不良，食欲不振，嘔吐	胃食道逆流症に用いる	○	○	○	B
啓脾湯 けいひとう	下痢，消化不良，胃腸虚弱，慢性胃腸炎	早朝の下痢，無痛性の下痢，食べたものがそのまま出てくるような場合	○	○	○	B
補中益気湯 ほちゅうえっきとう	感冒，食欲不振 ※アトピー性皮膚炎，起立性調節障害	感冒後に倦怠感があり，食欲不振，微熱がなかなか治らない場合	○	○	○	C
桂枝湯 けいしとう	体力が衰えたときのかぜの初期	子どもの感冒では，最も軽微なときに使う処方	○	○	○	C
当帰建中湯 とうきけんちゅうとう	下腹部痛	顔色が悪い人，冷えがある場合	○	○	○	C
小建中湯 しょうけんちゅうとう	小児虚弱体質，神経質，小児夜尿症，夜泣き	虚弱な傾向のある夜尿症寒がり，食欲不振，顔色がよくない場合，腹痛があるかと疑うような夜泣き	○	○	○	C
参蘇飲 じんそいん	感冒，咳	胃腸虚弱な子どものこじれたかぜに対して用いる	○	○	○	D
当帰飲子 とうきいんし	慢性湿疹，かゆみ ※アトピー性皮膚炎	貧血性で皮膚の乾燥傾向が強く，発赤が少ない湿疹	○	○	○	B

処方名 虚←(体力スケール)→実	効能または効果	使い分けの ポイント	小児 使用	妊婦 使用	授乳 婦	エビデ ンス レベル
六味丸 (ろく み がん)	むくみ，かゆみ ※アトピー性皮膚炎	手足がほてる，口渇， 排尿障害がある場合	○	×	○	B
桂枝加芍薬湯 (けい し か しゃくやくとう)	しぶり腹，腹痛	へそ周辺の反復性疝痛， 過敏性腸症候群などに 用いる	○	○	○	B
桂枝加竜骨牡蛎湯 (けい し か りゅうこつ ぼ れいとう)	小児夜尿症	神経質で寒がりの子ど もの夜尿症に用いる	○	○	○	C
苓桂朮甘湯 (りょうけいじゅつかんとう)	神経質，めまい ※起立性調節障害	倦怠感が強く，朝起き るのが苦手な起立性調 節障害に用いる	○	○	○	C
半夏白朮天麻湯 (はん げ びゃくじゅつてん ま とう)	胃腸虚弱，めまい ※起立性調節障害	食欲不振，易疲労など がある場合	○	○	○	C
当帰四逆加呉茱萸生 姜湯 (とう き し ぎゃく か ご しゅ ゆ しょう きょうとう)	下腹部痛	冷えで増悪する腹痛 冷え症，しもやけなど がある場合	○	○	○	C
呉茱萸湯 (ご しゅ ゆ とう)	嘔吐，習慣性片頭痛， 習慣性頭痛	激しく嘔吐し，頭痛や 手足の冷えがある子ど も	○	○	○	C
人参養栄湯 (にんじんようえいとう)	ねあせ，食欲不振	貧血で気力が低下し， 不眠，不安などがある 場合	○	○	○	C
苓姜朮甘湯 (りょうきょうじゅつかんとう)	夜尿症	寒がりで頻尿傾向があ り，夜間尿量が多い場 合	○	○	○	C
甘麦大棗湯 (かんばくたいそうとう)	ひきつけ，夜泣き	寝ぼけることが多い子 どもの夜泣き，神経興 奮の激しいひきつけに 用いる	○	○	○	C
小半夏加茯苓湯 (しょうはん げ か ぶくりょうとう)	嘔吐（急性胃腸炎）	嘔吐し，飲んでも食べ ても胃に収まらない場 合	○	○	○	C
小青竜湯 (しょうせいりゅうとう)	感冒，気管支炎，気 管支喘息	顔色が青白く，水様痰， 水様鼻汁など水分過剰 を思わせる場合	○	○	×	A
抑肝散加陳皮半夏 (よくかんさん か ちん ぴ はん げ)	神経症，小児夜泣き， 小児疳症	抑肝散が適応される状 態よりやや衰弱した子 ども	○	○	○	C
苓甘姜味辛夏仁湯 (りょうかんきょう み しん げ にんとう)	気管支炎，気管支喘 息	日頃から冷えの傾向が ある胃腸虚弱な子ども のかぜ 麻黄剤による胃障害が みられる人	○	○	○	D
麦門冬湯 (ばくもんどうとう)	痰の切れにくい咳， 気管支炎，気管支喘 息	慢性の乾いた咳，咳喘 息に適用され，柴朴湯 を併用する場合もある	○	○	○	B

47

処方名 虚←(体力スケール)→実	効能または効果	使い分けのポイント	小児使用	妊婦使用	授乳婦	エビデンスレベル
うんけいとう 温経湯	湿疹	手足がほてる子どもの湿疹 慢性湿疹により，皮膚に色素沈着と皮膚乾燥がみられる場合	○	×	○	B
けいしかしゃくやくだいおうとう 桂枝加芍薬大黄湯	急性腸炎，大腸カタル，常習便秘，宿便，しぶり腹	子どもの便秘に用いる	○	×	×	C
さいこけいしとう 柴胡桂枝湯	感冒，インフルエンザ，肺炎	ひき始めから2~3日してもかぜが抜けずに，ぐずりやすくなり食欲が低下するような場合	○	○	○	B
さいれいとう 柴苓湯	水瀉性下痢，急性胃腸炎，むくみ	発熱を伴う下痢，のどが渇く，排尿が少ない場合，乳幼児の感冒性消化不良症に有効	○	○	○	C
ちくじょうんたんとう 竹筎温胆湯	インフルエンザ，感冒，肺炎	微熱や咳が長引き，ぐずっている子どもに用いる	○	○	○	C
さいぼくとう 柴朴湯	小児喘息，気管支喘息，気管支炎，咳	乾性咳嗽以外の子どもの喘息に適用される標準処方の1つ	○	○	○	C
さいこせいかんとう 柴胡清肝湯	神経症，慢性扁桃腺炎，湿疹 ※アトピー性皮膚炎	疳が強い子どもに用いる	○	○	○	C
ごれいさん 五苓散	浮腫，下痢，悪心，嘔吐，めまい	口渇がある水様性の下痢 水を飲むが噴水のようにもどしてしまう場合	○	○	○	B
はいのうさんきゅうとう 排膿散及湯	患部が発赤，腫脹して疼痛を伴った化膿症 ※肛門周囲膿瘍	乳児肛門周囲膿瘍の局所の発赤，化膿，疼痛などがみられる急性期に用いる	○	○	○	C
しんぴとう 神秘湯	小児喘息，気管支喘息，気管支炎	呼吸困難があり，喀痰は少なく抑うつ傾向の子ども	○	○	×	C
かっこんとう 葛根湯	感冒，鼻かぜ，熱性疾患の初期，中耳炎，じんま疹	感冒初期で，比較的元気がある子ども	○	○	×	B
しょうふうさん 消風散	分泌物が多く，かゆみの強い慢性の皮膚病（湿疹，じんま疹，あせも，皮膚掻痒症）※アトピー性皮膚炎	湿潤性の皮疹，赤みが強い，症状が全身に出現する場合，口渇がある場合	○	○	○	C
えっぴかじゅつとう 越婢加朮湯	夜尿症，湿疹 ※アトピー性皮膚炎	口渇があって水分を多く飲む夜尿症に用いる	○	○	×	C
いんちんこうとう 因陳蒿湯	黄疸，ネフローゼ，じんま疹	便秘を伴う子どものじんま疹 胆道閉鎖術後患児での肝機能・肝線維化マーカーを改善したという報告あり	○	×	×	C

処方名 (虚)←(体力スケール)→(実)	効能または効果	使い分けの ポイント	小児 使用	妊婦 使用	授乳 婦	エビデ ンス レベル
治頭瘡一方 （ち づ そういっぽう）	湿疹，乳幼児の湿疹	子どもの頭の湿疹や，顔面までの湿疹	○	×	×	D
抑肝散 （よくかんさん）	小児夜泣き，小児疳症 ※アトピー性皮膚炎	イライラして怒りやすく，落ち着きがない，疲れやすい，眠りが浅く，ひきつけがある子ども（ADHDにも用いられる）	○	○	○	C
柴胡加竜骨牡蛎湯 （さいこ か りゅうこつ ぼ れいとう）	小児夜啼症，てんかん，神経衰弱，ヒステリー，慢性腎臓病	小児夜啼症の第1選択薬	○	○	○	C
麻杏甘石湯 （ま きょうかんせきとう）	小児喘息，気管支喘息	胃腸が丈夫で，水分をよくとり暑がりの傾向がある子ども 小児喘息の標準処方	○	○	×	D
五虎湯 （ご こ とう）	咳，気管支喘息	子どもの急性の咳に対する標準処方	○	○	×	D
麻黄湯 （ま おうとう）	感冒，インフルエンザ（初期のもの），乳児の鼻閉塞，哺乳困難	関節痛，悪寒が強い場合，子どものインフルエンザにも適用される 乳児の鼻閉塞，哺乳困難には，指先で麻黄湯の粉末を口内に塗りつけて哺乳させるだけで効果がある	○	○	×	B

49

● **眼科疾患** (アレルギー性結膜炎, 角膜炎, 黄斑浮腫, ぶどう膜炎, 白内障, ドライアイ, 視力低下, 眼瞼痙攣)

関連症状（充血, 流涙, 掻痒感, 乾燥感）

処方名 虚←体力スケール→実	効能または効果	使い分けのポイント	小児使用	妊婦使用	授乳婦	エビデンスレベル
ごしゃじんきがん **牛車腎気丸**	老人のかすみ目 ※老人性白内障, 糖尿病性角膜障害	倦怠感と下肢の冷感, しびれ感が顕著にある人	×	×	○	A
りょうけいじゅつかんとう **苓桂朮甘湯**	※視力低下	立ちくらみや疲れ目の起こりやすい人	○	○	○	B
ばくもんどうとう **麦門冬湯**	※涙液減少症	口腔・咽頭内に乾燥感があり, 咳込むような場合	○	○	○	C
しょうせいりゅうとう **小青竜湯**	アレルギー性結膜炎	水様の痰, 水様鼻汁, 鼻閉, くしゃみ, 喘鳴, 咳嗽, 流涙がある人	○	○	×	C
さいれいとう **柴苓湯**	むくみ ※ぶどう膜炎, 黄斑浮腫, 眼瞼浮腫	口渇があり, 尿量減少, 浮腫などがある場合	○	○	○	C
はいのうさんきゅうとう **排膿散及湯**	※内麦粒腫	皮膚, 粘膜の化膿性疾患がある人	○	○	○	B
よくかんさん **抑肝散**	※眼瞼痙攣	神経興奮状態（多怒, イライラ, 不眠など）がある場合の諸症状に用いられる	○	○	○	C
かっこんとう **葛根湯**	結膜炎, 角膜炎	炎症性あるいは疼痛疾患の初期に使用する	○	○	×	D

● アレルギー性鼻炎・花粉症（鼻炎，慢性鼻炎，鼻づまり，鼻かぜ）

関連症状（蓄膿症，副鼻腔炎，鼻血）

処方名 〔虚〕←(体力スケール)→〔実〕	効能または効果	使い分けのポイント	小児使用	妊婦使用	授乳婦	エビデンスレベル
おうぎけんちゅうとう 黄耆建中湯	虚弱体質，病後の衰弱，ねあせ ※アレルギー性鼻炎	軟便，下痢気味の人，食欲不振，息切れがある場合，子どもによく用いる	○	○	○	D
まおうぶしさいしんとう 麻黄附子細辛湯	感冒，気管支炎 ※アレルギー性鼻炎	血色が悪く，背部に悪寒がある場合，微熱，全身倦怠，四肢冷感などがある場合	×	×	×	B
しょうせいりゅうとう 小青竜湯	アレルギー性鼻炎，鼻炎，アレルギー性結膜炎，感冒	アレルギー性鼻炎の標準処方，顔色が蒼白で水様性鼻汁，くしゃみ，鼻閉があり，やや冷え症の傾向の人	○	○	×	A
りょうかんきょうみしんげにんとう 苓甘姜味辛夏仁湯	気管支炎 ※アレルギー性鼻炎	胃腸虚弱，顔色不良，四肢冷感，疲労倦怠などがある場合，麻黄剤による胃障害がみられる人	○	○	○	C
しょうさいことう 小柴胡湯	気管支炎，感冒 ※鼻炎，副鼻腔炎	食欲不振，悪心・嘔吐を伴う口が苦い人	○	○	○	D
かっこんとうかせんきゅうしんい 葛根湯加川芎辛夷	慢性鼻炎，鼻づまり，蓄膿症 ※アレルギー性鼻炎，花粉症，慢性副鼻腔炎	鼻閉，鼻汁を主症状とし，胃腸の丈夫な人，頭重，肩こりがある場合	○	○	○	C
えっぴかじゅつとう 越婢加朮湯	※アレルギー性鼻炎	四肢冷感はなく，口渇，発汗傾向が顕著な人	○	○	×	B
かっこんとう 葛根湯	鼻かぜ，感冒 ※アレルギー性鼻炎，鼻炎，副鼻腔炎	感冒の初期，汗が出ない，首から肩がこる場合，鼻閉型の鼻アレルギーに	○	○	×	C
しんいせいはいとう 辛夷清肺湯	慢性鼻炎，鼻づまり，蓄膿症 ※急・慢性副鼻腔炎	膿性の鼻汁，顔面が赤い，鼻閉が強い場合	○	○	○	C
しぎゃくさん 四逆散	鼻炎（鼻カタル）※副鼻腔炎，中耳炎	鼻汁は膿性でくしゃみがあり，手足が冷え，不安・不眠など神経質な傾向の人	○	○	○	D
まきょうかんせきとう 麻杏甘石湯	気管支喘息 ※アレルギー性鼻炎	比較的体力があり，顕著な自然発汗，口渇などがある場合，桂枝湯と合わせて用いられることもある	○	○	×	B
けいがいれんぎょうとう 荊芥連翹湯	慢性鼻炎，蓄膿症	胃腸が丈夫で，皮膚が浅黒く体上部に炎症がある場合	○	○	○	C

処方名 (虚)←(体カスケール)→(実)	効能または効果	使い分けの ポイント	小児 使用	妊婦 使用	授乳 婦	エビデ ンス レベル
さんおうしゃしんとう 三黄瀉心湯	鼻血	のぼせ顔の人，止血の ためには冷服（冷たい 水で飲む）が良い	○	×	×	D
まおうとう 麻黄湯	感冒，鼻閉塞 ※アレルギー性鼻炎， 急・慢性鼻炎，副鼻 腔炎，扁桃炎	鼻づまりがひどい場合， 子どもの鼻閉塞に有効	○	○	×	C

● めまい

関連症状（むくみ，メニエール病）

処方名 虚←(体力スケール)→実	効能または効果	使い分けのポイント	小児使用	妊婦使用	授乳婦	エビデンスレベル
しんぶとう 真武湯	※めまい	下痢しやすい，手足が冷える，疲れやすい人	×	×	○	C
とうきしゃくやくさん 当帰芍薬散	更年期障害（頭重，頭痛，めまい，肩こりなど）	のぼせるような女性のめまいに適応がある，全身倦怠感，易疲労感，頭痛，耳鳴，肩こり，腰痛，心悸亢進などを伴う場合，妊婦のめまいに有効	○	○	○	C
かみしょうようさん 加味逍遙散	※めまい	のぼせ，冷え，肩こりなどがあり，悩んで気分が安定しない人	○	×	○	C
はんげびゃくじゅつてんまとう 半夏白朮天麻湯	胃腸虚弱で下肢が冷え，めまい，頭痛などがある人	食欲不振，易疲労感などがある場合	○	○	○	C
りょうけいじゅつかんとう 苓桂朮甘湯	めまい	立ちくらみを訴える人，メニエール病，良性発作性頭位めまい症にも有効	○	○	○	C
ごしゃじんきがん 牛車腎気丸	むくみ ※めまい	夜間尿，腰痛，浮腫がある場合，高齢者によく用いられる	×	×	○	D
ちょうとうさん 釣藤散	※めまい，メニエール病	高血圧，頭痛，イライラ，肩こりがある場合	○	○	○	C
さいれいとう 柴苓湯	※めまい，滲出性中耳炎，むくみ	突発性難聴，前庭神経炎後のめまいに適応があり，耳鳴のある場合，メニエール病にも有効	○	○	○	C
ごれいさん 五苓散	めまい，浮腫	回転性めまいの急性期，嘔気・嘔吐を伴う場合，口渇，頭痛，尿量減少がある場合	○	○	○	C
けいしぶくりょうがん 桂枝茯苓丸	更年期障害（頭痛，めまい，のぼせ，肩こりなど）	比較的体力があり，頭痛，肩こり，のぼせ，下腹部痛，下肢の冷感などがある場合	○	×	○	C

● 扁桃炎 （扁桃周囲炎，扁桃腺炎）

関連症状（咽頭炎，しわがれ声，神経性食道狭窄症，咽喉頭異常感症）

処方名 虚←体力スケール→実	効能または効果	使い分けのポイント	小児使用	妊婦使用	授乳婦	エビデンスレベル
はんげこうぼくとう 半夏厚朴湯	しわがれ声，神経性食道狭窄症 ※咽喉頭異常感症	遷延した嗄声，咽喉・食道の閉塞感・停滞感などの神経症	○	○	○	C
さいこせいかんとう 柴胡清肝湯	慢性扁桃腺炎	皮膚が浅黒く，手のひら，足の裏に発汗しやすい人，子どもに用いられることが多い	○	○	○	D
しょうさいことうかききょうせっこう 小柴胡湯加桔梗石膏	扁桃炎，扁桃周囲炎	口渇と皮膚炎症が強く，痰や膿が出る人	○	○	○	C
かっこんとう 葛根湯	扁桃腺炎，中耳炎	発病初期で，自然発汗のない人	○	○	×	D
けいがいれんぎょうとう 荊芥連翹湯	慢性扁桃炎	何度も扁桃炎を繰り返す人	○	○	○	D
ききょうとう 桔梗湯	扁桃炎，扁桃周囲炎 ※咽頭炎	咽頭痛の強い人，服用方法は患部に薬液が長く接触するように口に含み飲み込むことが勧められる	○	○	○	C

● 歯科・口腔外科 (口内炎, 口腔乾燥症, 舌痛症, 味覚異常, 抜歯後疼痛, 顎関節症)

処方名 (虚)←(体力スケール)→(実)	効能または効果	使い分けのポイント	小児使用	妊婦使用	授乳婦	エビデンスレベル
にんじんとう 人参湯	※口腔乾燥症	胃が冷え (食欲があまりない, または食べ物がつかえているような感じ), 息切れや倦怠感がある人	○	○	○	C
ほちゅうえっきとう 補中益気湯	※舌痛症, 味覚異常	気うつ, 全身倦怠感があり, 食欲がない, 味がしない場合	○	○	○	C
にんじんようえいとう 人参養栄湯	※口腔乾燥症	病後・術後あるいは慢性疾患などで疲労衰弱している場合, あれこれと悩んで気の引き立たない場合	○	○	○	C
けいしかじゅつぶとう 桂枝加朮附湯	※舌痛症, 顎関節症	冷え症の人, 筋肉痛, 麻痺, しびれ感などがある場合	×	×	○	C
はちみじおうがん 八味地黄丸	※味覚異常	下肢の冷えがあり, 手足のほてりや夜間頻尿がある人	×	×	○	C
かみしょうようさん 加味逍遙散	※舌痛症, 顎関節症	心因性の顎関節症, 不定疼痛, 舌痛症などの口腔心身症に用いる	○	×	○	C
かんばくたいそうとう 甘麦大棗湯	※舌痛症	比較的体力が低下した人で, 精神興奮, 不安, 不眠などのある場合	○	○	○	C
ばくもんどうとう 麦門冬湯	※口腔乾燥症	口内乾燥感や気道の乾燥感があり, 乾いた咳が出る場合	○	○	○	C
さいぼくとう 柴朴湯	※舌痛症, 味覚異常	精神不安, 抑うつ傾向がある人	○	○	○	B
おうれんとう 黄連湯	口内炎 ※舌痛症	胸が苦しく, 腹痛, 嘔気のある人	○	○	○	B
はんげしゃしんとう 半夏瀉心湯	口内炎 ※舌痛症	腹鳴を伴う下痢, 不安・不眠などの精神症状がある人. 口内炎には含嗽と綿棒による局所療法を用いる	○	○	○	C
さいれいとう 柴苓湯	※口腔乾燥症	発熱を伴う下痢, のどが渇き, 排尿が少ない場合	○	○	○	C
しょうさいことう 小柴胡湯	※口内炎, 口腔乾燥症, 舌痛症, 味覚異常	食欲不振, 悪心・嘔吐を伴う口が苦い人	○	○	○	C
ごれいさん 五苓散	※口腔乾燥症	嘔気・嘔吐を伴う場合, 口渇, 頭痛, 尿量減少がある場合	○	○	○	C

処方名 ⓗ←（体力スケール）→ⓔ	効能または効果	使い分けのポイント	小児使用	妊婦使用	授乳婦	エビデンスレベル
白虎加人参湯 びゃっこかにんじんとう	のどの渇きとほてりのあるもの ※口腔乾燥症，舌痛症	のどが渇いて多量の水を飲み，疲労感を覚える場合	○	○	○	C
茵蔯蒿湯 いんちんこうとう	口内炎	便秘で心窩部の膨満感・不快感がある場合	○	×	×	C
茵蔯五苓散 いんちんごれいさん	※口内炎	口渇，尿量減少，浮腫などがある人，含嗽しても良い	○	○	○	C
黄連解毒湯 おうれんげどくとう	※口腔乾燥症，味覚異常	顔面が紅潮し，不眠，イライラなどの精神神経症状を訴える場合	○	○	○	C
立効散 りっこうさん	抜歯後の疼痛，歯痛 ※口内炎	口中の痛むところに含み，外用も兼ねて鎮痛効果を期待，口腔内の腫脹・疼痛に用いる患部に薬液が長く接触するように，口に含んでゆっくり服用する	○	○	○	C
桔梗湯 ききょうとう	※舌痛症，抜歯後の疼痛	患部に薬液が長く接触するように，口に含んでゆっくり服用する	○	○	○	C
ブシ末 調剤に用いる	漢方処方の調剤に用いる	抜歯後の疼痛，舌痛症に対して，立効散などに加えて用いられる0.5～1.0 g/日から症状に応じて漸増する	×	×	○	C

● 緩和ケア＜全身倦怠感，免疫力低下＞

関連症状（病後の体力低下，病後の体力増強，疲労倦怠）

処方名 (虚)←(体力スケール)→(実)	効能または効果	使い分けの ポイント	小児 使用	妊婦 使用	授乳 婦	エビデ ンス レベル
じゅうぜんたいほとう **十全大補湯**	病後の体力低下，疲 労倦怠	貧血があり，顔色が悪 く気力に乏しい人	○	○	○	D
ほちゅうえっきとう **補中益気湯**	病後の体力増強	倦怠感が持続し，気力 や食欲の回復が不十分 と思われる場合	○	○	○	C
にんじんようえいとう **人参栄湯**	病後の体力低下，疲 労倦怠	倦怠感が持続し，気力 や食欲の回復が不十分 と思われる場合	○	○	○	D

● 緩和ケア＜消化器症状＞（食欲不振，嘔気・嘔吐，便秘，腹部膨満感，下痢）

関連症状（溜飲（げっぷ），吃逆（しゃっくり））

処方名 虚←体力スケール→実	効能または効果	使い分けのポイント	小児使用	妊婦使用	授乳婦	エビデンスレベル
だいけんちゅうとう 大建中湯	腹痛，腹部膨満感 ※イレウス，便秘	冷えにより悪化する場合 オピオイドによる便秘にも用いられる	○	○	○	D
りっくんしとう 六君子湯	食欲不振，嘔吐	やせ型で気力や胃腸機能が低下した人，高齢者や女性に効果が高い	○	○	○	D
ほちゅうえっきとう 補中益気湯	食欲不振	気うつ，全身倦怠感があり，食欲がない，味がしない場合	○	○	○	D
ごしゅゆとう 呉茱萸湯	嘔吐 ※吃逆（しゃっくり）	頭痛や手足の冷えがある場合，腹部膨満などに伴うしゃっくりに用いる	○	○	○	D
ぶくりょういん 茯苓飲	溜飲（げっぷ） ※嘔気・嘔吐	げっぷや胃内容の逆流がある人	○	○	○	D
はんげしゃしんとう 半夏瀉心湯	悪心・嘔吐，食欲不振を伴う消化不良，醗酵性下痢	腹鳴を伴う下痢，不安・不眠などの精神症状がある場合，イリノテカンによる下痢に有効	○	○	○	D
だいおうかんぞうとう 大黄甘草湯	便秘症	常習性の便秘に広く用いる	○	×	×	D
しゃくやくかんぞうとう 芍薬甘草湯	急激に起こる筋肉の痙攣を伴う疼痛，筋肉・関節痛，胃痛，腹痛 ※吃逆（しゃっくり）	筋肉のひきつれに対する速効性がある，腹部膨満などに伴うしゃっくりに用いる 頓服で使用する	○	○	○	C

● 緩和ケア＜精神的症状＞ (抑うつ，不安)

関連症状（せん妄）

処方名 虚←(体力スケール)→実	効能または効果	使い分けのポイント	小児使用	妊婦使用	授乳婦	エビデンスレベル
補中益気湯	※抑うつ	倦怠感が持続し，気力や食欲の回復が不十分と思われる場合	○	○	○	D
柴胡桂枝乾姜湯	神経症 ※抑うつ，不安	手足が冷えて疲れやすく，気分がたかぶり動悸などのする人	○	○	○	D
桂枝加竜骨牡蛎湯	神経衰弱 ※抑うつ，不安	体力が低下している場合，手足が冷え動悸があり気の晴れない人	○	○	○	D
加味帰脾湯	精神不安，神経症，不眠症 ※抑うつ	顔面蒼白で身体が衰弱している人	○	○	○	B
抑肝散加陳皮半夏	神経症 ※せん妄	抑肝散が適応される状態が進み，やや衰弱が加わった人	○	○	○	C
抑肝散	神経症，不眠症 ※抑うつ，せん妄	性急になり，興奮して不眠などがある人，せん妄によく用いる	○	○	○	D
大柴胡湯	※せん妄	上腹部に抵抗・圧痛があり，便秘傾向の人，せん妄に用いる	○	×	×	D

59

● 緩和ケア＜軽度のがん性疼痛＞(筋肉・関節痛,胃痛,腹痛,関節炎,坐骨神経痛,腰痛,しびれ)

処方名 (虚)←(体力スケール)→(実)	効能または効果	使い分けの ポイント	小児 使用	妊婦 使用	授乳 婦	エビデ ンス レベル
じゅうぜんたいほとう 十全大補湯	※疼痛	貧血があり，顔色が悪く気力に乏しい人 オピオイドと併用するとよい	○	○	○	C
けいしかじゅっぷとう 桂枝加朮附湯	※手足の痛み，冷え，しびれ	冷え症の人，筋肉痛，麻痺，しびれ感などがある場合	×	×	○	C
とうきしゃくやくさん 当帰芍薬散	更年期障害様症状（頭重，頭痛，めまい，肩こりなど）	手足の冷えがある場合 オピオイドと併用するとよい	○	○	○	C
ごしゃじんきがん 牛車腎気丸	下肢痛，腰痛，しびれ	口渇，排尿障害があり，手足の冷えがある場合	×	×	○	C
はちみじおうがん 八味地黄丸	腰痛，坐骨神経痛	手足の冷え，口内乾燥，易疲労，頻尿がある場合，高齢者によく用いる	×	×	○	D
ぼういおうぎとう 防已黄耆湯	関節炎，筋炎，浮腫	口渇が少なく，夏期の多汗，排尿困難，易疲労感がある場合	○	○	○	D
にじゅつとう 二朮湯	※肩関節周囲炎	消化機能，皮膚・筋肉の緊張がやや弱い場合	○	○	○	D
しゃくやくかんぞうとう 芍薬甘草湯	急激に起こる筋肉の痙攣を伴う疼痛，筋肉・関節痛，胃痛，腹痛	筋肉のひきつれ（こむら返り）に対する速効性があり，頓服で使用する	○	○	○	C
ブシ末 調剤に用いる	漢方処方の調剤に用いる	しびれに対して牛車腎気丸などに加えて用いる 0.5〜1.0 g/ 日から症状に応じて漸増する	×	×	○	C

● 緩和ケア＜その他＞ (浮腫, 口渇, 口腔乾燥, 咳嗽, 血尿)

関連症状（口内乾燥感）

処方名 （虚←体力スケール→実）	効能または効果	使い分けのポイント	小児使用	妊婦使用	授乳婦	エビデンスレベル
十全大補湯 じゅうぜんたいほとう	※口内乾燥感	貧血があり，顔色が悪く気力に乏しい人，元気がなく水分を欲しがらない場合	○	○	○	D
小建中湯 しょうけんちゅうとう	※口渇，口腔乾燥	胃腸が弱くて疲れやすい場合	○	○	○	D
八味地黄丸 はちみじおうがん	※口腔乾燥	手足の冷え，口内乾燥，易疲労，頻尿がある場合，高齢者によく用いる	×	×	○	D
防已黄耆湯 ぼういおうぎとう	浮腫	口渇がなく，汗をかきやすく，排尿が少ない場合	○	○	○	D
牛車腎気丸 ごしゃじんきがん	むくみ ※リンパ浮腫	手足の冷えとしびれ，神経痛を伴う場合，高齢者によく用いられる	×	×	○	D
麦門冬湯 ばくもんどうとう	痰の切れにくい咳 ※口腔乾燥	口内乾燥感や気道の乾燥感があり，乾いた咳が出る場合	○	○	○	D
清肺湯 せいはいとう	痰の多く出る咳 ※呼吸困難感	粘稠で切れにくい痰，咽喉頭痛，嗄声，咽喉頭異常感などがある場合	○	○	○	D
竹茹温胆湯 ちくじょうんたんとう	咳，痰 ※呼吸困難感	胃腸が弱くて疲れやすい場合	○	○	○	D
柴苓湯 さいれいとう	むくみ ※リンパ浮腫	心窩部から季肋部にかけて苦満感，抵抗・圧痛がある場合	○	○	○	D
五苓散 ごれいさん	浮腫 ※口渇，口腔乾燥	嘔気・嘔吐を伴う場合，口渇，頭痛，尿量減少がある場合	○	○	○	D
猪苓湯 ちょれいとう	口渇を伴う腰以下の浮腫，血尿	嘔気・嘔吐や頻尿を伴う場合	○	×	○	D
白虎加人参湯 びゃっこかにんじんとう	のどの渇きとほてりのあるもの	のどが渇いて多量の水を飲み，疲労感を覚える場合	○	○	○	D

● 化学療法合併症 （食欲不振，嘔気・嘔吐，便秘，口内炎，下痢，末梢神経障害，筋肉痛）

関連症状（しびれ，吃逆（しゃっくり），舌炎，嚥下痛，発熱，骨痛，爪囲炎）

処方名 （虚←体力スケール→実）	効能または効果	使い分けのポイント	小児使用	妊婦使用	授乳婦	エビデンスレベル
じゅうぜんたいほとう 十全大補湯	病後の体力低下，食欲不振，疲労倦怠，貧血 ※免疫能低下，骨髄抑制，皮膚障害（爪囲炎）	貧血があり，顔色が悪く気力に乏しい人	○	○	○	B
りっくんしとう 六君子湯	食欲不振，嘔吐	やせ型で気力や胃腸機能が低下した人，高齢者や女性に効果が高い，シスプラチンによる食欲不振に用いる	○	○	○	B
ほちゅうえっきとう 補中益気湯	食欲不振，病後の体力増強	気うつ，全身倦怠感があり，食欲がない，味がしない場合	○	○	○	B
にんじんようえいとう 人參養栄湯	貧血，病後の体力低下，疲労倦怠，食欲不振	十全大補湯の症状に慢性の咳嗽などの呼吸器疾患がある人で，あれこれと悩んで気の引き立たない場合	○	○	○	B
けいしかじゅつぶとう 桂枝加朮附湯	関節痛 ※末梢神経障害	冷え症の人，筋肉痛，麻痺，しびれ感などがある場合	×	×	○	D
ごしゃじんきがん 牛車腎気丸	下肢痛，腰痛，しびれ	口渇，排尿障害があり，手足の冷えがある場合	×	×	○	B
ごしゅゆとう 呉茱萸湯	※吃逆（しゃっくり）	頭痛や手足の冷えがある場合．化学療法などに伴うしゃっくりに用いる	○	○	○	D
はんげしゃしんとう 半夏瀉心湯	悪心，嘔吐，食欲不振を伴う消化不良，醗酵性下痢，口内炎	腹鳴を伴う下痢，不安・不眠などの精神症状がある場合，イリノテカンによる下痢に有効．口内炎には含嗽と綿棒による局所療法を用いる	○	○	○	B
さいれいとう 柴苓湯	水瀉性下痢 ※手足症候群	発熱を伴う下痢，のどが渇く，排尿が少ない場合．桂枝茯苓丸と併用で5-FU合剤，分子標的薬による手足症候群に用いる	○	○	○	C
けいしぶくりょうがん 桂枝茯苓丸	※手足症候群	下腹部に抵抗・圧痛がある場合．柴苓湯と併用で5-FU合剤，分子標的薬による手足症候群に用いる	○	×	○	C
いんちんごれいさん 茵陳五苓散	※口内炎	口渇，尿量減少，浮腫などがある場合	○	○	○	C

処方名 (虚←体力スケール→実)	効能または効果	使い分けのポイント	小児使用	妊婦使用	授乳婦	エビデンスレベル
麻黄湯 （まおうとう）	発熱 ※骨痛	腰痛，四肢関節痛，筋肉痛などがある人，咳嗽，喘鳴がある場合，ゾレドロン酸による発熱，骨痛に用いる	○	○	×	D
立効散 （りっこうさん）	※口内炎	口腔内の腫脹・疼痛に用いる	○	○	○	D
芍薬甘草湯 （しゃくやくかんぞうとう）	急激に起こる筋肉の痙攣を伴う疼痛，筋肉・関節痛，胃痛，腹痛 ※吃逆（しゃっくり），末梢神経障害	筋肉のひきつれに対する速効性がある．化学療法に伴うしゃっくり，筋肉痛に有効．頓服で使用する	○	○	○	C
ブシ末 調剤に用いる	漢方処方の調剤に用いる	しびれに対して，牛車腎気丸などに加えて用いる 0.5～1.0 g／日から症状に応じて漸増する	×	×	○	D

コラム：しゃっくり

しゃっくり（吃逆）は横隔膜が不随意に痙攣した後に声門が素早く閉じて音がする生理現象，と説明できるそうだが，自分の意志では止められないため，厄介なものである．このしゃっくりが化学療法の副作用としてあらわれることがしばしばあり，対応に困る場合がある．消化管機能改善薬や抗痙攣・抗てんかん薬，向精神薬などが処方される場合があるようだが，これらが有効でない場合や，患者の状態がこれらの医薬品の投与が困難な場合には打つ手がなくなってしまう．このようなときに，漢方薬でしゃっくり止め効果のある柿蔕湯が有効な場合がある．しかし，柿蔕湯エキスには医療用医薬品として承認されたものが無く，一般用医薬品（OTC医薬品）にあるのみである．そこで，複数の病院などでは，柿蔕湯ではなく，生薬の柿蔕（シテイ：カキの蔕）を10グラム程度（1日量）煎じて投与するという方法をとったり，患者の理解が得られれば，薬局でOTCの柿蔕湯エキス製剤を購入して服用してもらう，などの対応をとっているようである．

63

● 放射線療法合併症（下痢，浮腫，咳，腹部膨満感，火傷）

関連症状（血尿，排尿痛，尿路不定愁訴）

処方名 虚←体力スケール→実	効能または効果	使い分けの ポイント	小児 使用	妊婦 使用	授乳 婦	エビデ ンス レベル
じゅうぜんたいほとう 十全大補湯	食欲不振，疲労倦怠 ※口内炎，口腔乾燥	貧血があり，顔色が悪く気力に乏しい人，元気がなく水分を欲しがらない場合	○	○	○	B
だいけんちゅうとう 大建中湯	腹痛，腹部膨満感 ※イレウス，便秘	冷えにより悪化する場合 オピオイドによる便秘にも用いられる	○	○	○	C
りっくんしとう 六君子湯	食欲不振，嘔吐	やせ型で気力や胃腸機能が低下した人，高齢者や女性に効果が高い	○	○	○	C
にんじんようえいとう 人参養栄湯	食欲不振，疲労倦怠，白血球減少	十全大補湯の症状に慢性の咳嗽などの呼吸器疾患がある人，あれこれと悩んで気の引き立たない場合	○	○	○	C
せいしんれんしいん 清心蓮子飲	残尿感，頻尿，排尿痛 ※尿路不定愁訴	精神不安定で，気力が低下している人（とくに女性）	○	×	○	C
ぼういおうぎとう 防已黄耆湯	浮腫	口渇がなく，汗をかきやすく，排尿が少ない場合	○	○	○	D
ばくもんどうとう 麦門冬湯	痰の切れにくい咳 ※口腔乾燥，咽頭痛	口内乾燥感や気道の乾燥感があり，乾いた咳が出る場合，放射線療法による咽頭痛に用いる	○	○	○	C
しょうせいりゅうとう 小青竜湯	咳嗽	顔色が蒼白で水様性鼻汁，くしゃみ，鼻閉があり，やや冷え症の傾向の人	○	○	×	D
はんげこうぼくとう 半夏厚朴湯	※咽喉頭違和感	咽喉・食道の閉塞感・停滞感などがある人	○	○	○	C
さいぼくとう 柴朴湯	※咽喉頭違和感，口内炎	精神不安，抑うつ傾向がある人	○	○	○	C
さいれいとう 柴苓湯	浮腫	尿量減少，浮腫，口渇がある場合，放射線照射によるリンパ管炎が原因の浮腫に用いる	○	○	○	C
しょうさいことう 小柴胡湯	※口内炎，味覚障害，口腔乾燥	食欲不振，悪心・嘔吐を伴う口が苦い人	○	○	○	C
ごれいさん 五苓散	浮腫，下痢 ※口渇，口腔乾燥	嘔気・嘔吐を伴う場合，口渇，頭痛，尿量減少がある場合	○	○	○	C
ちょれいとう 猪苓湯	腰以下の浮腫，血尿，排尿痛 ※膀胱炎	嘔気・嘔吐や頻尿を伴う場合	○	×	○	D

処方名 (虚)←(体力スケール)→(実)	効能または効果	使い分けの ポイント	小児 使用	妊婦 使用	授乳 婦	エビデンスレベル
ちょれいとうごうしもつとう 猪苓湯合四物湯	排尿困難，排尿痛，残尿感 ※尿路不定愁訴	皮膚が乾燥して，頻尿，残尿感，排尿痛などの症状が慢性化し，血尿が顕著な場合	○	×	○	D
びゃっこかにんじんとう 白虎加人参湯	のどの渇きとほてりのあるもの ※口腔乾燥，咽頭乾燥	のどが渇いて多量の水を飲み，疲労感を覚える場合	○	○	○	C
いんちんごれいさん 因陳五苓散	※放射性口内炎	肝機能障害があり，口渇，尿量減少などがある場合	○	○	○	D
しゃくやくかんぞうとう 芍薬甘草湯	急激に起こる筋肉の痙攣を伴う疼痛，筋肉・関節痛，胃痛，腹痛 ※吃逆（しゃっくり）	筋肉のひきつれに対する速効性がある．放射線療法に伴うしゃっくりに用いる 頓服で使用する	○	○	○	C
しうんこう 紫雲膏 外用処方	火傷	早期の皮膚発赤の時点から使用して進展を防ぐ．放射線療法に伴う皮膚障害に有効	○	○	○	C

● 術後に用いる漢方＜肝機能障害，黄疸＞

関連症状（慢性肝炎における肝機能障害の改善）

処方名 ⓥ←(体力スケール)→ⓔ	効能または効果	使い分けのポイント	小児使用	妊婦使用	授乳婦	エビデンスレベル
さいこけいしとう 柴胡桂枝湯	肝機能障害	精神不安や不眠などの精神症状があり，便秘がない人	○	○	○	C
しょうさいことう 小柴胡湯	慢性肝炎における肝機能障害の改善	食欲不振があり，口が苦い人，便秘がない人	○	○	○	C
いんちんこうとう 茵蔯蒿湯	黄疸，肝硬変症	便秘で心窩部の膨満感・不快感がある場合術後の黄疸	○	×	×	D
だいさいことう 大柴胡湯	黄疸，肝機能障害	便秘で上腹部の抵抗・圧痛がある場合	○	×	×	D

● 術後に用いる漢方＜下痢＞

処方名 〈虚〉←（体力スケール）→〈実〉	効能または効果	使い分けのポイント	小児使用	妊婦使用	授乳婦	エビデンスレベル
四君子湯 しくんしとう	下痢	気力が衰え，あまり激しくない下痢がある場合	○	○	○	D
啓脾湯 けいひとう	下痢	早朝の下痢，無痛性の下痢，食べたものがそのまま出てくるような場合	○	○	○	D
清暑益気湯 せいしょえっきとう	下痢	暑気あたり，食欲不振，全身倦怠感がある人	○	○	○	D
半夏瀉心湯 はんげしゃしんとう	醗酵性下痢	腹鳴を伴う下痢で，不安・不眠などの精神症状がある場合	○	○	○	D
柴苓湯 さいれいとう	水瀉性下痢	比較的強い炎症性の下痢で，のどが渇き，排尿が少ない場合	○	○	○	D
五苓散 ごれいさん	下痢	浮腫，悪心，嘔吐，頭痛，めまいなどを伴う水様性の下痢の人	○	○	○	D
猪苓湯 ちょれいとう	下痢	熱はなく，血便がある場合	○	○	○	D

● 術後に用いる漢方＜体力低下＞

関連症状（病後の衰弱，病後の体力低下）

処方名 虚←（体力スケール）→実	効能または効果	使い分けの ポイント	小児 使用	妊婦 使用	授乳 婦	エビデンス レベル
じゅうぜんたいほとう 十全大補湯	病後の体力低下	貧血があり，顔色が悪く気力に乏しい人	○	○	○	C
おうぎけんちゅうとう 黄耆建中湯	病後の衰弱	元気がなく腹痛があり，食欲低下のある人	○	○	○	D
にんじんようえいとう 人参養栄湯	病後の体力低下	十全大補湯が適応される症状に，慢性の咳嗽などの呼吸器疾患がある人で，あれこれと悩んで気の引き立たない場合	○	○	○	B
ほちゅうえっきとう 補中益気湯	病後の体力増強	倦怠感が持続し，気力や食欲の回復が不十分と思われる場合	○	○	○	C

● 術後に用いる漢方＜食欲不振＞

処方名 虚←（体力スケール）→実	効能または効果	使い分けのポイント	小児使用	妊婦使用	授乳婦	エビデンスレベル
じゅうぜんたいほとう 十全大補湯	食欲不振	貧血があり、顔色が悪く気力に乏しい人	○	○	○	C
せいしょえっきとう 清暑益気湯	食欲不振	暑気あたり、食欲不振、全身倦怠感がある人	○	○	○	D
りっくんしとう 六君子湯	食欲不振	やせ型で気力や胃腸機能が低下した人、高齢者や女性に効果が高い	○	○	○	B
ほちゅうえっきとう 補中益気湯	食欲不振	気うつ、全身倦怠感があり、食欲がない、味がしない場合	○	○	○	C
にんじんようえいとう 人参養栄湯	食欲不振	消耗性疾患、あるいは外科手術後の体力低下を伴う人	○	○	○	C
へいいさん 平胃散	食欲不振	いつも消化不良があって、胃もたれがある人	○	○	○	D
だいさいことう 大柴胡湯	食欲不振	上腹部が張って苦しく、腹痛がある人	○	×	×	D

● 術後に用いる漢方＜浮腫（むくみ）＞

処方名 ⓥ←(体力スケール)→ⓔ	効能または効果	使い分けの ポイント	小児 使用	妊婦 使用	授乳 婦	エビデンスレベル
牛車腎気丸	むくみ	下肢の冷えがあり，手足のほてりや夜間頻尿がある人	×	×	○	B
防已黄耆湯	浮腫	口渇がなく，汗をかきやすく，排尿が少ない場合	○	○	○	D
六味丸	むくみ	口渇と排尿障害があり，冷えはなく，手足のほてりがある人	○	×	○	D
柴苓湯	むくみ	口渇があり，尿量減少，発熱を伴う下痢がある場合	○	○	○	C
猪苓湯	腰以下の浮腫	口渇と排尿は少なく，血尿がある人	○	○	○	D
五苓散	浮腫	口渇があり，排尿が少なく，頭痛やめまいを伴う場合	○	○	○	D
茵蔯五苓散	むくみ	口渇，尿量減少などがあり，肝機能障害，軽度の黄疸を伴う場合	○	○	○	D
木防已湯	浮腫	口渇と排尿が少なく，息切れ，動悸があり，心窩部が堅くつかえている人	○	○	○	D
防風通聖散	むくみ	便秘して軽い浮腫を伴う人	○	×	×	D

● 術後に用いる漢方＜便秘＞

処方名 (虚)←(体力スケール)→(実)	効能または効果	使い分けの ポイント	小児 使用	妊婦 使用	授乳 婦	エビデ ンス レベル
大建中湯 <small>だいけんちゅうとう</small>	※消化管機能改善	開腹手術後の消化管機 能改善にしばしば用い られる	○	○	○	A
麻子仁丸 <small>ましにんがん</small>	便秘	高齢者の硬便, 弛緩性 便秘の場合	○	×*	×	D
潤腸湯 <small>じゅんちょうとう</small>	便秘	高齢者の緩和な便秘の 場合	○	×	×	D
調胃承気湯 <small>ちょういじょうきとう</small>	便秘	大黄甘草湯に塩類下剤 芒硝を加え, 切れ味よ く用いやすい処方	○	×	×	D
大黄甘草湯 <small>だいおうかんぞうとう</small>	便秘症	常習性の便秘に広く用 いる	○	×	×	D
大承気湯 <small>だいじょうきとう</small>	急性便秘, 常習便秘	腹痛, 腹部膨満感, 便 意を催すが快く出ない 場合	○	×	×	D
大黄牡丹皮湯 <small>だいおうぼたんぴとう</small>	便秘	瘀血を伴う女性の便秘, 右下腹部痛がある場合	○	×	×	D
桃核承気湯 <small>とうかくじょうきとう</small>	便秘	瘀血を伴う女性の便秘, 左下腹部痛	○	×	×	D
通導散 <small>つうどうさん</small>	便秘	月経不順, 月経痛, 精 神症状を伴う場合	○	×	×	D
三黄瀉心湯 <small>さんおうしゃしんとう</small>	便秘	のぼせてイライラして いる人	○	×	×	D
防風通聖散 <small>ぼうふうつうしょうさん</small>	便秘	肥満を伴う場合	○	×	×	D

*麻子仁丸は, 構成生薬の面からは妊婦使用は×であるが, 臨床での使用例がある.

参 考 文 献

長谷川弥人ほか，漢方製剤　活用の手引き—証の把握と処方
　　鑑別のために—，臨床情報センター，1998 年.

秋葉哲生，洋漢統合処方からみた漢方製剤保険診療マニュア
　　ルハンドブック版，ライフ・サイエンス，1997 年.

樋口清博ほか，肝胆膵，2002，44(3)，p.341-346.

岩﨑誠，肥満と糖尿病，2009，8(2)，p.182.

高橋秀夫ほか，治療，2003，85，p.55.

石井正光ほか，皮膚科漢方 10 処方，ライフ・サイエンス，
　　2009 年.

石井正光ほか，皮膚科漢方 10 処方 Part 2　—揺らぎを整え
　　る—，ライフ・サイエンス，2011 年.

西村甲，メディカル朝日，2008，37，p.70.

馬場駿吉，アレルギーの臨床，1997，17，p.358.

丹波さ織，耳鼻咽喉科・頭頸部外科，2008，80，p.709.

山際幹和ほか，耳鼻咽喉科臨床，1984，76，p.3267.

鈴木康弘ほか，耳鼻咽喉科頭頸部外科，2012，84，p.273.

細川豊史，ペインクリニック，2011，32(12)，p.1797.

平田公一ほか，日本薬剤師会雑誌，2011，63(10)，p.1185.

青木幸昌ほか，漢方と最新療法，1995，4(2)，p.145.

索　引

処方名

あ 行

安中散………13（胃炎）

胃苓湯………14（胃炎），17（腸炎）

茵蔯蒿湯………6（腎疾患），19（肝・胆・膵疾患），37（湿疹），55（歯科・口腔外科），65（術後に用いる漢方＜肝機能障害，黄疸＞）

茵蔯五苓散………3（吐気，嘔吐，悪心），6（腎疾患），14（胃炎），19（肝・胆・膵疾患），38（湿疹），55（歯科・口腔外科），64（化学療法合併用），69（術後に用いる漢方＜浮腫（むくみ）＞）

温経湯………28（神経症），30（不眠症），37（湿疹），39（月経異常），40（更年期障害），47（小児科）

温清飲………29（神経症），35（アトピー性皮膚炎），37（湿疹），39（月経異常），40（更年期障害）

越婢加朮湯………6（腎疾患），23（痛風），25（免疫疾患），36（アトピー性皮膚炎），37（湿疹），47（小児科），50（アレルギー性鼻炎・花粉症）

黄耆建中湯………35（アトピー性皮膚炎），45（小児科），50（アレルギー性鼻炎・花粉症），67（術後に用いる漢方＜体力低下＞）

黄連解毒湯………5（心疾患），14（胃炎），17（腸炎），22（高血圧），26（神経内科疾患），29（神経症），36（アトピー性皮膚炎），55（歯科・口腔外科）

黄連湯………14（胃炎），54（歯科・口腔外科）

乙字湯………18（痔），40（更年期障害）

か 行

葛根湯………12（かぜ症候群），31（関節痛），37（湿疹），41（産前・産後），47（小児科），49（眼科疾患），50（アレルギー性鼻炎・花粉症），53（扁桃炎）

葛根湯加川芎辛夷………50（アレルギー性鼻炎・花粉症）

加味帰脾湯………24（血液疾患），28（神経症），30（不眠症），42（産前・産後），58（緩和ケア＜精神的症状＞）

加味逍遙散………35（アトピー性皮膚炎），39（月経異常），40（更年期障害），44（乳腺症），52（めまい），54（歯科・口腔外科）

甘麦大棗湯………46（小児科），54（歯科・口腔外科）

桔梗湯………53（扁桃炎），55（歯科・口腔外科）

帰脾湯………24（血液疾患），30（不眠症），42（産前・産後）

芎帰膠艾湯………18（痔），42（産前・産後）

芎帰調血飲………42（産前・産後）

荊芥連翹湯………36（アトピー性皮膚炎），50（アレルギー性鼻炎・花粉症），53（扁桃炎）

桂枝加芍薬大黄湯………1（便秘），14（胃炎），16（腸炎），26（神経内科疾患），47（小児科）

桂枝加芍薬湯………16（腸炎），46（小児科）

桂枝加朮附湯………23（痛風），25（免疫疾患），31（関節痛），54（歯科・口腔外科），59（緩和ケア＜軽度のがん性疼痛＞），61（化学療法合併用）

桂枝加竜骨牡蛎湯………28（神経症），34（勃起障害），46（小児科），58（緩和ケア＜精神的症状＞）

桂枝湯………11（かぜ症候群），45（小児科）

桂枝人参湯………5（心疾患），13（胃炎），27（頭痛）

桂枝茯苓丸………18（痔），27（頭痛），33（泌尿器障害），39（月経異常），40（更年期障害），44（乳腺症），52（めまい），61（化学療法合併用）

桂枝茯苓丸加薏苡仁………39（月経異常），40（更年期障害）

啓脾湯………2（下痢），13（胃炎），16（腸炎），45（小児科），66（術後に用いる漢方＜下痢＞）

香蘇散………11（かぜ症候群），45（小児科）

五虎湯………4（咳），8（気管支喘息），9（COPD），48（小児科）

五積散………11（かぜ症候群），14（胃炎），27（頭痛），31（関節痛），39（月経異常），40（更年期障害）

牛車腎気丸………6（腎疾患），20（糖尿病・糖尿病性腎症），31（関節痛），33（泌尿器障害），35（アトピー性皮膚炎），49（眼科疾患），52（めまい），59（緩和ケア＜軽度のがん性疼痛＞），60（緩和ケア＜その他＞），61（化学療法合併用），69（術後に用いる漢方＜浮腫（むくみ）＞）

呉茱萸湯………3（吐気，嘔吐，悪心），13（胃炎），27（頭痛），46（小児科），57（緩和ケア＜消化器症状＞），61（化学療法合併用）

五淋散………33（泌尿器障害）

五苓散………2（下痢），3（吐気，嘔吐，悪心），5（心疾患），8（気管支喘息），14（胃炎），17（腸炎），20（糖尿病・糖尿病性腎症），27（頭痛），47（小児科），52（めまい），54（歯科・口腔外科），60（緩和ケア＜その他＞），63（放射線療法合併用），66（術後に用いる漢方＜下痢＞），69（術後に用いる漢方＜浮腫（むくみ）＞）

さ 行

柴陥湯………4（咳），9（COPD）

柴胡加竜骨牡蛎湯………5（心疾患），7（腎疾患），22（高血圧），29（神経症）

34（勃起障害），48（小児科）

柴胡桂枝乾姜湯………28（神経症），30（不眠症），40（更年期障害），58（緩和ケア＜精神的症状＞）

柴胡桂枝湯………11（かぜ症候群），14（胃炎），19（肝・胆・膵疾患），47（小児科），65（術後に用いる漢方＜肝機能障害，黄疸＞）

柴胡清肝湯………29（神経症），35（アトピー性皮膚炎），37（湿疹），47（小児科），53（扁桃炎）

柴朴湯………4（咳），8（気管支喘息），9（COPD），11（かぜ症候群），26（神経内科疾患），28（神経症），47（小児科），54（歯科・口腔外科），63（放射線療法合併症）

柴苓湯………2（下痢），6（腎疾患），14（胃炎），17（腸炎），20（糖尿病・糖尿病性腎症），25（免疫疾患），43（産前・産後），47（小児科），49（眼科疾患），52（めまい），54（歯科・口腔外科），60（緩和ケア＜その他＞），61（化学療法合併症），63（放射線療法合併症），66（術後に用いる漢方＜下痢＞），69（術後に用いる漢方＜浮腫（むくみ）＞）

三黄瀉心湯………1（便秘），17（腸炎），18（痔），22（高血圧），41（更年期障害），47（アレルギー性鼻炎・花粉症），70（術後に用いる漢方＜便秘＞）

酸棗仁湯………30（不眠症）

滋陰降火湯………4（咳），9（COPD）

滋陰至宝湯………4（咳），9（COPD）

紫雲膏………18（痔），36（アトピー性皮膚炎），38（湿疹），64（放射線療法合併症）

四逆散………12（かぜ症候群），14（胃炎），19（肝・胆・膵疾患），29（神経症），44（乳腺症），50（アレルギー性鼻炎・花粉症）

四君子湯………2（下痢），3（吐気，嘔吐，悪心），13（胃炎），16（腸炎），45（小児科），66（術後に用いる漢方）

七物降下湯………22（高血圧）

四物湯………39（月経異常），40（更年期障害），42（産前・産後）

炙甘草湯………5（心疾患），9（COPD）

芍薬甘草湯………19（肝・胆・膵疾患），26（神経内科疾患），32（関節痛），39（月経異常），57（緩和ケア＜消化器症状＞），59（緩和ケア＜軽度のがん性疼痛＞），62（化学療法合併症），64（放射線療法合併症）

十全大補湯………9（COPD），13（胃炎），18（痔），19（肝・胆・膵疾患），24（血液疾患），35（アトピー性皮膚炎），37（湿疹），42（産前・産後），45（小児科），58（緩和ケア＜全身倦怠感，免疫力低下＞），59（緩和ケア＜軽度のがん性疼痛＞），60（緩和ケア＜その他＞），61（化学療法合併症），67（術後に用いる漢方＜体力低下＞），68（術後に用いる漢方＜食欲不振＞）

十味敗毒湯………35（アトピー性皮膚炎），37（湿疹）

潤腸湯………1（便秘），16（腸炎），18（痔），70（術後に用いる漢方＜便秘＞）

小建中湯………13（胃炎），28（神経症），45（小児科），60（緩和ケア＜その他＞）

小柴胡湯………8（気管支喘息），12（かぜ症候群），14（胃炎），19（肝・胆・膵疾患），36（アトピー性皮膚炎），43（産前・産後），54（歯科・口腔外科），63（放射線療法合併症），65（術後に用いる漢方＜肝機能障害，黄疸＞）

小柴胡湯加桔梗石膏………53（扁桃炎）

小青竜湯………4（咳），8（気管支喘息），11（かぜ症候群），46（小児科），49（眼科疾患），50（アレルギー性鼻炎・花粉症），63（放射線療法合併症）

小半夏加茯苓湯………3（吐気，嘔吐，悪心），14（胃炎），42（産前・産後），46（小児科）

消風散………36（アトピー性皮膚炎），37（湿疹），47（小児科）

升麻葛根湯………11（かぜ症候群），37（湿疹）

辛夷清肺湯………50（アレルギー性鼻炎・花粉症）

参蘇飲………4（咳），9（COPD），11（かぜ症候群），45（小児科）

神秘湯………8（気管支喘息），12（かぜ症候群），47（小児科）

真武湯………5（心疾患），6（腎疾患），13（胃炎），16（腸炎），22（高血圧），25（免疫疾患），26（神経内科疾患），28（神経症），35（アトピー性皮膚炎），52（めまい）

清暑益気湯………2（下痢），13（胃炎），16（腸炎），66（術後に用いる漢方＜下痢＞），68（術後に用いる漢方＜食欲不振＞）

清心蓮子飲………20（糖尿病・糖尿病性腎症），33（泌尿器障害），63（放射線療法合併症）

清肺湯………4（咳），9（COPD），60（緩和ケア＜その他＞）

川芎茶調散………11（かぜ症候群），26（神経内科疾患），27（頭痛），40（更年期障害）

疎経活血湯………31（関節痛）

た　行

大黄甘草湯………1（便秘），17（腸炎），57（緩和ケア＜消化器症状＞），70（術後に用いる漢方＜便秘＞）

大黄牡丹皮湯………1（便秘），17（腸炎），18（痔），39（月経異常），70（術後に用いる漢方＜便秘＞）

大建中湯………1（便秘），16（腸炎），26（神経内科疾患），45（小児科），57（緩和ケア＜消化器症状＞），63（放射線療法合併症），70（術後に用いる漢方＜便秘＞）

大柴胡湯………3（吐気，嘔吐，悪心），15

（胃炎），18（痔），19（肝・胆・膵疾患），20（糖尿病・糖尿病性腎症），21（肥満症），22（高血圧），29（神経症），30（不眠症），38（湿疹），58（緩和ケア＜精神的症状＞），65（術後に用いる漢方＜肝機能障害，黄疸＞），68（術後に用いる漢方＜食欲不振＞）

大承気湯………1（便秘），17（腸炎），22（高血圧），29（神経症），70（術後に用いる漢方＜便秘＞）

大防風湯………23（痛風），25（免疫疾患），31（関節痛）

竹茹温胆湯………4（咳），9（COPD），11（かぜ症候群），47（小児科），60（緩和ケア＜その他＞）

治頭瘡一方………37（湿疹），48（小児科）

調胃承気湯………1（便秘），17（腸炎），70（術後に用いる漢方＜便秘＞）

釣藤散………22（高血圧），26（神経内科疾患），27（頭痛），52（めまい）

猪苓湯………2（下痢），6（腎疾患），17（腸炎），33（泌尿器障害），60（緩和ケア＜その他＞），63（放射線療法合併症），66（術後に用いる漢方＜下痢），69（術後に用いる漢方＜浮腫（むくみ）＞）

猪苓湯合四物湯………33（泌尿器障害），64（放射線療法合併症）

通導散………1（便秘），17（腸炎），22（高血圧），32（関節痛），39（月経異常），40（更年期障害），44（乳腺症），70（術後に用いる漢方＜便秘＞）

桃核承気湯………1（便秘），17（腸炎），22（高血圧），31（関節痛），39（月経異常），43（産前・産後），44（乳腺症），70（術後に用いる漢方＜便秘＞）

当帰飲子………35（アトピー性皮膚炎），37（湿疹），48（小児科）

当帰建中湯………16（腸炎），18（痔），39（月経異常），45（小児科）

当帰四逆加呉茱萸生姜湯………16（腸炎），27（頭痛），31（関節痛），46（小児科）

当帰芍薬散………5（心疾患），6（腎疾患），18（痔），24（血液疾患），26（神経内科疾患），27（頭痛），39（月経異常），40（更年期障害），42（産前・産後），52（めまい），59（緩和ケア＜軽度のがん性疼痛＞）

当帰湯………16（腸炎）

な 行

二朮湯………31（関節痛），59（緩和ケア＜軽度のがん性疼痛＞）

二陳湯………3（吐気，嘔吐，悪心），14（胃炎）

女神散………39（月経異常），40（更年期障害），43（産前・産後）

人参湯………6（腎疾患），13（胃炎），42（産前・産後），45（小児科），54（歯科・口腔外科）

人参養栄湯………9（COPD），13（胃炎），24（血液疾患），42（産前・産後），46（小児科），54（歯科・口腔外科），56（緩和ケア＜全身倦怠感，免疫力低

下＞），61（化学療法合併症），63（放射線療法合併症），67（術後に用いる漢方＜体力低下＞），68（術後に用いる漢方＜食欲不振＞）

は 行

排膿散及湯………37（湿疹），47（小児科），49（眼科疾患）

麦門冬湯………4（咳），8（気管支喘息），9（COPD），11（かぜ症候群），46（小児科），49（眼科疾患），54（歯科・口腔外科），60（緩和ケア＜その他＞），63（放射線療法合併症）

八味地黄丸………6（腎疾患），20（糖尿病・糖尿病性腎症），22（高血圧），31（関節痛），33（泌尿器障害），34（勃起障害），35（アトピー性皮膚炎），54（歯科・口腔外科），59（緩和ケア＜軽度のがん性疼痛＞），60（緩和ケア＜その他＞）

半夏厚朴湯………4（咳），9（COPD），14（胃炎），26（神経内科疾患），28（神経症），30（不眠症），48（小児科），53（扁桃炎），63（放射線療法合併症）

半夏瀉心湯………2（下痢），3（吐気，嘔吐，悪心），14（胃炎），16（腸炎），29（神経症），54（歯科・口腔外科），57（緩和ケア＜消化器症状＞），61（化学療法合併症），66（術後に用いる漢方＜下痢＞）

半夏白朮天麻湯………13（胃炎），27（頭痛），46（小児科），52（めまい）

白虎加人参湯………20（糖尿病・糖尿病性腎症），36（アトピー性皮膚炎），55（歯科・口腔外科），60（緩和ケア＜その他＞），64（放射線療法合併症）

茯苓飲………13（胃炎），57（緩和ケア＜消化器症状＞）

茯苓飲合半夏厚朴湯………14（胃炎），28（神経症），42（産前・産後）

ブシ末………55（歯科・口腔外科），59（緩和ケア＜軽度のがん性疼痛＞），62（化学療法合併症）

平胃散………14（胃炎），17（腸炎），68（術後に用いる漢方＜食欲不振＞）

防已黄耆湯………6（腎疾患），21（肥満症），25（免疫疾患），31（関節痛），33（泌尿器障害），35（アトピー性皮膚炎），39（月経異常），42（産前・産後），59（緩和ケア＜軽度のがん性疼痛＞），60（緩和ケア＜その他＞），63（放射線療法合併症），69（術後に用いる漢方＜浮腫（むくみ）＞）

防風通聖散………1（便秘），7（腎疾患），17（腸炎），21（肥満症），22（高血圧），23（痛風），69（術後に用いる漢方＜浮腫（むくみ）＞），70（術後に用いる漢方＜便秘＞）

補中益気湯………9（COPD），11（かぜ症候群），13（胃炎），18（痔），34（勃起障害），35（アトピー性皮膚炎），37（湿疹），40（更年期障害），45（小児科），54（歯科・口腔外科），56（緩和ケア＜全身倦怠感，免疫力低下＞），

ま 行

麻黄湯………8（気管支喘息），12（かぜ症候群），25（免疫疾患），48（小児科），51（アレルギー性鼻炎・花粉症），62（化学療法合併症）

麻黄附子細辛湯………11（かぜ症候群），50（アレルギー性鼻炎・花粉症）

麻杏甘石湯………8（気管支喘息），48（小児科），50（アレルギー性鼻炎・花粉症）

麻杏薏甘湯………23（痛風），25（免疫疾患），31（関節痛）

麻子仁丸………1（便秘），16（腸炎），70（術後に用いる漢方＜便秘＞）

木防已湯………5（心疾患），7（腎疾患），10（COPD），69（術後に用いる漢方＜浮腫（むくみ）＞）

や 行

薏苡仁湯………23（痛風），25（免疫疾患），31（関節痛）

抑肝散………26（神経内科疾患），29（神経症），30（不眠症），36（アトピー性皮膚炎），48（小児科），49（眼科疾患），58（緩和ケア＜精神的症状＞）

抑肝散加陳皮半夏………26（神経内科疾患），28（神経症），30（不眠症），46（小児科），58（緩和ケア＜精神的症状＞）

ら 行

六君子湯………3（吐気，嘔吐，悪心），13（胃炎），16（腸炎），26（神経内科疾患），42（産前・産後），45（小児科），57（緩和ケア＜消化器症状＞），61（化学療法合併症），63（放射線療法合併症），68（術後に用いる漢方＜食欲不振＞）

立効散………55（歯科・口腔外科），62（化学療法合併症）

竜胆瀉肝湯………33（泌尿器障害），40（更年期障害）

苓甘姜味辛夏仁湯………5（心疾患），6（腎疾患），8（気管支喘息），11（かぜ症候群），46（小児科），50（アレルギー性鼻炎・花粉症）

苓姜朮甘湯………31（関節痛），46（小児科）

苓桂朮甘湯………5（心疾患），27（頭痛），28（神経症），46（小児科），49（眼科疾患），52（めまい）

六味丸………6（腎疾患），33（泌尿器障害），35（アトピー性皮膚炎），46（小児科），69（術後に用いる漢方＜浮腫（むくみ）＞）

効能または効果

あ 行

あせも………37（湿疹）
アトピー性皮膚炎………35（アトピー性皮膚炎），45（小児科）
アルツハイマー型認知症………26（神経内科疾患）
アレルギー性結膜炎………49（眼科疾患），50（アレルギー性鼻炎・花粉症）
アレルギー性鼻炎………50（アレルギー性鼻炎・花粉症）
IgA 腎症………6（腎疾患）
胃アトニー………26（神経内科疾患）
胃アトニー症………13（胃炎）
胃炎………13（胃炎），26（神経内科疾患）
胃潰瘍………14（胃炎）
胃拡張………13（胃炎）
胃下垂………13（胃炎），26（神経内科疾患）
胃下垂症………13（胃炎）
息切れ………5（心疾患），9（COPD）
胃酸過多………14（胃炎）
胃酸過多症………3（吐気，嘔吐，悪心），15（胃炎）
胃弱………14（胃炎）
萎縮腎………6（腎疾患）
遺精………34（勃起障害）
胃腸炎………14（胃炎）
胃腸虚弱………2（下痢），3（吐気，嘔吐，悪心），11（かぜ症候群），16（腸炎），45（小児科），52（めまい）
胃腸虚弱症………13（胃炎），16（腸炎）
胃腸疾患………13（胃炎），16（腸炎）
胃痛………13（胃炎），26（神経内科疾患），57（緩和ケア＜消化器症状＞），59（緩和ケア＜軽度のがん性疼痛＞），62（化学療法合併症），64（放射線療法合併症）
胃内停水………3（吐気，嘔吐，悪心），14（胃炎）
胃のもたれ………3（吐気，嘔吐，悪心），13（胃炎）
いぼ痔………18（痔）
苛立ち………42（産前・産後）
イレウス………1（便秘），57（緩和ケア＜消化器症状＞），63（放射線療法合併症）
陰萎………34（勃起障害）
咽喉頭異常感症………53（扁桃炎）
咽喉頭違和感………63（放射線療法合併症）
咽頭炎………53（扁桃炎）
咽頭乾燥………64（放射線療法合併症）
咽頭痛………63（放射線療法合併症）
陰嚢水腫………33（泌尿器障害）
陰部掻痒症………40（更年期障害）
陰部痒痛………40（更年期障害）
陰部湿疹………40（更年期障害）
インフルエンザ………11（かぜ症候群），47（小児科）
うつ症状………42（産前・産後）
嘔気………57（緩和ケア＜消化器症状＞）

黄疸………19（肝・胆・膵疾患），47（小児科），65（術後に用いる漢方＜肝機能障害，黄疸＞）
嘔吐………2（下痢），3（吐気，嘔吐，悪心），13（胃炎），42（産前・産後），45（小児科），57（緩和ケア＜消化器症状＞），61（化学療法合併症），63（放射線療法合併症）
黄斑浮腫………49（眼科疾患）
悪心………2（下痢），3（吐気，嘔吐，悪心），14（胃炎），47（小児科），57（緩和ケア＜消化器症状＞），61（化学療法合併症）

か 行

咳嗽………4（咳），63（放射線療法合併症）
顎関節症………54（歯科・口腔外科）
角膜炎………49（眼科疾患）
下肢痛………31（関節痛），59（緩和ケア＜軽度のがん性疼痛＞），61（化学療法合併症）
かすみ目………49（眼科疾患）
かぜ………11（かぜ症候群），45（小児科）
肩関節周囲炎………59（緩和ケア＜軽度のがん性疼痛＞）
肩こり………22（高血圧），31（関節痛），40（更年期障害），44（乳腺炎），52（めまい），59（緩和ケア＜軽度のがん性疼痛＞）
化膿症………47（小児科）
化膿性皮膚疾患………35（アトピー性皮膚炎），37（湿疹）
下腹部痛………16（腸炎），39（月経異常），45（小児科）
花粉症………50（アレルギー性鼻炎・花粉症）
かゆみ………35（アトピー性皮膚炎），45（小児科）
肝機能障害………19（肝・胆・膵疾患），65（術後に用いる漢方＜肝機能障害，黄疸＞）
肝機能障害の改善………19（肝・胆・膵疾患）
眼瞼痙攣………49（眼科疾患）
眼瞼浮腫………49（眼科疾患）
肝硬変………19（肝・胆・膵疾患）
肝硬変症………19（肝・胆・膵疾患），65（術後に用いる漢方＜肝機能障害，黄疸＞）
関節炎………31（関節痛），59（緩和ケア＜軽度のがん性疼痛＞）
関節腫脹………31（関節痛）
関節痛………23（痛風），25（免疫疾患），31（関節痛），61（化学療法合併症）
関節リウマチ………11（かぜ症候群），45（小児科），50（アレルギー性鼻炎・花粉症）
がん抑制効果………19（肝・胆・膵疾患）
気管支炎………4（咳），11（かぜ症候群），46（小児科），50（アレルギー性鼻炎・花粉症）
気管支喘息………4（咳），8（気管支喘息），46（小児科）
吃逆（しゃっくり）………3（吐気，嘔吐，

悪心〕、57（緩和ケア＜消化器症状＞）、
　61（化学療法合併症）、64（放射線療
　法合併症）
急性胃炎………14（胃炎）
急性胃腸炎………2（下痢）、3（吐気，嘔
　吐，悪心）、14（胃炎）、17（腸炎）、
　46（小児科）
急性胃腸カタル………3（吐気，嘔吐，悪
　心）、14（胃炎）
急性湿疹………35（アトピー性皮膚炎）、
　37（湿疹）
急性腸炎………1（便秘）、14（胃炎）、16
　（腸炎）、47（小児科）
急性皮膚疾患………35（アトピー性皮膚
　炎）、37（湿疹）
急性便秘………1（便秘）、17（腸炎）、70
　（術後に用いる漢方＜便秘＞）
急性・慢性胃腸カタル………45（小児科）
急性・慢性カタル………13（胃炎）
急性・慢性胃腸カタル………14（胃炎）
急・慢性鼻炎………51（アレルギー性鼻
　炎・花粉症）
急・慢性副鼻腔炎………50（アレルギー性
　鼻炎・花粉症）
胸痛………4（咳）、9（COPD）
虚弱体質………35（アトピー性皮膚炎）、
　45（小児科）、50（アレルギー性鼻
　炎・花粉症）
起立性調節障害………45（小児科）
起立性低血圧………20（糖尿病・糖尿病性
　腎症）
きれ痔………18（痔）
筋炎………31（関節痛）、59（緩和ケア
　＜軽度のがん性疼痛＞）
筋肉・関節痛………57（緩和ケア＜消化器
　症状＞）、59（緩和ケア＜軽度のがん
　性疼痛＞）、62（化学療法合併症）、64
　（放射線療法合併症）
筋肉痛………31（関節痛）
筋肉の痙攣………57（緩和ケア＜消化器症
　状＞）、59（緩和ケア＜軽度のがん性
　疼痛＞）、62（化学療法合併症）、64
　（放射線療法合併症）
血管性認知症………26（神経内科疾患）
月経困難………39（月経異常）、44（乳腺
　症）
月経前症候群………39（月経異常）
月経異常………39（月経異常）、44（乳腺症）
月経不順………39（月経異常）、42（産
　前・産後）、44（乳腺症）
血尿………33（泌尿器障害）、60（緩和ケ
　ア＜その他＞）、63（放射線療法合併症）
げっぷ………13（胃炎）、57（緩和ケア
　＜消化器症状＞）
結膜炎………（眼科疾患）
下痢………2（下痢）、16（腸炎）、45（小
　児科）、63（放射線療法合併症）、66
　（術後に用いる漢方＜下痢＞）
口渇………60（緩和ケア＜その他＞）
睾丸炎………33（泌尿器障害）
口腔乾燥………60（緩和ケア＜その他＞）、
　63（放射線療法合併症）
口腔乾燥症………54（歯科・口腔外科）
高血圧………22（高血圧）

口内炎………55（歯科・口腔外科）、61
　（化学療法合併症）、63（放射線療法合
　併症）
口内乾燥感………60（緩和ケア＜その
　他＞）
更年期障害………40（更年期障害）、44
　（乳腺症）、52（めまい）、59（緩和ケ
　ア＜軽度のがん性疼痛＞）
肛門周囲膿瘍………47（小児科）
肛門裂傷………18（痔）
呼吸困難感………4（咳）、60（緩和ケア
　＜その他＞）
腰の冷え………31（関節痛）
五十肩………31（関節痛）
骨髄抑制………61（化学療法合併症）
骨痛………62（化学療法合併症）

さ　行

坐骨神経痛………31（関節痛）、59（緩和
　ケア＜軽度のがん性疼痛＞）
産後回復不全………43（産前・産後）
残尿感………33（泌尿器障害）、63（放射
　線療法合併症）
痔………18（痔）、42（産前・産後）
痔（妊娠中）………18（痔）
痔核………18（痔）
子宮下垂………40（更年期障害）
子宮内膜炎………39（月経異常）、44（乳
　腺症）
四肢関節の腫脹………23（痛風）
脂質異常症………21（肥満症）
痔出血………18（痔）、42（産前・産後）
歯痛………55（歯科・口腔外科）
湿疹………36（アトピー性皮膚炎）、37
　（湿疹）、47（小児科）
しびれ………20（糖尿病・糖尿病性腎症）、
　31（関節痛）、59（緩和ケア＜軽度の
　がん性疼痛＞）、62（化学療法合併症）
しぶり腹………1（便秘）、16（腸炎）、46
　（小児科）
しもやけ………37（湿疹）
しゃっくり………3（吐気，嘔吐，悪心）、
　57（緩和ケア＜消化器症状＞）、61
　（化学療法合併症）、64（放射線療法合
　併症）
習慣性頭痛………27（頭痛）、46（小児科）
習慣性片頭痛………27（頭痛）、46（小児
　科）
習慣性流産………42（産前・産後）
十二指腸潰瘍………14（胃炎）
宿便………1（便秘）、16（腸炎）、47（小
　児科）
術前自己血貯血………24（血液疾患）
消化管機能改善………70（術後に用いる漢
　方＜便秘＞）
消化不良………2（下痢）、16（腸炎）、26
　（神経内科疾患）、45（小児科）、57
　（緩和ケア＜消化器症状＞）、61（化学
　療法合併症）
常習便秘………1（便秘）、16（腸炎）、26
　（神経内科疾患）、47（小児科）、70
　（術後に用いる漢方＜便秘＞）
小児疳症………46（小児科）
小児虚弱体質………45（小児科）
小児喘息………4（咳）、8（気管支喘息）、

47（小児科）

小児夜啼症………48（小児科）

小児夜尿症………45（小児科）

小児夜泣き………46（小児科）

食あたり………1（便秘），17（腸炎）

褥瘡………37（湿疹）

食欲不振………3（吐気，嘔吐，悪心），13（胃炎），26（神経内科疾患），35（アトピー性皮膚炎），37（湿疹），42（産前・産後），45（小児科），57（緩和ケア＜消化器症状＞），61（化学療法合併症），63（放射線療法合併症），68（術後に用いる漢方＜食欲不振＞）

食欲不振を伴う消化不良………3（吐気，嘔吐，悪心）

女子陰部掻痒症………40（更年期障害）

視力低下………49（眼科疾患）

しわがれ声………53（扁桃炎）

腎炎………6（腎疾患）

心下部緊張疼痛………19（肝・胆・膵疾患）

心悸亢進………5（心疾患）

神経質………28（神経症），44（乳腺症），45（小児科）

神経症………26（神経内科疾患），28（神経症），36（アトピー性皮膚炎），42（産前・産後），46（小児科），58（緩和ケア＜精神的症状＞）

神経衰弱………28（神経症），48（小児科），58（緩和ケア＜精神的症状＞）

神経性胃炎………13（胃炎）

神経性食道狭窄症………26（神経内科疾患），53（扁桃炎）

神経性心悸亢進症………5（心疾患）

神経痛………31（関節痛）

滲出性中耳炎………52（めまい）

腎石症………6（腎疾患）

心臓疾患………5（心疾患）

腎臓疾患………7（腎疾患）

心臓衰弱………5（心疾患）

心臓性喘息………5（心疾患），10（COPD）

腎臓病………6（腎疾患）

心臓弁膜症………5（心疾患）

心不全………5（心疾患）

じんま疹………35（アトピー性皮膚炎），37（湿疹），47（小児科）

COPD患者の感冒罹患回数の減少………9（COPD）

COPDの咳嗽………4（咳），9（COPD）

COPDの喀痰………4（咳），9（COPD）

COPDの2次感染予防………9（COPD）

衰弱………35（アトピー性皮膚炎），45（小児科），50（アレルギー性鼻炎・花粉症），67（術後に用いる漢方＜体力低下＞）

水瀉性下痢………2（下痢），17（腸炎），47（小児科），61（化学療法合併症），66（術後に用いる漢方＜下痢＞）

膵臓病………19（肝・胆・膵疾患）

頭重………22（高血圧），40（更年期障害），52（めまい），59（緩和ケア＜軽度のがん性疼痛＞）

頭痛………22（高血圧），27（頭痛），40（更年期障害），44（乳腺症），52（めまい），59（緩和ケア＜軽度のがん性疼痛＞）

精神不安………28（神経症），39（月経異常），43（産前・産後），44（乳腺症），58（緩和ケア＜精神的症状＞）

性的神経衰弱………28（神経症）

咳………4（咳），9（COPD），11（かぜ症候群），45（小児科），60（緩和ケア＜その他＞），63（放射線療法合併症）

脊髄疾患………26（神経内科疾患）

舌痛症………54（歯科・口腔外科）

喘息………8（気管支喘息）

せん妄………58（緩和ケア＜精神的症状＞）

前立腺肥大………33（泌尿器障害）

爪囲炎………61（化学療法合併症）

た 行

大腸炎………16（腸炎）

大腸カタル………1（便秘），47（小児科）

耐糖能異常………20（糖尿病・糖尿病性腎症）

体力増強………9（COPD），35（アトピー性皮膚炎），37（湿疹），56（緩和ケア＜全身倦怠感，免疫力低下＞），61（化学療法合併症），67（術後に用いる漢方＜体力低下＞）

体力低下………9（COPD），35（アトピー性皮膚炎），37（湿疹），42（産前・産後），56（緩和ケア＜全身倦怠感，免疫力低下＞），61（化学療法合併症），67（術後に用いる漢方＜体力低下＞）

多汗症………35（アトピー性皮膚炎），37（湿疹）

脱肛………18（痔）

脱肛の痛み………18（痔）

痰………4（咳），9（COPD），11（かぜ症候群），46（小児科），60（緩和ケア＜その他＞），63（放射線療法合併症）

胆汁うっ滞改善………19（肝・胆・膵疾患）

胆石………19（肝・胆・膵疾患）

胆石症………19（肝・胆・膵疾患）

胆嚢炎………19（肝・胆・膵疾患）

知覚麻痺………26（神経内科疾患）

蓄膿症………50（アレルギー性鼻炎・花粉症）

腟炎………40（更年期障害）

血の道症………40（更年期障害），44（乳腺症）

中耳炎………47（小児科），50（アレルギー性鼻炎・花粉症），53（扁桃炎）

腸カタル………3（吐気，嘔吐，悪心）

痛風………23（痛風）

痛風様関節炎………23（痛風）

つわり………42（産前・産後）

手足症候群………61（化学療法合併症）

手足の痛み………59（緩和ケア＜軽度のがん性疼痛＞）

手足の冷え………18（痔），35（アトピー性皮膚炎），37（湿疹）

鉄欠乏性貧血………24（血液疾患）

てんかん………29（神経症），48（小児科）

動悸………5（心疾患）

疼痛………18（痔），19（肝・胆・膵疾患），

23（痛風），32（関節痛），57（緩和ケア＜消化器症状＞），59（緩和ケア＜軽度のがん性疼痛＞），62（化学療法合併症），64（放射線療法合併症）

糖尿病………20（糖尿病・糖尿病性腎症）

糖尿病性角膜障害………49（眼科疾患）

糖尿病性腎症………20（糖尿病・糖尿病性腎症）

特発性血小板減少性紫斑病………24（血液疾患）

な 行

内麦粒腫………49（眼科疾患）

泣き行動………42（産前・産後）

にきび………36（アトピー性皮膚炎）

乳児の鼻閉塞………48（小児科）

乳腺炎………42（産前・産後）

乳幼児の湿疹………37（湿疹），48（小児科）

尿道症………33（泌尿器障害）

尿毒症………6（腎疾患）

尿の濁り………33（泌尿器障害）

尿路不定愁訴………63（放射線療法合併症）

妊娠悪阻………42（産前・産後）

妊娠腎………6（腎疾患），42（産前・産後）

認知症………26（神経内科疾患）

ねあせ………35（アトピー性皮膚炎），37（湿疹），45（小児科），50（アレルギー性鼻炎・花粉症）

熱性………23（痛風）

熱性疾患………47（小児科）

ネフローゼ………6（腎疾患），47（小児科）

ネフローゼ症候群………6（腎疾患）

ノイローゼ………26（神経内科疾患），28（神経症）

脳溢血………26（神経内科疾患）

脳血管障害後遺症………26（神経内科疾患）

のどの渇き………20（糖尿病・糖尿病性腎症），36（アトピー性皮膚炎），55（歯科・口腔外科），60（緩和ケア＜その他＞），64（放射線療法合併症）

のぼせ………22（高血圧），40（更年期障害），44（乳腺症）

は 行

肺炎………11（かぜ症候群），47（小児科）

排尿困難………33（泌尿器障害），64（放射線療法合併症）

排尿痛………33（泌尿器障害），63（放射線療法合併症）

排便機能障害………26（神経内科疾患）

パーキンソン病の胃排出能低下………26（神経内科疾患）

パーキンソン病の運動障害………26（神経内科疾患）

パーキンソン病の嚥下障害………26（神経内科疾患）

パーキンソン病の筋痛………26（神経内科疾患）

パーキンソン病の精神症状………26（神経内科疾患）

パーキンソン病の便秘………1（便秘），26（神経内科疾患）

白血球減少………63（放射線療法合併症）

醱酵性下痢………2（下痢），3（吐気，嘔吐，悪心），16（腸炎），57（緩和ケア＜消化器症状＞），61（化学療法合併症），66（術後に用いる漢方＜下痢＞）

抜歯後の疼痛………55（歯科・口腔外科）

発熱………62（化学療法合併症）

鼻かぜ………12（かぜ症候群），47（小児科），50（アレルギー性鼻炎・花粉症）

鼻血………51（アレルギー性鼻炎・花粉症）

鼻づまり………50（アレルギー性鼻炎・花粉症）

冷え………59（緩和ケア＜軽度のがん性疼痛＞）

冷え症………39（月経異常），44（乳腺症）

冷え腹………17（腸炎）

鼻炎………50（アレルギー性鼻炎・花粉症）

鼻カタル………50（アレルギー性鼻炎・花粉症）

ひきつけ………46（小児科）

ヒステリー………29（神経症），44（乳腺症），48（小児科）

皮膚炎………37（湿疹）

腓腹筋痙攣………19（肝・胆・膵疾患）

皮膚掻痒………61（化学療法合併症）

皮膚掻痒症………36（アトピー性皮膚炎），37（湿疹），47（小児科）

皮膚病………35（アトピー性皮膚炎），47（小児科）

鼻閉塞………51（アレルギー性鼻炎・花粉症）

肥満症………21（肥満症）

疲労回復………42（産前・産後）

疲労倦怠………35（アトピー性皮膚炎），37（湿疹），56（緩和ケア＜全身倦怠感，免疫力低下＞），61（化学療法合併症），63（放射線療法合併症）

貧血………18（痔），24（血液疾患），35（アトピー性皮膚炎），37（湿疹），42（産前・産後），61（化学療法合併症）

頻尿………33（泌尿器障害），63（放射線療法合併症）

不安………58（緩和ケア＜精神的症状＞）

不安神経症………26（神経内科疾患），28（神経症）

腹痛………1（便秘），16（腸炎），42（産前・産後），45（小児科），57（緩和ケア＜消化器症状＞），59（緩和ケア＜軽度のがん性疼痛＞），62（化学療法合併症），63（放射線療法合併症）

副鼻腔炎………50（アレルギー性鼻炎・花粉症）

腹部膨満感………1（便秘），16（腸炎），45（小児科），57（緩和ケア＜消化器症状＞），63（放射線療法合併症）

浮腫………5（心疾患），6（腎疾患），7（腎疾患），42（産前・産後），47（小児科），52（めまい），59（緩和ケア＜軽度のがん性疼痛＞），60（緩和ケア＜その他＞），63（放射線療法合併症），69（術後に用いる漢方＜浮腫

（むくみ）＞）
浮腫（腰以下）………6（腎疾患）
浮腫（妊娠中）………6（腎疾患）
二日酔………3（吐気，嘔吐，悪心），14（胃炎）
二日酔のむかつき………3（吐気，嘔吐，悪心），14（胃炎）
ぶどう膜炎………49（眼科疾患）
不眠………30（不眠症）
不眠症………26（神経内科疾患），30（不眠症），36（アトピー性皮膚炎），58（緩和ケア＜精神的症状＞）
扁桃炎………51（アレルギー性鼻炎・花粉症），53（扁桃炎）
扁桃周囲炎………53（扁桃炎）
扁桃腺炎………53（扁桃炎）
便秘………1（便秘），16（腸炎），57（緩和ケア＜消化器症状＞），63（放射線療法合併症），70（術後に用いる漢方＜便秘＞）
便秘症………57（緩和ケア＜消化器症状＞），70（術後に用いる漢方＜便秘＞）
膀胱炎………63（放射線療法合併症）
膀胱カタル………33（泌尿器障害）
放射性口内炎………64（放射線療法合併症）
ほてり………36（アトピー性皮膚炎），55（歯科・口腔外科），60（緩和ケア＜その他＞），64（放射線療法合併症）
哺乳困難………48（小児科）

ま 行

マタニティブルー………42（産前・産後）
末梢神経障害………61（化学療法合併症）
慢性胃炎………3（吐気，嘔吐，悪心），13（胃炎）
慢性胃腸炎………2（下痢），13（胃炎），16（腸炎），45（小児科）
慢性胃腸障害………14（胃炎）
慢性肝炎………19（肝・胆・膵疾患），65（術後に用いる漢方＜肝機能障害，黄疸＞）
慢性関節炎………31（関節痛）
慢性湿疹………35（アトピー性皮膚炎），37（湿疹），45（小児科）
慢性腎炎………6（腎疾患）
慢性腎臓病………7（腎疾患），48（小児科）
慢性頭痛………27（頭痛）
慢性前立腺炎………33（泌尿器障害）

慢性腸炎………13（胃炎），16（腸炎）
慢性尿道炎………33（泌尿器障害）
慢性の皮膚病………37（湿疹）
慢性鼻炎………50（アレルギー性鼻炎・花粉症）
慢性副鼻腔炎………50（アレルギー性鼻炎・花粉症）
慢性扁桃腺炎………47（小児科），53（扁桃炎）
味覚異常………54（歯科・口腔外科）
味覚障害………63（放射線療法合併症）
水虫………35（アトピー性皮膚炎），37（湿疹）
耳鳴り………22（高血圧）
むくみ………20（糖尿病・糖尿病性腎症），43（産前・産後），46（小児科），49（眼科疾患），52（めまい），60（緩和ケア＜その他＞），69（術後に用いる漢方＜浮腫（むくみ）＞）
胸やけ………14（胃炎）
メニエール病………52（めまい）
めまい………22（高血圧），40（更年期障害），44（乳腺症），46（小児科），52（めまい），59（緩和ケア＜軽度のがん性疼痛＞）
免疫能低下………61（化学療法合併症）

や 行

火傷………36（アトピー性皮膚炎），38（湿疹），64（放射線療法合併症）
夜尿症………46（小児科）
腰痛………31（関節痛），39（月経異常），59（緩和ケア＜軽度のがん性疼痛＞），61（化学療法合併症）
抑うつ………58（緩和ケア＜精神的症状＞）
夜泣き………45（小児科）

ら 行

リウマチ………25（免疫疾患）
溜飲（げっぷ）………13（胃炎），57（緩和ケア＜消化器症状＞）
流感………11（かぜ症候群）
淋炎………33（泌尿器障害）
リンパ浮腫………60（緩和ケア＜その他＞）
涙液減少症………49（眼科疾患）
裂肛………18（痔）
老人性搔痒症………35（アトピー性皮膚炎）
老人性白内障………49（眼科疾患）

体力スケールの見方

漢方処方を絞り込むために，まず患者の状態を見きわめます

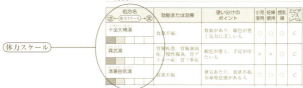

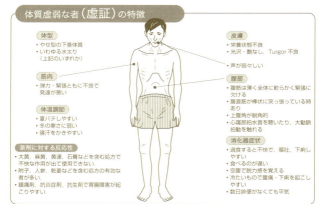

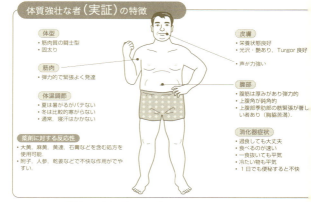

■参考：松田邦夫，稲木一元：体質の鑑別．漢方治療のABC（日本医師会），1992 より引

② 机上版へ！（漢方処方が疾患や患者にあっているか確認！）

- Step 7 対象の患者の状態・疾患を確認
- Step 8 注意すべき構成生薬の配合を確認　甘　大　麻　附　山　（机上版の4ページ参照）
- Step 9 「使用目標＝証」を確認
- Step 10 「臨床応用」を確認
- Step 11 「主なエビデンス（臨床系）（症例報告）」を確認
- Step 12 「副作用」を確認　⇒　「さぁ、漢方を使おう！」

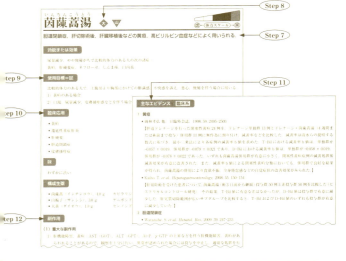

③ ドクター・患者から「なぜこの漢方処方を選んだのか？」と質問されたら…

⇒ 「主なエビデンス（臨床系・基礎研究系）」に出ている作用機序を示そう！